FOR PROFESSIONAL ANESTHESIOLOGISTS

心臓手術周術期管理

PERIOPERATIVE MANAGEMENT OF CARDIAC SURGERY

編集 順天堂大学教授 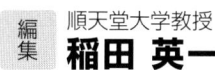稲田 英一

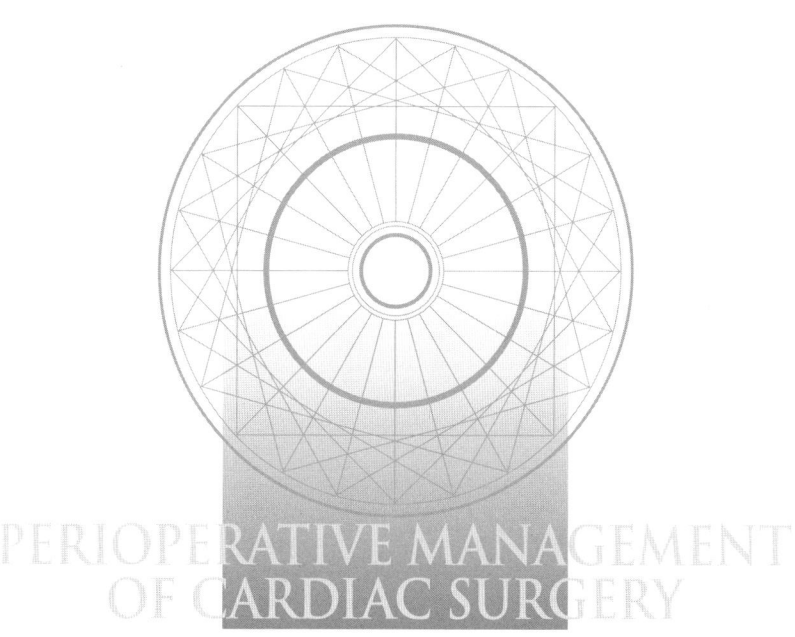

克誠堂出版

執筆者一覧 (執筆順)

尾前　毅
順天堂大学医学部附属
静岡病院麻酔科

小出　康弘
葉山ハートセンター麻酔科

岩崎　達雄
岡山大学大学院医歯薬学
総合研究科麻酔・蘇生学分野

遠山　裕樹
旭川医科大学医学部
麻酔・蘇生学講座

国沢　卓之
旭川医科大学医学部
麻酔・蘇生学講座

安部　和夫
東宝塚さとう病院麻酔科

石黒　芳紀
自治医科大学附属
さいたま医療センター麻酔科

香取　信之
慶應義塾大学医学部麻酔学教室

渡橋　和政
高知大学医学部外科学講座
外科2

位田みつる
奈良県立医科大学麻酔科学教室

川口　昌彦
奈良県立医科大学麻酔科学教室

大塚　洋司
自治医科大学
とちぎ子ども医療センター
小児手術・集中治療部

竹内　護
自治医科大学
麻酔科学・集中治療医学講座

池崎　弘之
大和成和病院麻酔科

原　哲也
長崎大学医学部麻酔学教室

山田　達也
杏林大学医学部麻酔科学教室

山下　智範
大阪大学大学院医学系研究科
麻酔・集中治療医学

入嵩西　毅
大阪大学大学院医学系研究科
麻酔・集中治療医学

藤原　愛
大阪府急性期医療センター
麻酔科

林　行雄
桜橋渡辺病院麻酔科

瀬尾　勝弘
小倉記念病院
麻酔科・集中治療部

隈元　泰輔
小倉記念病院
麻酔科・集中治療部

片山　勝之
手稲渓仁会病院
麻酔科・集中治療室

内藤　祐介
奈良県立医科大学麻酔科学教室

西岡　宏 国立循環器病研究センター 臨床工学部	**大西　佳彦** 国立循環器病研究センター 手術部　麻酔科	**吉田幸太郎** 国立循環器病研究センター 臨床工学部
室井　量子 桜橋渡辺病院 ME 科	**三原　幸雄** 桜橋渡辺病院 ME 科	**江木　盛時** 神戸大学医学部附属病院麻酔科
中馬理一郎 新須磨病院麻酔科	**長岡　正範** 順天堂大学大学院医学研究科 リハビリテーション医学	**会田　記章** 順天堂医院 リハビリテーション室
山下　晴世 順天堂東京江東高齢者 医療センター・ リハビリテーション科		

はじめに

　心臓手術を安全に行うには、術前評価から始まり、術中管理、さらに術後管理まで綿密に計画を立てて行う必要がある。すべてが予定どおりに進むとはかぎらない。なんらかの重大イベントが起きた場合への対応も重要であり、常にプランA、プランB、さらにはプランCを立てておく必要がある。さまざまな麻酔領域があるが、心臓血管外科の麻酔を含む周術期管理においては、危機管理が重要な部分を占めている。知識や技術にとどまらず、コミュニケーション能力もきわめて重要である。心臓血管外科医はもちろんのこと、循環器内科医や、臨床工学技士、看護師らとの連携も必要である。大血管手術や複合手術においては、出血や、凝固系異常への対応も重要であり、輸血部とも緊密な連携を取る必要がある。

　本書では、病態生理の理解を基礎として、術前評価について解説をした。弁膜症、冠動脈疾患、先天性心疾患、大血管疾患に分けて解説した。しかし、多くの患者は弁膜症と冠動脈疾患、さらには大血管疾患を合併していたり、糖尿病や腎機能不全、高血圧、慢性閉塞性肺疾患などを合併している。日常臨床においては、これら病態生理の基礎を理解したうえでの、応用が求められている。術前評価の時間も限られている緊急・準緊急手術患者の術前評価についても解説した。

　患者の状態を把握するためのモニタリングとして、血行動態モニタリング、酸素需給バランスや糖代謝などの代謝モニタリング、血液凝固系のモニタリング、経食道心エコー法、誘発電位や近赤外線モニターなどの中枢神経系モニタリングについても解説した。特に経食道心エコー法は、循環器内科医、麻酔科医、外科医を結ぶ重要なコミュニケーション手段でもある。

　麻酔全体を通した理解が必要と考え、麻酔導入と維持、そして覚醒の流れについても、小児と成人に分けてまとめた。

　前述したように、心臓手術の周術期管理において、危機管理はきわめて重要である。日常的によく遭遇する心筋虚血、人工心肺離脱後の急性心不全、肺高血圧、重症不整脈、血液凝固異常と出血、腎機能および体液異常、中枢神経系合併症についての対処法についての章も設けた。薬物治療についても詳細に述べた。

　心臓手術においては、人工心肺、大動脈内バルーンパンピング、経皮的心肺補助、ペーシングなどの機械的補助も必要となる。その原理や適応、使用上の注意点についてもまとめた。臨床工学技士と十分な連携を取るためにも、これらの循環補助機械に関する知識は重要である。

　心臓血管手術の術後には人工呼吸を行うことが多く、術後鎮静も必要となる。術後管理として、術後鎮静や鎮痛、さらに心臓リハビリテーションについても述べた。

　術前管理から術後に至るまで一貫した戦略の下に、チームワークよく、そして危機を回避するとともに、危機に直面したときに臨機応変に対応することが、患者の予後改善には必須であ

る．本書を通読することで，心臓手術周術期管理の全体像を把握していただきたいと考えている．心臓血管外科麻酔の第一線で活躍されている麻酔科医や，リハビリテーション医や臨床工学技士の方々の手により書かれた本書は，心臓血管外科に関わるすべての麻酔科医の役に立つと確信している．

2015年5月吉日

稲田　英一

目　　次

I. 病態生理から理解する術前評価　　1

1. 弁疾患患者の病態生理と術前評価　　尾前　毅／3

　　はじめに 3
　　大動脈弁疾患 3
　　　　❶大動脈弁狭窄／3　　❷大動脈弁閉鎖不全／5
　　僧帽弁疾患 8
　　　　❶僧帽弁狭窄／8　　❷僧帽弁閉塞不全／9
　　三尖弁疾患 13
　　　　❶三尖弁狭窄／13　　❷三尖弁逆流／13

2. 冠動脈疾患患者の術前評価　　小出　康弘／16

　　はじめに 16
　　病態生理 16
　　　　❶心筋酸素需給バランス／16　　❷冠血流量（CBF）の決定因子／18
　　　　❸冠動脈狭窄患者の冠血流／21　　❹心筋代謝の特徴／22
　　自然歴などの病歴 23
　　　　❶労作性狭心症／23　　❷異型狭心症／23
　　　　❸急性冠症候群（不安定狭心症）／23　　❹無症候性心筋虚血／24
　　身体所見 24
　　冠動脈CT検査 24
　　冠動脈造影 25
　　　　❶冠動脈解剖／25　　❷AHA分類／26
　　　　❸左室の17セグメント分類と冠動脈の走行／27

3. 先天性心疾患の術前評価　　岩崎　達雄／29

　　はじめに 29
　　病態生理 30
　　　　❶肺血流増加型疾患／30　　❷肺血流減少型疾患／33
　　自然歴などの病歴 35
　　身体所見 36
　　上気道の評価 37
　　心臓カテーテル検査 37
　　心エコー図検査 38

4. 大血管疾患の術前評価　　　　　　　　　　　遠山　裕樹，国沢　卓之／40

　はじめに..40
　大動脈解離..40
　　❶定義／40　❷分類／41　❸病態／42　❹術前評価／44
　大動脈瘤..47
　　❶定義／47　❷分類／48　❸病態／51　❹術前評価／51

5. 緊急・準緊急心臓手術患者の術前評価　　　　　　　安部　和夫／55

　はじめに..55
　急性・亜急性心筋梗塞に伴う合併症..55
　　❶左心室自由壁破裂／55　❷心室中隔穿孔／56　❸乳頭筋断裂／57
　重症大動脈弁狭窄..58
　大動脈解離..58
　細菌性心内膜炎..60
　人工弁心内膜炎..61
　左房粘液腫..62
　急性僧帽弁逆流..62
　心タンポナーデ..62

II. モニタリング　　　　　　　　　　　　　　　　　　　　　　　　65

1. 血行動態モニタリング　　　　　　　　　　　　　　石黒　芳紀／67

　はじめに..67
　血管内カテーテルによる測定についての共通事項......................................67
　　❶トランスデューサ／67　❷共振現象／68　❸減衰量（damping）／68
　　❹ゼロ点の修正／69　❺トランスデューサの位置／69
　動脈カテーテル..70
　　❶適応／70　❷部位／70　❸穿刺法／71　❹合併症／72
　　❺解釈と意義／73
　中心静脈カテーテル..74
　　❶適応／74　❷合併症／74　❸穿刺法，部位／75
　　❹中心静脈圧（CVP）の意義／75
　肺動脈カテーテル（スワン・ガンツカテーテル）..77
　　❶適応／77　❷禁忌／77　❸測定項目／78　❹穿刺法，使い方／79
　　❺合併症／79　❻意義，解釈／80

2. 代謝モニタリング　　　　　　　　　　　　　　　　石黒　芳紀／82

　はじめに..82
　静脈血酸素飽和度（Sv_{O_2}，Scv_{O_2}）..82
　　❶Sv_{O_2}（混合静脈血酸素飽和度）／83
　　❷Scv_{O_2}（中心静脈血酸素飽和度）／84
　カプノメータ（$\dot{V}_{CO_2}$）..84
　体温..85

乳酸値......86
　　血液ガス（酸塩基平衡異常）......87

3. 血液モニタリング　　　　　　　　　　　　　　　　　　香取　信之／89

　　はじめに......89
　　心臓外科手術における血液凝固系モニタリング......89
　　活性化凝固時間......90
　　　■1 測定原理／90　　■2 活性化凝固時間（ACT）の精度と人工心肺中の管理／92
　　全血弾性粘稠度検査（Thromboelastography®：TEG®，Thromboelastometry：ROTEM®）......93
　　　■1 測定原理／93　　■2 測定項目と波形解釈／94
　　フィブリン／フィブリノゲン分解産物，D ダイマー......96

4. 経食道心エコー法　　　　　　　　　　　　　　　　　　渡橋　和政／98

　　はじめに......98
　　麻酔導入後の診断......98
　　　■1 待機的手術／98　　■2 緊急手術／102　　■3 術前診断の見落とし／104
　　体外循環や補助循環に関連した情報提供，ガイド......104
　　　■1 送血管に関連した情報／104　　■2 脱血管に関連した情報／105
　　　■3 左室ベント／106　　■4 冠静脈洞カニューレ／106
　　　■5 左上大静脈遺残／107
　　　■6 大動脈内バルーンパンピング（IABP），経皮的心肺補助（PCPS）／108
　　手術操作中のモニター，ガイド......109
　　　■1 オフポンプ冠動脈バイパス術（OPCAB）／109
　　　■2 open stent graft implant／109　　■3 経カテーテル大動脈弁留置術／109
　　体外循環離脱時......110
　　　■1 心内遺残空気／110　　■2 体外循環離脱困難／111　　■3 酸素化障害／111
　　手術の評価......112
　　　■1 僧帽弁形成術／112　　■2 冠動脈バイパス術（CABG）／112
　　　■3 弁置換術／112　　■4 大動脈解離／114
　　手術後の ICU 管理......114
　　まとめ......114

5. 中枢神経系モニタリング　　　　　　　　　　位田みつる，川口　昌彦／116

　　はじめに......116
　　BIS モニター......116
　　近赤外線脳酸素モニター......118
　　誘発電位......121
　　まとめ......123

III. 麻　酔　127

1. 麻酔の導入と維持　尾前　毅／129

はじめに 129
総論 129
　❶術前使用薬／129　　❷麻酔薬／133　　❸術前評価／134
　❹麻酔管理／134
各論 136
　❶冠動脈バイパス術／136　　❷大動脈弁疾患／138　　❸僧帽弁疾患／139
　❹三尖弁疾患（三尖弁狭窄，三尖弁逆流）／140

2. 小児における麻酔導入と維持　大塚　洋司, 竹内　護／142

はじめに 142
総論 142
各論 145
　❶心房中隔欠損／145　　❷心室中隔欠損／145
　❸房室中隔欠損（心内膜症欠損）／147　　❹Fallot四徴症／147
　❺完全大血管転位／148　　❻両方向性Glenn手術／150
　❼Fontan手術／152

3. 麻酔からの覚醒　池崎　弘之／154

はじめに 154
いつ覚醒させるか？ 154
手術終了から覚醒までに行うこと 156
　❶覚醒までの血行動態の管理／156
　❷覚醒までの人工呼吸に対するアプローチ／157
　❸覚醒までの出血のコントロール／158
まとめ 159

IV. 危機管理　161

1. 心筋虚血の予防と治療　原　哲也／163

はじめに 163
心筋虚血のメカニズム 163
　❶酸素需給バランス／163　　❷虚血再灌流傷害／164
心筋虚血の診断 166
　❶心電図／166　　❷経食道心エコー法（TEE）／167
　❸心筋傷害マーカー／167
心筋虚血の予防法 168
　❶心筋保護液／169　　❷プレコンディショニング／169
　❸薬理学的プレコンディショニング／170
心筋虚血発生時の薬物治療 171
　❶硝酸薬／171　　❷カルシウム拮抗薬／171　　❸β遮断薬／172
　❹ニコランジル／172

2. 急性心不全の治療：人工心肺からの離脱困難　　　　　山田　達也／175

 はじめに..175
 人工心肺離脱時の管理..175
 人工心肺からの離脱困難..176
  ■1 左室機能障害／177　　■2 前負荷低下／178　　■3 右心不全／178
  ■4 不整脈／179　　■5 機能的僧帽弁逆流／179　　■6 左室流出路狭窄／180
 心収縮力や心拍出量増大のための戦略..180
 人工心肺離脱後の循環管理..182
  ■1 前負荷低下／183　　■2 心タンポナーデ／183　　■3 術後の心房細動／183

3. 肺高血圧　　　　　　　　　　　　　　　　　山下　智範，入嵩西　毅／186

 はじめに..186
 病態生理..186
  ■1 定義と発生メカニズム／186　　■2 分子機序／188　　■3 分類／188
  ■4 左心機能低下による肺高血圧（PH）／188　　■5 血行動態／189
  ■6 治療／189
 周術期管理..190
  ■1 術前評価／190　　■2 麻酔薬／191　　■3 モニタリング／191
  ■4 呼吸管理／192　　■5 循環管理／192　　■6 輸液と輸血／193
  ■7 血管収縮薬／193　　■8 血管拡張薬／193　　■9 術後管理／194
 先天性心疾患に伴う肺高血圧（PH）..195
  ■1 病態生理／195　　■2 小児先天性心疾患の麻酔管理／195
  ■3 肺高血圧クリーゼ（PH crisis）／195
  ■4 成人先天性心疾患による肺高血圧（PH）／196
 まとめ..196

4. 不整脈・伝導障害の管理　　　　　　　　　　　藤原　愛，林　行雄／198

 はじめに..198
 術前から見られた不整脈・伝導障害の管理..198
  ■1 総論／198　　■2 各論（不整脈疾患）／199
 術中の不整脈・伝導障害発生時の管理..206
  ■1 総論／206　　■2 周術期不整脈発生時の対処／206
 抗不整脈薬..208
  ■1 Naチャネル遮断薬／208　　■2 β遮断薬／210
  ■3 Kチャネル遮断薬／211　　■4 Caチャネル遮断薬／212
  ■5 抗不整脈薬の催不整脈性と副作用／213　　■6 抗不整脈薬と除細動閾値／214

5. 血液凝固系の管理：出血に関する問題　　　　　　　　　香取　信之／217

 はじめに..217
 術前の準備..217
  ■1 抗血栓療法の管理／217　　■2 輸血の準備／218
 心臓外科手術における血液凝固異常..219
  ■1 血漿成分の希釈／219　　■2 凝固因子・血小板の消費／220

③プラスミン産生の亢進／221　④そのほか／222
血液凝固異常の診断..222
血液凝固異常の治療..223

6. 血液凝固系の管理：抗凝固に関する問題
　　　　　　　　　　　　　　　　　　　　　　　　瀬尾　勝弘，隈元　泰輔／226

はじめに..226
ヘパリンの薬理..226
　　①ヘパリン／226　　②抗凝固モニタリング／228
ヘパリン抵抗性..228
　　①ヘパリン抵抗性／228　　②ヘパリン抵抗性の治療／229
ヘパリン起因性血小板減少症（HIT）..229
　　①臨床的特徴／230　　②診断／230　　③治療／232
　　④ヘパリン起因性血小板減少症（HIT）に対するアルガトロバン／232
　　⑤ヘパリン起因性血小板減少症（HIT）と人工心肺／232

7. 腎臓と体液の管理
　　　　　　　　　　　　　　　　　　　　　　　　　　　　　　片山　勝之／234

はじめに..234
心臓手術関連急性腎障害と慢性腎障害..234
造影剤腎症..238
人工心肺関連腎障害...239
腎不全患者・腎機能低下患者の管理上の注意点...240
腎保護方法に関する議論..241
腎動脈上大動脈遮断における管理..241
人工心肺中の尿量が少ないときの管理...242
人工心肺後の尿量が少ないときの管理...242
術後に腎機能が悪化した場合の管理..242
電解質異常への対応...243

8. 中枢神経系管理
　　　　　　　　　　　　　　　　　　　　　　　　内藤　祐介，川口　昌彦／245

はじめに..245
心臓外科手術の脳保護...245
　　①発生頻度／245　　②リスク因子／246　　③心臓手術中の脳保護／247
心臓外科手術の脊髄保護..253
　　①脊髄の解剖生理／253　　②合併症頻度，リスク因子／254
　　③術中対策／255
まとめ...257

V. 機械的循環補助　　　　　　　　　　　　　　　　　　　　　　　　　　　261

1. 人工心肺管理
　　　　　　　　　　　　　　　　　　　　　　　　　　　　　　山田　達也／263

はじめに..263

人工心肺の構造と機能 263
　1 血液希釈／263　　**2** 非拍動性／264　　**3** 炎症反応／264
　4 血球成分の物理的損傷／264
人工心肺中の呼吸・循環管理 265
　1 呼吸管理／265　　**2** 循環管理／265
人工心肺における血液凝固管理 266
　1 ヘパリンとプロタミン／266　　**2** ヘパリン抵抗性／267
　3 人工心肺による止血凝固異常と対処／267
　4 ヘパリン起因性血小板減少症／268
人工心肺における体温管理 269
　1 体温測定部位／269　　**2** 体温管理の目的／269
　3 pH-stat法とα-stat法／270

2. 大動脈内バルーンパンピング／左室補助装置
西岡　宏，大西　佳彦／272

はじめに 272
大動脈内バルーンパンピング（IABP）..272
　1 適応と禁忌／273　　**2** 構造と機能／273
　3 ブラッドアクセスと留置位置／275　　**4** 駆動時の注意／276
　5 今後の展望／277
左心補助人工心臓（LVAD）..278
　1 適応と使用目的／278
　2 体外設置型左室補助人工心臓（LVAD）の構造と機能／279
　3 植え込み型左室補助人工心臓（LVAD）の構造と機能／281　　**4** 特徴／283
　5 左室補助人工心臓（LVAD）調節上の注意／283　　**6** 今後の展望／284

3. 経皮的心肺補助（PCPS）
吉田幸太郎，大西　佳彦／286

はじめに 286
概要 286
適応と禁忌 287
　1 重症心不全および心停止における適応基準／287
　2 重症呼吸不全における適応基準／287　　**3** 禁忌／288
構造と機能 288
　1 PCPSシステム／288　　**2** 人工肺／289　　**3** 血液ポンプ／291
　4 カニューレ／291　　**5** ヘパリンコーティング／291
PCPSの開始手順 292
PCPSの管理方法 294
　1 循環管理／294　　**2** 呼吸管理／294　　**3** 離脱方法／295
V–V ECMOの管理方法 295
　1 施行方法と注意点／295　　**2** 管理と離脱方法／296
使用上の注意 297
有用性 298
まとめ 299

4. 不整脈に対するデバイス（ペースメーカなど）

室井　量子，三原　幸雄，林　行雄／301

はじめに 301
ペースメーカ 301
　❶植え込み型ペースメーカ／301　❷体外式ペースメーカ／304
　❸モード／305　❹ペースメーカが有するそのほかの機能／307
植え込み型除細動器（ICD） 308
　❶構成／308　❷適応／309　❸機能／309
心臓再同期療法（CRT） 310
　❶構成／310　❷適応／310　❸機能／310
デバイスと電磁波障害 312
　❶電磁波障害／312　❷誤作動の影響を抑制する機能／312
デバイス装着患者の生活指導 313
体外ペーシング 313

VI. 術後管理　315

1. 術後鎮静　池崎　弘之／317

はじめに 317
心臓外科手術後の鎮静の特徴 318
鎮静薬の種類 318
　❶ミダゾラム／319　❷プロポフォール／319
　❸デクスメデトミジン／320
鎮静の評価 320
鎮静の実際 322
　❶術後長期人工呼吸となった場合の人工呼吸中の鎮静／322
　❷通常の手術後の人工呼吸を施行し，覚醒とともに抜管を行う場合の人工呼吸
　　中の鎮静／323　❸非侵襲的人工呼吸（NIV）中の鎮静／324
まとめ 324

2. 術後鎮痛　江木　盛時，中馬理一郎／326

はじめに 326
術後痛によるアドレナリン，ノルアドレナリンの分泌増加
　——交感神経-副腎髄質系の活性化 326
術後痛によるバソプレシン分泌増加 327
術後痛によるレニン・アンギオテンシン・アルドステロン系の活性化 327
術後痛によって生じる代謝反応 328
　❶頻脈，高血圧／328　❷酸素消費量の増加／328
　❸水分・電解質代謝／328　❹凝固系亢進／329
痛みが創傷治癒や免疫系に与える影響 329
ICUでの痛みが精神に与える影響 329
痛みの種類 329
心臓術後患者の痛みは認知され，コントロールされているか？ 330

術後鎮痛法..331
　　まとめ─心臓術後患者の術後の痛み─...331

3. 心臓リハビリテーション　　長岡　正範，会田　記章，山下　晴世／334

　　はじめに...334
　　心臓手術後の心臓リハビリテーションで用いられる運動療法の効果.....................335
　　リハビリテーション進行スケジュール..335
　　　❶第Ⅰ相（急性期）／335　　❷第Ⅱ相以降（回復期以降）／341
　　当院での対応方法...344
　　　❶対象／344　　❷方法の簡単な紹介／344　　❸効果／345　　❹課題／345

　索　引...347

I

病態生理から理解する術前評価

I. 病態生理から理解する術前評価

1 弁疾患患者の病態生理と術前評価

重要ポイント

- 大動脈弁狭窄は，左室壁の求心性の肥大に伴う左室拡張障害，心筋酸素消費量増加を特徴とする。
- 急性大動脈弁閉鎖不全は，左室拡張末期圧上昇に伴う肺うっ血，呼吸困難を特徴とし，慢性大動脈弁閉鎖不全は，左室拡大に伴う心機能低下を特徴とする。
- 僧帽弁狭窄は，左房から左室への血液流入障害に伴う肺高血圧を特徴とする。
- 閉鎖不全は，左室駆出率が正常以上となることが多いが，経過が長期に及ぶと左室は拡大し，左室駆出率も低下する。

はじめに

　生活様式の変化に伴い，虚血性心疾患，不整脈は増加しているが，虚血性心疾患に対する薬剤溶出性ステント，不整脈に対するアブレーション治療など，これらの疾患に対する治療方法は多様化しており，外科手術の対象症例は減少している。一方，弁疾患，特に大動脈弁狭窄，僧帽弁逆流症は現在も手術症例数が増加しており，心臓血管麻酔における重要な地位を占めるようになってきている。本項では，弁疾患患者の病態生理と術前評価について概説する。

大動脈弁疾患

1 大動脈弁狭窄

a. 成因

　大動脈弁狭窄（aortic stenosis：AS）は，成人弁膜症の中で最も頻度が高い。1980年まではリウマチ性心疾患としてのASが多く見受けられていたが，その後は欧米の先進国同様に日本でもリウマチ性弁疾患は減少しており，代わって先天性（二尖弁，一尖

弁），動脈硬化や加齢に伴う後天的な弁の変性がASの主要な病因となっている[1]。

(1) 先天性

大動脈弁の先天性異常は，二尖弁，一尖弁である。大動脈二尖弁の頻度は比較的高く，人口の1～2%に見られるとされている。三尖の弁葉と比較して開閉時に乱流や弁の逸脱を伴うことが多く，50人に1人の割合で重篤な弁狭窄，逆流を来すとされている[2]。一尖弁は乳児期までに重度の狭窄を来すことが多く，多くは1歳時までに発見される。

先天的な左室流出路狭窄としてはASだけでなく，大動脈弁上狭窄，大動脈弁下狭窄があるが，病態はASと同様である。頻度はASが約70%であるのに対して大動脈弁下狭窄が14%，大動脈弁上狭窄は8%とまれな疾患である。

(2) 後天性

大動脈弁の石灰化は，大動脈弁の先天性異常に対して，または動脈硬化性変性として加齢により発症し，成人ASの成因の大部分を占める。大動脈弁の石灰化は加齢とともに進行し，65歳以上の2%には石灰化に伴う狭窄が存在するとされる。先天性の弁異常では，弁膜が機械的ストレスやshearストレスの影響を受けやすく，血行動態的に有意な弁狭窄を生じるまでの期間が短い。石灰化によるASは，血管の動脈硬化と同様に，低比重リポタンパク（low density lipoprotein：LDL）コレステロール，糖尿病，喫煙，高血圧によって助長される[3)4)]。

(3) リウマチ性

若年時のA群溶連菌感染を契機とするリウマチ熱に続発するもので，慢性の炎症反応が弁膜の変性を引き起こすと考えられている。リウマチ性では特に弁交連部の癒合を認め，僧帽弁にもリウマチ性の変化を伴うことが多い。

b. 病態

ASでは，左室に対する慢性的な圧負荷によって，通常左室腔は正常で左室壁肥厚のある求心性肥大を生じる。左室壁肥厚に伴う心筋細胞の肥厚，間質の線維化は，左室拡張障害の原因となる。左室心筋の重量増加と駆出時間の延長は，心筋酸素消費を増やす。駆出時間の延長は，心筋酸素消費を増やすとともに拡張時間を短縮させ，心筋灌流時間も短縮させる。左室拡張期圧の上昇と大動脈拡張期圧の低下は冠灌流を減少させ，心筋酸素供給量が減少するため，心筋虚血の原因となる。

c. 病歴

弁狭窄が進行し，心臓に過負荷が生じても，狭心症，失神，心不全の症状がない間は突然死の危険性も低い。しかし，症状が出現してからの高度ASの予後は不良であり，狭心症の出現からの平均余命は5年，失神からは3年，心不全からは2年とされている[5]。突然死はこれらの症状のある患者で多く，無症状の症例では突然死は年間約1%にすぎない[6]。よって，高度AS症例では早期に手術を行う。無症状でも高度AS（最

表1 大動脈弁狭窄の所見・特徴

心電図	遅脈
	収縮期駆出雑音
心エコー図	大動脈弁心エコー輝度の増強
	左室拡大，大動脈基部の拡大
	大動脈弁の肥厚・硬化・開放制限
	大動脈弁の石灰化

表2 大動脈弁狭窄の重症度評価

	軽度	中等度	高度
連続波ドプラー法による最高血流速度（m/s）	< 3.0	3.0〜4.0	≧ 4.0
簡易 Bernoulli 式による収縮期平均圧較差（mmHg）	< 25	25〜40	≧ 40
弁口面積（cm^2）	> 1.5	1.0〜1.5	≦ 1.0

高血流速 4 m/s 以上）では 2 年以内に心事故を起こすことが多く，注意が必要である[7]。無症状かつ軽度または中等度の AS では，一般的に内科的に経過観察を行う。

d. 検査所見

身体所見上，遅脈，頸部に放散する胸骨右縁第 2〜3 肋間の粗い収縮期駆出雑音を認め，心電図上，左室肥大を認める。心エコー図検査上，大動脈弁心エコー輝度の増強，左室肥大，大動脈基部の拡大を認める。断層心エコー像では，長軸像・短軸像にて大動脈弁の肥厚・硬化・開放制限を認める。僧帽弁にリウマチ性変化を認める症例では，AS の原因もリウマチ性であると考えてよい。二尖弁では，長軸断層像で大動脈弁閉鎖位置の偏位や大動脈弁の収縮期ドーミングを認めることも多い。加齢に伴う変性では弁尖の硬化・石灰化を認めるが，石灰化が高度な症例では輝度の上昇によって病因の同定が困難になる（表1）。AS が確認された症例は，左室-大動脈圧較差，弁口面積を用いて重症度判定を行う。弁口面積による重症度判定は，連続の式を用いた方法，直接トレースにより求められる。連続の式は，大動脈弁逆流やそのほかの弁膜症，心機能の低下例での影響を受けにくく，正確な重症度判定が可能である[8]（表2）。

AS の重症度は心エコー図検査で十分に評価可能であるので，必ずしも心臓カテーテル検査を行う必要はない。しかし，身体所見や症状で示唆される症状と重症度が乖離する症例では，心臓カテーテル検査による評価が必要となる。

2 大動脈弁閉鎖不全

a. 成因

大動脈弁閉鎖不全（aortic regurgitation：AR）の成因は，大動脈弁自体に原因があるものと大動脈基部に原因があるもの 2 つに大きく分けることができる。大動脈弁に異

常を来す疾患としては，加齢・動脈硬化に伴う退行性変性，リウマチ性，先天性動脈弁奇形，大動脈弁逸脱，感染性心内膜炎などが挙げられる。感染性心内膜炎では弁の穿孔・断裂を来し，弁逆流を生じ，症例によっては弁輪部膿瘍を伴う。大動脈基部に異常を来す疾患としては，大動脈弁輪拡張症，Marfan症候群，大動脈解離，Valsalva洞動脈瘤破裂などがある。弁逆流の主因が大動脈基部にあるものでは上行大動脈あるいは弁輪部の拡大がsinotubular junctionの拡大をもたらし，弁尖が伸展，弁尖中央の接合が悪化し逆流が生じる。弁尖そのものは正常なことも多いが，二次的に器質的変化を来していることもある。

病態の発症と進行状況によって，ARは慢性ARと急性ARに分けられる。急性ARの原因として，大動脈解離，感染性心内膜炎，または外傷によるものが挙げられる。

b. 病態

急性ARでは，通常左室肥大は明らかでなく，左室コンプライアンスが高くない状態で左房からの流入血流と大動脈弁逆流の双方を受け入れるので，左室圧（LVP）は拡張期途中で左房圧（left atrial pressure：LAP）を超え，僧帽弁早期閉鎖やそれに続く拡張期僧帽弁逆流を認め，左室拡張末期圧（LVEDP）は上昇する。心拍出量は減少し，肺水腫や心原性ショックを生じる。

慢性ARでは，逆流に伴う容量負荷によって拡張末期容量は増加する。代償期のARにおいて，左室壁運動は正常または過収縮を呈するため，左室駆出率（left ventricular ejection fanction：LVEF）は保たれている。しかし，慢性的な容量負荷が続くと代償機序が破綻し，左室は拍出量を維持できなくなる。このような症例では心筋障害が左室全体に起こり，びまん性の左室壁運動異常の原因となる。

c. 病歴

急性ARでは内科的に心不全のコントロールが困難なことも多く，外科的治療の適応について早急に検討する必要がある。

一般的に，慢性ARは比較的長期にわたって無症状に経過し，多くは中年期以降に有意な心拡大や左室機能の低下を生じることが多い。治療方針の決定に際しては，AR重症度，症状の有無，左室の大きさと収縮機能が重要である。代償期には，内科的治療を継続しながら左室機能が低下する前に外科的治療を行うことが予後の改善につながるとされている。

d. 検査所見

急性ARでは心不全症状が強い症例であっても慢性ARで見られる特徴的な所見を認めることが少なく，ARの重症度を過小評価する可能性がある。慢性ARでは特徴的な拡張期雑音も，急性ARでは聴取困難な症例も存在する。胸部X線写真で肺うっ血を認めても，心拡大は必ずしも認めない。心エコー図検査では，ARの重症度と原因を確認する。大動脈解離が疑われる症例では，造影CTや経食道心エコー法（transesophageal echocardiography：TEE）を施行する。患者の血行動態の安定性を考慮しながら，心臓

表3 大動脈弁閉鎖不全の所見・特徴

胸部X線写真	肺うっ血，心拡大
心エコー図	大動脈弁逆流
大動脈造影	大動脈弁逆流
心臓カテーテル検査	拡張期圧の低下

表4 大動脈閉鎖不全の重症度評価

	軽度	中等度	重度
≪定性評価≫			
大動脈造影グレード分類	I	II	III～IV
カラードプラージェット面積	ジェット幅と大動脈流出路径の比が25%未満		ジェット幅と大動脈流出路径の比が65%以上
vena contracta width (cm)	< 0.3	0.3～0.6	> 0.6
≪定量評価≫			
逆流量（ml）	< 30	30～59	≧ 60
逆流率（%）	< 30	30～49	≧ 50
有効逆流弁口面積（cm^2）	0.1	0.10～0.29	≧ 0.3

カテーテル検査，大動脈造影，冠動脈造影を行う。

慢性ARの身体所見は，末梢動脈や頸動脈の触診で振幅の大きくかつ減衰の速い脈（速脈）を触れ，聴診でII音に続く高調な拡張期雑音を特徴とする。胸部X線撮影および心電図を用いて，心臓の大きさ，調律，左室拡大，伝導障害の評価も行う（表3）。左室拡大の程度や左心機能の評価のためには，心エコー図検査が最も有用である。大動脈弁の形態とARの原因，大動脈基部径，重症度，左室径，心筋重量，収縮能を評価する。断層法により器質的な弁障害や大動脈基部の拡大を認める症例では，病的な大動脈弁逆流が観察される。ARの検出にはカラードプラー法が有用である。カラードプラー法による大動脈弁逆流シグナルは，大動脈内で逆流弁口に向かって血流が加速しながら収束する吸い込み血流（acceleration flow）シグナル，逆流弁口を通過した直後の左室側で逆流シグナルが最も狭く観察されるvena contracta，左室流出路から左室内へ広がる逆流ジェットシグナルの3つからなる[9)10)]。半定量法による評価が信頼性に欠ける症例では，パルスドプラー法や連続波ドプラー法を用いて，逆流量，逆流率，有効逆流弁口面積を算出する。心エコー図検査で左室機能またはARの重症度の評価が困難なときは，大動脈造影を含む心臓カテーテル検査を行い，重症度や心機能の評価を行う必要がある（表4）。

僧帽弁疾患

1 僧帽弁狭窄

a. 成因

成人に発症する僧帽弁狭窄症（mitral stenosis：MS）のほとんどはリウマチ性である[11]が，若年性のリウマチ熱がまれな疾患となったこともあり，典型的なリウマチ性MSは少なくなっている。リウマチ性の場合には大動脈弁をはじめとしたほかの弁にも病変が及んでいることが多く，その場合には連合弁膜症の様相を呈する。一方，加齢や長期の人工透析などによる動脈硬化が僧帽弁輪石灰化を生じさせ，その進展により弁口が狭小化しMSを発症する症例が増加している。三心房心，左房粘液腫，左房内血栓，僧帽弁形成術後，重症大動脈弁逆流，感染性心内膜炎などによってもMSと同様の病態を呈することがある。

b. 病態

MSの主病態は，弁狭窄に伴う左房から左室への血液流入障害である。心拍出量を保つためにLAPが上昇し，PVPも上昇，ついには肺高血圧（pulmonary hypertension：PH）を起こすに至る。病状が進展するに従って心拍出量は減少し，PHから右心系の拡大も来す。左房は拡大，心房細動も発症することにより，しばしば左房内血栓を認める。左室機能は通常保たれているが，時に低下している症例も認める。この左室機能の低下の原因として，リウマチ性心筋症の後遺症，僧帽弁複合体の石灰化の関与が考えられている。

c. 病歴

小児期にリウマチ熱に罹患した場合，通常7～8年で弁の機能障害が見られるようになり，さらに10年以上の無症状期を経て40～50歳でMSの症状を発症する。未治療のMSでは，10年生存率は50～60％である。初診時に自覚症状が軽微な症例では10年生存率は80％以上と良好であるが，自覚症状が強い症例では0～15％と低い。

d. 検査所見

主訴として労作時呼吸困難が最も多い。聴診ではⅠ音の亢進，僧帽弁開放音，拡張期ランブルを認める。胸部X線写真では左2・3号の突出，気管分岐角の拡大など左房拡大所見を認める。心電図上，左房負荷，心房細動，右軸偏位などを認める。心エコー図検査上，交連部の癒合に起因する僧帽弁前尖のドーミングを認める。この所見は，特にリウマチ性MSに多い。動脈硬化性MSでは，僧帽弁輪部の石灰化が重要な所見である（表5）。血行力学的診断では，弁口面積測定が重要である。断層法または連続波ド

表5　僧帽弁狭窄の所見・特徴

心電図	左房負荷
	心房細動
	右軸偏位
心エコー図	僧帽弁前尖のドーミング
	僧帽弁輪部の石灰化
	左房内血栓

表6　僧帽弁狭窄の重症度評価

	軽　度	中等度	高　度
平均圧較差（mmHg）	< 5	5〜10	> 10
収縮期肺血圧（mmHg）	< 30	30〜50	> 50
弁口面積（cm^2）	> 1.5	1.0〜1.5	< 1.0

プラー法による圧半減時間（pressure half time）法から求めることが可能である．ドプラー法を用いて左房-左室の圧較差を測定し，三尖弁逆流が観察される症例では，簡易Bernoulli法を用いて肺動脈圧（pulmonary arterial pressure：PAP）を推定する（表6）．左房内血栓は，MSに伴う合併症で最も注意すべき合併症である．血栓の描出には，TEEを用いた画像診断の有用性が高い．

2 僧帽弁閉塞不全

a.　成因

Carpentierらは，僧帽閉鎖不全（mitral regurgitation：MR）の原因をTypeⅠ（弁の動きは正常であるが弁輪拡大によって弁接合不全を来しているもの），TypeⅡ（収縮期に弁尖が弁輪面を越えて左房側に落ち込むもの），TypeⅢ（弁尖の動きが制限されるため接合不全を起こすもの）の3つに分類した．TypeⅢは通常，弁下組織の線維化によって収縮期・拡張期ともに弁の運動が制限されるⅢaと，左房拡大によって乳頭筋の位置が変化し，収縮期に弁尖を牽引することによって弁接合が制限されるⅢbに細分される．僧帽弁逸脱はTypeⅡに分類され，弁逸脱は弁そのものの変性や延長による場合と，弁を支持する腱索や乳頭筋の断裂による場合，またはその両方を原因とする場合がある．

一方，虚血性心疾患に伴いMRを認めることがある．乳頭筋断裂を来してMRを発症する症例もあるが，乳頭筋断裂を認めないにもかかわらずMRが出現する症例も多い．この両者を広義の虚血性MRと呼ぶが，特に乳頭筋断裂を伴わないMRを狭義の虚血性MRと呼ぶ[12]．拡張型心筋症に伴う機能性MRも，この狭義の虚血性MRと同様の機序で発症する[13]．この虚血性MRは心筋梗塞症例の約20％に見られる．心不全症例の50％に虚血性または機能性MRが見られる．虚血性MRは，梗塞後リモデリングによって乳頭筋が外側に偏位し弁尖を強く牽引することによって，僧帽弁が弁輪位まで戻れず

に弁接合が悪化することによって生じる。前壁梗塞後の症例と下壁梗塞後の症例を比較した場合，下壁梗塞後の症例では左室全体のリモデリングは前壁梗塞後より軽度であるが，乳頭筋周囲の局所的なリモデリングはより強いため MR が発症しやすい[14]。

b. 病態

心筋梗塞に伴う乳頭筋断裂による MR をはじめとする急性 MR では左室に急激な容量負荷がかかるが，左室コンプライアンスが高くない状態でこれらの負荷を受け止めるため，容易に肺うっ血，低心拍出状態となり，時にショックとなる。慢性 MR では左心系の拡大によって容量負荷を代償するため，しばらくは無症状で経過する。逆流血流を左房に駆出するため，心エコー図検査や心血管造影における LVEF も正常以上となることが多い。しかし，経過が長期に及ぶと左室は拡大，LVEF は低下し，肺うっ血も出現する。

c. 病歴

MR の予後は，その病因によって異なる。一般的に，僧帽弁逸脱症候群の予後は良好である。また，リウマチ性の MR でも逆流の程度が中等度までであれば長期間無症状で経過するといわれている。一方，症状がある，または左室機能障害がある症例では予後は不良であり，5 年生存率は約 50％とされている[15]。虚血性・機能性 MR は大多数で逆流は軽度から中等度である。しかし，虚血性・機能性 MR は生命予後の独立危険因子であり，軽度の虚血性・機能性 MR であっても生命予後は有意に悪化する[16]。

d. 検査所見

聴診上，Ⅰ音減弱，心尖部収縮期雑音，Ⅲ音を聴取する。虚血性 MR では雑音を聴取しないことも多い。胸部 X 線写真では左室・左房の拡大に伴う心陰影の拡大（左 4・3 号の突出）を認め，重症例では肺うっ血像を認める。心房性不整脈や心房細動を認め

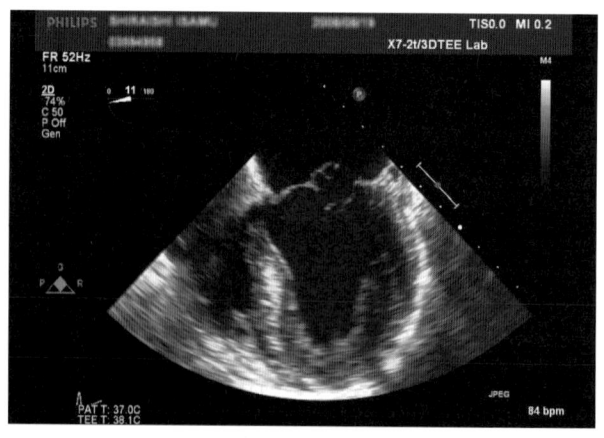

図 1　僧帽弁逸脱（四腔像）
前尖が広範囲に左房内に逸脱し，弁接合を失っている。

る症例も多い．身体所見で MR が疑われる症例では，診断の確定と重症度の評価に心エコー図検査を使用する．断層心エコー法によって左房・左室径，壁運動，LVEF，左室の代償性，壁肥厚の程度を評価する．

心エコー図検査は MR の成因とメカニズムを解明するのにも有用である．僧帽弁逸脱症では，延長した僧帽弁葉の一部が弁輪線を越えて左房側に落ち込むことが最大の特徴である（図1）．このような限局性の逸脱を認めた場合，逆流部位の同定を行う．リウマチ性では病変が弁下部組織を含んでおり，交連部の開放制限を伴う．腱索断裂では，僧帽弁の左房への大きな落ち込みと，scallop に連続する腱索が同定されることが最大の特徴である．腱索は心エコー図検査上，線状のエコーが不規則に動くことで同定される（図2）．虚血性・機能性 MR では一般的に弁葉に異常を認めないが，乳頭筋が外側に偏位することによって弁尖閉鎖位置が左室心尖方向に偏位する（図3）．重症例では PAP の上昇を介して右心系にも影響を及ぼし，右心系の拡大と三尖弁逆流を認める症例もある．その場合には，三尖弁逆流に連続波ドプラー法を適用することによって右室圧（RVP）を推定できる（表7）．

成因の同定とともに重症度評価も行う．特に僧帽弁逸脱症例では，逆流ジェットが偏位しているため逆流ジェット面積では重症度を過小評価する可能性がある．一断面で逆流ジェットの全貌をとらえることは困難なため，多断面から評価を行って逆流を過小評価しないようにする．虚血性・機能性 MR では逆流の程度が日により変動するため，経時的な変化も確認する[12]．近年では重症度評価として，より客観的な定量的な指標である逆流量，逆流率，有効逆流弁口面積を使用することも多い（表8）．経胸壁心エコー図検査（TTE）での評価が不十分な症例では，TEE を施行する．TEE は，左房内血栓の確認，弁形成術前，感染性心内膜炎の評価に際しても必須の検査である．心臓カテーテル検査は，血行動態評価，冠動脈・左室機能評価に有用であるが侵襲的であるため，その適応は限定されつつある．

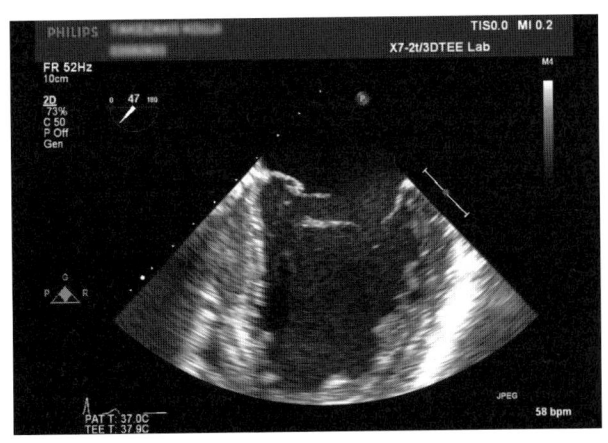

図2　腱索断裂（僧帽弁交連部像）
後尖 medial scallop に連続する腱索が左房内に不規則に動く線状のエコーとして認められる．

1. 弁疾患患者の病態生理と術前評価

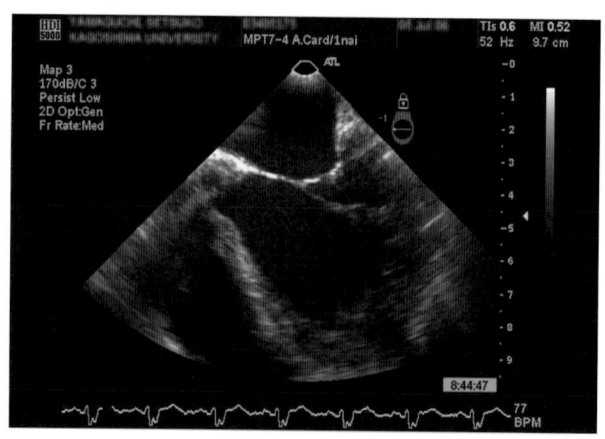

図3　虚血性僧帽弁逸脱（四腔像）
僧帽弁葉の形態に明らかな異常を認めていない。下壁梗塞後のリモデリングによって後乳頭筋付着部位が外側に偏位，その結果 tethering が生じて僧帽弁は弁輪位まで戻れず接合が悪化している。

表7　僧帽弁閉鎖不全の所見・特徴

胸部X線写真	心拡大，肺うっ血
心電図	左房負荷
	心房細動
心エコー図	僧帽弁逆流

表8　僧帽弁閉鎖不全の重症度評価

	軽度	中等度	重度
≪定性評価≫			
大動脈造影グレード分類	I	II	III〜IV
カラードプラージェット面積	<4 cm² または左房面積の20%未満		左房面積の40%以上
vena contracta width（cm）	<0.3	0.3〜0.69	≧0.7
≪定量評価≫			
逆流量（ml）	<30	30〜59	≧60
逆流率（%）	<30	30〜49	≧50
有効逆流弁口面積（cm²）	<0.2	0.2〜0.39	≧0.4

三尖弁疾患

1 三尖弁狭窄

a. 成因

三尖弁狭窄（tricuspid stenosis：TS）の原因はほとんどがリウマチ性であり，僧帽弁疾患に伴っている。TS では右室への流入障害により右房圧（right arterial pressure：RAP）が上昇し，その結果，静脈圧の上昇と低心拍出量が生じる。三尖弁逆流を合併することが多い[17]。

b. 病態

拡張期に右室への流入障害が生じ，RAP および静脈圧は上昇するため，右上腹部痛，食欲不振，嘔吐などの症状が出現する。さらに，低心拍出量のため易疲労性が出現する。

c. 病歴

TS を単独で発症する症例は非常に少ないため，予後に関する報告は少ない。内科的な治療が優先されるが，高度の TS であると診断された症例かつ自覚症状のある場合，または僧帽弁・大動脈弁疾患に対する手術を施行する際に，同時手術として手術適応となる。

d. 検査所見

聴診上，吸気で増強する拡張期ランブルを認める。洞調律症例では，右房収縮に伴う a 波の上昇が著明で y 谷は緩徐になる。右房の拡大により心房細動が生じると，RAP はさらに上昇する。心エコー図検査上，三尖弁のドーム形成と弁口の狭小化，弁肥厚，石灰化，弁の運動制限などを認める。パルスあるいは連続波ドプラー心エコー法を用いて，三尖弁流入速度の計測により圧較差を算出する。弁の肥厚や石灰化に加え，三尖弁前後の平均圧較差>5 mmHg，圧半減時間≥190 ms，弁口面積≤1.0 cm^2 が認められる症例は，高度の TS があると診断される。

2 三尖弁逆流

a. 成因

三尖弁逆流（tricuspid regurgitation：TR）は，健常人の 80 〜 95％に認められる。TR は三尖弁自体に障害を持つ器質性 TR と障害を持たない機能性 TR に分類されるが，そのほとんどが機能性 TR である。器質性 TR は，リウマチ，Ebstein 奇形，粘液変性，

カルチノイド，心内膜炎，逸脱，外傷などの弁に対する障害によって生じる．機能性TRは，右室の圧負荷（PHや肺動脈弁狭窄など），容量負荷〔心房中隔欠損症（ASD）などの短絡性疾患〕あるいは右室機能低下（拡張型心筋症，右室梗塞，催不整脈性右室心筋症）など，右室や弁輪部の拡大による二次的な三尖弁尖の接合不全によって生じる[18)19)]。

b. 病態

弁の逆流量は，逆流弁口面積によって規定される．逆流弁口が生じると，PH，右室容量負荷，右房拡大，右室機能障害などが加わって二次的に三尖弁輪の拡大が進行し，その結果，さらに逆流弁口面積が大きくなって逆流量も増加する．

c. 病歴

TRもTS同様，単独で発症する症例は非常に少ないため，予後に関する報告は少ない．内科的な治療が優先されるが，自覚症状のある高度の器質的TR症例，僧帽弁・大動脈弁疾患に対する手術を施行する症例では手術適応となる．

d. 検査所見

高度TR症例では，RAPが上昇し静脈うっ血が起こる．その結果，静脈怒張，肝腫大，肝拍動，胸水，腹水，浮腫，腎障害，消化器障害などが見られる．聴診上，胸骨左縁下部の全収縮期逆流性雑音，右心性Ⅲ音，拡張期早期ランブルが聴取される．高度TRでは雑音が聴取されないこともあるため注意が必要である．心エコー図検査はTRの診断に必須であり，原因，重症度，PHの程度，右室機能，RAPの推定などを行う．中等度～高度TRでは，右房・右室・下大静脈の拡大，心室中隔の奇異性運動などの右室容量負荷所見を認める．高度TRでは，心房中隔の収縮期後方運動が特異的所見としてしばしば見られる．重症度の評価は，カラードプラー半定量評価法のほか，断層心エコー図，パルスドプラー心エコー図，カラードプラー心エコー図の組み合わせによって逆流量，逆流率，有効逆流弁口面積を計測する定量評価も用いられる．肝静脈血流や上・下大静脈血流パターンの測定も重症度評価に使用される．

■参考文献

1) Roberts W, Co JM. Frequency by decades of unicuspid, bicuspid, and tricuspid aortic valves on adults having isolated aortic valvereplacement for aortic stenosis, with or without associated aortic regurgitation. Circulation 2005 ; 111 : 920-5.
2) Bonow RO, Carabello BA, Chatterjee K, et al. 2008 Focused update incorporated into the ACC/AHA 2006 guidelines for the management of patients with valvular heart disease : a report of the American College of Cardiology/American Heart Association task force on practice guidelines (writing committee to revise the 1998 guidelines for the management of patients with valvular heart disease) : endorsed by the Society of Cardiovascular Anesthesiologists, Society for Cardiovascular Angiography and Interventions, and Society of Thoracic Surgeons. Circulation 2008 ; 118 : e523-661.

3) Rajamannan NM, Otto CM. Targeted therapy to prevent progression of calcific aortic stenosis. Circulation 2004 ; 110 : 1180-2.
4) Peltier M, Trojette F, Sarano ME, et al. Relation between cardiovascular risk factors and nonrheumatic severe calcific aortic stenosis among patients with a three-cuspid aortic valve. Am J Cardiol 2003 ; 91 : 97-9.
5) Ross J Jr, Braunwald E. Aortic stenosis. Circulation 1968 ; 38 (1 suppl) : 61-7.
6) Pellikka PA, Sarano ME, Nishimura RA, et al. Outcome of 622 adults with asymptomatic, hemodynamically significant aortic stenosis during prolonged follow-up. Circulation 2005 ; 111 : 3290-5.
7) Otto CM, Burwash IG, Legget ME, et al. Prospective study of asymptomatic valvular aortic stenosis. Clinical, echocardiographic, and exercise predictors of outcome. Circulation 1997 ; 95 : 2262-70.
8) Feigenbaum H. Aortic valve disease. In : Feigenbaum H, editor. Echocardiography. 6th ed. Philadelphia : Lippincott Williams & Wilkins ; 2005. p.271-305.
9) Tribouilloy CM, Enriquez-Sarano M, Bailey KR, et al. Assessment of severity of aortic regurgitation using the width of the vena contracta : A clinical color Doppler imaging study. Circulation 2000 ; 102 : 558-64.
10) Zoghbi WA, Enriquez-Sarano M, Foster E, et al. Recommendations for evaluation of the severity of native valvular regurgitation with two-dimensional and Doppler echocardiography. J Am Soc Echocardiogr 2003 ; 16 : 777-802.
11) Olson LJ, Subramanian R, Ackermann DM, et al. Surgical pathology of the mitral valve : a study of 712 cases spanning 21 years. Mayo Clin Proc 1987 ; 62 : 22-34.
12) Levine RA, Schwammenthal E. Ischemic mitral regurgitation on the threshold of a solution : from paradoxes to unifying concepts. Circulation 2005 ; 112 : 745-58.
13) 尾前　毅. 症例検討 ちょっと複雑な冠動脈バイパス術の麻酔 僧帽弁逆流を伴う冠動脈バイパス術の麻酔. LiSA 2008 ; 15 : 1120-5.
14) Kumanohoso T, Otsuji Y, Yoshifuku S, et al. Mechanism of higher incidence of ischemic mitral regurgitation in patients with inferior myocardial infarction : quantitative analysis of left ventricular and mitral valve geometry in 103 patients with prior myocardial infarction. J Thorac Cardiovasc Surg 2003 ; 125 : 135-43.
15) Hammermeister KE, Fisher L, Kennedy W, et al. Prediction of late survival in patients with mitral valve disease from clinical, hemodynamic, and quantitative angiographic variables. Circulation 1978 ; 57 : 341-9.
16) Grigioni F, Enriquez-Sarano M, Zehr KJ, et al. Ischemic mitral regurgitation : long-term outcome and prognostic implications with quantitative Doppler assessment. Circulation 2001 ; 103 : 1759-64.
17) Kitchin A, Turner R. Diagnosis and treatment of tricuspid stenosis. Br Heart J 1964 ; 26 : 354-79.
18) Hauck AJ, Freeman DP, Ackermann DM, et al. Surgical pathology of the tricuspid valve : a study of 363 cases spanning 25 years. Mayo Clin Proc 1988 ; 63 : 851-63.
19) Kratz J. Evaluation and management of tricuspid valve disease. Cardiol Clin 1991 ; 9 : 397-407.

〈尾前　毅〉

I. 病態生理から理解する術前評価

2 冠動脈疾患患者の術前評価

重要ポイント

- 心筋酸素供給は冠血流量と酸素含量で，心筋酸素需要は心拍数，心収縮力，壁応力で規定される。
- 冠循環は，左室と右室および心内膜側と心外膜側でそれぞれの特徴がある。
- 冠血流量は，冠灌流圧と冠血管抵抗で調整されている。冠血管抵抗は代謝性，筋性，shearストレスと異なるsize-dependentな階層性血流調整機能がある。
- 自律神経系，多様な血管作動物質によって，冠動脈の収縮・拡張が生じる。
- 冠動脈造影の評価は，AHA分類で共有化し，優位性や洞結節動脈の灌流に注意する。

はじめに

　冠動脈の病態生理を理解するとともに，冠動脈疾患患者を管理する場合に注意すべき因子について言及する。手術中に心筋虚血が持続すると心筋梗塞（不可逆的変化）をもたらし，患者予後に影響する。手術中に生じる心筋梗塞や心筋障害は依然不明な点が多いが，冠動脈疾患のある患者を適切に評価しておくことは重要である。

病態生理

1 心筋酸素需給バランス

a. 心筋酸素供給に関する因子

　心筋酸素供給の2大規定因子は，動脈血の酸素含量と冠血流量（coronary blood flow：CBF）である。心筋の場合，組織の酸素摂取率は通常でも70〜80％と高く，ほぼ最大に近い状態であるので，摂取率の増加による酸素供給の増加はあまり期待できない。

(1) 酸素含量

酸素含量（ml/dl）＝ヘモグロビン（Hb）濃度（g/dl）×1.34×酸素飽和度（％）/100＋0.003×酸素分圧（P_{O_2}：mmHg）

Hb濃度，酸素飽和度，P_{O_2}を高くすることで酸素含量を多くすることができる。

(2) 冠動脈血流（正常冠動脈）

CBFは，冠血管床の圧較差（冠灌流圧：coronary perfusion pressure：CPP）に比例して，冠血管抵抗（coronary vascular resistance：CVR）に反比例する。

$$CBF = CPP/CVR$$

左室と右室への冠血流は，左室内圧と右室内圧では相違があるために，収縮期と拡張期の優位性に違いがある（図1）。CPP（圧較差）は，左室の駆出圧は拡張期動脈圧に相当し，後方圧は部位による違いがある。左室の心外膜側は冠静脈洞を経由して右房に戻るので，後方圧は右房圧に相当する。一方，心内膜側の後方圧は左室拡張末期圧（left ventricular end-diastolic pressure：LVEDP）に相当し，心筋内圧にも影響される。そのため，LVEDPが上昇する病態では心内膜側で虚血に陥りやすい。

CVRは抵抗血管の拡張・収縮に起因するが，そのほかの因子として血液粘稠度がある。ヘマトクリット（Ht）値上昇，低体温により増加する。

b. 心筋酸素需要に関する因子

心筋酸素需要の3大規定因子は，心拍数，心収縮力，壁応力である。

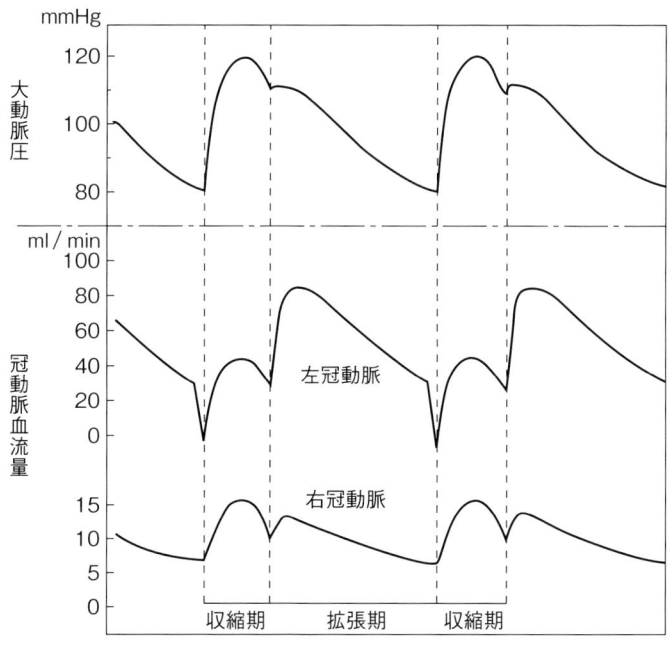

図1　左冠動脈と右冠動脈の心周期における血流波形の相違
左冠動脈は拡張期優位の血流波形であるが，右冠動脈は収縮期に血流が保たれている。

（1）心拍数

1心拍ごとに消費される酸素消費量に変化がない場合（例えばペーシング）には，毎分の酸素需要量は心拍数の増加とともに直線的に増加する。一方，交感神経系の亢進により心拍数が増加した場合は，同時に心収縮力も増加するために，心拍数の増加分以上に酸素消費量が増加することが予測される。

（2）心収縮力

心収縮力が増加すると酸素消費量が増加する。心収縮性の厳密な定義は，前負荷や後負荷に影響されない動性特性とされる。心収縮力は，圧-容量曲線などから負荷依存性を除いた評価が可能であるが，臨床的には一般的でない。左室圧の立ち上がり速度 dP/dt は参考指標となる。

（3）壁応力

心室壁にかかる応力は，収縮期の心室内圧（後負荷），心室容積（前負荷），壁厚に依存する。心室の形状を球と仮定すると，Laplace の法則により，次のように計算することができる。

$$壁応力 = 心室内圧 \times 半径 / (2 \times 壁厚)$$

心室圧が2倍になれば，酸素消費量も2倍となる。収縮期圧ではなく，平均動脈圧（MAP）が酸素消費量と相関する。

心室容積は酸素需要の規定因子であるが，心室容積が2倍となっても，半径は立方根で求められるため，わずか26％しか増加しない。そのため酸素需要への影響は比較的少ない。

心室壁が厚くなると壁応力は減少する。心室肥大は壁応力を低下させるが，増加した心筋重量は酸素消費量を増加させる。左室瘤では，左室径の増加と壁厚の減少で壁応力が増大していることを認識すべきである。

2 冠血流量（CBF）の決定因子

CBF は，CPP および CVR によって変化する。また，冠動脈狭窄があり，側副血行路が発達している患者においては，この側副血行路の維持が CBF を維持するうえで重要となる。

a. 機能的冠血管分類

冠動脈血管は，機能的に3つのグループに分類できる。
①太い伝導血管系：冠動脈造影で視認できる。抵抗は少ない。心外膜冠状動脈はおおよそ 0.3～5 mm である。
②細い抵抗血管系：血管径は 10～250 μm で毛細血管へとつながる。このうち，小動脈（100～250 μm）は心筋内を走行する。細動脈（10～100 μm）は最も抵抗が高い。

③静脈系

b. 冠動脈の収縮・拡張様式

（1）代謝性調節

心筋仕事量の増加に伴ってCBFは増加するが，その際の調節には代謝性因子が重要な役割を果たしている。H^+，二酸化炭素，乳酸，アデノシンはCVRを低下させる。

アデノシン生成が冠動脈拡張の主たる作用であるが，心筋内二酸化炭素分圧（P_{CO_2}）およびP_{O_2}も代謝性調節に働く。P_{O_2}が低下すると冠血流量が増加する，P_{CO_2}が上昇すると冠血流量は増加する。この作用はアデノシンやその代謝物で増強されている。

（2）筋性調節

血管平滑筋細胞は血管内圧が上昇すると収縮する。急激な圧上昇に対して収縮して血管壁の保護に働き，また急激な圧低下に対して拡張することで血管の虚脱を防ぐ。自動調節能（autoregulation）の主要なメカニズムである。

（3）血流調節

血流の増加に伴い，血管壁に加わるshearストレスは増加する。それを血管内皮細胞が感知して血管平滑筋を拡張させ，血管径が拡大する調整機能である。

（4）自律神経系因子

冠動脈は細動脈に至るまで，αおよびβ受容体が存在する。特に，心外膜冠動脈と心

表1 血管作用性物質の由来，作用，メカニズム

血管作用性物質	由来	冠動脈平滑筋への作用	メカニズム
ノルアドレナリン	アドレナリン作動線維	収縮 拡張	α作用 β_2作用
アドレナリン	副腎，交感神経	収縮 拡張	α作用 β_2作用
ドパミン	アドレナリン作動線維	拡張	ドパミン受容体
アンギオテンシン	体循環	収縮	AT_1受容体
アデノシン	アデノシン三リン酸より生成	拡張	A_2受容体
ヒスタミン	マスト細胞，好塩基細胞	収縮 拡張	H_1受容体 H_2受容体
プロスタサイクリン	血管内皮細胞	拡張	プロスタサイクリン受容体
トロンボキサンA_2	血管内皮細胞，血小板	収縮	トロンボキサンA_2受容体
ブラジキニン	血管内皮細胞	拡張	ブラジキニン2受容体
セロトニン	凝集血小板	収縮	S_1受容体

筋内小動脈に，交感神経および副交感神経が密に分布している。一般的に α_1 受容体は冠動脈の収縮に関与しており，β_2 受容体は冠血管拡張を引き起こす。

(5) 内分泌性因子

抗利尿ホルモンのバソプレシンとアンギオテンシンの2つは強力な冠血管収縮作用を持つ。そのほか，分泌される血管作用性物質の冠動脈への作用を表1に示す[1]。

(6) 血管内皮依存性調節因子

一酸化窒素（NO）は環状グアノシン一リン酸（cyclic guanosine monophosphate：cGMP）を介して，血管平滑筋に対する弛緩作用を示す。そのほかの弛緩反応・収縮反応を示す物質を表2に示す。

c. 冠動脈の自己調節能

CPPが50〜150 mmHgの範囲内であれば，自己調節能により冠血流はある程度一定に保たれる（図2）[2]。しかし，その範囲を超えるとCBFはCPPに比例する。代謝性

表2　血管内皮依存性調整に関与する物質

内皮依存性弛緩反応	内皮依存性収縮反応
一酸化窒素（NO）	エンドセリン
プロスタグランジン I_2（PGI_2）	プロスタグランジン H_2（PGH_2）
過分極	トロンボキサン A_2

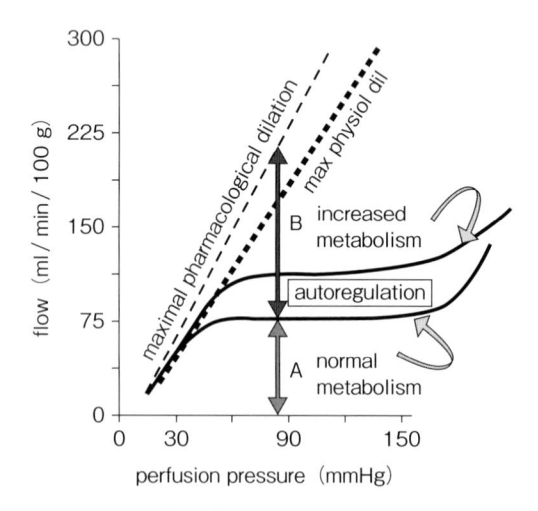

図2　冠動脈の自己調節能

自己調整能が働く範囲では，灌流圧の変化に対して冠血流は一定である。この平坦で一定なレベルは，心臓の代謝状態に依存している。破線は薬理学的な最大拡張時の灌流圧と血流の直線関係を示している。冠動脈の血流予備能は（B＋A）／Aで求められる。

（Westerhof N, Boer C, Lamberts RR, et al. Cross-talk between cardiac muscle and coronary vasculature. Physiol Rev 2006；86：1263-308 より引用）

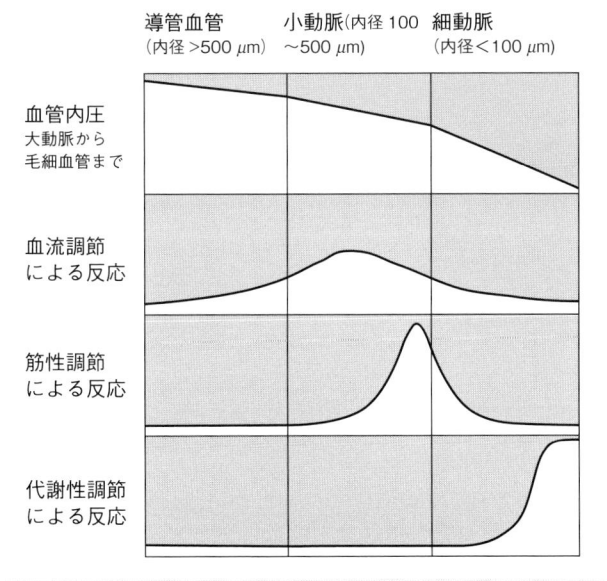

図3 冠循環における機能的解剖

冠循環の機能別区分が，導管血管，小動脈，細動脈で作られている。血管内圧の低下は導管血管では小さく，小動脈で大きくなり，細動脈で最大となる。血流調節による反応は，導管血管で生じ，小動脈ではさらに反応性が高くなる。筋性調節による反応は，遠位の小動脈において最大の反応があり，自己調節能の主たる役割を果たしている。細動脈では心臓の代謝性調節に最も反応性がある。

(Cacimi PG, Vrea F. Coronary microvascular dysfunction. N Engl J Med 2007；356：830-40 より引用)

調節，筋性調節，血流調節の3つのメカニズムは，それぞれの機能が特異的に作用する部位があり，お互いに補完することで冠動脈の自己調節能が成り立っている（図3)[3]。

d. 冠動脈の血管外圧縮力による調整

心筋内小動脈や細動脈においては，収縮期による心室内圧の上昇および心筋細胞の短縮と厚みの増大による血管への圧迫が生じる。左室へ灌流される冠動脈では，その影響が強く，拡張期に多くの血流が生じる。

心外膜側と心内膜側の冠動脈血流を比較すると，心外膜側においては血管径の変化は少ないが，心内膜側では収縮期に血管径が小さくなり，血流も途絶する（図4)[2]。そのため，心内膜側のほうが虚血に陥りやすい。

3 冠動脈狭窄患者の冠血流

安静時において，冠動脈は90％以上の狭窄で冠血流予備能が有意に低下してくる。しかし，最大負荷時の冠血流予備能の反応性は，75～90％の狭窄度において，すでに半分に低下する（図5）。

慢性冠動脈狭窄患者では，側副血行路の発達があり，冠動脈閉塞時に一時的に心筋保護の作用がある[4]。側副血行路の存在は正常冠動脈の成人の20％に認められており[5]，狭窄患者ではさらに発達していく。

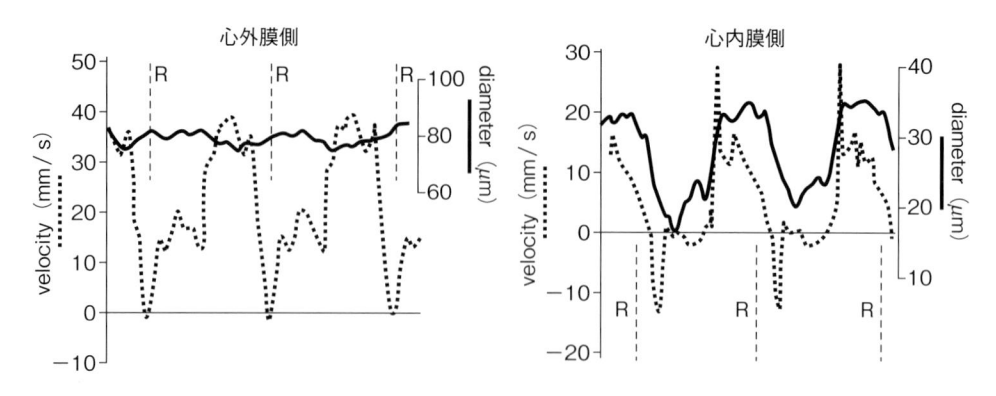

図4 心外膜側と心内膜側における冠動脈血流と血管径の比較

心外膜側の血管径は心周期中ほとんど変化しないが，心内膜側では収縮期に血管の狭窄（閉塞）が生じる．Rは心電図のR波を示している．

（Westerhof N, Boer C, Lamberts RR, et al. Cross-talk between cardiac muscle and coronary vasculature. Physiol Rev 2006；86：1263-308 より引用）

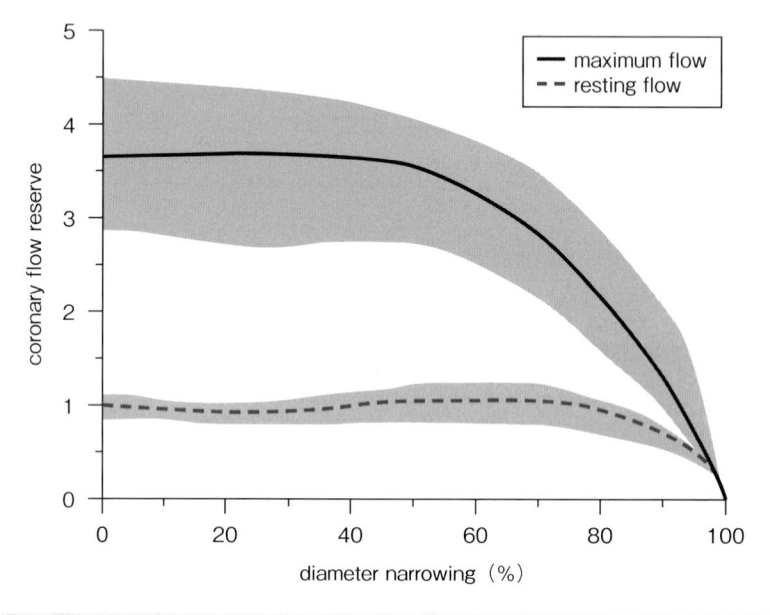

図5 冠動脈狭窄度（％）による最大血流時と安静時の冠血流予備能

最大血流時（実線）と安静時の血流（破線）を示している．

冠動脈造影では，描出できる血管径に限界があるため，太い側副血行路のみが描出される．したがって，冠動脈造影で描出される側副血行路のみがすべてではない．描出されない側副血行路の存在は，心筋シンチグラフィーや心筋コントラストエコー法により確認できる．

4 心筋代謝の特徴

心筋のエネルギー貯蔵量は限られており，1心拍でアデノシン三リン酸（ATP）とク

レアチンリン酸の5％が消費されるので，20心拍分しか貯蔵が持たない。さらに，グリコーゲンと中性脂肪の貯蔵は，それぞれ6分間および12分間しかもたない。したがって，エネルギー生成のためには継続的な基質と酸素の供給が不可欠となる。

自然歴などの病歴

病歴の問診では，典型的な胸痛のエピソード以外に，左肩の痛み，上腕部の痛み，歯痛などの放散痛の訴えにも注意する。また，倦怠感，息切れ，不整脈，失神などを生じることもある。運動耐容能と合わせて聴取する。冠動脈疾患を有する患者で評価すべき項目には次のものがある。
 ・虚血リスクのある心筋の範囲
 ・虚血の起こる閾値あるいは心拍数
 ・心機能または心駆出率
 ・症状の安定性
 ・内科的治療の妥当性

1 労作性狭心症

固定したアテローム性硬化によって少なくとも1本の太い冠動脈の狭窄から生じる。慢性的に安定した狭心症で，運動や精神的高揚で発症して，安静により回復する。慢性安定狭心症患者では，虚血に陥る運動量や運動に伴う心拍数と血圧の上昇には再現性がある。この虚血閾値を術前の運動負荷試験で測定して，周術期の血行動態管理の指標とすることができる。しかしながら，最近の血管手術における研究では，術前のドブタミン負荷エコーで生じた新たな壁運動異常の部位と術中の経食道心エコー法（TEE）で検出された新たな壁運動異常の部位一致は不良であったと報告されている[6]。

2 異型狭心症

安静時や睡眠時に起こる狭心症発作で，冠動脈に閉塞性の病変がなく，スパズムを原因とすることが多い。

3 急性冠症候群（不安定狭心症）

急性冠症候群は冠動脈が突然塞がり，心筋の一部への血液供給が大きく減少または遮断されたときに発症する。心電図所見や心筋マーカー値によって，不安定狭心症，非ST上昇型心筋梗塞，ST上昇型心筋梗塞に分類できる。
不安定狭心症は，①安静時狭心症で持続するもの（通常20分間以上），②2カ月以内の新規発症で身体活動を高度に制限する狭心症，③症状の頻度・持続時間が増加する

表3 不安定狭心症患者における心筋梗塞や突然死の高リスク因子

既　往	48時間以内に増悪する狭心症
痛みの特徴	20分を超えて持続する安静時狭心症
臨床所見	肺水腫，新規または増悪する僧帽弁逆流症
心電図	安静時に0.5 mmを超える一過性ST変化を伴う狭心症 新規の脚ブロック 持続性心室頻拍
心筋マーカー	トロポニンT（TnT）とトロポニンI（TnI）の上昇（＞0.1 ng/ml），またはクレアチンキナーゼMB（CK-MB）上昇

か，より軽い労作で起こるようになった増悪した狭心症，が含まれる。これらの症状は既存のプラークの急速な進行・破綻・塞栓を示唆する。不安定狭心症患者において心筋梗塞や突然死が起こる危険の高い因子を表3に示す[7]。

4 無症候性心筋虚血

狭心痛などの自覚症状のない狭心症で，高齢者や糖尿病患者にてよく見られ，心電図変化で発見されることが多い。

身体所見

まず，バイタルサインを確認する。血圧，脈拍，体温である。これらは麻酔導入時の有用な情報となる。

冠動脈疾患の患者では，ほかの血管病変も併存している可能性が高い。急患では大動脈解離との鑑別も重要である。

四肢の血流状態やそれぞれの部位の脈拍の確認が重要である。腹部の触診や頸部の血管雑音を聴取する。

ほかの心疾患との鑑別は大切である。心雑音を聴取する。

心不全症状の有無に関しては，呼吸音の聴診，四肢の浮腫などを確認する。

冠動脈CT検査 （図6）

カテーテルを使用せずに冠動脈の画像が撮影できる心臓CT検査が注目されている。検査にかかる時間が短く，体への負担が小さいのが利点である。64列以上のマルチスライスCTでは，冠動脈狭窄の有無を診断する信頼性もカテーテルと同程度まで向上している[8]。CT検査の利点は，冠動脈壁の石灰化が評価できることである。

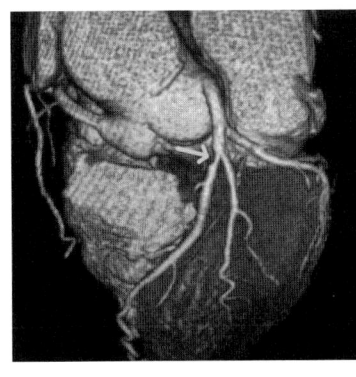

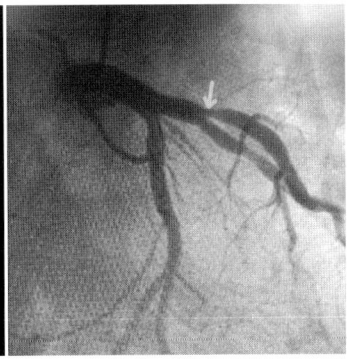

図6 冠動脈CT検査と冠動脈造影
冠動脈CT（左）では＃7に狭窄病変（矢印）が見られる。左冠動脈造影（右）でも同部位に狭窄病変が見られる。

冠動脈造影

1 冠動脈解剖

a. 左主幹部

2本の主冠動脈の一つで，左主幹部は短く（0〜40 mm），すぐに左前下行枝と左回旋枝に分枝する。

b. 左前下行枝

左主幹部から分かれ，心室間溝を下行し，対角枝と中隔枝を分枝する。左前下行枝は通常，左室の心尖部付近に至る。数本の中隔枝は，心室中隔に血流を与える。また，中隔枝は脚やPurkinje線維に血流を与える。1〜3本の対角枝が左室前側壁を灌流する。

c. 左回旋枝

左主幹部から分かれ，左の房室間溝を下行し，1〜3本の鈍縁枝を分枝して，左室側壁を灌流する。洞結節動脈は45％の人で回旋枝から分枝する。

d. 右冠動脈

右房室間溝を横断した後で右室枝を分枝し，その後に辺縁枝を分枝して後下行枝となり，左室後下壁を灌流する。洞結節動脈は55％の人で右冠動脈から分枝する。

冠動脈優位とは，後下行枝が左冠動脈から灌流されているか，右冠動脈から灌流されているかで分類される。おおよそ85％の人は右冠動脈が後下行枝を灌流しており，残りの15％は左冠動脈優位（回旋枝）か，両側優位（右冠動脈と回旋枝の両方）である。

房室結節動脈は優位冠動脈から分枝され，房室結節，His 束，脚の近位束に血流を供給している。

2 AHA 分類

アメリカ心臓協会（AHA）は，冠動脈の本幹および主要分枝にそれぞれ番号を付けて表示することを提唱している（図7，表4）。

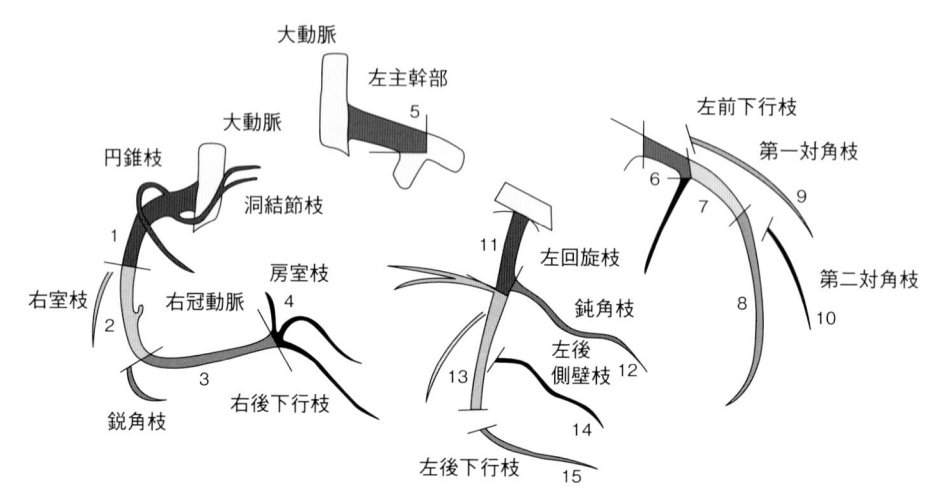

図7 アメリカ心臓協会による冠動脈のセグメント分類

表4 アメリカ心臓協会による冠動脈のセグメント分類（一覧）

AHA (seg)	略語	フルスペル	和文表記	AHA (seg)	略語	フルスペル	和文表記
1〜4	RCA	right coronary artery	右冠動脈	5〜15	LCA	left coronary artery	左冠動脈
1	RCA proximal		−近位部	5	LMT	left main truncus	左主幹部
2	RCA mid		−中間部	6	LAD proximal	left anterior descending	−近位部
3	RCA distal		−遠位部	7	LAD mid		−中間部
4	PD	posterior descending	右後下行枝	8	LAD distal		−遠位部
4	PL	posterolateral	右後側壁枝	9	D1	first diagonal	第一対角枝
4	AV	atrio ventricular	房室枝	10	D2	second diagonal	第二対角枝
	CB	conus branch	円錐枝		SP	septal perforating	中隔穿通枝
	SN	sinus node	洞結節枝	11	LCX proximal	left circumflex artery	回旋枝近位
	RV	right ventricular	右室枝	12	OM	obtuse marginal	部鈍角枝
	AM	acute marginal	鋭角枝	13	LCX distal		回旋枝遠位
	AP	septal perforating	中隔穿通枝	14	PL	posterolateral	左部後側壁枝
				15	PD	posterior descending	左後下行枝
					AC	atrial circumflex	左房回旋枝
					HL	high lateral	高位側壁枝

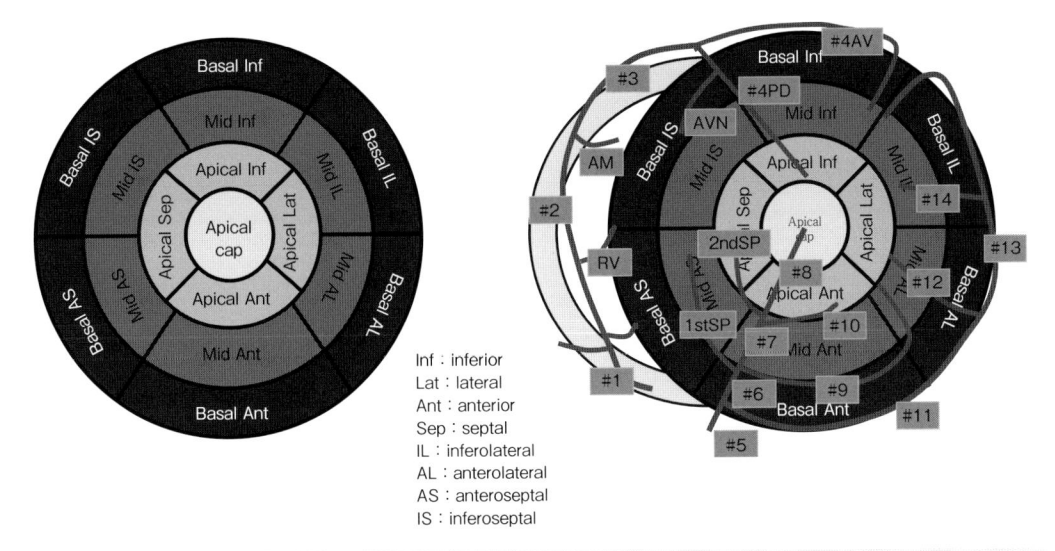

図8 左室の17セグメント分類と冠動脈の走行
経食道心エコー法における左室17セグメント分類（左）と重層した形で示した冠動脈走行（右）。

Inf：inferior
Lat：lateral
Ant：anterior
Sep：septal
IL：inferolateral
AL：anterolateral
AS：anteroseptal
IS：inferoseptal

3 左室の17セグメント分類と冠動脈の走行

　それぞれの分枝が左室壁のどの部位を灌流しているかは，冠動脈の優位性，分枝走行の個人差，灌流域の二重支配の影響で一定ではない[9]。しかしながら，左室壁セグメントと冠動脈走行のおおまかな関係（図8）を認識しておくことは，術中心筋虚血の診断や対処をするうえで意義がある。

■参考文献

1) Feliciano L, Henning RJ. Coronary artery blood flow：physiologic and pathophysiologic regulation. Clin Cardiol 1999；22：775-86.
2) Westerhof N, Boer C, Lamberts RR, et al. Cross-talk between cardiac muscle and coronary vasculature. Physiol Rev 2006；86：1263-308.
3) Cacimi PG, Vrea F. Coronary microvascular dysfunction. N Engl J Med 2007；356：830-40.
4) Cheirif J, Narkiewicz-Jodko JB, Hawkins HK, et al. Myocardial contrast echocardiography：relation of collateral perfusion to extent of injury and severity of contractile dysfunction in a canine model of coronary thrombosis and reperfusion. J Am Coll Cardiol 1995；26：537-46.
5) Wustmann K, Zbinden S, Windecker S, et al. Is there functional collateral flow during vascular occlusion in angiographically normal coronary arteries? Circulation 2003；107：2213-20.
6) Galal W, Hoeks SE, Flu WJ, et al. Relation between preoperative and intraoperative new wall motion abnormalities in vascular surgery patients. Anesthesiology 2010；112：557-66.

7) Anderson JL, Adams CD, Antman EM, et al. 2011 ACCF/AHA focused update incorporated into the ACC/AHA 2007 guidelines for the management of patients with unstable/non-ST-elevation myocardial infarction : a report of the American College of Cardiology Foundation/American Heart Association task force on practice guidelines. Circulation 2011 ; 122 : e426-e579.
8) Mollet NR, Cademartiri F, van Mieghem CA, et al. High-resolution spiral computed tomography coronary angiography in patients referred for diagnostic conventional coronary angiography. Circulation 2005 ; 112 : 2318-23.
9) Ortiz-Perez JT, Rodriguez J, Meyers SN, et al. Correspondence between the 17-segment model and coronary arterial anatomy using contrast-enhanced cardiac magnetic resonance imaging. J Am Coll Cardiol Img 2008 ; 1 : 282-93.

〈小出　康弘〉

I. 病態生理から理解する術前評価

3 先天性心疾患の術前評価

重要ポイント

- 肺血流増加型疾患では，容量負荷の程度と，その容量負荷がかかっている心房・心室の評価を行う。
- 肺高血圧症例では，その原因（高血管抵抗か高肺血流量か）と可逆性の有無を確認する。
- 肺血流減少型疾患では，肺血流量と低酸素血症の程度，その曝露期間を評価する。
- 低酸素への曝露が長期にわたる場合は，中枢神経系や血液凝固系など全身多臓器の機能評価を忘れない。
- 先天性心疾患患児では上気道病変を含む症候群，心外奇形を合併することが多く，上気道の評価も大切である。

はじめに

より良い麻酔・周術期管理を行うために術前評価が大切なことは，成人症例も小児症例も変わりはない。しかしながら，"小児は小さな大人ではない"といわれるように両者には生理学的な差異があるとともに，先天性心疾患ではシャント血流の存在など成人の後天性心疾患と非常に異なる病態を示す。そのため，肺血流量と心機能，チアノーゼ

表 先天性心疾患の分類

	チアノーゼ型心疾患	非チアノーゼ型心疾患
肺血流増加型心疾患	総肺静脈還流異常症 大血管転位症（Ⅰ・Ⅱ型） 総動脈管症 肺動脈狭窄を合併しない単心室症 左心低形成症候群 肺動脈狭窄を合併しない三尖弁閉鎖症	動脈管開存症 心房中隔欠損症 心室中隔欠損症 共通房室弁孔 部分肺静脈還流異常症
肺血流減少型心疾患	Fallot四徴症 肺動脈閉鎖症 大血管転位症（Ⅲ型） 肺動脈狭窄を合併した単心室症 肺動脈狭窄を合併した三尖弁閉鎖症 Ebstein奇形	

の程度やそれが及ぼす影響など，成人とは異なる視点での評価が必要となる。

病態生理

　先天性心疾患はさまざまな疾患を含んでいる。そのため，その病態生理も非常に多様である。これを理解しやすくするためには，いくつかの疾患群に分けて考えるとよい。先天性心疾患の分類にはいくつかあるが，本項では大まかに肺血流増加型疾患と肺血流減少型疾患に分け，その代表的な疾患を挙げて述べる（表）。

1 肺血流増加型疾患

a. 肺血流増加型疾患

　肺血流増加型疾患は，心臓の内外に体循環から肺循環へのシャント経路があり，体循環血流の一部がシャントを介して肺循環に流入する，いわゆる左右シャントのために肺血流が通常より増加しているものをいう。さらに右左シャントあるいは心内での肺循環血流と体循環血流の混合の有無により，チアノーゼを呈するものと呈さないものに分類できる。

　通常，肺循環より体循環のほうが血管抵抗が高いため，その圧も高い。そのため，体循環と肺循環にシャントがある場合，これを介した左右シャントが存在する。肺血流増加型疾患の血行動態は，このシャントの存在する場所と，それを介した血液のシャント量により左右される。すなわち，シャントを介する血液のシャント量によって心臓に対する負荷の程度が，シャントの場所によって負荷のかかる心室が決まってくる。

　肺血流が増加しており，かつチアノーゼを呈さない疾患の代表例は，左右の心室を隔てる心室中隔の欠損した心室中隔欠損（ventricular septal defect：VSD）である（図1）。VSD の場合，欠損孔を介したシャント量および肺血流は，体血管抵抗（systemic vascular resistance：SVR）・肺血管抵抗（pulmonary vascular resistance：PVR）のバランスと欠損孔の大きさによって規定される。生直後は生理的に PVR が高いためシャント量は少ないが，生後，時間とともに PVR が低下してくると徐々にシャント量が増えてくる。左右シャント量が増加し肺血流が増えると，左房・左室への還流量が増え容量負荷となり，徐々に収縮力が低下する。容量負荷によって左房・左室が拡大し，僧帽弁逆流を合併することもある。

　心室よりも体循環の下流にシャントが存在する場合，すなわち動脈管開存，Blalock-Taussig シャント（BT シャント）をはじめとする体-肺動脈シャント術後，大きな体肺動脈側副血行路が存在する場合も，これに準じた血行動態を取る。それぞれ VSD の欠損孔の大きさに代わって，動脈管，作製したシャント，側副血行路の径や長さ，SVR・PVR のバランスによりシャント量が規定され，左房・左室に容量負荷がかかる。

　心室中隔の欠損孔が小さくシャント量が限られている場合は，血流が増え肺動脈径は

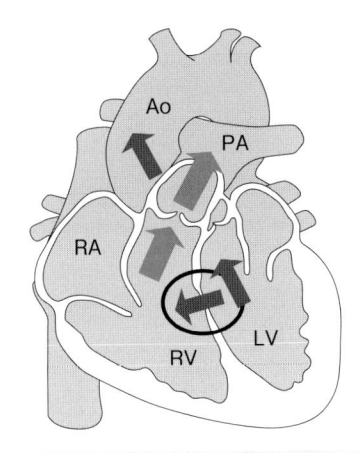

図1 心室中隔欠損の血行動態
左心は大動脈に血流を送るとともに心室中隔の欠損孔を介して肺動脈へ追加の血液を送り出すという余分な仕事をしているため，左心不全となる。
Ao：大動脈，PA：肺動脈，LV：左心，RV：右心，RA：右房

大きくなるが，肺動脈圧（pulmonary arterial pressure：PAP），右室の大きさは正常のままである。欠損孔が大きくシャント量が多い場合は，血流量増加に伴ってPAPが上昇する。この高肺血流の状態が続くと，肺動脈の閉塞性変化（中膜の肥厚）を来しPVRも上昇する。肺血管閉塞病変が進行するとEisenmenger症候群となり，右左シャントを来してチアノーゼを発症する。高肺血流が続き，PVRが上昇するとともにシャント量は減少し，心不全は改善されてくる。しかしながら，このような症例は術後も肺血管抵抗が下がらず高PAPが残存し，重篤な合併症である肺高血圧危機（pulmonary hypertension crisis：PH crisis）を来すことがある。

肺血流が増加しており，かつチアノーゼを呈さない疾患のもう一つの代表例は，心房中隔欠損（atrial septal defect：ASD）である。ASDの血行動態は，心房中隔の欠損孔を介したシャント量に左右される。シャントの量・方向は，欠損孔面積，左房・右房および心室コンプライアンス，心房間圧較差に影響を受ける。新生児・乳児早期は，右室壁が厚くて右室コンプライアンスが低く，左右シャントは起こりにくい。右室壁が左室壁より薄くなって右室の血液充満抵抗が左室より低くなり，PVRが低下するとともに右房圧（RAP）が左房圧（LAP）より低下して左右シャントを生じてくるが，乳児期に症状が出るものは少ない（1～2％）。

左右シャントが増加するにつれて，VSDでは左房・左室に容量負荷が見られたが，ASDの場合は右室容量負荷から右室の拡張・肥厚が起こり，肺動脈弁逆流や三尖弁逆流が起こる。しかしながら，高心拍出量による心不全はまれである。シャント量に比例して，ASDで高率（15～40％）に僧帽弁逸脱が認められる。これはシャントに伴う左室形態変化が原因で，欠損孔閉鎖によって軽快・治癒する。左室容積は成人期になると正常以下となるが駆出率は正常で，成人期の左心不全は収縮機能不全ではなく右室容積負荷に伴う左室拡張不全が原因（Qp/Qs＞2のもの）であり，心不全は欠損孔の大きさよりも肺高血圧（pulmonary hypertension：PH）や呼吸器感染症との関連が大きい

とされる。高肺血流による肺血管床の閉塞性変化が起こりうるが，中膜の肥厚，内膜の増殖が幼少時に認められるのはまれである。肺血管閉塞病変が進行するとVSDと同様にEisenmenger症候群となり，右左シャントを来してチアノーゼを発症する。心房よりも体循環の上流にシャントが存在する場合，すなわち総肺静脈還流異常症，部分肺静脈還流異常症の場合も，これに準じた血行動態を取る。

　肺血流増加型疾患で心臓の内外に体循環から肺循環へのシャント経路があり，左右シャントのために肺血流が通常より増加しているがチアノーゼを呈するものの代表例は，肺動脈狭窄がない，あるいは軽度である単心室症である。単心室症は，心室が1つしかない，あるいは一方の心室が痕跡的なもので機能していない疾患群である。機能している1つの心室が左室の場合，右室の場合，あるいはどちらか特定できない場合がある。体循環および肺循環の還流血はともに1つの心室に流入するため，心室容量は大きくなる。また，心室から駆出される血液は体循環・肺循環の後負荷，すなわちSVR・PVRのバランスにより肺動脈あるいは大動脈に駆出される。通常，肺循環より体循環のほうが血管抵抗が高いため，肺動脈狭窄がない，あるいは軽度である場合は肺動脈により多くの血液が駆出される。そのため高肺血流となっており，心室への容量負荷が増大している。前二疾患と同様に新生児期を過ぎPVRが下がってくると徐々にシャント量が増え，さらに肺血流が多くなり，心室容量負荷がさらに増大する。高肺血流が続けば肺血管閉塞病変が進行することも同様である。本疾患では前二疾患とは違い，主に心房レベルでの肺静脈血と体静脈血の混合の程度により，さまざまな程度のチアノーゼを呈する。

　そのほかの肺血流増加型疾患でチアノーゼを呈するものとしては総動脈管症などがあり，肺動脈閉鎖・心室中隔欠損症で動脈管あるいは体肺動脈シャント作製術に用いた導管が大きい場合に見られることがある。

b. 肺高血圧症（PH）

　増加した肺血流やPHに長期間曝されることによって，肺小動脈中膜筋層の肥厚と肺動脈内皮細胞へのshearストレスにより内皮細胞の増殖が起こる。そのため，血管内腔が徐々に狭くなり，血管抵抗が上昇していく。この肺血管閉塞病変が進行して左右シャントが減少していき，ついに右左シャントを来してチアノーゼを発症したり，PVRが10 Woods単位を超えるようになるとEisenmenger症候群と診断される。

　肺血流増加型疾患のVSDなどの場合，この一連の過程で左右シャント量の減少に伴い，心不全は改善されてくる。左右シャントが多い時期には栄養状態も悪く発育不全を示すが，心不全の改善とともに栄養状態は改善され良好な発育を示すようになる。

　Eisenmenger症候群と診断された場合，心臓の修復術の適応から外れる。ほかの全身麻酔下の非心臓手術も基本的には禁忌となる[1]。肺血管閉塞病変によるPHは当初は可逆的であるが，器質的なリモデリングの進行とともに，しだいに可逆性を失っていく。この可塑性の有無を調べるためには，トラゾリン，酸素，一酸化窒素（NO）などの薬物の負荷にPAPが反応して低下が見られるかを検査する負荷試験が行われる。手術の適応や内科的治療方針の決定に非常に重要である。

Eisenmenger 症候群ではないものの肺血管閉塞病変がある程度進行し PVR が上昇している場合は，修復術後も PVR が下がらず，PH が残存する．この場合，術後合併症の発生率や死亡率が高くなることが知られており[2]，重篤な合併症である PH crisis を来すなど術後管理に難渋することが多い．

PH crisis とは，交感神経系刺激や低酸素刺激などにより肺動脈の攣縮が惹起され，急激な PVR および PAP の上昇から右心不全を来し，循環虚脱のリスクが非常に高くなった状態である．もともと修復術以前より PH を来している場合，右心は後負荷の上昇にある程度適応しているため，術後の同程度の PH にはよく耐えることが多い．しかしながら，それ以上に急激に PAP が上昇した場合は代償しきれず，右心不全を来す．そして，右室の容量が増加して心室中隔の左方偏位を来し，左室の拡張機能の障害から左心不全を併発し，右室圧（RVP）の上昇と相まって右冠動脈灌流圧が低下する．そのため心室内圧の上昇により，酸素需要の増加した右室が虚血に陥り，さらに右心不全を助長するという悪循環に陥る．右室容量増加により三尖弁逆流が増大した場合も右室の心拍出量減少，左室前負荷の低下を来し，この悪循環の一部をなすことになる．

c. 肺血流増加型疾患の術前評価

以上のことから，肺血流増加型疾患の術前評価で大切なことは，容量負荷の程度と，その容量負荷がかかっている心房・心室の評価，PH の有無，PH の原因（高肺血流が PH の主な原因なのか，肺血管閉塞病変による PVR が主な原因なのか），肺血管閉塞病変による PVR 上昇の程度と可逆性の有無である．また，左右心室の大きさ，両房室弁の機能や不整脈の合併症の有無を検討する．

2 肺血流減少型疾患

a. 肺血流減少型疾患

肺血流減少型疾患は，肺血管床への血流の供給路，通常は右室・肺動脈弁・肺動脈のいずれかに狭窄あるいは閉鎖部分があるため肺血流が減少し，体循環に流れる血流よりも減少している疾患をいう．この場合，体循環静脈血の一部または全部は右左シャントとなり体循環に流入してチアノーゼを呈する．しかし，肺血流が多く，体循環静脈血の体循環への流入量が少ない場合はチアノーゼを呈さないか，あっても軽度である．肺動脈狭窄が高度あるいは閉鎖している単心室症でも，肺血流は減少してチアノーゼを呈する．単心室症の場合，心房内の体静脈血と肺静脈血の混合が十分なされていれば肺血流が多くてもチアノーゼを呈する．

肺血流が減少しておりチアノーゼを呈する疾患の代表例は，Fallot 四徴症（tetralogy of Fallot：TOF）である（図 2）．TOF は，胎生期に漏斗部中隔が前方に偏位して形成され，肺動脈後方にある大動脈が前方にある右室に騎乗し，右室流出路が狭くなり，漏斗部下側の心室中隔とずれが生じて VSD となり，その結果として右室肥大が惹起されたものである[3]．典型的なものは高度な右室流出路狭窄を示すが，前方偏位の程度によ

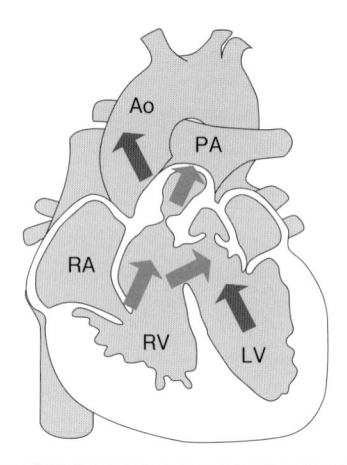

図2 Fallot四徴症の血行動態
右心から肺動脈への血流は狭窄により制限され，右心の血液の多くは大きな心室中隔の欠損孔を通して左心に送られる。肺血流が通常より少なくなるとともに静脈血が体循環に流入するため，チアノーゼを呈する。
Ao：大動脈，PA：肺動脈，LV：左心，RV：右心，RA：右房

り右室流出路狭窄が軽度なものから閉鎖しているものまで，さまざまな病態を示す。狭窄は，右室流出路にある場合と，肺動脈弁や肺動脈弁上の場合がある。

TOFの血行動態は，狭窄の程度と心内の大きなVSDを介したシャントの量と方向によって決定される。狭窄の程度が軽度の場合，シャントは左右シャントとなって通常のVSDの血行動態に近くなり，チアノーゼも見られず（ピンクファロー），左心の容量負荷が問題となる。高度な狭窄を示す典型的なものは，肺血流量が減少し，体静脈血がそのまま体循環に流入することとなり右左シャントを呈する。そのため，左右シャントの存在する肺血流増加型疾患と異なり左心容量負荷や左心機能低下は問題とならないが，チアノーゼや低酸素血症が問題となってくる。チアノーゼや低酸素血症の程度は，肺血流量，肺静脈血と体静脈血の混合の程度に左右される。

ここで注意すべきことは，狭窄にはその程度が一定のものと，変化するものがあることである。右室流出路狭窄の程度は肺動脈弁性狭窄・弁上狭窄などでは一定であるが，漏斗部の筋性の狭窄は，自律神経の働き，強心薬などによる心室の収縮性の変化，脈拍，循環血液量などによって程度が変化する。この漏斗部の筋性狭窄がなんらかの原因によって急激に高度となり重症低酸素血症を呈するものが無酸素発作（anoxic spell）である。典型的なTOF患児では，肺血流が減少しているため肺血管床の発育が不良となり，左房・左室への還流が減少することから左室の容積が小さくなる。これらの程度が激しい場合は，それぞれ術後の右心不全，左心不全の原因となる。

b. チアノーゼ，低酸素血症

チアノーゼ患者では，低酸素血症の代償作用としてエリスロポエチン産生増加による骨髄造血能の亢進から赤血球増加すなわち二次性多血症（赤血球増多症）が見られる。さらに，低酸素血症と多血症による過粘稠度症候群により，中枢神経系[4)5)]をはじめ血

液凝固系，心筋・冠循環[6]，腎臓[7]など全身多臓器の異常を伴う。ヘマトクリット（Ht）値が 55〜60％を超えるころから急激に粘稠度が増加し，心仕事量が増大し，血栓症のリスクが高くなる。

さらに，過剰な赤血球産生に鉄の摂取・補給が追いつかず鉄欠乏が加わると，産生される赤血球は球状赤血球となって変形能が低下し，より血栓症のリスクが上昇する。長期に低酸素に曝露されると，von Willebrand 因子など凝固因子が低下するとともに，血小板の数の減少と機能低下，線溶亢進が見られるようになる。また，血液粘稠度の上昇による血管内皮 shear ストレス増加により NO および血管内皮細胞増殖因子が増え，細動脈拡張や毛細血管増生が起こり，さらに出血のリスクが高まる[1]。体動脈から肺動脈への側副血行路，高中心静脈圧（CVP）も出血のリスクを高める[8]。高度チアノーゼ例や心筋肥大例では冠血流予備能は低下しており，酸素需要増加時には酸素供給が不十分となりやすい。心機能に関しては，低酸素血症が長期にわたると二次性心筋障害により収縮・拡張機能ともに低下する。

腎臓では，糸球体に増殖性変化が起こって基底膜が肥厚し，タンパク尿，高尿酸血症，さらには糸球体硬化症へと進むが，クレアチニンの上昇を伴うチアノーゼ腎症（Cr ＞ 1.5 mg/dl）の頻度は 1.6％と高くない[9]。

中枢神経系への影響としては，脳膿瘍，脳梗塞，脳出血のリスクが高くなっている。

呼吸中枢は高二酸化炭素には正常反応，低酸素には低反応となっているため，術後の鎮静時には注意を要する。

c. 肺血流減少型疾患の術前評価

以上のことから，肺血流減少型疾患の術前評価としては，まず肺血流の量と低酸素血症の程度（安静時の動脈血酸素飽和度），その曝露期間，狭窄の程度と場所，狭窄の程度が変化に富むものかどうか，すなわち低酸素血症の悪化（anoxic spell）の有無を評価する。次に，anoxic spell の頻度・程度・対処法を確認する。肺動脈の発達の程度，左室の大きさも確認する。低酸素への曝露が長期にわたる場合は，中枢神経系をはじめ血液凝固系，心筋・冠循環，腎臓など全身多臓器の機能評価も大切である。循環系の評価では，左右心室の大きさ，両房室弁の機能や不整脈の合併症の有無も検討する。

自然歴などの病歴

先天性心疾患の生まれる頻度は欧米・日本を問わず生産児の約 1％程度である[10][11]。

心臓血管外科治療が行われる以前は，先天性心疾患を持つ小児は，その約 50％が生後 1 年以内に亡くなり[12]，成人になれる割合は生産児の 50％以下であった[13]。しかしながら，近年では病態の理解と治療法の向上により小児先天性心疾患を持つ小児の多くが成人を迎えるようになった[14]。先天性心疾患は多様な疾患を含んでいるため，その自然歴も良好なものから不良なものまで非常に多様である。しかしながら，多くの先天性心疾患は年齢とともに不整脈や心不全の発症・増悪が認められるようになり，チアノー

ゼを呈している患者群では，前述のように過粘稠度症候群や，低酸素への長期曝露による中枢神経系をはじめ，血液凝固系，心筋・冠循環，腎臓など全身多臓器の異常を伴うようになってくる。

　病歴を聴取する際には，上気道感染症の取り扱いが問題となる。上気道感染症の存在は重症合併症の発生とは関係ないという報告[15]もある。しかしながら，ウイルス感染はクロージングボリュームを増大させ，換気血流比の不均衡を助長し，気道の過敏性亢進が6〜8週間持続するなどの悪影響を与える。これらの患児はもともと呼吸・循環系の予備力が少なく，術後合併症の総数は増加する。そのため，上気道感染の有無に注意すべきである。ただし，もともと上気道感染と基礎心疾患による症状との区別は難しく，さらに手術を施行したほうが上気道感染の管理に有利になる場合もあり，上気道感染があったとしても，その取り扱いには十分な配慮が必要である。

　先天性心疾患患者は複数回の手術を受けることがまれではなく，通常その手術手技が呼吸・血行動態に大きな影響を与えている。また，前回手術からの時間経過により側副血行路の増生といった合併の発症などにより，呼吸・血行動態が変化している場合もある。そのため，以前に受けた手術の内容や時期を確認することが大切である。そのうえで，側副血行路の塞栓術を先行することを考慮する，BTシャントの術後であればシャント側の反対側の上肢で血圧を測定する，両方向性Glenn手術の術後であれば体循環を担う心室の拡張末期圧のモニターには大腿静脈圧を用いるなどの解剖学的な特徴に応じた配慮をする。

身体所見

　心疾患による症候としては，乳児期には多呼吸やチアノーゼのほか，哺乳障害，体重増加不良，多汗，易感染性，低酸素発作などがある。小児期以降であれば，低運動能，息切れ，動悸などである。疾患の重症度の評価と悪化の予測のためには，患者の活動性，哺乳状況，身体発育の程度，表情，皮膚色，呼吸状態をよく観察する。患者の活動性，哺乳状況，身体発育の程度は，総合的な患者の状態をよく表す。これらが良好な場合，状態は落ち着いており，ある程度の予備力があると考えられる。逆に，心不全症状の出現・増悪，チアノーゼの増悪・出現頻度の増加などが見られる場合は予備力がさらに低下しており，術中に代償作用が破綻する可能性が高くなる。

　VSDなどの肺血流増加型疾患でも左右シャントが多く心不全が強い時期には活動性は低下し，発育不全を示す。しかしながら，肺血管閉塞病変の進行とともに左右シャントは減少し，心不全が改善して活動性や栄養状態も回復する。VSD患児で良好な発育を示している症例は肺血管閉塞病変が進行している可能性があり，見た目とは異なり術後管理が困難で予後が不良である場合があるため注意が必要である。動悸や頻脈は，心不全，呼吸不全，発熱，脱水など必ずなんらかの注意すべき原因があることを示すため，その原因の検索が必要となる。

上気道の評価

　小児は機能的残気量（FRC）が少なく，酸素消費量も多い。また，先天性心疾患患児，特にチアノーゼの患児では，もともと動脈血の酸素化が不良であることから呼吸停止により容易に危機的な低酸素血症を呈する。先天性心疾患患児では，上気道病変を含む症候群，心外奇形を合併することが多く，気道の確保に難渋することも少なくない。そのため，先天性心疾患患児では術前に慎重な上気道の評価が必要である。麻酔歴のある患児では，挿管時の記録を確認し気道確保の難易度についての記載がないかを確認する。この際，成長に伴い気道確保・挿管の難易度が変化していることも多いので注意が必要である。長期人工呼吸歴のある患児では，声門下狭窄の有無についても評価することが必要である。保護者に睡眠時の呼吸状態を確認することも有用である。

心臓カテーテル検査

　心臓カテーテル検査は，心エコー図検査の発達ともにその適応が減少した。しかしながら，心エコー図検査などの非侵襲的検査で病型，重症度，細動脈の形態などの診断が困難な場合は非常に有用であることには変わりがない。

　心臓カテーテル検査では，心拍出量とシャント量の測定，心臓大血管内の圧測定，体血管およびPVRの測定，心臓および血管の造影などが行われる。シャント量の相対値である肺/体血流比（Qp/Qs）は，大動脈血，混合静脈血，肺動脈血，肺静脈血のそれぞれの酸素飽和度を測定しFickの定理を用いて以下の式から計算する。

肺/体血流比（Qp/Qs）＝（大動脈血酸素飽和度－混合静脈血酸素飽和度）／（肺静脈血酸素飽和度－肺動脈血酸素飽和度）

　肺/体血流比は，肺血流増加型疾患の心臓への容量負荷の評価や，肺血流減少型疾患の低酸素血症の原因検索に用いられる。ASDおよびVSDでは，Qp/Qsがそれぞれ2.0，1.5〜2.0の場合，容量負荷の観点からの手術適応となる。肺へのシャント量とPAPによってPVRを算出することで，肺血管床閉塞病変の進行の程度と，肺PHの原因が高肺血流によるものなのか高PVRによるものなのかが診断できる。SVRの基準値は，小児で15〜30単位/m^2，新生児では10〜15単位/m^{2}である。PVRの基準値は1〜3単位/m^{2}で，多くは1.5単位/m^{2}以下である。酸素やNOへの肺動脈の反応性を確認し，肺血管床閉塞病変の進行度，手術適応の評価を行うこともある。圧測定からは，左右心室の拡張末期圧，狭窄の程度，PHの程度など病態の把握に非常に有用な情報が得られる。

　また，心血管造影を行うことによって形態学的な評価や弁逆流の評価を行う。PAインデックス（pulmonary artery index）[16]の算出も心血管造影像から行う。PAインデッ

クスは肺動脈の発育の指標として用いられているもので，左右肺動脈の第1分葉枝を出す直前の断面積の和を体表面積で除したものであり，基準値は330±30である．先天性心疾患では肺動脈の末梢性狭窄があるなど第1分葉枝を出す直前の断面積が必ずしも肺動脈の発育を表したものとはいえないが，Fontan手術など肺動脈の発育の程度が問題となる場合において，これを数値化する数少ない方法の一つとして有用である．

心エコー図検査

心エコー図検査では非侵襲的に先天性心疾患の診断とその評価に欠かせない情報のほとんどが得られ，本検査のみで手術となることも多い．すなわち，形態学的な情報に加え，左室断面積，左室拡張末期径，欠損孔の大きさ，肺動脈弁や僧帽弁などの弁輪径，圧較差，弁逆流量などの計測も可能である．しかしながら，心エコー図検査による計測・診断の精度は施行者の技術に左右されることに注意が必要である．

■参考文献

1) Cannesson M, Earing MG, Collange V, et al. Anesthesia for noncardiac surgery in adults with congenital heart disease. Anesthesiology 2009；111：432-40.
2) Ramakrishna G, Sprung J, Ravi BS, et al. Impact of pulmonary hypertension on the outcomes of noncardiac surgery：predictors of perioperative morbidity and mortality. J Am Coll Cardiol 2005；45；1691-9.
3) 門間和夫．Fallot四徴症．高尾篤良，中沢　誠，門間和夫ほか編．臨床発達心臓病学．3版．東京：中外医学社；2001, p.490-7.
4) Baum VC. The adult patient with congenital heart disease. J Cardothorac Vasc Anesth 1996；10：261-82.
5) Perloff JK, Marelli AJ, Miner PD. Risk of stroke in adults with cyanotic congenital heart disease. Circulation 1993；87：1954-9.
6) Findlow D, Doyle E. Congenital heart disease in adults. Br J Anaesth 1997；78：416-30.
7) Ross EA, Perloff JK, Danovitch GM, et al. Renal function and urate metabolism in late survivors with cyanotic congenital heart disease. Circulation 1986；73：396-400.
8) Cannesson M, Collange V, Lehot JJ. Anestheisa in adult patients with congenital heart disease. Curr Opin Anesthesiol 2009；22：88-94.
9) Perloff JK, Lotta H, Barsotti P, et al. Pathogenesis of the glomerular abnormality in cyanotic congenital heart disease. Am J Cardiol 2000；86：1198-204.
10) Hoffman JI. Congenital heart disease：incidence and inheritance. Pediatr Clin North Am 1990；37：25-43.
11) Moller JH, Taubert KA, Allan HD, et al. Cardiovascular health and disease in children：current status. Circulation 1994；89：923-42.
12) Marelli AJ, Mackie AS, Ionescu-Ittu R, et al. Congenital heart disease in the general population：changing prevalence and age distribution. Circulation 2007；115：163-72.
13) 日本循環器学会，日本胸部外科学会，日本産婦人科学会ほか．成人先天性心疾患診療ガイドライン（2011年改訂版）．p.4-18.
14) Malviya S, Voepel-Lews T, Siewert M, et al. Risk factors for adverse postoperative out-

comes in children presenting for cardiac surgery with upper respiratory tract infections. Anesthesiology 2003 ; 98 ; 628-32.
15) Moore A. Preoperative evaluation. In : Lake CL, Booker PD, editors. Pediatric cardiac anesthesia. 4th ed. Philadelphia : Lippincott Willams & Wilkins ; 2005. p.536-50.
16) Nakata S, Imai Y, Takanasi Y, et al. A new method for the quantitative standardization of cross-sectional area of the pulmonary arteries in congenital heart disease with decreased pulmonary blood flow. J Thorac Cardiovasc Surg 1984 ; 88 : 610-9.

(岩崎　達雄)

I. 病態生理から理解する術前評価

4 大血管疾患の術前評価

重要ポイント

- 大血管疾患は病変の部位や範囲により術式や体外循環の確立方法が異なるため、術前評価はきわめて重要である。
- 大動脈解離の病態は経時的に変化し予後不良であるため、迅速かつ的確に診断し、早期に治療を開始することが重要である。
- 大動脈瘤の病態は自覚症状のないものから一刻を争う重篤なものまでさまざまである。

はじめに

　本邦では大血管疾患の頻度は高く、特に大動脈解離の発生頻度は世界のトップクラスである。この原因としては、高血圧患者や高齢者が多いこと、欧米と比較してCT検査を頻回に施行できることにより大血管疾患の診断が容易であることなどが挙げられる。
　大血管疾患患者は全身性の合併症を有することが多く、また病変の部位や範囲により術式や体外循環の確立方法が異なる。さらに、血行動態が不安定な患者では時間的な余裕がないため迅速に術前評価をしなければならない。ゆえに、系統的な術前評価が重要となる。
　大血管疾患は大きく分けて、大動脈解離とそれ以外の動脈瘤に分類される。

大動脈解離

1 定　義

　大動脈解離は、大動脈の中膜が二層に剥離し、動脈の走行に沿ってある長さを持ち二腔になった状態と定義される。ただし、剥離の長さについては明確な定義はない。剥離したフラップにより真腔（本来の動脈内腔）と偽腔（新たに生じた壁内腔）に隔てられる。偽腔の内側は内膜と中膜内層で、外側は中膜外層と外膜で構成される。裂口を認め真腔と偽腔の交通のあるものを偽腔開存型大動脈解離と称し、裂口を認めず真腔と偽腔

の交通のないものを偽腔閉塞型大動脈解離と称する。この裂口を認めない病態は壁内血腫（intramural hematoma：IMH）または壁内出血（intramural hemorrhage）と病理学的には診断される。

2010年版 ACCF/AHA/AATS/ACR/ASA/SCA/SCAI/SIR/STS/SVM ガイドライン[1]では大動脈解離を IMH を含めて分類しているのに対して，日本循環器学会などによる"大動脈瘤・大動脈解離診療ガイドライン"[2]では，IMH は病理学的な診断に基づくことから，この用語を臨床では用いないこととし，IMH を偽腔閉塞型大動脈解離として扱うこととしている。また，本症は瘤形成を認めないものを大動脈解離と称し，瘤形成を認めるものを解離性大動脈瘤と称する。

2 分 類

大動脈解離は，解離の範囲により Stanford 分類と DeBakey 分類で分類する。

a. Stanford 分類（図1）

A 型：上行大動脈に解離があるもの
B 型：上行大動脈に解離がないもの
裂口の部位や解離がどこまで及んでいるかは関係ない。

b. DeBakey 分類（図2）

Ⅰ型：上行大動脈に裂口があり弓部大動脈より末梢に及ぶもの
Ⅱ型：上行大動脈に裂口があるが解離が限局し腕頭動脈を越えないもの
Ⅲa 型：下行大動脈に裂口があり解離が腹部大動脈に及ばないもの
Ⅲb 型：下行大動脈に裂口があり解離が腹部大動脈に及ぶもの
（参考：下行大動脈に裂口がある場合，逆行性に上行大動脈や弓部大動脈に解離が及んでいてもⅢ型に分類される。）

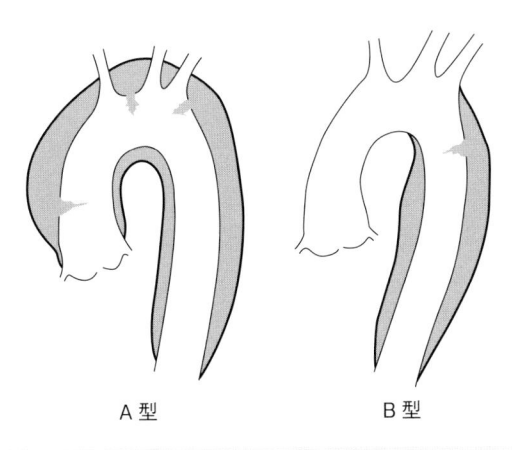

図1 Stanford 分類

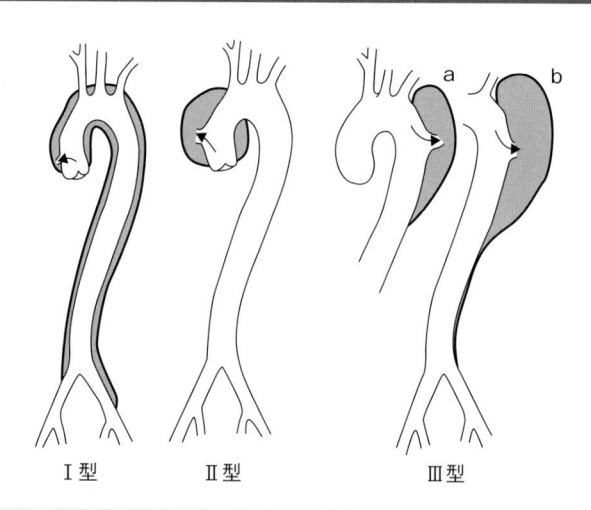

図2 DeBakey 分類

DeBakey 分類には以下の亜型が追加される。
弓部型：弓部に裂口があるもの
弓部限局型：解離が弓部に限局するもの
弓部広範型：解離が上行または下行大動脈に及ぶもの
腹部型：腹部に裂口があるもの
腹部限局型：腹部大動脈のみに解離があるもの
腹部広範型：解離が胸部大動脈に及ぶもの

偽腔の血流状態で，偽腔開存型，偽腔内血流（ulcer-like projection：ULP）型，偽腔閉鎖型に分類する。
偽腔開存型：偽腔内に血流を認めるもの
ULP 型：裂口近傍に限局した ULP を認めるもの
偽腔閉鎖型：裂口および偽腔内に血流を認めないもの

発症時期により，超急性期・急性期・慢性期に分類する。
超急性期：発症 48 時間以内
急性期：発症 2 週間以内
慢性期：発症 2 週間以上経過したもの

3 病　態

大動脈解離の病態は，発症直後から経時的な変化を示し，動的な病態を呈する。病態は大動脈弁閉鎖不全（aortic regurgitation：AR），破裂（心タンポナーデ，縦隔破裂，胸腔破裂，腹腔破裂），主要分枝の閉塞（心筋梗塞，脳梗塞，腎不全，消化器の虚血，四肢急性動脈閉塞）に分類することができる。

a. 大動脈弁閉鎖不全（AR）

　Stanford A 型の大動脈解離における発生頻度は 60 〜 70％で，約半数の症例で外科的修復が必要と報告されている[3]。大動脈弁逆流が生じるメカニズムは，解離が大動脈基部に及んだ場合，大動脈基部や弁輪部が拡大することで弁尖の接合不良が生じたり，支持組織が破綻したりすることによる。また，弁輪が内下方へ押され，弁尖が左室内に下垂したり，内膜フラップが拡張期に大動脈弁に嵌入したりすることによっても弁尖の接合不良が生じる。急激な逆流により急性左心不全を呈する症例もある。

b. 破裂

（1）心タンポナーデ

　Stanford A 型の大動脈解離では心タンポナーデを発症する可能性が高く，急性期の死亡原因の第 1 位である。心タンポナーデの成因は，解離した大動脈が心囊内で破裂することや，切迫破裂による血性滲出液の貯留によるものである。

（2）縦隔破裂，胸腔破裂，腹腔破裂

　解離した大動脈は，縦隔，胸腔，腹腔のどの部位でも破裂し大量出血する可能性がある。破裂する最も頻度の高い部位は左胸腔であると報告されている[4]。

c. 主要分枝の閉塞

（1）心筋梗塞

　解離が冠動脈起始部まで進行した場合，偽腔による機械的圧迫により血管腔が閉塞したり，解離性血腫が冠動脈に伸展したりする結果として発症する。冠動脈の閉塞は左冠動脈より右冠動脈で多い。

（2）脳梗塞

　解離により弓部分枝が狭窄・閉塞した場合に発症する。症状と程度はさまざまであるが，意識障害と局所神経障害が主な症状である。意識障害は大動脈解離に伴う循環不全によっても生じるため，その原因について慎重かつ迅速に診断する必要がある。

（3）腎不全

　腎動脈の狭窄・閉塞はもとより，心筋虚血や大量出血による循環不全などの腎前性因子によっても発症する。乏尿や血尿，高血圧を呈する。

（4）消化器の虚血

　腹腔動脈や上腸間膜動脈の狭窄・閉塞により発症する。症状が急激に出現する場合があるため，腹部の診察を経時的に行い，血液ガスを定期的に検査して酸塩基平衡の変化を評価する。虚血性の消化器病変は高度の代謝性アシドーシスを呈する。

(5) 四肢急性動脈閉塞

腕頭動脈や鎖骨下動脈の狭窄・閉塞で上肢の虚血，腸骨動脈の狭窄・閉塞で下肢の虚血を発症する。上肢では右上肢が障害される傾向があり，下肢では多臓器の虚血を合併している場合が多い。

4 術前評価

現在，画像診断や外科的治療法がかなり進歩したが，いまだに Stanford A 型の大動脈解離はきわめて予後不良であり，発症後の死亡率は 1 時間あたり 1～2％との報告がある[5]。まず大動脈解離の疑いを持ち，迅速かつ的確に大動脈解離を診断し，早期に治療を開始することがきわめて重要となる（図3）[2]。

a. 血液検査

冠動脈閉鎖による心筋逸脱酵素の上昇や，腎動脈閉塞による血中尿素窒素（BUN）とクレアチニン（Cr）の上昇，循環不全や腸管虚血による代謝性アシドーシスを認める。破裂による大量出血や偽腔における大量の血栓形成により播種性血管内凝固症候群（DIC）をしばしば発症するため，凝固系の評価も必要である。

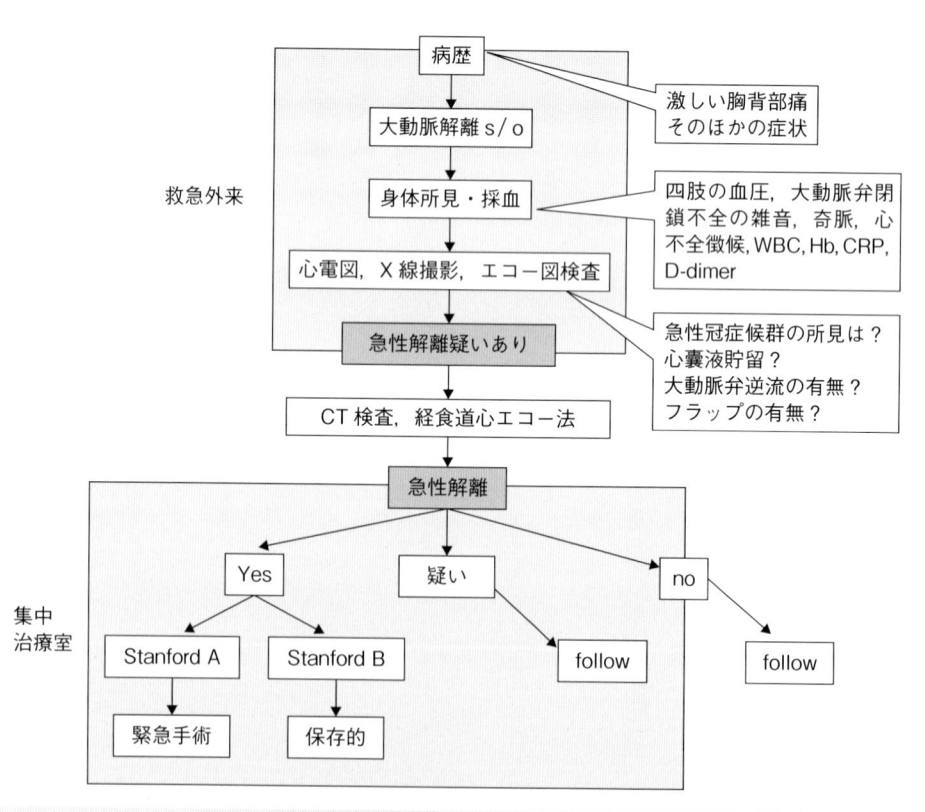

図3 急性大動脈解離診断・治療のフローチャート
〔日本循環器学会，日本医学放射線学会，日本胸部外科学ほか．大動脈瘤・大動脈解離診療ガイドライン（2011年改訂版）．日本心臓血管外科学会誌 2013；42：1-34 より引用〕

b. 心電図

大動脈解離の患者は高血圧を合併している頻度が高いため，左室肥大所見を多く認める。解離により冠動脈が侵されていれば心筋虚血の所見を認める。

c. 単純 X 線写真

大動脈解離では，縦隔陰影の拡大や偽腔の描出による二重影を認めることがある。また，大動脈壁外縁と内膜石灰化との距離が 6 mm 以上あれば解離が疑われる。ただし，単純 X 線写真では特記すべき所見がない症例もしばしばあるため注意が必要である。心陰影拡大や胸水貯留などの解離の合併症のスクリーニングとしては有効である。

d. CT 検査

CT 検査は急激に病態が変化する大動脈解離に対して，短時間かつ正確に検査をすることが可能であるため，非常に有効で信頼性が高い。

(1) 偽腔開存型解離

造影 CT 検査が診断に有効である。一般的に真腔は狭小化し，偽腔は拡大している。壁の石灰化を有する腔が真腔である。ただし，慢性解離では偽腔壁が石灰化していることがある。偽腔内は血流速度が遅く血栓を形成しやすいため，壁在血栓を有する腔が偽腔である。先に造影される腔が真腔である。aortic cobweb（中膜の一部が索状の構造物として認められる）を認める腔が偽腔である。造影早期には偽腔が造影されず，造影後期になって初めて造影されることがあるので，造影後期まで撮影する必要がある。

(2) 偽腔閉鎖型解離

偽腔は三日月状または輪状の壁在血栓様の陰影として，大動脈の長軸方向に連続して認められる。

e. MRI

大動脈解離の診断に関して，感度および特異度の最も高い検査であるが，検査時間が長いのに加えモニタリングにも制約があるため，血行動態の不安定な急性期大動脈解離には推奨できない。ただし，慢性期大動脈解離には非常に有効である。

f. 血管造影

冠動脈への解離の進展や弓部分枝虚血の評価には有効となるが，CT や MRI などの非侵襲的診断法が発達したため，血管造影の診断的役割は少なくなってきている。

g. 超音波

経胸壁心エコー図検査（TTE）と経食道心エコー法（transesophageal echocardiography：TEE）はベッドサイドで施行することが可能であり，迅速に解離の存在，広がり，

型，合併症を診断することができるため非常に有効である．特に腎機能障害があり造影CT検査が施行できない症例では重要な情報を得ることができる．ただし，TEE施行時には適切な血行動態を保つために十分な鎮静・鎮痛が必要である．

　日本循環器学会などによる"大動脈瘤・大動脈解離診療ガイドライン"における急性大動脈解離の手術戦略では，手術予定患者の血行動態が不安定になった場合，迅速にTEEを施行すべきとしている（図4）[2]．急激に血行動態が不安定になる原因は，破裂，心タンポナーデ，冠動脈灌流異常，ARである．これらをTEEで迅速に診断するためには，①初めにプローブを胃の中まで進め，経胃中部短軸断面で心タンポナーデ（図5），破裂による循環血液量減少（図6），冠動脈灌流異常による局所壁運動異常の有無の評価を行い，②次にプローブを左に回転させて下行大動脈短軸断面を描出し，左胸腔への破裂による大量出血の有無の評価をする（図7）．③その後，プローブを食道まで引き抜き，中部食道長軸断面でARの評価をする（図8）．この一連の流れにより迅速に血行動態が不安定となった原因を診断することが可能となる．

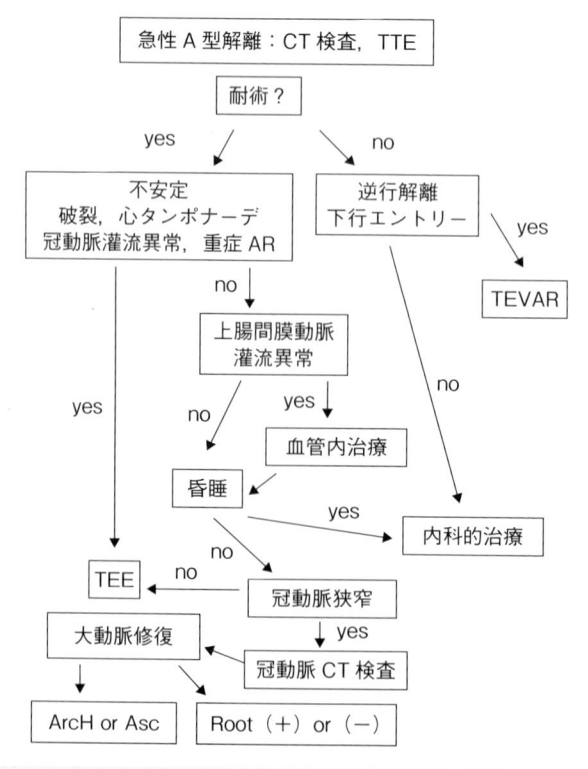

図4　急性大動脈解離の手術戦略

TTE：経胸壁心エコー図検査，AR：大動脈弁閉鎖不全，TEVAR：胸部大動脈瘤に対するステントグラフト内挿術，TEE：経食道心エコー法

〔日本循環器学会，日本医学放射線学会，日本胸部外科学会ほか．大動脈瘤・大動脈解離診療ガイドライン（2011年改訂版）．日本心臓血管外科学会誌 2013；42：1-34 より引用〕

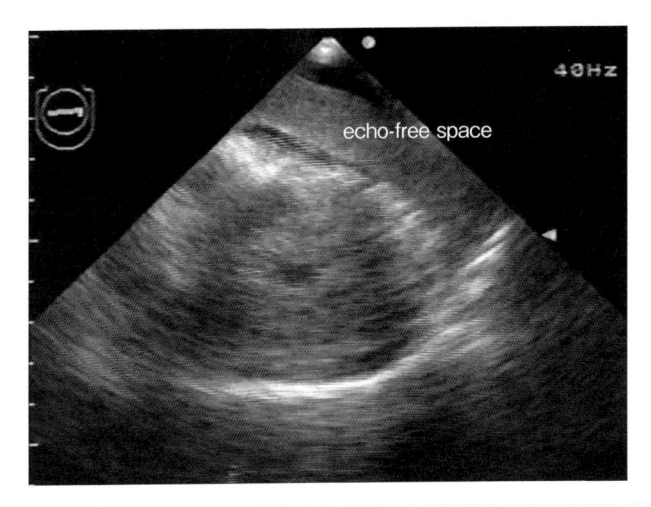

I. 病態生理から理解する術前評価

図5 心タンポナーデ
右室虚脱，左室腔狭小化，心臓周囲の eco-free space が特徴的である。

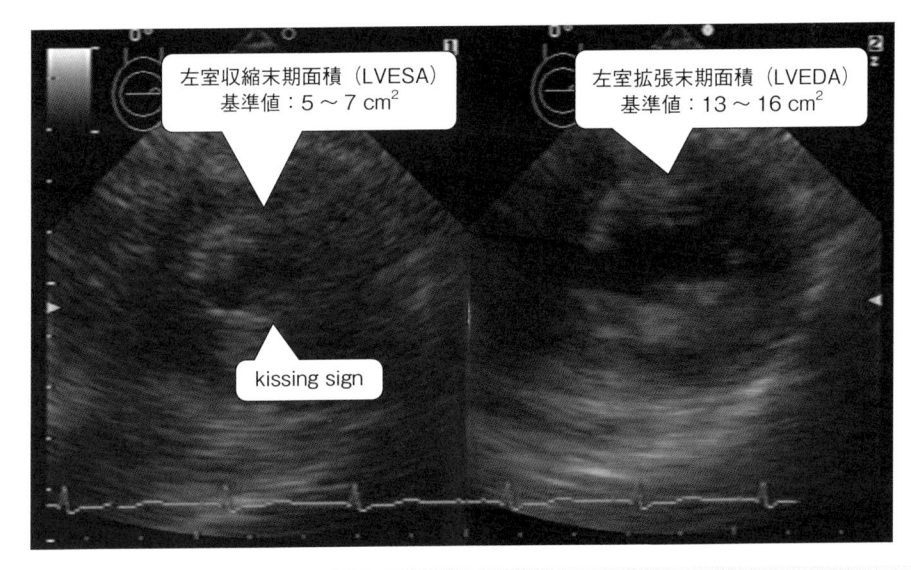

図6 循環血液量減少
循環血液量減少では LVESA と LVEDA ともに低下し，収縮末期に前乳頭筋と後乳頭筋が接する kissing sign を認める。

大動脈瘤

1 定 義

大動脈が正常径（胸部大動脈：30 mm，腹部大動脈：20 mm）の 1.5 倍以上に紡錘状

4. 大血管疾患の術前評価

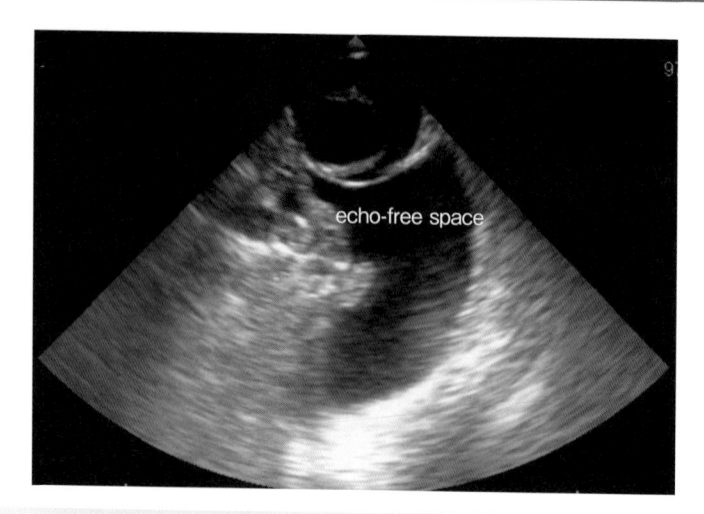

図7　左胸腔への大量出血
下行大動脈に接する肺が消失し，広い echo-free space を認める。

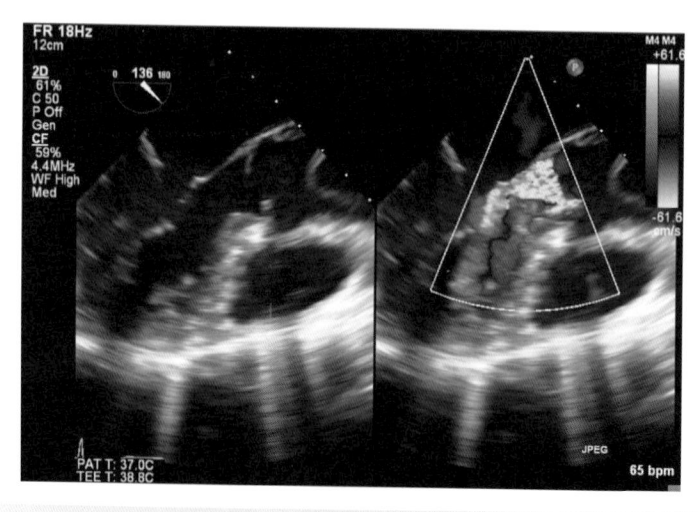

図8　大動脈弁閉鎖不全

に拡張した場合，または大動脈壁が限局的に囊状に拡張した場合に大動脈瘤と定義される。

2 分　類

a. 壁構造分類（図9）

（1）真性

　大動脈瘤壁が内膜・中膜・外膜の3層からなり（瘤壁の一部で3層構造を認めない部分があってもよい），非拡張部の大動脈壁から滑らかに移行するもの。

図9 壁構造分類，形態的分類

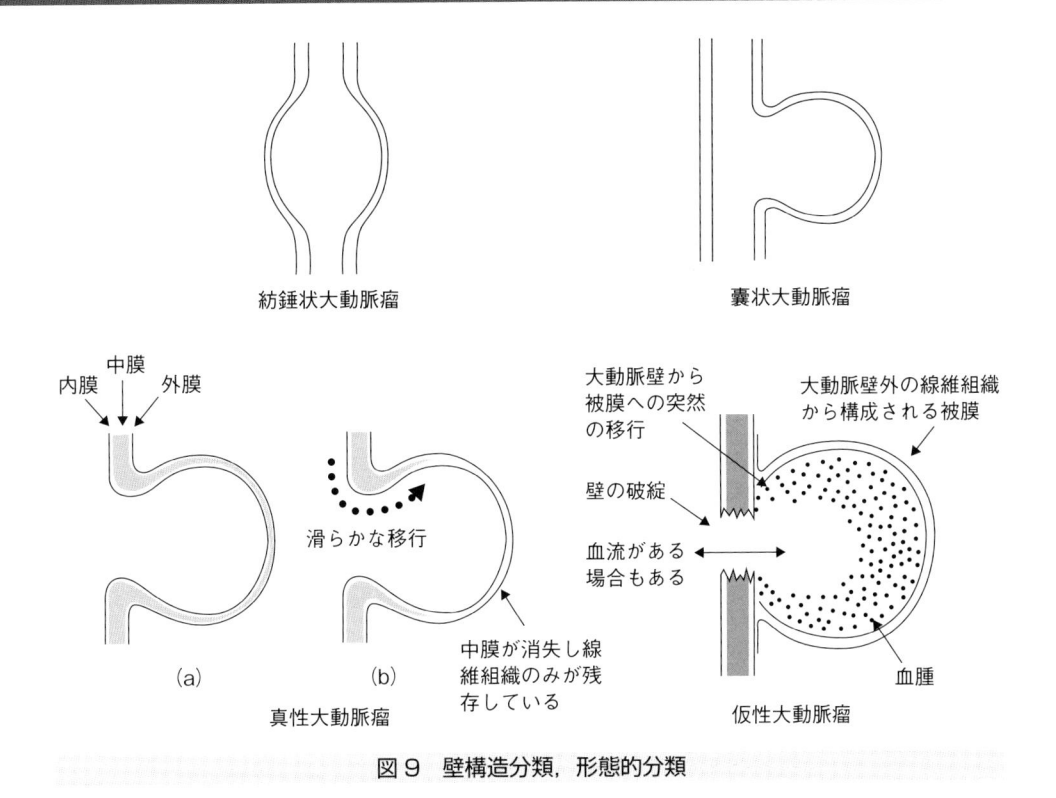

(2) 仮性

大動脈壁が破綻した部位に血腫が形成され，結合組織で覆われた瘤状構造物である。瘤壁には動脈壁成分を認めず，非拡張部の動脈壁から突然瘤壁へと移行する。

(3) 解離性

大動脈解離において大動脈径が拡大し瘤形成を認めるもの。

b. 形態的分類

(1) 囊状

大動脈の局所的な拡張であり，囊状または球状を呈する。

(2) 紡錘状

大動脈の全周性の拡張であり，紡錘状を呈する。

c. 存在部位

(1) 胸部大動脈瘤

横隔膜より頭側に発症し，上行・弓部・下行に分類される。

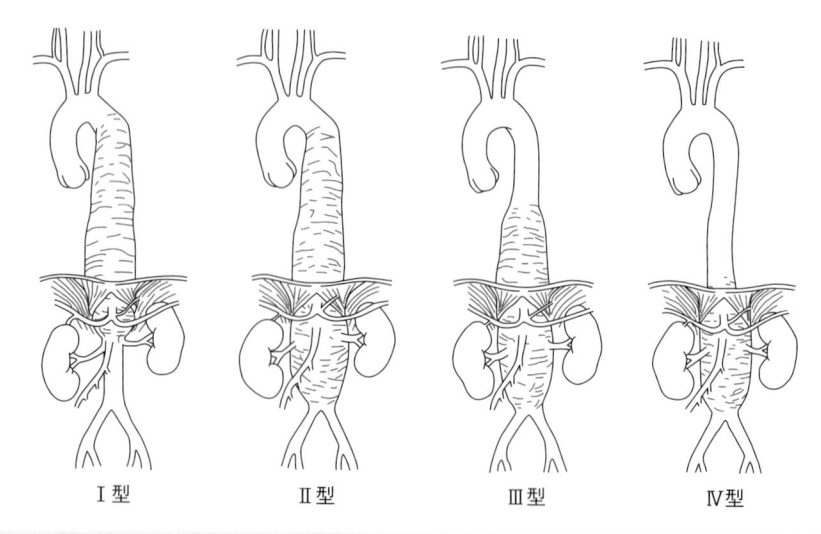

図10　Crawford分類

(2) 胸腹部大動脈瘤
Crawford分類により4型に分類される（図10）。
Ⅰ型：近位下行から腎動脈上部位まで
Ⅱ型：近位下行から腹部大動脈全体を含む
Ⅲ型：遠位下行から腹部大動脈を含む
Ⅳ型：横隔膜下の腹部大動脈瘤

(3) 腹部大動脈瘤
横隔膜より尾側に発症し，腎動脈より上部・下部に分類される。

d. 原因

(1) 動脈硬化性
血管壁の動脈硬化によって瘤化したもので，原因として最も多い。

(2) 炎症性
自己免疫疾患などを背景に，血管壁の炎症によって瘤化したもの。Behçet病，高安動脈炎など。

(3) 感染性
付着した細菌により血管壁が破壊されて瘤化したもの。

(4) 外傷性
外傷により血管壁が破壊されて瘤化したもの。

(5) 先天性

Marfan 症候群，Loeys–Dietz 症候群，血管型 Ehlers–Danlos 症候群など．

3 病　態

　大動脈瘤で最も注意が必要で重篤な病態は破裂である．破裂による大量出血によりショックに陥る可能性がある．また，血栓塞栓症や解離による分枝血管の閉塞による臓器虚血や，瘤による周囲への圧迫にも注意が必要である．

a．破裂

　大動脈破裂は，ほとんどの症例で病院到着前に死亡する．病院に到着できたとしても診断から緊急手術まで一刻を争う非常に死亡率の高い重篤な病態である．注意すべき症状は痛みである．胸痛，腹痛，腰痛は，瘤破裂の徴候であることもある．急激に臨床症状が出現してショックに陥る場合や，数日にわたり持続する腰腹部痛を認める場合もある．痛みが持続する場合には，大動脈瘤の破裂を常に念頭に置き鑑別診断をしていくことが重要である．

b．臓器虚血

　大動脈瘤の壁在血栓が末梢へ流れることによる血栓塞栓症や，解離による分枝血管の閉塞により，さまざまな臓器の虚血症状が出現する．脳・頸動脈の閉塞で意識障害，冠動脈の閉塞で胸痛，四肢動脈の閉塞で四肢疼痛，上腸間膜動脈の閉塞で腹痛が出現する．

c．瘤による周囲への圧迫

　胸部大動脈瘤では，反回神経による嗄声，肺気管支圧迫による血痰，食道圧迫による嚥下障害などを認める．腹部大動脈瘤では周囲臓器を圧迫することはまれで，無症状であることが多い．

4 術前評価

　胸部大動脈瘤の多くは自覚症状がなく，検診などで偶然発見される．瘤が相当大きくなった場合には，嗄声や嚥下困難，背部痛などの自覚症状が出現して発見される．診断は，まず胸部 CT 検査を施行し，瘤径やその拡大速度，瘤の形態により治療方針を決定していく（図11）[2]．瘤径が 55 mm 以上（Marfan 症候群などでは 45 mm 以上），瘤径が半年で 5 mm 以上拡大する場合，嚢状瘤や仮性瘤では，破裂の危険性が高いため手術リスクを考慮しながら手術適応を検討する．

　腹部大動脈瘤もほとんどの症例で自覚症状がなく偶然発見されることが多いが，腹満感や腰痛，腹部の拍動性腫瘤で発見されることもある．スクリーニングとして，腹部超音波検査が簡便かつ非侵襲的に施行でき非常に有効である（図12）[2]．次に腹部 CT 検査を施行して治療計画を立てる．瘤径が 55 mm 以上（女性，高血圧症，喫煙，大動脈

4. 大血管疾患の術前評価

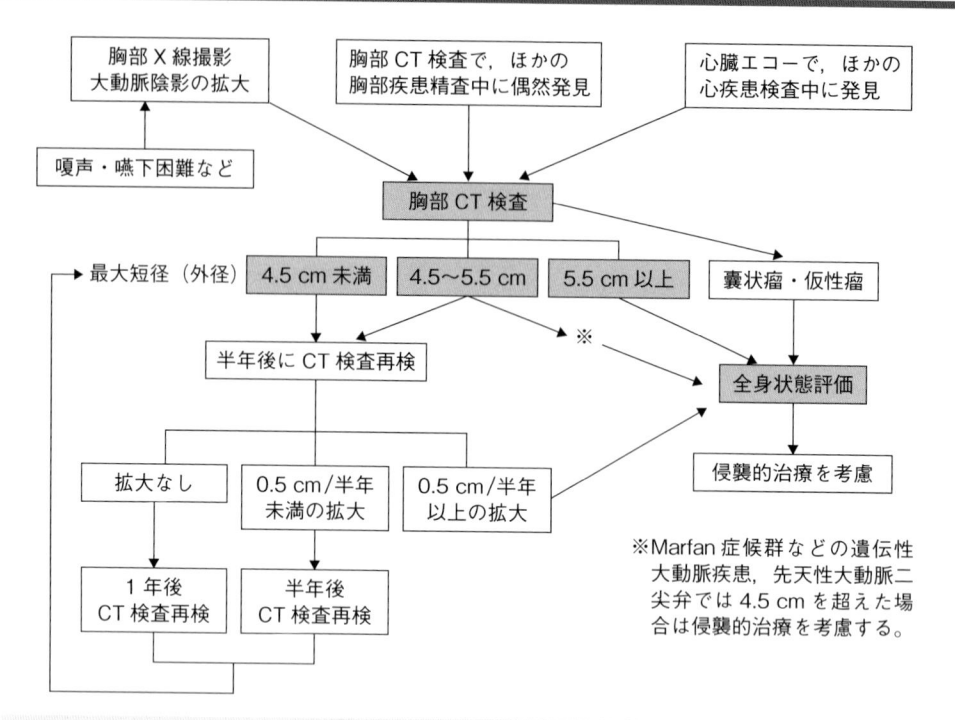

図 11　胸部大動脈瘤の診断

〔日本循環器学会，日本医学放射線学会，日本胸部外科学ほか．大動脈瘤・大動脈解離診療ガイドライン（2011年改訂版）．日本心臓血管外科学会誌 2013；42：1-34 より引用〕

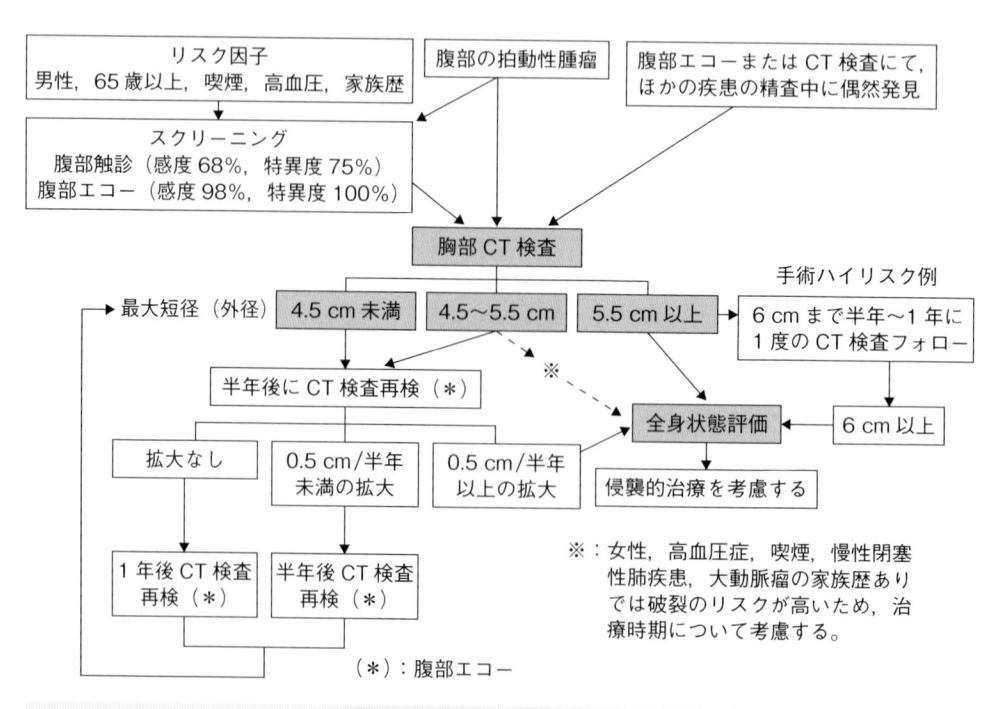

※Marfan症候群などの遺伝性大動脈疾患，先天性大動脈二尖弁では4.5 cmを超えた場合は侵襲的治療を考慮する。

図 12　腹部大動脈瘤の診断

〔日本循環器学会，日本医学放射線学会，日本胸部外科学ほか．大動脈瘤・大動脈解離診療ガイドライン（2011年改訂版）．日本心臓血管外科学会誌 2013；42：1-34 より引用〕

※：女性，高血圧症，喫煙，慢性閉塞性肺疾患，大動脈瘤の家族歴ありでは破裂のリスクが高いため，治療時期について考慮する。

（＊）：腹部エコー

瘤の家族歴ありでは45 mm 以上，ただし手術ハイリスク症例では60 mm までCT 検査フォローとする），瘤径が半年で5 mm 以上拡大する場合には，手術リスクを考慮しながら手術適応を検討する。

a. 単純X線写真

胸部大動脈瘤の評価には立位胸部正面像（PA 像），腹部大動脈瘤の評価には仰臥位腹部正面像（AP 像）を基本とする。

上行大動脈瘤では上行大動脈の右方突出を認める。弓部大動脈瘤では左第1弓の突出を認めることが多いが，肺門の方向に下方へ突出することがあるため注意が必要である。下行大動脈瘤では大動脈に連続する紡錘形または円形の突出を認める。腹部大動脈瘤では動脈瘤壁の石灰化を認めることがあるが，単純X線写真の臨床的意義は高くはない。

b. CT検査

瘤の存在部位や大きさ，形態，範囲，壁在血栓の有無やその性状，周辺臓器や主要大動脈分枝との位置関係などを評価する。特に瘤径は手術適応を決定する重要な因子であるため，正確な診断が必要である。CT 検査では，瘤径を外膜と外膜との距離で計測し，最大短径で評価する。

大動脈瘤の破裂が疑われ時間的に余裕がある場合にはCT 検査は有効であり，破裂の確定診断や血腫の広がりを確認することができる。ただし，血行動態が不安定な緊急手術時には必須の検査ではない。

単純CT 検査で腹部大動脈瘤周囲に高吸収域（high-attenuating crescent sign）を認める場合には，高頻度で瘤の破裂または切迫破裂が疑われる[6]。

c. MRI

CT 検査同様に，瘤の性状やその周辺臓器との関係などについて詳細に評価することが可能である。CT 検査と比較した利点としては，X 線被曝がない，造影剤の使用なしでも撮影可能なため腎機能障害患者に対しても安全に施行できる，高度石灰化病変においても内腔の評価が可能であることなどが挙げられる。欠点は，空間分解能に劣り，検査時間が長いことなどである。

d. 血管造影

CT 検査やMRI で診断に必要な情報を十分取得できるようになり，その診断的役割は少なくなっている。

e. 超音波

瘤径の計測では大動脈が屈曲・偏位している可能性があるため，血流方向と直角に交差する面の内膜と内膜の距離で計測し，最大短径で評価する。xPlane モードを使用すると，さらに正確な評価が可能となる。

■参考文献

1) Hiratzka LF, Bakris GL, Beckman JA, et al. 2010 ACCF/AHA/AATS/ACR/ASA/SCA/SCAI/SIR/STS/SVM Guidelines for the diagnosis and management of patients with thoracic aortic disease. Circulation 2010；121：1544-79.
2) 日本循環器学会，日本医学放射線学会，日本胸部外科学ほか．大動脈瘤・大動脈解離診療ガイドライン（2011年改訂版）．日本心臓血管外科学会誌 2013；42：1-34.
3) Fann JI, Glower DD, Miller DC, et al. Preservation of aortic valve in type A aortic dissection complicated by aortic regurgitation. J Thorac Cardiovasc Surg 1991；102：62-73.
4) Nakashima Y, Kurozumi T, Sueishi K, et al. Dissecting aneurysm：a clinicopathologic and histopathologic study of 111 autopsied cases. Hum Pathol 1990；21：291-6.
5) Hagan PG, Nienaber CA, Isselbacher EM, et al. The international registry of acute aortic dissection（IRAD）：new insights into an old disease. JAMA 2000；283：897-903.
6) Mehard WB, Heiken JP, Sicard GA. High-attenuating crescent in abdominal aortic aneurysm wall at CT：a sign of acute or impending rupture. Radiology 1994；192：359-62.

〈遠山　裕樹，国沢　卓之〉

I. 病態生理から理解する術前評価

5 緊急・準緊急心臓手術患者の術前評価

重要ポイント

- 緊急・準緊急心臓手術に対する心臓手術を安全に行うには，迅速な患者状態の把握が必要である。
- 適切な術前検査や詳細な問診による患者情報，その疾患に起こりうる血行動態の変化の予測を総合的に評価して，綿密な麻酔計画を立てる。

はじめに

　緊急・準緊急心臓手術の麻酔を行うにあたっては迅速に患者状態を正しく把握する必要がある。そのためには，心臓超音波検査や食道エコー検査を含めた術前検査の評価，問診，患者診察で得られた情報による適切な麻酔法の選択，麻酔中に起こりうる血行動態の変化の予測が必要である。以下，臨床の場で遭遇する緊急・準緊急心臓手術症例について解説する。

急性・亜急性心筋梗塞に伴う合併症

1 左心室自由壁破裂

　左心室自由壁破裂（left ventricular free wall rupture：LVFWR）は急性心筋梗塞の約3％に発生し，致命率がきわめて高い。多くは前壁ないしは側壁梗塞の発症後1週間以内に生じ，高齢者，女性，初回心筋梗塞例に多く見られる。
　LVFWRには，梗塞心表面からじわじわ出血して心タンポナーデに至る滲出破裂型（oozing type）と，心筋梗塞巣が破裂して心囊内出血，ショックを起こす穿孔破裂型（blow-out type）の2型がある。
　滲出破裂型では多少時間的余裕があるので，心エコー図検査で早期診断ができる。心囊穿刺や心囊ドレナージを行い，排液の性状や量をチェックする。心タンポナーデ解除後の血圧上昇に伴って出血が増加する症例では，緊急手術の適応となる。

穿孔破裂型では，早急な心タンポナーデ解除と破裂部の修復が唯一の救命手段である。しかし，事実上，院内発症例であっても救命率は低く，手術に至らずに急死する症例もかなり多いと推察される。こういった症例では，心肺蘇生処置に引き続き，心タンポナーデの解除と体外循環の確立が必要となることがある。この目的には，経皮的心肺補助（percutaneous cardiopulmonary support：PCPS）が有用である。

2 心室中隔穿孔

急性心筋梗塞の致命的合併症の一つで，貫壁性梗塞により心室中隔が穿孔し，心室中隔欠損（VSD）様の病態を呈する疾患である（図1）。貫壁性梗塞の1〜2％に合併し，半数は心筋梗塞後48時間以内に発症し，95％は1週間以内に発症する。初回梗塞，前壁中隔梗塞，高齢者に伴うことが多い。左右シャントによる左右両心室の容量負荷が特徴で，梗塞により駆出力の低下した心室に負荷がかかり，心不全や肺水腫が進行する。

心筋梗塞後数日間に新たに収縮期雑音を聴取したら，心室中隔穿孔ないしは乳頭筋断裂による僧帽弁逆流を疑い，心エコー図検査を施行する。カラードプラー法での心室中隔穿孔の部位や，大きさの同定，シャント率の算出は，手術適応や到達法などを決定するうえで重要である。また，肺動脈カテーテル（スワン・ガンツカテーテル）による右室レベルでの酸素飽和度のステップアップを確認し，心拍出量とシャント率を測定する。冠動脈造影は原則的に行い，狭窄部位がある場合は冠動脈血行再建も考慮する必要がある。

心室中隔穿孔では多くは両心室の急激な容量負荷から心不全や肺水腫が進行するため，早急に大動脈内バルーンパンピング（intra-aortic balloon pumping：IABP）を挿入し，血行動態の維持に努める。IABPによる後負荷の軽減は穿孔部への圧を軽減させ，

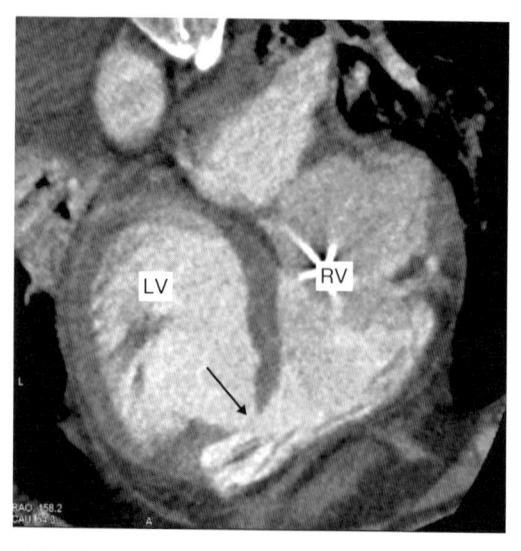

図1 心室中隔穿孔
CT上，矢印部位に中隔穿孔による左室-右室間の交通を認める。

シャント率の軽減，心拍出量増加，全身循環の維持にもつながるため，初期治療のキーポイントである。しかし，内科的治療を行っても血行動態が安定せず増悪することが多く，この時点で緊急手術を行っても，その成績は不良である。このため，最近では診断がつきしだい，急性心筋梗塞急性期でも可及的早期の手術が望ましいとされている。

3 乳頭筋断裂

急性心筋梗塞の致命的合併症の一つであり，急性心筋梗塞後2～7日で発症し，急性の僧帽弁閉鎖不全症を来す（図2）。発症後，左室・左房への急激な容量負荷に対応できる代償機転が働かないため，左室拡張末期圧（LVEDP）の上昇とショックを生じ，その結果として急激な肺うっ血を生じることがある。臨床像の急激な悪化を伴う予後不良な病態であり，鑑別を含めた迅速かつ正確な診断の下で緊急手術の必要な疾患である。

断裂部位として，後乳頭筋は右冠動脈あるいは左冠動脈回旋枝の1枝支配のため，左回旋枝と対角枝の二重支配を受ける前乳頭筋よりも頻度が高い。このため，心筋梗塞による乳頭筋断裂は，下壁梗塞に伴う後乳頭筋に発生する頻度が高い。こういった症例では，IABP挿入，緊急手術となることが多い。心臓カテーテル検査は心筋梗塞後すでに行われていることが多いが，梗塞の診断がついていない場合は緊急カテーテル検査が必要となる。冠動脈造影では責任冠動脈病変とそのほかの冠動脈病変を明らかにし，血行動態不良の際にはただちにIABPの挿入を行うことが必要である。重症例には必要に応じて気管挿管やPCPSによる補助循環を行い，速やかに緊急手術を施行する必要がある。

診断および術前心機能評価として，心エコー図検査は緊急に行う最も重要な検査である。虚血性心疾患では，弁輪拡大による中心性逆流，乳頭筋機能不全や乳頭筋断裂による弁尖逸脱，乳頭筋偏位や心拡大による拘束性弁尖運動などさまざまな僧帽弁逆流を引

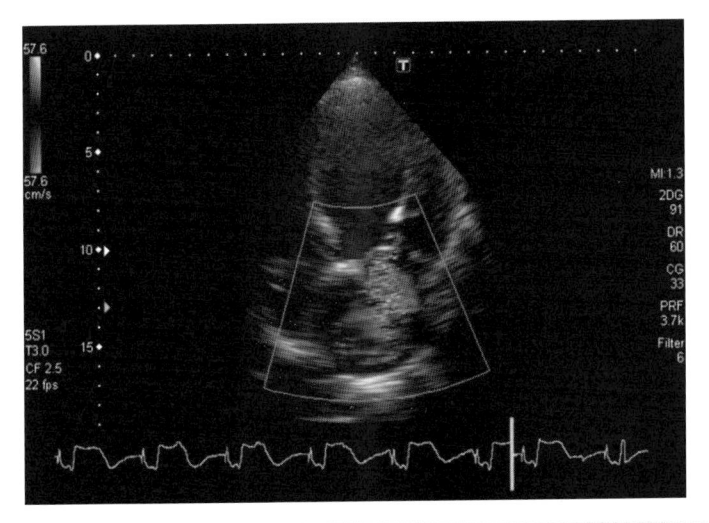

図2 急性僧帽弁逆流
急性心筋梗塞により乳頭筋が断裂し，高度な僧帽弁逆流が生じた症例。

き起こすため，心エコー図検査で僧帽弁逆流の原因となる僧帽弁・弁下の形態的な変化を把握し，同時に左室壁運動の評価や心不全のコントロール状態という3要素についての評価が重要である。僧帽弁尖や弁輪は，実際には三次元的な形態および動態を示すため，本来，僧帽弁尖や弁輪の形態，tetheringの有無や弁下組織（腱索や乳頭筋）の形態などを評価できる三次元心エコー図検査が望ましい。しかし，現状ではまだ三次元心エコー図検査機器を備えていない施設が多い。

重症大動脈弁狭窄

　以前のリウマチ熱に起因する大動脈弁狭窄（aortic stenosis：AS）は減少しているが，これとは原因の異なる加齢や動脈硬化を原因とした石灰化による狭窄症が増加してきている。ASの重症度判断には，狭心痛，失神，労作時息切れといった臨床症状と，左室機能低下，左室肥大が重要視される。諸検査のうちで最も診断能力・重症度評価に優れているのは心エコー図検査である。大動脈弁の輝度の増加と開放制限が特徴的である。重症度の評価には，最大血流速度，平均弁圧較差，大動脈弁口面積が用いられる。心エコー図検査所見上，最大血流速度＞4.0 m/s，平均弁圧較差＞40 mmHg，大動脈弁口面積＜1.0 cm^{2}を示すものは重症ASと診断される。症状が出現した場合は早急な手術が勧められる。

大動脈解離

　急性大動脈解離の初発症状は多彩であり，そのため診断が遅れて合併症が進行してしまうこともまれではない。ショック状態や心停止で搬入された患者では，まず心タンポナーデ，血胸の有無をチェックする（図3）。

　大動脈解離は，大動脈壁が中膜において内膜側と外膜側のそれぞれの壁に剝離して解離腔に血液が流入した状態と定義される（図4）。通常は内膜亀裂が原因となって大動脈内腔（真腔）から解離腔に血液が流入し，真腔より解離腔への血液の流入口であるエントリー解離腔より真腔への流入口であるリエントリーが形成されていることが多い。

　解離性大動脈瘤の術前評価では，病型分類，エントリー部位の決定，真腔-偽腔の鑑別が重要である。病型分類では，一般的にDeBakey分類（図5）のⅠ・Ⅱ型，Stanford分類（図6）のA型，すなわち上行大動脈に解離が及んでいる病変が手術適応となる。エントリーの好発部位としては，上行大動脈近位部，大動脈弓近位部，下行大動脈近位部が挙げられる。真腔と解離腔の交通の有無にかかわらず，造影CT検査上，解離腔に造影剤の流入が見られず解離腔内が血栓で閉塞していると思われるものが血栓閉塞型解離である。

　臨床症状として，A型では胸部および背部痛で発症することが多いが，中には痛みがないため発症時期が不明な症例や，下肢虚血，脊髄虚血，腸管虚血が初発症状となるこ

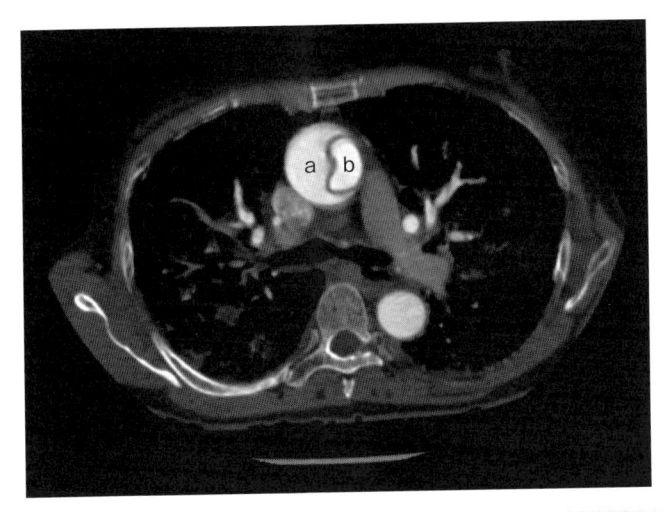

I. 病態生理から理解する術前評価

図3 急性大動脈解離のCT像
上行大動脈に発症したStanford A型急性大動脈解離。
a：偽腔，b：真腔

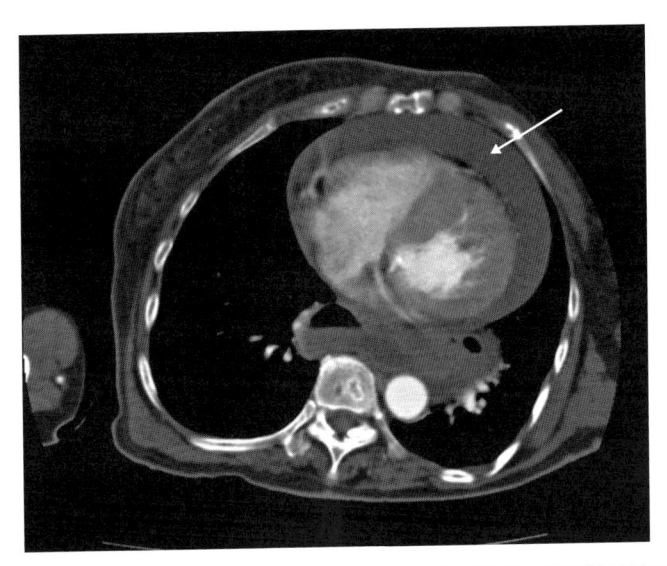

図4 急性大動脈解離による心タンポナーデのCT像
矢印部位にタンポナーデを認める。

ともある．発症時に異常高血圧を伴うことが多く見られ，解離の進展により血圧の左右差，動脈拍動の欠如が見られることがある．

　急性大動脈解離の診断には，multidetector-row computed tomography（MDCT）が最も普遍的で価値の高い診断手段である．これにより，大動脈解離の範囲，エントリー部位，心囊内出血の有無，大動脈分枝の解離，これによる狭窄閉塞の有無，血栓閉塞型急性解離の診断を得ることができる．MDCTにより，冠動脈への解離の波及や偽腔の圧排による冠動脈狭窄の診断も可能である．CT検査で診断されるべき大動脈解離の形態としては，解離の範囲，内膜亀裂部位の同定，心囊内出血の有無，弓部3分枝の解離に

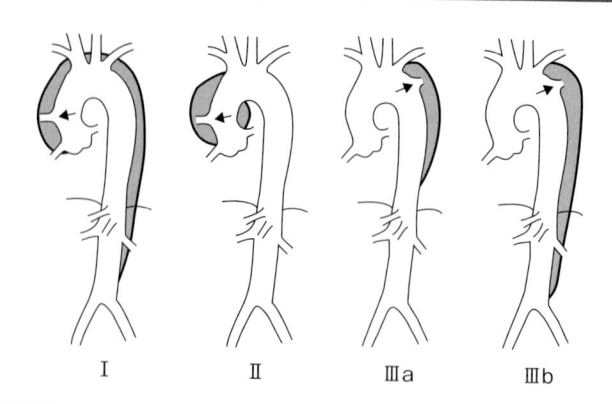

図5 DeBakey分類
Ⅰ・Ⅱ型は上行大動脈にエントリー，Ⅰ型は下行大動脈まで解離が及ぶがⅡ型は上行大動脈にとどまる。Ⅲ型は上行大動脈以外の部位にエントリーがあるもので，解離が胸腔内にとどまるものをⅢa，横隔膜下に及ぶものをⅢbとする。

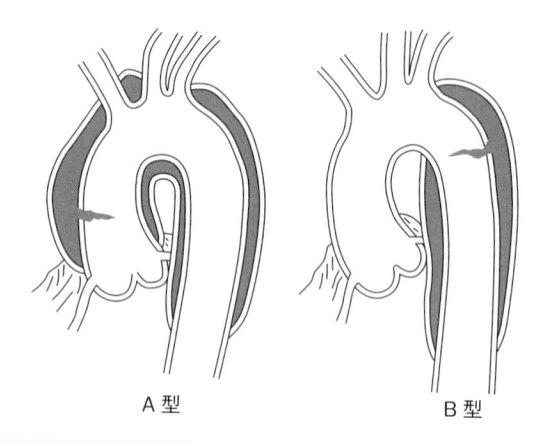

図6 Stanford分類
上行大動脈に解離のあるものをA型，上行大動脈以外に解離のあるものをB型とする。

伴う狭窄または閉塞の有無である。このため，危険を伴う急性期冠動脈造影はもはや必要ではない。CT検査では不十分な緊急手術前の必要な情報は，経胸壁心エコー検査（transthoracic echocardiography：TTE），経食道心エコー法（transesophageal echocardiography：TEE）で補うことができる。すなわち，エントリー部位の同定，大動脈閉鎖不全（AR）の評価，左室壁運動異常の評価，冠動脈解離の有無，胸部3分枝および頸動脈血流の評価である。

TTEは心嚢液貯留の有無を知ることができるが，血圧上昇の危険があるため麻酔導入後に行われるケースが多い。

細菌性心内膜炎

細菌や真菌による弁破壊によって急性心不全が発症する。黄色ブドウ球菌などの活動

性の高い菌による感染性心内膜炎では，急速に弁破壊が進むので厳重な観察を要する。感染性心内膜炎が疑われる場合，術前のTTEおよびTEEは必須である。感染による弁破壊の部位・範囲，腱索断裂の有無，疣贅（vegetation）の大きさ，感染性動脈瘤の有無などについてよく観察する。また，若年患者では乳頭筋形態異常や腱索付着異常などの先天性基礎疾患が隠されている可能性があるため，弁だけでなく弁下組織の形態も十分に観察する必要がある。感染性心内膜炎では弁尖穿孔や破壊から，中心性逆流や弁尖逸脱を生じる。2方向に逆流ジェットが認められるときは，逆流の原因が複数存在する可能性を念頭に置く必要がある。

　手術時期は，塞栓症の合併，疣贅の大きさ，抗菌薬に対する反応，弁破壊による心不全の進行程度，弁周囲組織への感染の広がりなどに応じて決定される。活動期ではTEEによる診断が必要である。一方，塞栓症や心不全のリスクが少なく抗菌薬による治療効果が良好な場合は内科的に経過観察し，その後の弁逆流の程度で手術適応を決定する。しかし，大動脈基部に膿瘍を形成している場合や，大動脈弁と僧帽弁の両弁に病変が及ぶ場合は，緊急手術の適応となる。細菌性心内膜炎に罹患した場合，疣贅塞栓による脳血管障害の合併や，細菌性脳動脈瘤の発生を常に念頭に置き，術前管理と検査が必要になる。脳梗塞や脳出血，感染性脳動脈瘤などの合併がある場合は，慎重に手術時期を考慮する必要がある。しかし，細菌性心内膜炎では緊急手術になることが多く，時間的余裕がないことが多い。一般的に活動期細菌性心内膜炎では，抗菌薬の効果発現より心不全進行が速い例，特に大動脈弁破壊例では，心不全の進行が速い。左心系に疣贅の存在が確認される症例は，塞栓症発生の危険が高く緊急手術の適応である。細菌性動脈瘤や弁輪周囲膿瘍，疣贅などは心エコー図検査で早期診断できるので，心エコー図検査のみで手術適応を決定できる。

人工弁心内膜炎

　感染性心内膜炎の中でも弁置換術後の人工弁感染は人工弁心内膜炎（prosthetic valve endocarditis：PVE）といわれ，自然弁心内膜炎より予後不良である。PVEは感染性心内膜炎の約20％を占め，死亡率は10～50％と高く，外科的治療が必要になることが多い（約50％）。僧帽弁より大動脈弁のほうが発症頻度が高い。これは大動脈弁のほうが血流からくるストレスが強く，また僧帽弁輪より大動脈弁輪のほうが人工弁座の支持力が弱いことなどが考えられる。

　心不全や人工弁機能不全，弁輪膿瘍形成，塞栓症状などの合併症がなく，侵襲性の低い菌（αstrep.など）の感染であり抗菌薬治療で経過良好な場合は抗菌薬治療のみでよいが，外科治療が必要な場合は，①中等度以上の心不全，②人工弁機能不全，③適切な抗菌薬治療で持続あるいは繰り返す菌血症，④心筋膿瘍の合併，⑤抗菌薬治療後の再発，⑥ S.aureus 感染，真菌 P.aeruginosa 感染，多剤耐性菌感染などである。これらの中には緊急の心臓外科治療が必要となるものが含まれるが，手術死亡率は10～50％と高い。

左房粘液腫

　心臓腫瘍のうち粘液腫が最もよく見られ，原発性心臓腫瘍全体の50％を占める。女性の発生率が男性の2～4倍である。粘液腫の約75％が左房に生じる。そのうちの約75％が有茎性であり，拡張期に僧帽弁を通過して逸脱し，心室充満を妨げることがある。粘液腫は粘液状・ゼラチン状である。脆い不均整の粘液腫は全身塞栓症のリスクを増大させる。

　肉腫は最も多く見られる悪性腫瘍であり，粘液腫に次いで2番目に多く見られる原発性心臓腫瘍である。肉腫は主に中年成人に生じる。ほぼ40％が血管肉腫であり，その多くが右房に生じ，心膜を侵襲して右室流入を閉塞，心タンポナーデおよび肺転移を引き起こす。

　粘液腫の症状および徴候としては，僧帽弁狭窄によく似た拡張期雑音を生じることがある。しかし，その診断は症状・徴候が非特異的なために遅れることが多く，心エコー図検査により確定して生検で精査する必要がある。前述のように僧帽弁を通過して逸脱し心室充満を妨げるような場合や塞栓症を起こしうる場合は，緊急・準緊急で心臓外科手術が必要となる。

急性僧帽弁逆流

　急性僧帽弁逆流（mitral regurgitation：MR）の原因には，前述の虚血性の乳頭筋の機能不全または断裂，感染性心内膜炎，急性リウマチ熱，僧帽弁の弁尖または弁下組織の裂傷・断裂，心筋炎，人工僧帽弁の機械的故障がある。急性MRは，心原性ショック，呼吸停止，心臓性突然死を伴う急性肺水腫および両心室不全を引き起こしうる。急性で中等度以上のMRでは，胸部X線上で肺水腫を示すことが多い。確定診断は，心エコー図検査で僧帽弁の弁尖閉鎖障害とカラードプラ法による逆流シグナルを確認することにより可能である。心エコー図検査上，左室の壁運動異常があれば，冠動脈疾患の有無なども同時に精査する。末梢血管拡張薬やカテコールアミンの投与，IABPなどによっても血行動態の改善が得られない場合は，速やかに心臓外科手術が必要となる。手術は僧帽弁の修復術または置換術となるが，この判断にはTEEによる急性MRの詳細な原因精査がきわめて有用である。

心タンポナーデ

　通常，心タンポナーデは発症後すぐに症状が現れるが，症状は心嚢液の貯留速度に影響を受ける。心嚢液が慢性的に増加していく場合，貯留量がかなりの量にならないかぎり症状は現れないことがある。頸静脈圧上昇を伴う低血圧を認める場合は，心タンポナー

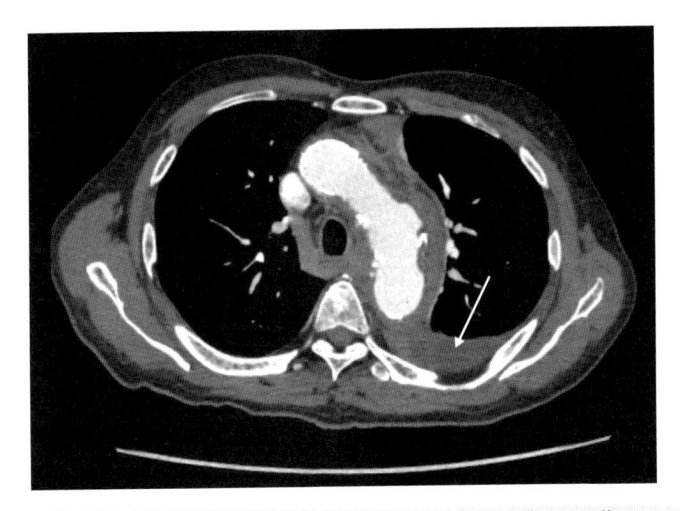

図7 大動脈弓部瘤破裂による心タンポナーデのCT像

デの診断を考慮する．微弱心音，静脈圧上昇，低血圧は，急性心タンポナーデの3徴候としてよく知られている．心タンポナーデは，心エコー図検査により非侵襲的に診断できる．心外膜と心膜の間に特徴的なエコーフリースペースが見られる．これは心嚢液貯留の所見として最も鋭敏である．また，診断・治療のために心嚢ドレナージを行う場合には，心エコーガイド下に行えば心筋や冠動脈を損傷することなく安全に施行できる．ただ，急性の心タンポナーデで血性心嚢液の場合は，①急性心筋梗塞の左室破裂，②急性大動脈解離や大動脈瘤破裂（図7），③心外傷，④悪性腫瘍の心膜浸潤，⑤インターベンション治療時の冠動脈穿孔，⑥ペースメーカのリード穿孔（早期・遠隔期），⑦感染症（結核など），⑧冠動脈瘤や瘻孔血管の破裂と原因はさまざまであり，これらの中には緊急で心臓外科手術が必要な疾患も含まれている．心エコー図検査やCT検査などで可能なかぎり，原因精査に努める必要がある．

■参考文献

1) 龍野勝彦, 重松　宏, 幕内晴朗ほか. 心臓血管外科テキスト. 改訂2版. 東京：中外医学社；2011.
2) 新井達太. 心臓弁膜症の外科. 第3版. 東京：医学書院；2009.
3) 新見能成訳. 心臓手術の麻酔. 第3版. 東京：メディカル・サイエンス・インターナショナル；2004.
4) 野村　実監, 国沢卓之編. 初心者から研修医のための経食道心エコー―部長も科長もみんな初心者. 東京：真興交易医書出版部；2008.

（安部　和夫）

II

モニタリング

II. モニタリング

1 血行動態モニタリング

重要ポイント
- 圧モニタリングでは，測定システムの特性を理解する必要がある。
- 動脈血圧の測定では，測定部位，波形の特性をよく理解する。
- 中心静脈圧，肺動脈圧楔入圧の意義，限界を理解する。

はじめに

　心臓血管手術中は，それ以外の手術に比べて，そもそもの疾患，そして手術の特性上，患者自身が自律的に理想的な血行動態を維持することが特に難しい。手術操作や心機能の変化により刻々と変化する血行動態を正確に把握し，変化に対応しながら理想的な血行動態や患者の生命，恒常性を維持し，合併症を回避するのが麻酔科医の役目である。そのためには，さまざまなモニターを用いる技術はもちろん，その原理，適応，解釈に至るまで熟知している必要がある。

血管内カテーテルによる測定についての共通事項

　心臓手術の麻酔では，観血的に動脈，中心静脈，あるいは肺動脈にカテーテルを挿入して圧を測定するが，その際には，カテーテルから液体で満たされたチューブで圧変化をトランスデューサに伝え，電気信号に変換された波動を，大気圧をゼロ点にして画面に数値・波形として表示したものを利用している。このうち，実際の血圧をトランスデューサに伝えるシステムの動的特性とアーチファクトを知ることは，正確な数値を得て治療に役立てるうえでも重要である。

1 トランスデューサ

　現在使用されている圧トランスデューサのほとんどはストレインゲージ型のもので，圧の変化に対して生じたひずみにより微小に変化した抵抗を，Wheatstone bridge 回路にかけて電圧に変換している。一般的な圧トランスデューサの励起周波数は 0 〜

5,000 Hz 程度であり，血圧の圧波形成分（1 〜 20 Hz 程度）をとらえるには問題ない。

2 共振現象

入力された信号に対して，それを伝えるシステムの固有周波数（natural frequency）が近い場合には，反射波により実際の信号が大きく増幅（共振）されてしまう（図1）[1]。血管からトランスデューサまでがどのような液体で満たされ，どのような素材のチューブによって血圧が伝えられるかによって，システムの固有周波数は変化する。通常の血圧の圧波形は，心拍数の周波数（1 〜 2 Hz）を基本周波数として，その20倍程度までの周波数の波による合成波からなるため，圧測定を正確に行うためには，24 Hz 以上の固有周波数があるのが理想的である。しかし，長く，細く，柔らかいチューブ，あるいはチューブ内に微小な気泡が混入していると，固有周波数は著しく低くなり（7 Hz 程度まで低下することもある），圧が増幅（共振）されて伝えられやすくなる。よって，トランスデューサまでのチューブは細すぎず，短く，硬いものを用い，特に微小気泡が残らないよう丁寧に除去することが正確な圧測定に欠かせない。

3 減衰量（damping）

システムの減衰量も大きな影響を与える。減衰の少ない（underdamped）システムで

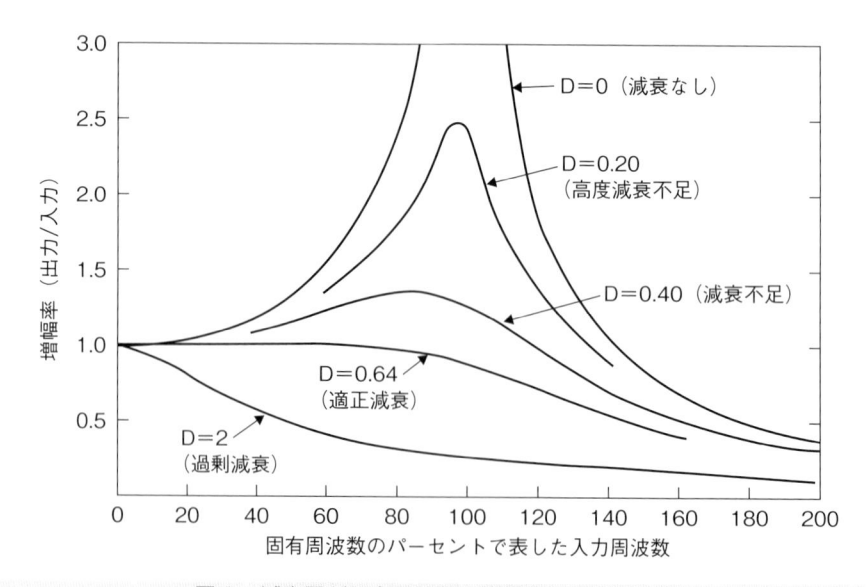

図1 減衰量が固有周波数と増幅率に及ぼす影響

減衰量が少ない（underdamped）際には，入力される測定対象の周波数に近い固有周波数を持つシステムからは相当の増幅を受けることになり，こうした増幅を抑えるには適度な減衰量（減衰係数 D = 0.6 〜 0.7 程度）があるとよいことが分かる。減衰量が多すぎると（overdamped），元の入力信号を減衰しすぎてしまい，正確な信号を伝えることができない。

（Baim DS. Grossman's cardiac catheterization, angiography, and intervention. 6th ed. Philadelphia：Lippincott Williams & Wilkins；2000. p.142 より引用）

圧が伝えられると，入力信号の周波数に近い固有周波数を持つシステムからの増幅（共振）の影響を受けやすくなる（図1)[1]。これを極力除外して入力された圧波形をそのまま伝えて表示させるには，システムに適度な減衰量（減衰係数にして0.6〜0.7程度）が必要になる（図1[1]，図2)。通常，市販のディスポーザブルの圧トランスデューサシステムは，もともと減衰はあまりされていない状態であるため，減衰が必要な場合はダンパーを付ける必要がある場合もある。

そのほか，減衰量を増やす因子としては，チューブ内の大きな気泡，チューブ内の粘性のある液体，カテーテルの先の血栓などがあり，これらは減衰量を増やして波形をなまらせることになる。

4 ゼロ点の修正

圧の基準として，システムの基準点を大気圧に開放してゼロ点とする。現在のトランスデューサでは頻繁にゼロ点修正を必要としないが，長時間の手術や温度変化によってはゼロ点の修正が必要になることがある。

5 トランスデューサの位置

モニタリングする血行動態の圧については，通常，測定対象の刺入部位から液体で満たされたチューブでトランスデューサまでつながれているために，トランスデューサの基準点（大気圧に開放した場所）をゼロとした相対的な圧を測定している。すべての血行動態の圧〔体血圧，肺血圧，中心静脈圧（central venous pressure：CVP）など〕は，通常は右房の中心あるいは上端に基準を置く。しかし，術中の体位やベッドの傾きなど

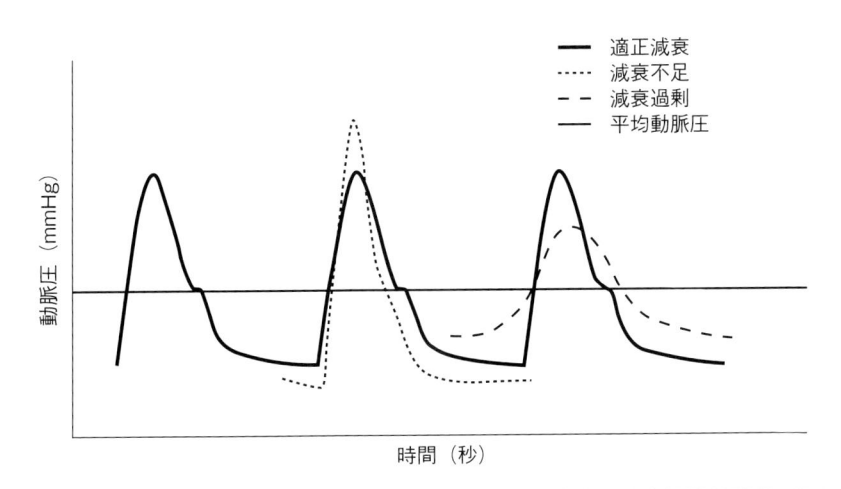

図2 減衰量の違いによる動脈圧波形
実線は至適な減衰による圧波形。減衰量が多い（overdamped）と破線のように波形がなまったようになり，最高血圧は低下，最低血圧は上昇し，脈圧が狭くなるように表示される。逆に減衰量が少ない（underdamped）場合，点線のように波形は増幅されてしまう。

により，基準点に対するトランスデューサの位置が相対的に変わることがある．オフポンプ冠動脈バイパス術（OPCAB）の麻酔などでは，頻繁にベッドの傾きを変える，あるいは心臓の脱転により基準点が変わること多いので，それに追随してトランスデューサの位置を変えて基準点にそろえないと，評価ならびに治療を誤ることになる．常にどこを基準とした圧を測定しているのか，明確な意識を持つことが必要である．特に，静脈系の圧などの低圧系では，相対的なトランスデューサの位置の差程度でも数値の変化の割合が大きくなるため注意が必要である[2]．

動脈カテーテル

1 適 応

血圧を測定するにはカフによる非観血的な測定があるが，心臓手術の場合には動脈内カテーテルを挿入する観血的な測定が必要になることが多い．一般的な観血的動脈圧測定の適応を表に示した．

動脈圧の変化が激しい症例などでは，迅速に対応するためにも，1心拍ごとに血圧を見る必要がある．圧波形の解析により，1回拍出量の推定，血管内容量の推定などが可能になる（後述）．人工心肺や補助人工心臓など，拍動がない動脈圧を測定する場合には，非観血的なカフによる測定ができないので，動脈に直接カニュレーションをして圧を測定する．

2 部 位

通常の手術であれば，大動脈に近い中心動脈圧（central arterial pressure：CAP）を反映しやすい部位1か所でモニターすることで十分であるが，大血管手術など手術手技に応じて，必要なモニターを考慮する．

a. 橈骨動脈

最も一般的な刺入部位である．理由は，手関節に近い部位では橈骨動脈は比較的一定の位置で表面近くを走行しており，容易に触知・穿刺できること，合併症が少ないことである[3]．ほかに制限がなければ，利き手でないほうの橈骨動脈を利用する．Allen テ

表　動脈圧カテーテル挿入の適応

・動脈圧の急激な変化が予想される
・頻回な採血（特に動脈血）が必要
・圧波形の解析による情報が必要
・定常流の（拍動の弱い）血圧を測定する

スト陽性の場合は相対的な禁忌であるが，カニュレーションによる合併症の報告は少ない。内胸動脈採取の際に，開胸器で鎖骨下動脈が圧迫されると，同側の上肢血圧が低下することがあるので注意が必要である。

b. 大腿動脈

橈骨動脈が使えないとき，次に刺入しやすい部位である。感染の確率が高いために長期の留置には向かない。手術（血管内ステント，大動脈内バルーンポンプ，送血カニューレ挿入などのため）で使用されることも多いので，あらかじめモニターに利用できるかを確認する。しばしば狭窄や動脈硬化などの病変で使用できないこともあるが，そうでなければCAPをよく反映する。

c. 腋窩動脈

腋窩動脈も大動脈に近い太い動脈であるので，CAPを反映しやすい。体表から離れていて穿刺が難しい場合には，超音波ガイド下に行うとよい。折れ曲がりやすく，固定が難しいことも多い。

d. 足背動脈

下半身の動脈圧を観察したいときに用いる。心臓から離れた動脈であるため，図3[4]のように，反射波による修飾を受けて心臓に近い動脈に比べて圧波形が変化していることに注意が必要である。また，途中の血管に狭窄がある場合には，CAPとは乖離した値が測定されることに注意する。

e. 上腕動脈

上肢で動脈圧を測定したいとき，橈骨動脈が穿刺できない場合は用いることがある。太い動脈が肘部表面を走行しているため穿刺が容易であるが，側副路がないため，血栓塞栓症などによる末梢循環障害の合併症の観点からもあまり望ましくはない。

f. 大動脈（CAP）

低体温人工心肺を使用した手術後などには，末梢動脈の収縮あるいはシャント血流の増加などにより，橈骨動脈と中心動脈の圧に差が生じることが知られており，そのような際には，CAPあるいはそれに近い大腿動脈圧をモニタリングするのがよい[5]。CAPを測定するには，末梢動脈から長いカテーテルを進めて大動脈付近に留置するか，開心術などで大動脈にアクセスが容易な場合は直接に，あるいは送血管などカニュレーションされている場合にはそこから圧を測定することも可能である。

3 穿刺法

穿刺に関しては，指で脈を触知しながらカニュレーションする方法のほか，場所が触知しにくい場合などは，超音波ガイド下に行う方法も有効である。いずれにしても，血

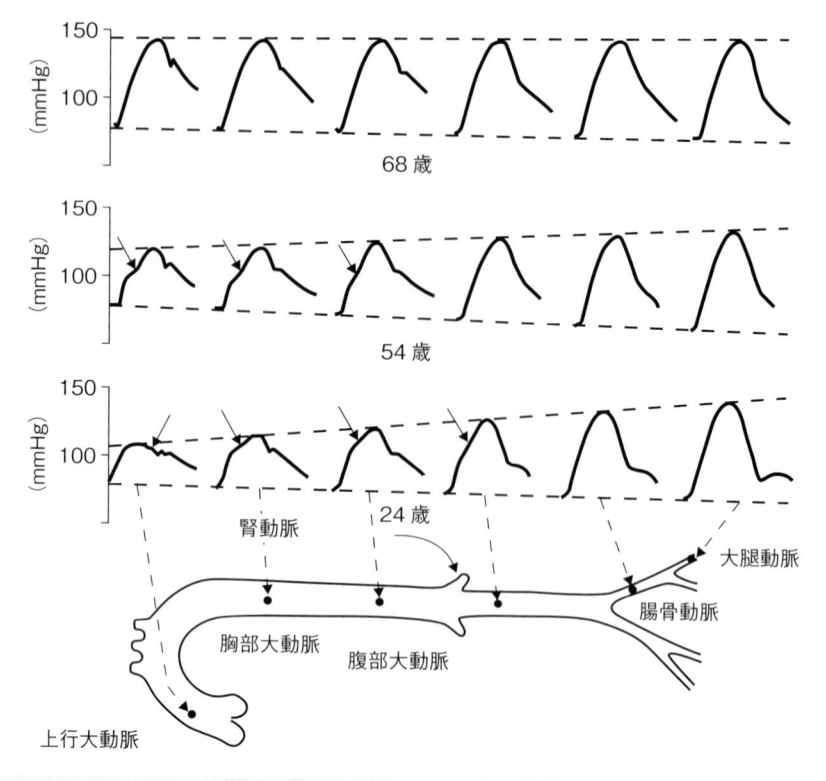

図3 動脈圧波形の修飾と年齢の関係

年齢の若く弾力性のある血管ほど反射波の影響を強く受け，末梢へ行くにつれて動脈圧波形は修飾される。高齢者になると，それほど影響を受けなくなる。

(Nichols WW, O'Rourke MF. McDonald's blood flow in arteries. 6th ed. London : CRC Press ; 2011. p.102 より引用)

管を貫いてから引き戻して入れる貫通法は，血管の損傷や攣縮，血栓症，閉塞などの合併症を増やすため推奨されない。

穿刺に用いるのはテフロン製血管内留置針であるが，留置する血管径に対して太すぎるカテーテルを留置すると留置の成功率が低く，また留置後の合併症（留置中の血栓形成，抜去後の塞栓症，閉塞など）も多くなることが知られている[6]。このため，血管のサイズに適したカテーテルのサイズを選択することが重要である。血管の外径は太くても，動脈硬化や中膜肥厚などにより内腔が狭いこともあり，そのような場合にも小さめのサイズを選択するのが賢明である。長いカテーテルは，短いカテーテルと比較してカテーテル内に血栓を作りにくく，また抜去後の血管閉塞を起こしにくいとの報告がある[7]。

4 合併症

a. 出血，血腫

動脈を穿刺するため，穿刺部から出血を来し，場合によっては皮下に著しい血腫を形

成，場合によっては仮性瘤を生じることもある．特に大腿動脈を穿刺した場合などには，抜去後に十分に圧迫止血ができないこともあり，凝固止血能が不十分である場合，出血が遷延していないか注意が必要である．

b. 感染

長期留置により感染率が高くなるといわれている（特に鼠径部）[8]．

c. 神経損傷

尺骨動脈へのカニューレーションは，尺骨神経が並走しているために神経損傷の可能性が高いといわれているが，実際の文献的証拠は乏しい．上腕・腋窩動脈では，付近の血腫の増大が原因で正中神経・腕神経叢損傷が生じることがある[9]．

d. 血栓症，血管閉塞

血管内径に対して太いカニューレの使用により内膜の損傷・肥厚が生じ，血管閉塞や塞栓症の可能性が高くなる[10]．

5 解釈と意義

a. 血圧の意義

各臓器は心臓に対して並列に灌流されており，その抵抗が異なるために，心拍出量（人工心肺中では送血量）が保たれているだけでは各臓器の灌流が至適に保たれる保証はない．各臓器には，程度の差はあるものの自己調節能（autoregulation）があり，ある程度は血圧の変動が生じても血流の変化をそれほど受けないように抵抗を変化させることができるが，この範囲を超えると至適な臓器血流を保つことができず，過不足が生じて障害が起こることになる．よって，十分な心拍出量の下で，特に重要臓器の自己調節能の範囲内で血圧を維持する必要がある．

b. 測定部位

末梢に行けばいくほど，通常は反射波の影響を受けて圧波形が修飾され，収縮期血圧は高く，拡張期血圧は低くなる傾向があるが，平均血圧は途中の狭窄がなければあまり低下しない．この傾向は，若くて弾力性のある血管ほど影響が大きい（図3）[4]．大動脈からの途中で狭窄があると，その末梢では圧は低下し，CAPを反映しないので注意が必要である．

c. 脈圧

収縮期圧と拡張期圧の差である脈圧は，血管のコンプライアンスと1回拍出量，そして大動脈弁機能を反映している．血管コンプライアンスの低下，1回拍出量の増加，あるいは大動脈弁機能不全によって脈圧は増大する．

d. 動脈圧波形解析による心拍出量の非侵襲的測定

血圧波形の解析により1回拍出量を推定し，心拍出量を算出する方法（PICCO®，FloTrac®）も普及しており，同時に1回拍出量の呼吸性変動（stroke volume variation：SVV）が算出できるので循環血液量が推定できる。PICCO®は，熱希釈法による較正を行う手間はあるが精度は比較的高い。FloTrac®では，較正の手間はないが各年齢層のさまざまな体格の成人のデータを元にしたアルゴリズムで計算しており，一定の誤差は免れない。また，通常の年齢・体格相当の血管性状から著しく逸脱している場合（小児，低身長，人工血管置換後など）には適応がない。さらに，双方ともに急激な血管抵抗の変動には追随しないなど，デメリットも多い。

e. ダイナミックな指標

呼吸により胸腔内圧が変動するため（特に陽圧換気の場合は著明に），その影響を受けてSVVが起こり，収縮期圧変動（SPV）や，脈圧変動（PPV）が生じるが，こうした変動は血管内容量を反映する。さらに，静脈還流量を一時的に増やすいくつかの試験〔呼気終末閉塞試験（end-expiratory occlusion test），輸液負荷試験（minimal fluid challenge test），受動的下肢挙上試験（passive leg raising）など〕による反応を見ることで，Frank-Starling曲線のどこにあるかを把握できれば，心拍出量の輸液反応性をより正確に予測できる[11]。

中心静脈カテーテル

1 適 応

中心静脈圧（Central Venous Pressure：CVP）のモニターとして，心臓手術ではほぼ必須である。また，圧をモニタリングする以外でも，末梢から投与できない血管収縮薬などの薬物投与ルートとしての役割は重要である。さらには，大量輸液・輸血にも耐える急速容量負荷のため，あるいは透析用として，内径の比較的大きいカテーテルを使用することもできる。光ファイバーのポートの付いたカテーテル〔プリセップ®カテーテル（エドワーズ・ライフサイエンス社）など〕を入れることで，中心静脈酸素飽和度（Scv_{O_2}）モニターとしても利用されている。

2 合併症

穿刺部位からの出血，血腫，感染，血栓塞栓症などの一般的な合併症のほか，内頸あるいは鎖骨下静脈からのアクセスの際には，気胸のリスクが存在する。誤って動脈穿刺（〜6%）あるいは動脈内にカテーテルが挿入されると（0.1〜1%），血腫，仮性動脈瘤，

神経圧迫，動脈内塞栓症，動脈解離，脳梗塞，動静脈瘻，血胸，縦隔出血，心タンポナーデが生じる可能性がある。

3 穿刺法，部位

合併症の頻度ならびに穿刺までの時間を比較すると，従来のランドマーク法より超音波ガイド下の穿刺のほうが優れているので，後者が推奨されている[12]。

穿刺部位としてよく用いられるのは，内頸静脈，外頸静脈，鎖骨下静脈，大腿静脈であるが，心臓手術においては，鎖骨下が術野になることもあるので，穿刺部位としては内頸静脈が好んで用いられる。大腿静脈に関しては，鎖骨下静脈に比べると感染や血栓塞栓症のリスクが増えることが知られている[13]。上半身から留置する場合には，カテーテルの先端が上大静脈の下から1/3程度から右房にかかるかどうかのあたりに留置する。あまり深く留置しすぎると不整脈の原因になる。

4 中心静脈圧（CVP）の意義

どれだけ静脈系が満たされているか，すなわち循環血液量の一つの指標として，また心臓の充満圧あるいは前負荷の指標の一つとして意義がある。ただし，これは循環系の静脈還流を促進するポンプである心機能によって大きく影響される（図4）。

また，組織の灌流圧は動脈圧とCVPの差であることから，組織灌流に大きく影響を与える。特に毛細管のレベルでは，CVPの上昇により静脈に近い血管内圧を上昇させ，組織での血管外への水分の漏出を増やす。さらに，心房圧の上昇は最終的にはリンパ管による組織間質からの水分還流も阻害することになり，結果としては組織の浮腫増大につながる。

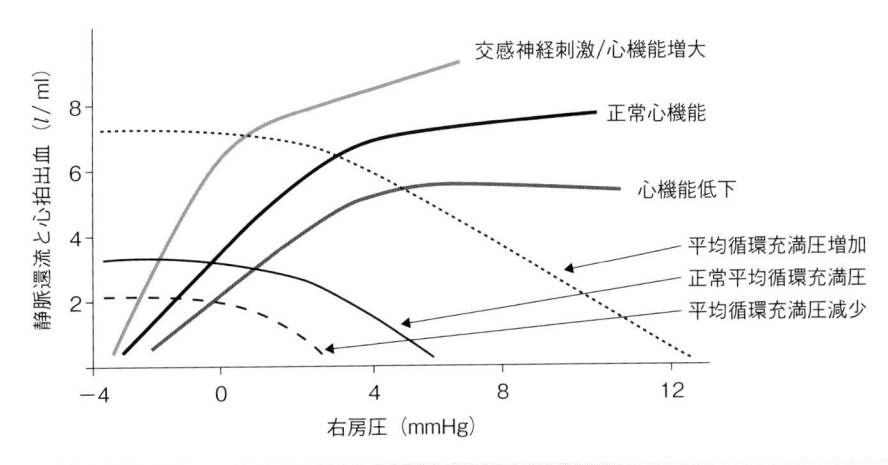

図4 静脈還流曲線と心機能曲線
静脈還流曲線と心機能曲線（Frank-Starling曲線）を合わせたもの。同じ静脈圧（右房圧）でも心機能に応じて心拍出量が変わること，また同じ循環充満圧であっても静脈還流量（心拍出量）が変わると右房圧も変わることに注意する。

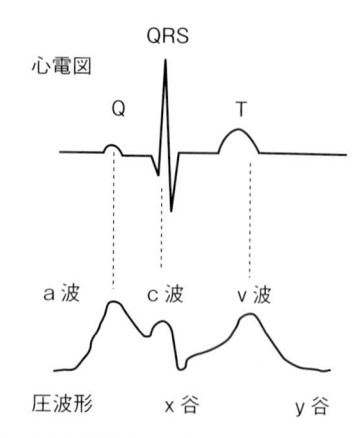

図5 中心静脈圧波形
a波：心房収縮による圧上昇，c波：三尖弁閉鎖による上昇，v波：心室収縮による上昇，x谷・y谷：それぞれa波・v波の後で圧が低下した点を表す。心室への充満圧としては，三尖弁が閉鎖する前のc波の基線（＝心電図上ではQ波）を取る。

　CVPは心房・心室の収縮の影響を受けて変化し，波形はa・c・v波，x・y谷を描く（図5）が，心室の前負荷という意味では，心室収縮前のa波あるいはc波の基線レベル（心電図上のQ波時点）を基準にするのがよい。
　そのうえで，心臓の前負荷を推定する際に留意すべき点は，胸腔内圧と，心囊あるいは縦隔の周りの組織からの圧力である。弾力性に富んだ壁の内側である心腔にとっての真の充満圧は，そうした壁外からの圧を差し引いた壁内外の圧差（transmural pressure）だからである[14]。まず，胸腔内圧については，自発呼吸下でも陽圧換気下でも，呼気終末においては胸腔内圧がゼロ（＝大気圧）に近くなるので，胸腔内圧の影響を受けない値という意味での基準になる。呼気終末であっても陽圧（PEEP）がかかっている際には，その分を考慮する必要がある。実際に手術においては，閉胸時には，心膜あるいは心囊外の縦隔浮腫，血腫，腹腔内圧などの影響もあり，心臓が外から受ける組織圧も一定ではないこともあり，真の壁内外圧差を推定するのは難しく，CVPの解釈を難しいものにしている。
　ただし，手術中，ひとたび開胸されて心囊が開放され，心臓が周囲の組織からの影響を受けずに大気圧に開放されている状態では，CVPは右心系の充満圧，ひいては左心系への充満圧をそのまま反映する。実際に術野で見える右房・右室の張り具合，すなわち前負荷とCVPの数値を見て，よく頭の中でリンクさせておくのはよい習慣である。この感覚を養っておくと，時に手術台の傾きやトランスデューサ自体の基準点からのずれで間違った数値が出ている際でも，術野を見ることで間違った判断をしなくて済むようになる。
　心囊が開放されている状態から，心膜を閉じる，あるいは閉胸して胸骨を寄せると，CVPの値は上昇するのに，1回拍出量，ひいては心拍出量が減少して血圧が低下するのはよく経験することである。これは，心膜の張力あるいは縦隔・胸腔周囲の組織，さらに陽圧換気される肺により加わる胸腔内圧などが合わさって壁内外圧差（≒真の充満

圧）が低下したためであるが，輸液の負荷などでCVPを上昇させることによって，この壁内外圧差を上昇させると，再び前負荷が増加して心拍出量を増加させることができる．しかし，これにより上昇したCVPは静脈の上流から心臓への血液還流を阻害する力であり，その上流にある組織でのうっ血を招くことにもなることに常に留意する．

　心臓手術の周術期では，手術による心筋虚血の影響などから心室のコンプライアンスが大きく変化することも多いため，Frank-Starling曲線自体もシフトしてしまい，CVPの絶対値やトレンドから心室前負荷を推定するのは困難なことも多い．このため，輸液に対する反応性を知るうえでは，やはり前述の動脈圧のときと同様に，ダイナミックな指標を考慮するほうがよい．CVPの呼吸性の変動が大きい場合には，輸液によって心拍出量が増加する場合が多い．

肺動脈カテーテル（スワン・ガンツカテーテル）

1 適　応

　手術に関しての肺動脈カテーテルの適応としては，2003年に発表されたアメリカ麻酔学会（ASA）のガイドライン[15]によると，心臓手術や大動脈手術，高度に血行動態が障害された状況における手術においては有用かつ必要であろうとしている．有効性と安全性に関しては，一致した見解，エビデンスは得られていないが，限られた適応と状況において，治療決定の手段としての有用性を示唆している．最近では経食道心エコー法（transesophageal echocardiography：TEE）により，モニターとしての重要性は低下したものの，手術室を離れてTEEを常時モニターできない，あるいは医師がその場にいない状況では，その数値を伝えることで正しい処置を遅れることなく実施できる可能性がある．

　しかし，血行動態のリスクの評価は3つの因子〔①患者の健康状態，②手術のリスク，③手術が行われる環境（医師のスキルや肺動脈カテーテルを利用できる技術的な支援の有無）〕によって決められるべきだともいっている．実際，ガイドラインでは，そうした安全に挿入できるだけのスキル，得られたデータを治療に生かす能力を含めて身につけられるまでには，上級医の監督下に25〜50回の実施が必要であるといわれている[15]．

2 禁　忌

　三尖弁狭窄または閉鎖，機械弁置換後，肺動脈狭窄などの解剖学的問題のある患者，右心系の腫瘍，塞栓，左脚ブロックのある患者などでは禁忌である．

3 測定項目

a. 肺動脈圧（Pulmonary Arterial Pressure：PAP）

カテーテル先端が肺動脈内にあることで，先端に開口するポートを通じて肺動脈圧を測定できる。

b. 肺動脈楔入圧（Pulmonary Artery Wedge Pressure：PAWP）または肺毛細血管楔入圧（Pulmonary Capillary Wedge Pressure：PCWP）

先端付近のバルーンを膨らませて，肺動脈末梢に楔入させることで得られるPAP用のポートで，肺動脈楔入圧〔あるいは肺毛細血管楔入圧（PCWP）〕を測定できる。

c. 右房圧（CVP）

先端から26 cm程度のところに側孔が開いており，心拍出量測定用にボーラスで冷水注入するときにここを利用するが，それ以外のときには右房圧を測定できる。

d. 血液温

先端付近にあるサーミスタにより血液温を測定できる。

e. 心拍出量（Cardiac Output：CO）

上記で測定した血液温をもとに，熱希釈法で右心系のCOを計算する。心内シャントがなければ，通常は左心系のCOもほぼ同じである（厳密には，左右の拍出量が若干異なることもあり，その際には末梢組織あるいは肺に血液がうっ滞していくことになる）。

右房圧のポートから冷水などを一定量注入し，これを計算させること（ボーラス法）でも，そのときのCOを測定できるが，カテーテルに巻いたサーマルフィラメント（図6）の発熱による血液温の上昇から，連続心拍出量（CCO）を自動的に連続して計算するカテーテルも普及している。この場合は，数回分のデータの平均を表示するために，変化は即時に反映されず数分遅れが出ることに注意が必要である。

f. 混合静脈血酸素飽和度（Sv_{O_2}）

オキシメトリーカテーテルでは，カテーテルの内腔を先端まで2本ファイバーが通っており，先端に開口させることで，付近の血液に赤外線を当ててその反射光の吸光度を測定することが可能になっており，カテーテル先端付近の血液酸素飽和度を測定することができる。

g. そのほかの演算値

上記の測定値・計算値と，そのほかの血行動態の指標から，体血管抵抗〔Systemic Vascular Resistance：SVR（I）〕，肺血管抵抗〔Pulmonary Vascular Resistance：PVR

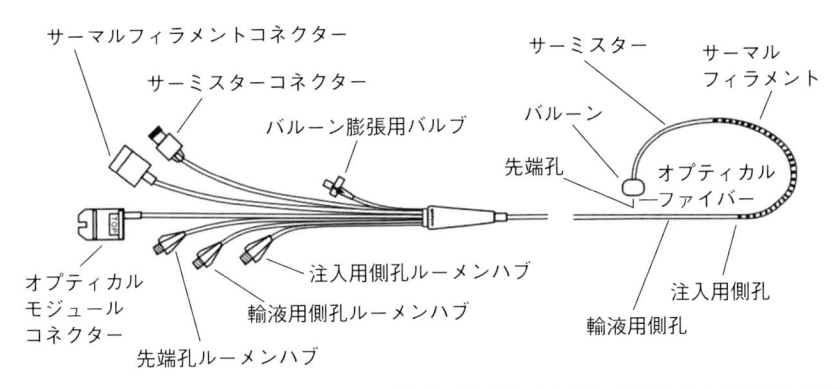

図6 肺動脈カテーテルの構造（サーマルフィラメント付きオキシメトリーカテーテル）
（エドワーズ・ライフサイエンス社添付文書より引用）

(I)〕，左室1回仕事係数（Left Ventricular Stroke Work Index：LVSWI），右室1回仕事係数（Right Ventricular Stroke Work Index：RVSWI）などが算出できる。

4 穿刺法，使い方

　通常アクセスする血管は，中心静脈カテーテルと同様に，内頸静脈や大腿静脈が多い。穿刺法も同様で，超音波ガイド下にSeldinger法でイントロデューサ（シース）を挿入する。内頸静脈から硬くて長いイントロデューサを挿入する際には，無理に挿入すると鎖骨下静脈を貫通したり，身長の低い小柄な人では右房を穿破してしまったりすることもあるので，細心の注意が必要である。

　イントロデューサを挿入した後，そこに肺動脈カテーテルを挿入していく。カテーテルの彎曲をうまく利用して，先端が三尖弁を通って右室に入っていくように進めていく。通常は，先端が右房に入ったあたりでバルーンを膨らませ，血流に誘導させながら右室，肺動脈へと進めていく。その際，先端圧の波形が変わっていくことで先端の位置を知ることができる（図7）。このとき，心臓の大きさにより異なるものの，おおよその刺入部からの長さと先端の位置関係を把握しておくと効率良く挿入でき，また合併症の予防にもなる。

　三尖弁逆流，三尖弁輪の装着後，右房拡大など，カテーテルがうまく右室に誘導されないことがあるが，その際にはTEEやX線透視下に行うと比較的容易に誘導できることがある。

5 合併症

　中心静脈カテーテルと同様のアクセスを用いるために，穿刺に関する合併症は中心静脈ラインと同じである。そのほかに肺動脈カテーテル特有の合併症としては，カテーテルを進めることで生じる心房性・心室性の不整脈，伝導障害，肺動脈破裂，肺動脈塞栓症，肺梗塞，カテーテルの結び目の形成，三尖弁・肺動脈弁の損傷などが知られている

1. 血行動態モニタリング

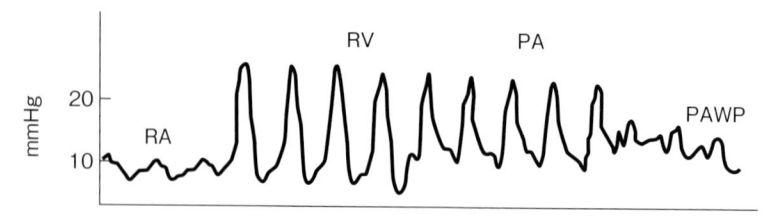

図7 肺動脈カテーテル挿入時の圧波形の変化

右内頸静脈から挿入した場合，通常の成人では刺入部位からカテーテルの先端までの距離が 15〜20 cm で右房（RA）に到達し，25〜35 cm 程度で右室（RV），35〜45 cm 程度で肺動脈（PA）に入り，そのまま進めていくと，45〜55 cm くらいで楔入して肺動脈楔入圧（PAWP）波形が見られる。およその深さと先端の位置を知っておくことは，合併症を予防するうえでも重要である。
（エドワーズ・ライフサイエンス社添付文書より引用）

が，肺動脈カテーテルによる合併症で死亡した症例は少ない[15]。

6 意義，解釈

a. PAWP（PCWP）

バルーンによって楔入されることで血流が途絶えるため，バルーンより先のカテーテルが曝される圧は液体が満たされている先まで（肺毛細管→肺静脈→左房）ほぼ等しい圧になることが推定される。さらに，僧帽弁狭窄がない場合，拡張末期に血流が静止した状態では左房から左室の圧較差もなくなるので，左室拡張末期圧（Left Ventricular End-Diastolic Pressure：LVEDP）は左房圧に等しく，PAWP にも等しくなる。よって，右心系にありながら，LVEDP ひいては拡張末期容量〔Left Ventricular End-Diastolic Volume：LVEDV（前負荷）〕を推定できる貴重な指標となる。ここで必要な注意は，前述のとおり，心室の充満圧を考える際には左室壁にかかる壁内外圧差を考慮する必要のあることと，左室のコンプライアンスによって圧と容量の関係は変わる点である。

特に心臓手術においては，大動脈遮断や冠動脈への処置により，心臓は虚血に曝されることも多いため，虚血中ならびに直後ではコンプライアンスも低下し，その後に回復していく過程では，使用した強心薬の作用も絡んで刻々と心筋コンプライアンスが変化していくことを念頭に置く必要がある。

b. 心拍出量（Cardiac Output：CO）

体血圧あるいは肺血圧と合わせることにより，SVR や PVR を算出することができるため，全身の循環の状態が正確に把握できる。近年，動脈圧波形解析から CO を推定する方法が普及しているが，依然として右心カテーテルを用いた熱希釈法による CO 測定が至適基準となっている。

c. 混合静脈血酸素飽和度（Sv$_{O_2}$）

"第II章　**2** 代謝モニタリング"を参照。

■参考文献

1) Baim DS. Grossman's cardiac catheterization, angiography, and intervention. 6th ed. Philadelphia：Lippincott Williams & Wilkins；2000. p.142.
2) Giordano C, Deitte LA, Gravenstein N, et al. What is the preferred central venous pressure zero reference for hepatic resection? Anesth Analg 2010；111：660-4.
3) Brzezinski M, Luisetti T, London MJ. Radial artery cannulation：a comprehensive review of recent anatomic and physiologic investigations. Anesth Analg 2009；109：1763-81.
4) Nichols WW, O'Rourke MF. McDonald's blood flow in arteries. 6th ed. London：CRC Press；2011. p.102.
5) Manecke GR, Parimucha M, Stratmann G, et al. Deep hypothermic circulatory arrest and the femoral-to-radial arterial pressure gradient. J Cardiothorac Vasc Anesth 2004；18：175-9.
6) Eker HE, Tuzuner A, Yilmaz AA, et al. The impact of two arterial catheters, different in diameter and length, on postcannulation radial artery diameter, blood flow, and occlusion in atherosclerotic patients. J Anesth 2009；23：347-52.
7) Dahl MR, Smead WL, McSweeney TD. Radial artery cannulation：a comparison of 15.2- and 4.45-cm catheters. J Clin Monit 1992；8：193-7.
8) Koh DB, Gowardman JR, Rickard CM, et al. Prospective study of peripheral arterial catheter infection and comparison with concurrently sited central venous catheters. Crit Care Med 2008；36：397-402.
9) Kennedy AM, Grocott M, Schwartz MS, et al. Median nerve injury：an underrecognised complication of brachial artery cardiac catheterisation? J Neurol Neurosurg Psychiatry 1997；63：542-6.
10) Glatz AC, Shah SS, McCarthy AL, et al. Prevalence of and risk factors for acute occlusive arterial injury following pediatric cardiac catheterization：a large single-center cohort study. Catheter Cardiovasc Interv 2013；82：454-62.
11) Monnet X, Teboul JL. Assessment of volume responsiveness during mechanical ventilation：recent advances. Crit Care 2013；17：217.
12) Rupp SM, Apfelbaum JL, Blitt C, et al. Practice guidelines for central venous access：a report by the American Society of Anesthesiologists task force on central venous access. Anesthesiology 2012；116：539-73.
13) Merrer J, De Jonghe B, Golliot F, et al. Complications of femoral and subclavian venous catheterization in critically ill patients：a randomized controlled trial. JAMA 2001；286：700-7.
14) Magder S. How to use central venous pressure measurements. Curr Opin Crit Care 2005；11：264-70.
15) American Society of Anesthesiologists task force on pulmonary artery catheterization. Practice guidelines for pulmonary artery catheterization：an updated report by the American Society of Anesthesiologists task force on pulmonary artery catheterization. Anesthesiology 2003；99：988-1014.

（石黒　芳紀）

II. モニタリング

2 代謝モニタリング

> **重要ポイント**
> - 代謝活動の指標としては，酸素摂取量，二酸化炭素排出量，熱産生（体温），乳酸産生量などがある。
> - 静脈血酸素飽和度測定から酸素需給バランスを推定することができる。
> - 体温は代謝活動の結果でもあり，また代謝を規定する因子でもある。

はじめに

個々の細胞のエネルギー源である代謝基質ならびにその効率的な分解に必要な酸素供給，さらには代謝産物の排泄は，血液循環を介しており，各組織の需要に応じて自己調節されている。しかし，心臓手術においては，麻酔による自律神経の抑制，手術による血行動態の変動などにより，自己調節の範囲を逸脱することも多く，また術中体温の変化により代謝活動自体も変化するため，代謝状態を把握して適切に管理する必要がある。

静脈血酸素飽和度（Sv_{O_2}, Scv_{O_2}）

血液循環の最大の目的の一つは全身に酸素を供給することであり，酸素供給量（D_{O_2}）は単位あたりの動脈血液中の酸素含有量（Ca_{O_2}）と心拍出量（CO）の積となる。

$$D_{O_2} = Ca_{O_2} \times CO$$

ここでCa_{O_2}はヘモグロビン（Hb）に結合する酸素と，血液中に溶存する酸素の和である。Hbに結合する酸素の総量はHb値に動脈血酸素飽和度（Sa_{O_2}）をかけたものに比例し，溶存酸素は動脈血酸素分圧（Pa_{O_2}）に比例し，次の式で表される。

$$Ca_{O_2} = (1.34 \times Hb \times Sa_{O_2}) + 0.003 \times Pa_{O_2}$$

現実的には，溶存酸素の量が少ないことを考慮して，次のように簡略化することになる。

$$Ca_{O_2} = 1.34 \times Hb \times Sa_{O_2}$$

このようにして組織に届いた酸素の一部が摂取されて，残りが静脈血になるわけで，静脈血酸素含有量（Cv_{O_2}）と，組織における酸素摂取量（$\dot{V}_{O_2}$）との関係は次のように表される。

$$\dot{V}_{O_2} = (Ca_{O_2} - Cv_{O_2}) \times CO$$

これから静脈血酸素飽和度（Sv_{O_2}）は以下のように計算できる。

$$Sv_{O_2} = Sa_{O_2} - (\dot{V}_{O_2} / 1.34 \times Hb \times CO)$$

よって，Sv_{O_2}の低下は，① Sa_{O_2}の低下，② $\dot{V}_{O_2}$の増加，③ Hb値の低下，④ COの減少によって生じることが分かる。

基準値は，Sv_{O_2}（混合静脈血）では通常75％前後である（Scv_{O_2}については後述）。よって，数値が低下した際には，上記の4つの要因を考え，それぞれを適正化する必要がある。例えば，$\dot{V}_{O_2}$の上昇の原因となる酸素需要の亢進〔痙攣，交感神経系の緊張，（筋肉の）シバリング，高体温による代謝活性の増加など〕があり，対処が必要でかつ可能であれば，まず原因を解決するよう介入する。解決できない需要亢進に対しては，Ca_{O_2}を増やす（＝Hb値，Sa_{O_2}を上げる），または血液供給（＝CO）を増やす介入が必要となる。

ここで注意したいのは$\dot{V}_{O_2}$である。通常は，組織の酸素需要増加が生じた場合，組織の局所因子の作用で需要のある組織への血流が増加し，さらに単位血液からの酸素抽出率も増やすことで$\dot{V}_{O_2}$も増える。しかし，実際には，血流障害などで十分な需要を満たすだけの血流増加または再配分ができない場合，シャントなどによって酸素が需要のある組織にうまく再分配されない場合，あるいは需要のある組織でも利用障害などがあると，全体として酸素がそれほど摂取されないまま血液が静脈に戻ってくる場合もあり，そうなるとSv_{O_2}は高いままで，組織の酸素需要の増加（代謝の亢進）がリニアに反映されないこともある点に注意する。そのような場合には，それ以外の代謝性指標（血清乳酸値，血液ガスにおける塩基過剰など）もともに考える。

1 Sv_{O_2}（混合静脈血酸素飽和度）

オキシメトリー機能付きの肺動脈カテーテル（スワン・ガンツカテーテル）を挿入することで，連続的に測定することができる。全身（上大静脈，下大静脈，冠静脈洞）からの静脈血の平均酸素飽和度を表しているので，心内シャントがないかぎり，全身のトータルでの酸素需給バランスを反映する指標である。

実際の測定あるいはキャリブレーション用にサンプルする際に，血液をあまり速く引きすぎると，肺動脈末梢の酸素化されかかった血液が混入することになるので注意が必要である。また，カテーテル自身が肺動脈末梢に進みすぎていると，同様に酸素化された血液の酸素飽和度をモニタリングすることになる。

肺動脈カテーテルを挿入すること自体に技術的な困難，さまざまな合併症があるために，最近では中心静脈カテーテルによる中心静脈血酸素飽和度（Scv_{O_2}）を測定することが増えている。

2 Scv_{O_2}（中心静脈血酸素飽和度）

中心静脈カテーテルの先端に開口するファイバーポートを付けて，先端付近の赤血球の酸素飽和度の連続測定を可能にしたカテーテルが普及してきたことで，連続的にScv_{O_2}を測定することができるようになった。カテーテルの先端の位置にもよるが，測定しているのは上大静脈から右房にかけての中心静脈血であり，肺動脈カテーテルの先端で測定される混合静脈血と同一のものではない点に注意が必要である。下半身からの静脈血ならびに心臓（冠静脈洞）からの静脈血を含んでいないことが相違点である。

Sv_{O_2}との相関関係であるが，数々の報告があり，いずれも状態，条件，個人間しだいで，ばらつきが非常に大きく，相関関係，互換性に関してはあまり有意でないという報告が多い。ただし，トレンドとしては比較的よい相関を示す報告もある[1]。Scv_{O_2}とSv_{O_2}の差を調べた文献の中では，麻酔下では通常は脳の酸素消費量が減少するために，Sv_{O_2}と比べてScv_{O_2}は平均的には2%程度高くなるという報告がある。ただし，麻酔以外の要因として，D_{O_2}が比較的少ない場合〔COあるいはHb（またはヘマトクリット：Ht）値，Sa_{O_2}が低い場合〕には，相対的に脳血流が優先され，下半身の内臓，腎臓への血流は減少傾向にあること，さらには心臓からの酸素飽和度の低い静脈血の占める割合が増えることから，$Scv_{O_2} > Sv_{O_2}$の差は大きくなる傾向にあるようである[2]。逆にCOが増えると，この傾向が少なくなり，$Scv_{O_2} < Sv_{O_2}$となることも見られるなど，ばらつきが大きくなることが多い。

カプノメータ（$\dot{V}_{CO_2}$）

代謝亢進の結果，二酸化炭素の産生量が増える。肺から呼出される二酸化炭素量は増えるため，漏れなく回収できる状況にあれば，呼気ガスを定量化することで代謝のモニタリングができる。肺におけるシャント率により正確さは影響を受けるが，手術時ではカプノメータ（二酸化炭素濃度計）による呼気ガスから計算した二酸化炭素排出量，または呼気終末二酸化炭素濃度は代謝とよい相関を示す。

人工心肺中には，ガス交換器の排出ガスにおける二酸化炭素濃度を測定することで二酸化炭素産生量（$\dot{V}_{CO_2}$）を測定できれば，これとD_{O_2}の比である$D_{O_2}/\dot{V}_{CO_2}$を人工心肺中の送血量の指標にすることで，腎合併症を減らすことができるという報告[3]もあり，酸素需給バランス，代謝の指標として利用されることもある。

体　温

　体温管理は，心臓手術の麻酔において体全体あるいは特定の臓器の代謝を推定するうえでも非常に重要である。体温が10℃変化したときの代謝量の変化率（温度係数：Q_{10}）は臓器により異なるものの，およそ2前後であり，脳については2.3といわれている[4]。よって，10℃冷えることで酸素消費量が約1/2になり，脳や心臓など重要臓器の保護の観点からは冷却するほど虚血耐容時間が延びることになる。このため，一時的に手術操作で虚血に陥る臓器がある場合には，安全に保護しうる時間を確保するために臓器全体が均一に十分に低い温度になっているかを正確に把握することは非常に重要である。

　体温の分布を考えるにあたっては，通常の状態では，熱は放射や伝導など経路こそ違うものの体表から奪われていくために，体表温（外殻温）と深部温（核心温）に分けて考える。麻酔により末梢血管の拡張が生じると皮膚血流も増加して，深部温が体表に再分布して体の体温分布が均一化しながら外気温に近づく。このために，特に深部温をモニタリングすることが重要である。人工心肺を使用しないオフポンプ冠動脈バイパス術（OPCAB）の麻酔などでは，1か所でモニタリングするのであれば膀胱温を深部温として測定することで問題はない。

　人工心肺を通じて体温を変化させる場合には，上記に加えて，血液を介した急激な熱のやりとりをすることになるので，血流の豊富な組織と血流の乏しい組織に分けて考える必要がある。血流の豊富な組織である心臓や大血管，肺はもちろん，中枢神経系や腎臓，肝臓などは人工心肺の送血温の変化に比較的早く追随するが，血流の乏しい組織（脂肪組織，内容物の詰まった腸管，非運動時の筋肉など）は変化が遅い。

　よって，冷却や復温の際に，最も保護すべき対象である中枢（血流の豊富な組織の一つ）の温度をよく反映する部位で温度を測定するのはもちろんであるが，血流の乏しい組織の温度を知ることも重要である。

　虚血に対する耐容時間が短いために低体温により保護する必要がある中枢神経であるが，この温度を最もよく反映するのは咽頭温や鼓膜温といわれている。脊髄に関しては，その温度を反映するよい測定部位がない。血流が豊富な組織ではあるため，血流のあるうちは血液温に近い温度になっていることは推定できるが，循環停止中など血流が途絶えた後は，周囲の筋肉，脂肪組織，あるいは後腹膜臓器など血流の乏しい組織にも影響を受けるため，付近の臓器の一つである直腸温をモニタリングすることも重要となる。直腸温があまり冷え切らないうちに循環停止を行うと，付近に位置する脊髄はそうした組織から影響を受けて，再び加温されてしまう。逆に復温時には，直腸温があまり上がらないうちに復温を中止すると，血流の多い組織の温度は血流の乏しい組織に熱を奪われて，温度差を解消するように両者の温度が収束していく（アフタードロップ現象）。

　実際の臨床では，温度プローブを同じ部位に挿入したつもりでも，必ずしも一定した組織温の変化を反映するわけではないことにも注意する。例えば，内容物の詰まった直腸にプローブを挿入した場合，一般には非常に血流の乏しい組織の温度の代表となり，

血液温を変化させた際の温度変化は著しく遅くなる。しかし，腸管壁に近いところにプローブが位置しているとき，特に前壁で膀胱のすぐそばにある場合には，多分に腸管壁ならびに膀胱温の影響を受けるため，特に尿が多く生成されている場合は，血液温の変化を比較的早くに反映することになる。膀胱温に関しては，上記のとおり，尿が多く生成されている場合には血液温をよく反映する指標になるが，乏尿や無尿の場合には，周囲の腹腔臓器と同等，直腸温に近い指標となる。咽頭プローブでも，付近に気管チューブがある場合には，その中の冷たいガスにより影響を受けることが知られている。

乳酸値

細胞の主なエネルギー源である糖を分解してエネルギー産生をする際に，酸素供給が十分な状態では，グルコースがピルビン酸に分解された後には，クエン酸回路に入って酸化的リン酸化が行われ，ブドウ糖1分子あたり合計で38分子のアデノシン三リン酸（adenosine triphosphate：ATP）を産生し，代謝産物としては二酸化炭素と水を生じる。しかし，十分に酸素供給（あるいは利用）が行われない際には嫌気性代謝が行われ，ピルビン酸は解糖系で分解されて2分子のATPを作り，最終産物として乳酸が産生される。このため，血中の乳酸値は，組織の嫌気性代謝の程度を知る目安としての指標となる。すなわち，酸素需要が満たされていない組織の存在を判定するうえで一つの指標となる。

全身のD_{O_2}が減少していくと，末梢の組織では酸素抽出を増やすことによりある一定の値（臨界D_{O_2}）までは$\dot{V}_{O_2}$を維持できるため，通常は乳酸値が2 mmol/lを超えて増加することはないが，臨界D_{O_2}以下に減少すると$\dot{V}_{O_2}$もD_{O_2}に追随して低下し，嫌気性代謝をする組織が増えていくために，乳酸値も急激に増加していく（図）[5]。D_{O_2}がある程度の値を超えると，通常は乳酸値が低下し，全身の組織灌流が十分になっている一つの証拠にもなるので，適正なD_{O_2}の指標としても用いることができる。いくつかの報告では，乳酸値が4 mmol/lを超えることは，患者の死亡率と相関するといわれている[6)7)]。

時に，D_{O_2}は十分であるにもかかわらず乳酸値が上昇することがあるが，往々にして手術や疾患に伴う局所の虚血から生じることが多い。大動脈解離や血栓塞栓症によって，腹部分枝などの重要臓器への血流が阻害されることも多く，肝臓や腸管の虚血が生じると乳酸値は上昇することが多い。また，大腿動脈に太いカニューレを挿入されたことによる下肢虚血によっても上昇する。

乳酸は肝臓で代謝されるために，乳酸の産生がそれほど高くないときにも肝臓における乳酸の代謝分解が低下した状態（肝機能障害）でも上昇することがあるので，注意が必要である。さらには，組織への灌流が正常であるにもかかわらず，乳酸産生が増加する病態（B型高乳酸血症）も存在するため，必ずしも乳酸高値が組織灌流不全を示唆しているわけではない。

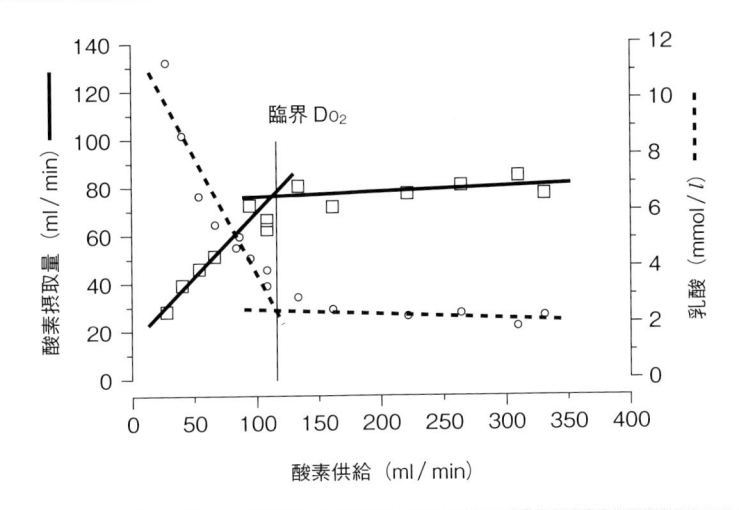

図 酸素摂取量（$\dot{V}_{O_2}$）と酸素供給量（D_{O_2}）と乳酸値の関係

動物実験で，出血または心タンポナーデにより酸素供給量（D_{O_2}）が低下した際，ある一定値以下（臨界 D_{O_2}）に低下すると酸素摂取量（$\dot{V}_{O_2}$）も急激に低下し，それと同時に乳酸値が急上昇することを示している。

（Vincent JL, De Backer D. Oxygen transport-the oxygen delivery controversy. Intensive Care Med 2004 ; 30 : 1990-6 より改変引用）

血液ガス（酸塩基平衡異常）

組織の灌流障害（あるいは相対的な酸素供給不足）が生じると，先に述べたとおり，乳酸産生が増え，それによる乳酸アシドーシスが生じる。これにより血液ガス上では重炭酸イオンが消費されて減少し（塩基過剰の減少），呼吸による代償が働かないときにはpHも酸性（＜ 7.4）に傾くことが多い。このような代謝性アシドーシス（アシデミア）は，そのほかの病態でも生じることがあるので特異的ではないが，時系列で観察していると灌流不全の指標としての感受性は高い。

また，代謝亢進時，酸素需要に見合って灌流量も増加すると，それほど乳酸は増えずに，組織で産生された二酸化炭素が血中に取り込まれるため，換気量を一定に保ったままであれば呼吸性アシドーシス〔二酸化炭素分圧（P_{CO_2}）の上昇〕が見られる。この状態が長く続くと，腎臓による代償が働き，代償性アルカローシス（重炭酸イオンが増加）が見られるようになる。

■参考文献

1) Dueck MH, Klimek M, Appenrodt S, et al. Trends but not individual values of central venous oxygen saturation agree with mixed venous oxygen saturation during varying hemodynamic conditions. Anesthesiology 2005 ; 103 : 249-57.
2) Lorentzen AG, Lindskov C, Sloth E, et al. Central venous oxygen saturation cannot replace mixed venous saturation in patients undergoing cardiac surgery. J Cardiothorac Vasc Anes-

th 2008 ; 22 : 853-7.
3) de Somer F, Mulholland JW, Bryan MR, et al. O_2 delivery and CO_2 production during cardiopulmonary bypass as determinants of acute kidney injury : time for a goal-directed perfusion management? Crit Care 2011 ; 15 : R192.
4) McCullough JN, Zhang N, Reich DL, et al. Cerebral metabolic suppression during hypothermic circulatory arrest in humans. Ann Thorac Surg 1999 ; 67 : 1895-9.
5) Vincent JL, De Backer D. Oxygen transport-the oxygen delivery controversy. Intensive Care Med 2004 ; 30 : 1990-6.
6) Laine GA, Hu BY, Wang S, et al. Isolated high lactate or low central venous oxygen saturation after cardiac surgery and association with outcome. J Cardiothorac Vasc Anesth 2013 ; 27 : 1271-6.
7) Ranucci M, Isgrò G, Carlucci C, et al. Central venous oxygen saturation and blood lactate levels during cardiopulmonary bypass are associated with outcome after pediatric cardiac surgery. Crit Care 2010 ; 14 : R149.

(石黒　芳紀)

II. モニタリング

3 血液モニタリング

重要ポイント

- 血液凝固検査はすべて生体外診断である。
- 各検査の測定原理を理解することで，検査結果から病態が見えてくる。
- 心臓手術では point-of-care モニターの活用を考慮すべきである。

はじめに

　心臓手術では，術前からの抗血栓療法や術中の抗凝固療法，人工心肺の使用など，血液凝固・線溶系が大きく変化する要因が数多く存在する。血液凝固・線溶系の変化を把握し，治療計画を立てるためには凝固系検査が必須であり，その測定原理や測定の意義を理解することは重要である。

心臓外科手術における血液凝固系モニタリング

　心臓外科手術における血液凝固系検査は，抗凝固薬（主に未分画ヘパリン）の効果判定と血液凝固異常の診断を主な目的として用いられる。凝固・線溶系検査の結果を評価する際に重要なポイントは，①体内の凝固・線溶能は生体への侵襲や病態によって刻一刻と変化する，②例えば経皮的動脈血酸素飽和度（Sp_{O_2}）のように，その変化をリアルタイムで連続的にとらえることができない，③生体内での血液凝固を正確に反映する検査法はない，という点である。

　一般に中央検査室での凝固・線溶系検査は検体採取から結果を得るまでに数十分から1時間以上かかることが多く，血液凝固能がダイナミックに変化する周術期患者では，結果を得たときにはまた異なる病態へと進行していることも珍しくない。したがって，心臓外科周術期に用いられる凝固系モニターの多くは，その場で速やかに結果が得られる point-of-care（POC）モニターである。

活性化凝固時間

1 測定原理

　活性化凝固時間（activated clotting time：ACT）は，Hattersley[1]によって1966年に報告された。当初のACTは2mlの全血検体をセライト（珪藻土）の入った試験管に注ぎ，37℃の恒温槽で血液凝固までの時間を測定するという方法で，血友病患者の鑑別に有効であると報告された。ACTは，図1のように，セライトやカオリン（陶土）などの接触活性化薬を全血に添加して内因系接触相を刺激し，接触刺激開始から血餅（フィブリン網）が形成されるまでの時間を測定する。

　一般的な血液凝固検査である活性化部分トロンボプラスチン時間（activated partial thromboplastin time：APTT）とACTは同じ検査と見なされることもあるが，両者は同じ検査ではない。まず，ACTが抗凝固薬（クエン酸やEDTAなど）の添加なしに採血した全血検体を使用して，採取後ただちに検査をする必要があるのに対し，APTT

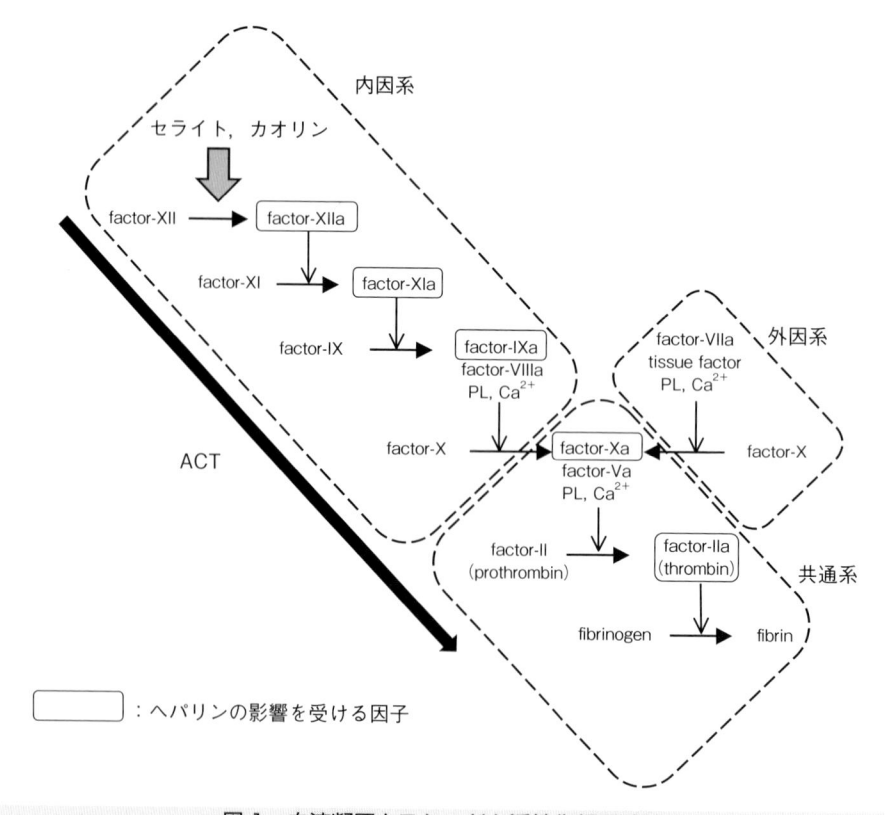

図1　血液凝固カスケードと活性化凝固時間
活性化凝固時間（ACT）は内因系接触相の起点となる第XII因子を活性化させ，フィブリン産生（血餅形成）までの時間を測定するものである。
PL：リン脂質

は検体採取時にクエン酸による抗凝固を行い，遠心分離を行って血漿成分を分離する。その後，血漿検体にカルシウム，リン脂質，接触活性化薬（シリカ，エラジン酸など）を加えてフィブリン析出までの時間を測定する。図1に示したように，血液凝固には凝固因子だけではなくリン脂質とカルシウムイオンが必要であり，ACTの場合はそれぞれ，検体に含まれる血小板の膜がリン脂質の，血中のイオン化カルシウムがカルシウムイオンの提供元となっている。したがって，検体中の血小板数（Plt）が低下している場合やイオン化カルシウム濃度が大きく低下している場合にはACTは延長する。一方，APTTは遠心分離した血漿成分にカルシウム，リン脂質，接触活性化薬を加えるため，Plt値などの影響は受けずに凝固因子の活性を評価可能である。

現在ではACT測定は高用量ヘパリンの用量反応検査として行われることが多く，その場合はセライトACTが一般的である。ヘモクロン®401/801，ヘモクロン®レスポンス，ヘモクロン®シグニチャーエリート，ヘモクロン®Jr.シグニチャープラス（すべてITC社製）など複数の機種が市販されており，機種によって検体を加える測定容器がガラスチューブまたはカートリッジと異なる（図2）。

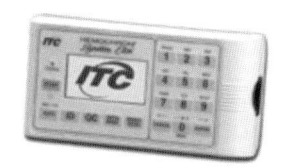

ガラスチューブ式では，全血2mlをチューブに加えたのちにチューブを振盪混和し，機器内のウェルにチューブを差し込んで測定を開始する。測定を開始するとチューブがウェル内でゆっくりと回転を始めるが，チューブ内には凝固活性薬だけではなく棒磁石が入っている。血液が液状の場合は磁石はチューブ底部に停滞したままだが，フィブリン産生が進み血液の粘稠度が増すと磁石は血餅とともに回転を始める。この磁石の動きを磁気センサーが感知して，測定開始からの時間をACTとして表示する。

カートリッジ式では，カートリッジを器械に挿入したのちに血液をカートリッジの受け皿に滴下すると，自動で測定を開始する。カートリッジ内部は細い管になっており，凝固活性薬と接触した血液は管の中を一定の力で移動する。血液の移動は光学センサーで感知しており，粘稠度が増して移動速度が基準値より低下した時点で凝血塊が形成さ

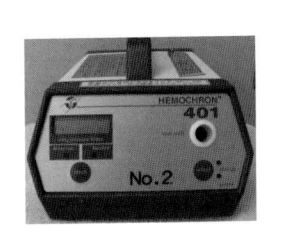

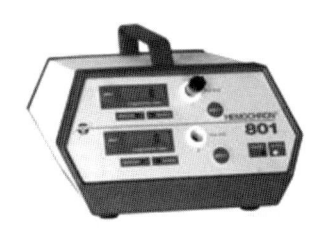

| ヘモクロン®401 | ヘモクロン®801 | ヘモクロン®レスポンス |

| ヘモクロン®Jr.シグニチャープラス | ヘモクロン®シグニチャーエリート |

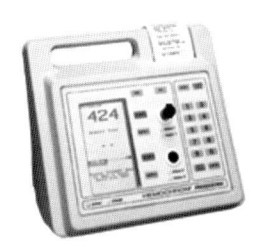

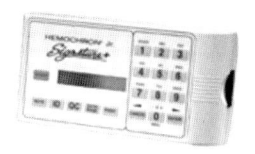

図2 活性化凝固時間の測定機器
すべてITC社製。上段はガラスチューブ式，下段はカートリッジ式。

れたと判断する。カートリッジ式は検体量が 50 ～ 100 μl 未満と少なく，凝固活性薬との混和も自動で行われるため，測定者間の誤差は少ない。しかし，ガラスチューブ式に比べると高価である。

2 活性化凝固時間（ACT）の精度と人工心肺中の管理

　ACT は未分画ヘパリンのモニタリングに一般的に用いられているが，必ずしもヘパリンに特異的なモニターではなく，血液疾患やアプロチニンやナファモスタットなどの凝固因子（特に内因系）を阻害するセリンプロテアーゼ阻害薬などでも延長する（表1）。したがって，ヘパリンのモニタリングに用いる場合は，そのほかに影響する要因が存在しないことが基本条件となる[2]。また，ACT は高用量ヘパリンのモニタリングには適しているが，低用量（1 IU/ml 以下）での感度は低く，低用量ヘパリンの効果判定にはAPTT か低用量ヘパリン用カートリッジによる評価が必要である。

　人工心肺中の目標 ACT は 400 ～ 480 秒以上が一般的であるが，実際のところ人工心肺中の最適な ACT 値は確立されていない。Bull[3] や Young ら[4] の比較的少人数を対象とした研究結果から，上記の数値が提唱された。その後，ヘパリンコーティング回路の使用などによって ACT の下限値をさらに低い値に設定可能であることが推奨されている[5]が，ACT がヘパリン以外のさまざまな要因の影響を受けること，不十分な抗凝固により凝血塊が生じた場合に非常に重篤な合併症に至ることから，多くの施設では 400 秒以上を基準としている。

　ACT はヘパリンのモニタリングとして一般的であり，POC モニターとしての有用性は高い。しかし，ヘパリン以外にも凝固因子活性や Plt 値の低下などさまざまな要因に影響を受けるため，その感度・特異度が高いとはいいがたい。人工心肺中は Plt 値やアンチトロンビンなどの検査結果も合わせて考慮し，ACT のみで凝固異常の診断を行うことは避けるべきである。

表 1　活性化凝固時間を延長させる要因

- 凝固因子異常
  内因系/共通系凝固因子の低下・欠損症（XII, XI, X, IX, VIII, V, thrombin, fibrinogen）
  プレカリクレイン，キニノーゲン低下症
- 抗リン脂質抗体症候群
- 播種性血管内凝固
- 肝不全（ビタミンK 依存性凝固因子の産生低下）
- 薬剤性
  未分画ヘパリン，セリンプロテアーゼ阻害薬（アプロチニン，ナファモスタットなど），直接トロンビン阻害薬（アルガトロバン，ダビガトランなど），ワルファリン，プロタミン
- 血液希釈（輸液や赤血球製剤などの投与）
- 機器の誤操作，作動異常
- <u>血小板数減少</u>
  30,000 ～ 50,000/μl 以下
- <u>低体温（低温度の検体）</u>

下線の要因は活性化部分トロンボプラスチン時間に影響しない。

全血弾性粘稠度検査（Thromboelastography® : TEG®, Thromboelastometry : ROTEM®）

1 測定原理

　血液弾性粘稠度検査は全血を用いて行うPOCモニターの一つであり，代表的な機器としてTEG®やROTEM®が挙げられる。

　TEG®では，全血検体の入ったカップをホルダーにセットし，カップの中央にピンを沈めて測定を開始する。カップを納めたホルダーが0.1 Hz ± 4.75°の振り子状往復回転運動を始めると，検体とピンの間にずり応力が加わる。測定開始の段階では血液は完全に液状なのでピンに力が加わることなく回転を続けるが，凝固反応が進み血液の粘稠度が増すにつれてピンにかかる抵抗が増す。そうすると，カップ内の血液の動きに合わせてピンも徐々に往復回転運動を始める。その往復運動の振幅を表示したものがTEG®の波形となる（図3）。

　ROTEM®はTEG®の測定原理を応用したものであるが，ROTEM®ではカップは固定され，ピンが回転する。器械内部では鏡の付いたピンに常に光が照射されており，ピンの動きに制限が生じると反射光の方向が変化し，それを振幅として表示する（図4）。

　TEG®およびROTEM®のいずれも釣鐘を横に倒したような波形で表され，横軸が時

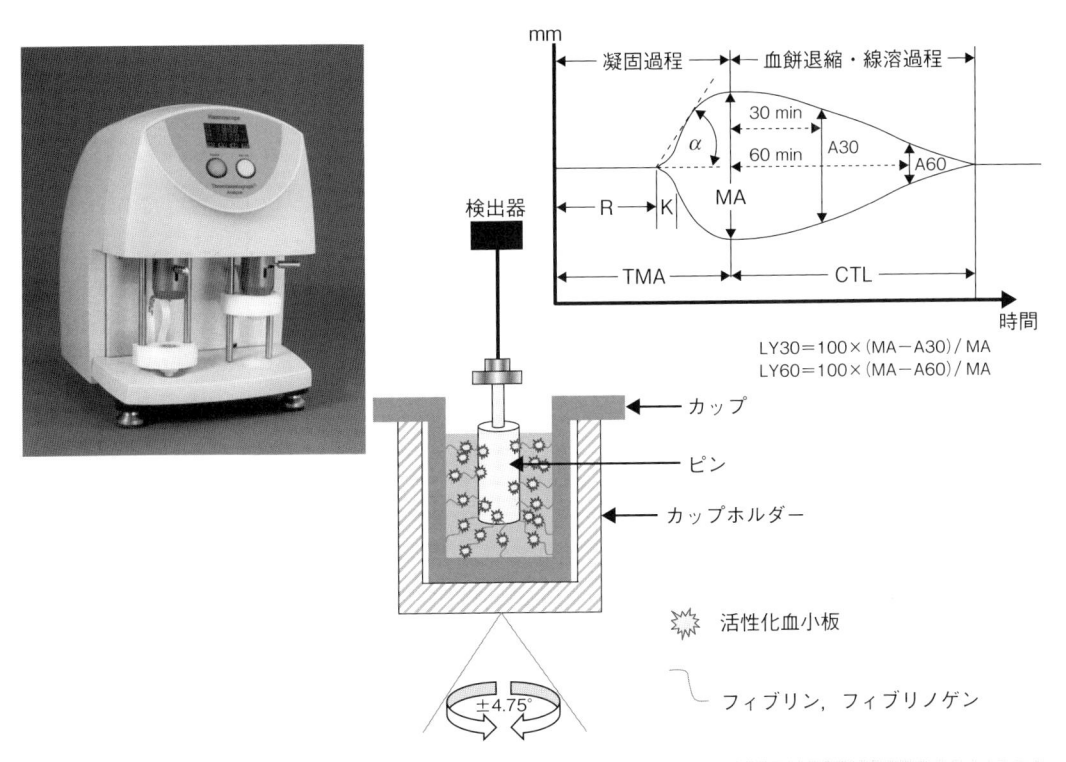

図3　TEG（TEG® 5000 hemostasis analyzer）の測定原理

3. 血液モニタリング

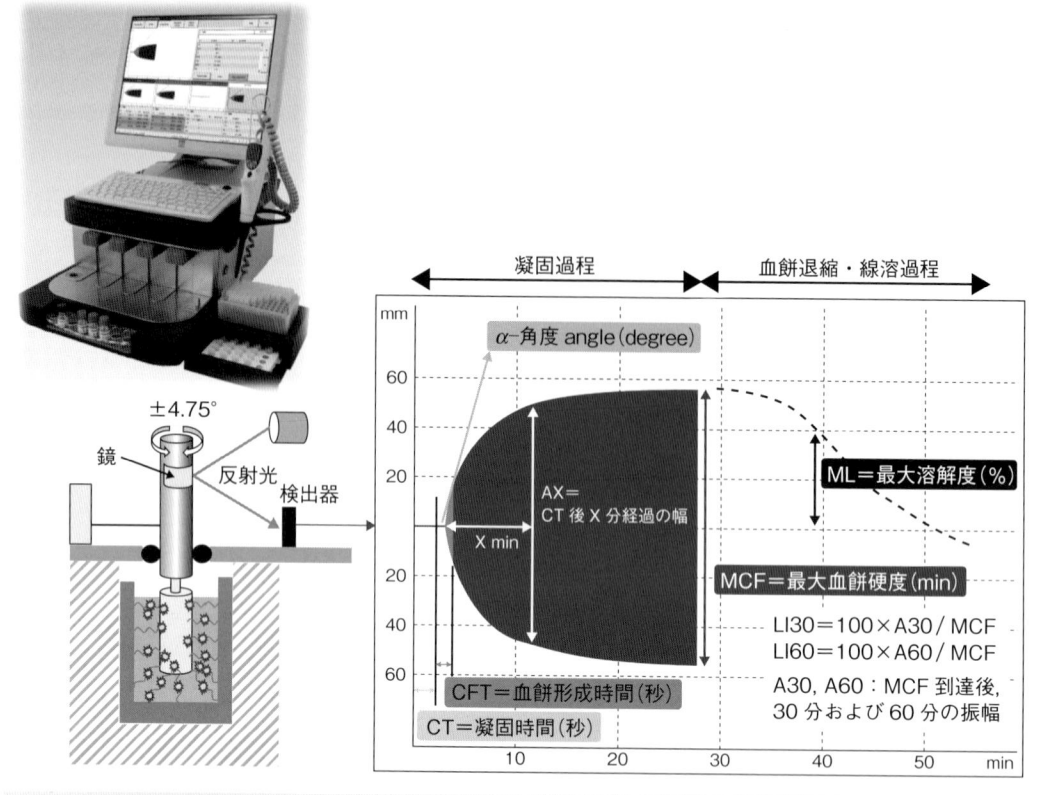

図4 ROTEM（ROTEM® delta）の測定原理

間，縦軸が血餅の強度を表す。振幅が大きいほど血餅の強度が高いことを示す。TEG®とROTEM®の測定パラメーターは名前が異なるだけで基本的に同じである（表2）が，検査に使用する試薬も異なるため，結果をまったく同等に評価することはできない。また，TEG®およびROTEM®それぞれに特徴的な検査試薬があり，凝固異常の診断アルゴリズムも異なる。

これらの機器がプロトロンビン時間（prothrombin time：PT）やAPTTと異なる点として，①全血検査なので血小板と凝固因子の相互作用を評価できる点，②凝固反応の速度を測定できる点，③血餅の弾性粘稠度の変化を測定するため，止血血栓の強度を計測できる点，④凝固過程だけではなく線溶過程も評価できる点（ただし，線溶評価には1時間程度は必要である），⑤凝固・線溶過程を数値データだけでなく波形から視覚的にも評価できる点，などが挙げられる。PTやAPTTが血漿を抽出したうえで，凝固因子に焦点を絞って凝固異常を検出する検査であるのに対し，TEG®やROTEM®は血小板も含めた全血の凝固能を検査するため，止血能を評価する場合はTEG®やROTEM®は有効である。

2 測定項目と波形解釈

RまたはCTは，測定開始（凝固開始）から血餅形成初期（フィブリンが析出しゲル

表2 TEG®, ROTEM® 測定パラメーター比較

TEG®	ROTEM®	パラメーターの解釈
R (sec or min) (reaction time)	CT (sec or min) (clotting time)	測定開始から初期血餅形成までの時間 APTT や PT などに相当する
A (mm) (amplitude)	CF (mm) (clot firmness)	凝血塊の弾性粘稠度 経時的に変化し，値が大きいほど強固な血塊
K (sec or min) (clot kinetics)	CFT (sec or min) (clot formation time)	R または CT から振幅が 20 mm になるまでの時間 値が小さいほどフィブリン産生が速い
α (degree)	α (degree)	振幅の増加率を角度で表したもの 角度が大きいほどフィブリン産生速度が速い
MA (mm) (maximum amplitude)	MCF (mm) (maximum clot firmness)	測定中の最大振幅 値が大きいほど血塊は強固である
TMA (sec or min) (time to maximum amplitude)		波形が最大振幅に達するまでの時間 短いほど急速に血塊形成が進んでいる
LY30, LY60 (%)	LI30, LI60 (%) (clot lysis index 30, 60)	最大振幅後 30 分および 60 分後の振幅の減少率 TEG® では値が大きいほど，ROTEM® では値が小さいほど線溶亢進を示唆する
CLT (sec or min) (clot lysis time)		最大振幅後，線溶亢進によって振幅が最小となるまでの時間
	ML (%) (maximum clot lysis)	MCF 到達後の MCF に対する振幅の最大減少率 値が大きいほど線溶亢進の程度が高いことを表す

APTT：活性化部分トロンボプラスチン時間，PT：プロトロンビン時間，MCF：最大血餅硬度

化を始める) までの時間を表す．K および CFT は，血餅形成開始から振幅が 20 mm に達するまでの時間を表し，この時間が短いほどフィブリンの産生および架橋構造形成が急速に進んでいることを表す．α は，K または CFT を得るまでの波形の傾きを表し，この値が大きいほどフィブリンの産生および架橋構造形成が速いことを表す．K または CFT と α は，血餅形成初期のフィブリン産生と架橋構造形成の速さをそれぞれ別の側面から評価しているので，基本的にはどちらかに注目すればよい．MA および MCF は，凝血塊の最大弾性粘稠度を表し，この値が大きいほど強固な血餅であることを示す．LY-x および LI-x は，最大振幅到達 x 分後の振幅減少率を表し，通常は 30 分もしくは 60 分で評価する．TEG® では MA からの減少分を評価し，ROTEM® ではその時点の振幅の最大振幅に対する比として評価する．したがって，TEG® では数値が大きいほど，ROTEM® では数値が小さいほど線溶亢進を示す．

TEG® や ROTEM® の波形解析にはいくつかのポイントがある (図5)．まず注目すべきは R・CT である．このパラメーターは検査開始から初期のフィブリン産生までの時間を表し，この時間の延長は各凝固因子が活性化してフィブリンができるまでの時間が遅延していることを表す．したがって，このパラメーターが延長した場合は，凝固因子の活性低下やヘパリンなどの抗凝固薬の影響を考える．

3. 血液モニタリング

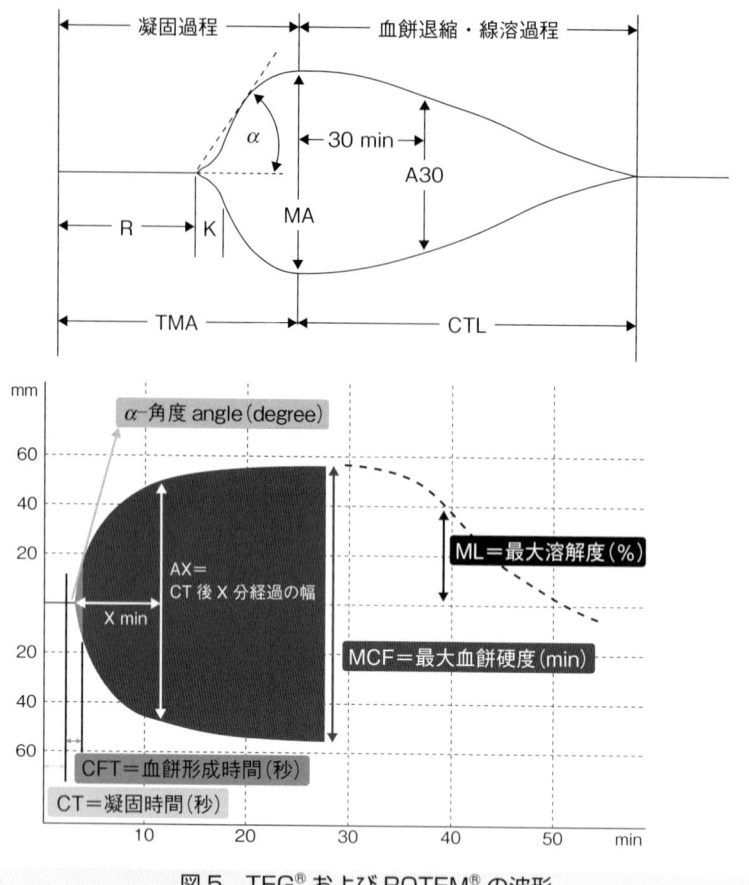

図5　TEG® および ROTEM® の波形

次に K・CFT はフィブリン産生と架橋構造形成の速度を見ているため，延長した場合は血小板の数または機能低下，凝固因子活性の低下を考える。α は K・CFT とは逆に，凝固異常が存在する場合は低下する。次にチェックすべき項目は MA または MCF である。このパラメーターはその検体が持つ最終的な血餅強度を表し，血小板数・機能およびフィブリノゲン濃度によって規定される。したがって，このパラメーターが低下した場合は Plt 値の低下またはフィブリノゲン濃度の低下，あるいは両方の低下を考える。

TEG® および ROTEM® はピンと血餅の間に生じる力を測定するため，一度は形成されたフィブリン網が分解されると（線溶），血液の粘稠度は低下し，LY・ML に変化が生じる。しかし，生理的な血小板の収縮運動である血餅退縮によっても LY・ML が変化することがあるため[6]，注意が必要である。

フィブリン/フィブリノゲン分解産物，D ダイマー

フィブリン/フィブリノゲン分解産物（fibrin/fibrinogen degradation products：FDP）および D ダイマーは，フィブリンおよびフィブリノゲンがプラスミンによって

分解されて生じる分解産物であり，線溶亢進の指標となる．両者はラテックス免疫比濁法で定量されることが多く，Dダイマーはフィブリンが架橋構造を形成した後（血栓形成後）に分解された場合のみ生じるので，Dダイマーの上昇は体内での血栓形成に引き続いて起こる．FDPはフィブリノゲンの分解によっても上昇するので，必ずしも血栓形成を反映するわけではない．

プラスミンは，前駆体であるプラスミノゲンが組織プラスミノゲン活性化因子（tissue plasminogen activator：tPA）によって限定分解を受けて生じる．生理的状態ではtPAによるプラスミノゲンの限定分解は生じないが，両者はその分子中にフィブリンに親和性の高い部位を持っており，体内でフィブリンが産生されると，その分子上にプラスミノゲンとtPAが集まり効率良くプラスミンが産生される．

両者は線溶亢進の診断に用いられるが，特にDダイマーは深部静脈血栓症のスクリーニングにも用いられている．一般にFDPとDダイマーの測定値は正の相関をするが，tPA産生亢進など特殊な病態ではフィブリン産生を介さずにプラスミンが産生されるため，Dダイマーに比してFDPの上昇が優位となる．

周術期においては止血血栓の形成に引き続く生理的な線溶亢進（プラスミン産生）によってFDPおよびDダイマーが上昇するが，この変化は必ずしも異常とはいえない．問題となるのはα_2プラスミンインヒビター（α_2PI）などの線溶制御因子の活性低下による線溶制御系の破綻であり，この場合もFDP，Dダイマーは上昇する．検査値のみで生理的線溶と異常線溶を鑑別することは困難であり，周術期管理における臨床的意義は低い．

■参考文献

1) Hattersley PG. Activated coagulation time of whole blood. JAMA 1966；196：436-40.
2) Finley A, Greenberg C. Review article：heparin sensitivity and resistance：management during cardiopulmonary bypass. Anesth Analg 2013；116：1210-22.
3) Bull BS. Heparin therapy during extracorporeal circulation. J Thorac Cardiovasc Surg 1975；69：123-33.
4) Young JA, Kisker CT, Doty DB. Adequate anticoagulation during cardiopulmonary bypass determined by activated clotting time and the appearance of fibrin monomer. Ann Thorac Surg 1978；26：231-40.
5) Society of Thoracic Surgeons blood conservation guideline task force, Ferraris VA, Ferraris SP, Saha SP, et al. Perioperative blood transfusion and blood conservation in cardiac surgery：the Society of Thoracic Surgeons and the Society of Cardiovascular Anesthesiologists clinical practice guideline. Ann Thorac Surg 2007；83：S27-86.
6) Katori N, Tanaka KA, Szlam F, et al. The effects of platelet count on clot retraction and tissue plasminogen activator-induced fibrinolysis on thrombelastography. Anesth Analg 2005；100：1781-5.

〈香取　信之〉

II. モニタリング

4 経食道心エコー法

重要ポイント

- 経食道心エコー法は,外科医や麻酔科医に見えない多くの情報を提供できる。
- 外科治療をより安全確実に遂行するために必要な情報を経食道心エコー法で得ていく。
- 体外循環関連のカニューレ操作や手術手技自体を可視化してガイドすることも可能である。
- 周術期管理でも,想定外のイベントの病態を知り,適切に対処することに役立つ。
- 習得には労力と時間,経験を要するが,それに見合うメリットを有している。

はじめに

近年,心臓外科手術の対象となる患者は高齢化し,複数の既往疾患,薬物治療継続中,心肺機能低下症例もまれでない。このような症例では,易感染性,出血傾向,心肺機能の予備能低下により些細な合併症も予後を大きく左右しうる。一方,各疾患に対する手術成績は向上し,緊急手術を要する疾患(急性大動脈解離など)でも救命率が改善しており,多くの手術でより確実かつ安全な治療が期待され,さらに100％に近い成功率が求められている。経食道心エコー法(transesophageal echocardiography:TEE)は,この目的のためにメリットのあるモダリティであり,期待とともに役割が大きくなってきている。

周術期におけるTEEの役割は,上記の目的を達成するために必要となる情報を提供することである。外科医が術野で認識できる範囲も,麻酔科医が従来のモニターから得られる情報も限られており,TEEはそれを補うという位置づけである。

本項では,現在行っている周術期TEEの実際を概説し,その役割と意義を示したい。

麻酔導入後の診断

1 待機的手術

待機的手術では詳細な術前評価がなされていることが多いが,術前の全身状態によっ

て評価が必ずしも十分でないこともある。その場合には，術中 TEE で補うのがよい。また，手術開始後に現れるイベントを診断するには，コントロールとなる所見が必要である。

a. 冠動脈バイパス術

　冠動脈再建が終わるまでは心筋虚血が存在しており，そこに至るまでの手術操作で心機能が影響を受けることがある。内胸動脈の採取中，開胸器により心臓や冠動脈が圧迫されて心筋虚血が起こる可能性があるが，心膜を切開していないため術野からは判断できず，心電図も四肢誘導からその情報を正確に得ることは難しい。オフポンプ冠動脈バイパス術（off-pump coronary artery bypass：OPCAB）でも，一過性心筋虚血や心臓脱転に伴う僧帽弁逆流（mitral regurgitation：MR）などが起こりうるが，コントロールとしての所見がなければ評価ができない。

　一方，鎖骨下動脈の狭窄・閉塞は決してまれではなく，高度狭窄があっても上肢の血圧に左右差がないことも多い。これに気づかず内胸動脈を採取してグラフトとして用いると，グラフト流量が不十分であったり，吻合後に鎖骨下動脈盗血（subclavian steal）で心筋虚血を来したりすることもある[1]。鎖骨下動脈起始部を TEE でチェックしておくことが望ましい（図1)[2)3]。

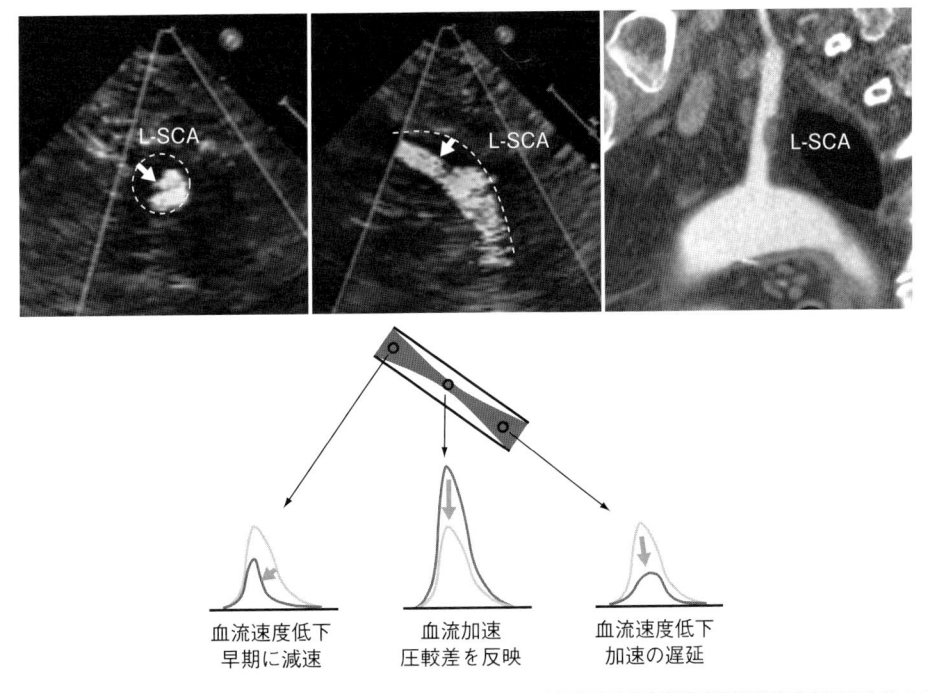

図1　左鎖骨下動脈の狭窄
左鎖骨下動脈（L-SCA）の偏在性の狭窄を認める。下は，狭窄度の評価方法。
（渡橋和政．レスキュー TEE．東京：南江堂；2014 より改変引用）

b. 僧帽弁形成術

呼吸困難などのために術前評価が十分できていないときには，麻酔導入後の評価が形成の方針決定に必要となる。術中の評価が術前の評価と異なる場合もある。術前評価が十分であっても，形成後の評価をするためには形成前と比較する必要がある。そのためにも，体外循環開始前に僧帽弁の評価をしておくことは必要である。術者と麻酔科医，看護師で術式を再確認するこの作業は，タイムアウトの項目の一つといっても過言ではないであろう。

c. 大動脈弁置換術

近年，大動脈弁狭窄（aortic stenosis：AS）は動脈硬化性がほとんどを占め，弁膜以外の動脈硬化性変化が手術に影響を与えうる。TEEによる情報は，手術におけるピットフォールをあらかじめ知り，その対策を立てておくことにより手術をスムーズに進めることを可能にするとともに，セーフティーネットともなりうる（図2）[4)5)]。以下，チェックポイントを挙げる。

（1）弁輪径

弁輪径は，生体弁を植え込めるか否かの決め手となる。TEEで測定した弁輪径は，石灰化がある状態での径であり，脱灰することにより1サイズ程度大きくなることがあるため，"最低，この大きさの弁は入る"という目安である。

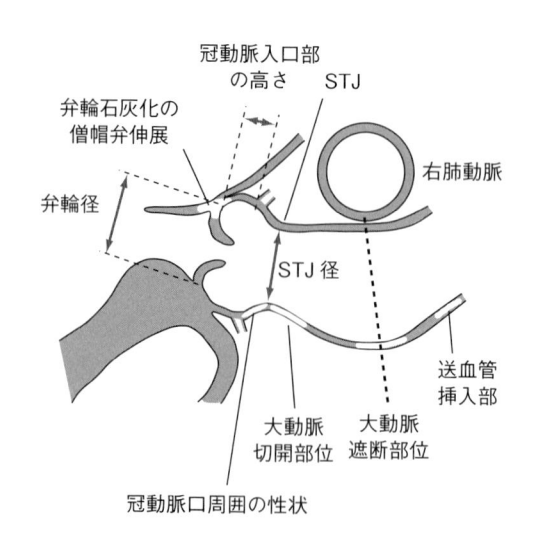

図2 石灰化を伴う大動脈弁狭窄におけるチェックポイント

大動脈弁の弁輪径だけでなく，手術操作に関連した経食道心エコー法による情報も貴重である。
STJ：ST junction

（Orihashi K. Aortic valve replacement for calcified aortic valves. In：Aikawa E, editor. Aortic valve replacement in calcified aortic valve. Croatia：InTech；2013. p.499-516 より改変引用）

(2) ST junction 径

ST junction の径が弁輪径と同等か小さいと，必要なサイズの人工弁を植え込み，糸を結紮するために，ST junction を切り込む必要性が生じることがある．この部位が石灰化していると，切開部の修復が困難となり，術後出血の原因ともなる．ST junction の性状とともに評価しておく．

(3) 冠動脈口

注目すべきは，起始異常，short LMT（left main trunk：左主幹部），入口部の石灰化である（図3）[3]．

冠動脈入口部が弁輪に近いと，弁輪上の植え込みで冠動脈を閉塞し，術中心筋梗塞を起こすリスクを伴う．弁輪内植え込みでは，植え込める人工弁のサイズが小さくなる．逆に高位起始の場合は，大動脈切開の位置を高めにしないと，冠動脈損傷を来すおそれがある．

冠動脈が交連部近くや隣のValsalva洞から起始している場合は，選択的冠灌流の際に冠動脈口が見つからず時間がかかったり，注入できなかったりするトラブルが起こりうる．また，ステントポストが冠動脈口の正面に来て術後の冠動脈造影や経皮的冠動脈

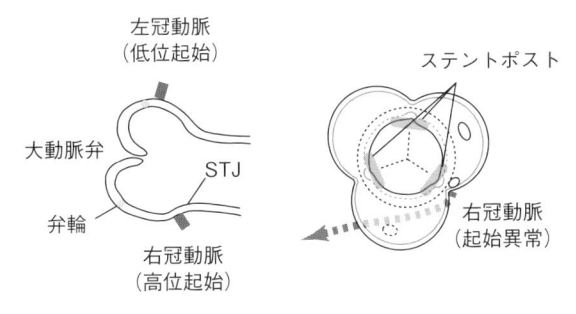

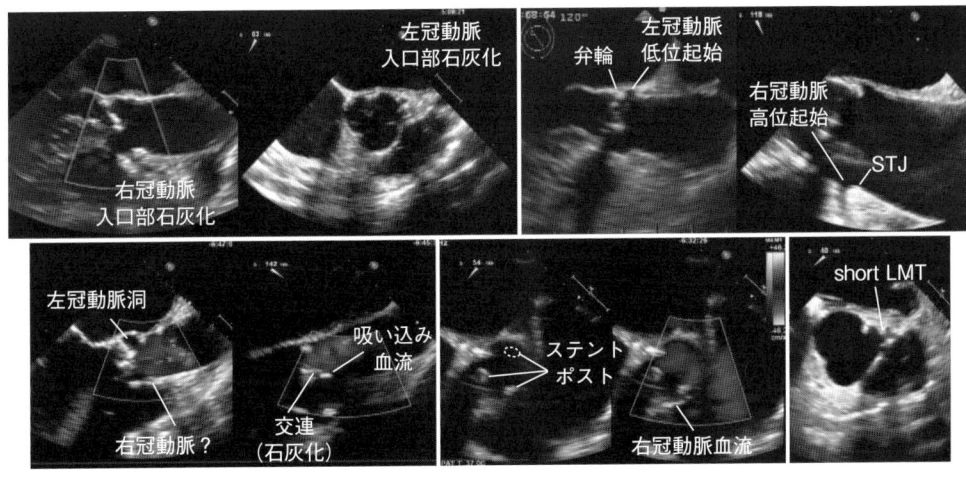

図3 大動脈弁置換における冠動脈の注意点
冠動脈入口部の石灰化，高位・低位起始，横方向の起始異常，short LMT（左主幹部）に注意が必要である．
STJ：ST junction
（渡橋和政．レスキューTEE．東京：南江堂；2014 より改変引用）

インターベンション（percutaneous coronary intervention：PCI）が困難になる可能性があるので，冠動脈病変を合併しているときには長期の治療戦略にも影響しうる。

short LMT があると，選択的冠灌流のカニューレが左前下行枝と左回旋枝の一方にしか灌流しない可能性がある。術野から見ても気づきにくく，体外循環離脱時に心不全に気づくことになる。術前冠動脈造影のレポートに記載されないことも多いため，TEE で確認しておく。

また，冠動脈入口部に壁不整や石灰化があると，心筋保護液の注入が困難となることがあるため，入口部に音響陰影を伴う高輝度陰影を認めるときには，細めのカニューレをあらかじめ用意するか，左のみなら逆行性心筋保護を用意しておくのがよい。

(4) 弁輪石灰化

弁輪の石灰化が連続的に僧帽弁前尖にまで進展している所見を認めるときには，石灰を過剰に脱灰すると，僧帽弁が穿孔して高度の逆流を来すことがある[6]。

2 緊急手術

a. 急性大動脈解離

急性 A 型大動脈解離では，破裂や灌流障害などのために術前評価が十分にできないことも多く，高度ショック状態では手術室に直接搬入する必要がある。このような状況で手術戦略を立てるためには，TEE の情報が必要である[7]。

(1) 破裂

血圧が急に低下した場合は，原因が心嚢・胸腔への出血か否かを確認するため，心タンポナーデや血胸の評価を TEE で行う。それにより，まず開胸を先行するか，先に大腿動脈から送血を準備するかを判断する。心膜切開時に大動脈破裂で大出血して，体外循環を開始できない状況は避けたい。術中に血圧が低下した場合も同様である。

(2) 灌流障害（図4）[7〜9]

冠動脈，弓部分枝，腹部内臓分枝を TEE で描出し真腔血流を評価する。①真腔が拡大した偽腔で圧迫され虚脱，②入口部がフラップで被覆され閉塞，③入口部の内膜が引き抜け分枝動脈が閉塞（冠動脈）に注目する。分枝動脈の起始部〜近位部が描出できないときには，臓器実質内の血流，筋組織（心筋や腸管）では筋収縮を見る。

灌流障害は，体外循環や血行再建によって新たに発生することがある。体外循環では大腿動脈送血で偽腔送血が起こりやすいが，個々の症例で偽腔送血が起こるか否かを予測することは不可能である[10]。すでに臓器虚血がある症例で，真腔送血を開始した後に灌流が再開しないこともある[11]。灌流状況が変化する節目で重要臓器の灌流を逐一確認するのが望ましい。

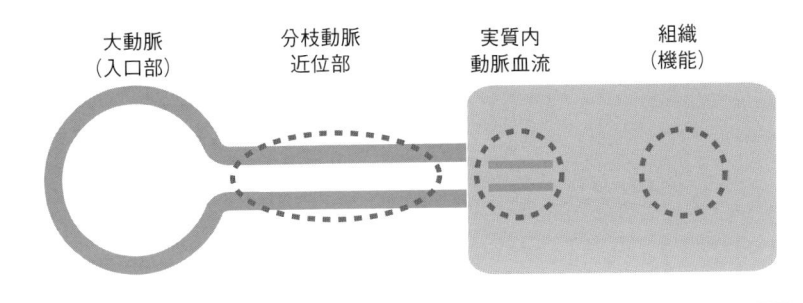

	大動脈（入口部）	分枝動脈近位部	実質内動脈血流	組織（機能）
心筋	上行大動脈（TEE）	冠動脈（TEE）	N.A.	局所壁運動（TEE）
脳	大動脈弓部（TEE）	総頸動脈（TEE）	眼球ドプラー（エコー）	NIRS, 瞳孔対光反射
上肢	大動脈弓部（TEE）	鎖骨下動脈（TEE）	橈骨動脈圧	視診
腹部内臓	腹部大動脈（TEE）	内臓動脈（TEE）	臓器血流（TEE）	腸管蠕動（TEE）
下肢	N.A.	大腿動脈血流（エコー）	末梢動脈血流（ドプラー血流計）	視診

図4 急性大動脈解離における灌流障害の評価

重要臓器の灌流障害を診断する方法を示す．多くの場合，経食道心エコー法（TEE）による情報が有用である．
NIRS：近赤外線分光法
（渡橋和政．レスキューTEE．東京：南江堂；2014 より改変引用）

(3) 大動脈弁逆流

ST junction 拡大による交連の外方偏位，Valsalva 洞壁解離による交連脱落などにより大動脈弁逆流を来す．解離に伴う大動脈弁逆流は多くが大動脈の修復で軽快するが，その評価を体外循環離脱中に TEE で行う．

b. 急性心筋梗塞の外科手術を必要とする合併症

心筋の破綻に起因する外科的合併症である左室破裂，心室中隔穿孔，乳頭筋断裂などで緊急手術が必要なときには，術前の評価が必ずしも十分ではない．体外循環に関連する合併症を最小限に抑えるためには，術前に得られた情報で足りない部分（上行大動脈の性状など）を TEE で補い，透視もない状況で経皮的心肺補助（percutaneous cardio-pulmonary support：PCPS）や大動脈内バルーンパンピング（intra-aortic balloon pumping：IABP）が開始された場合は，操作に関連した合併症（大動脈解離など）をチェックする．

3 術前診断の見落とし

待機手術であっても術前評価が十分とはかぎらない。まれだが，術前評価で見落とされている病変がTEEで見つかり，手術方法の変更を余儀なくされることもある。具体的な例をいくつか挙げる。

a． 左心耳内血栓の例

僧帽弁手術で弁形成が予定されていたが，麻酔導入後のTEEで左心耳内に血栓があることが判明した。洞調律でモヤモヤエコーもなかったが，血栓が見つかったため，左心耳を外から把持して遮断し，血栓を取り出して，縫合閉鎖した。

b． 冠動脈バイパス術の例

左内胸動脈をグラフトとして用いる予定で手術を開始したが，左鎖骨下動脈の起始部〜近位部に高度狭窄があった[2]。上肢の血圧には左右差がなく，術前の冠動脈造影ではカテーテルがスムーズに通り，有意狭窄は指摘されていなかった。グラフトは大伏在静脈に変更となった。

労作時の息切れで精査したところ，冠動脈の三枝病変が見つかり，冠動脈バイパス術（coronary artery bypass grafting：CABG）を行った。バイパスを終了し，体外循環を離脱しようとしたがなかなか立ち上がらず，TEEで肺動脈内の血栓が見つかった。循環停止とし，肺動脈内血栓の摘出を行った。

OPCABを行う予定であったが，麻酔導入後に心房中隔欠損（ASD）が見つかり，急遽体外循環を用いて欠損孔閉鎖術を行うこととなった。

c． 感染性心内膜炎の例

僧帽弁の感染性心内膜炎で治療を予定されていたが，麻酔導入後のTEEで軽度の大動脈弁逆流があることに気づき，大動脈弁を詳細に見ると，交連部近くから逆流が起こっており，そこに疣贅が見つかった。大動脈切開を追加し，疣贅の切除を行った。

体外循環や補助循環に関連した情報提供，ガイド[3]

体外循環は心血管手術に特有の操作であり，それに関連した合併症もまれでない。また，脳分離体外循環で灌流が予定どおりでない場合，脳合併症に直結する。

1 送血管に関連した情報

送血管を挿入する上行大動脈がまったく健常であることは，高齢者ではまれである。粥腫や石灰化病変は，脳梗塞や術中解離の原因となる。合併症を回避するために，送血

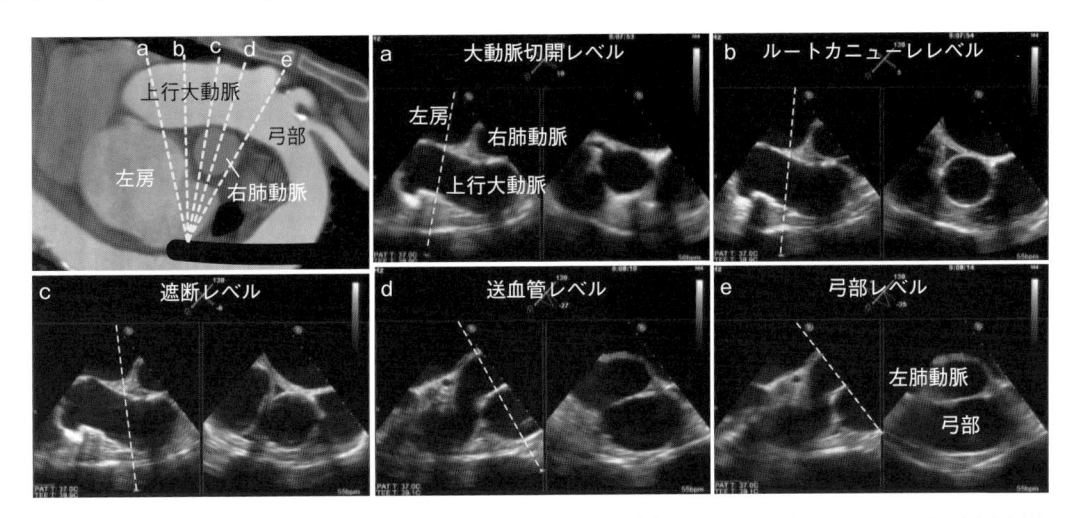

図5 上行大動脈の評価
上行大動脈への操作部位に関連した経食道心エコー法による画像を示す。xPlane が有用である。
(渡橋和政. レスキュー TEE. 東京：南江堂；2014 より改変引用)

路の変更が望ましい場合もある。
　麻酔導入後に上行大動脈を評価する（図5）[3]。上行大動脈は TEE にとって blind zone と考えられているが，プローブ操作や xPlane をうまく用いることにより，少なくとも前壁はほぼ描出できる。上行大動脈から覗き上げる走査，弓部から覗き下ろす走査を用いて評価する[4]。
　送血管を挿入した後，送血開始直後に解離が新たに起こっていないかを確認する。もし，内膜が送血管先端で持ち上がっているようなら，決して送血を開始してはならない。うまく見えないときには，送血開始直後に弓部で解離が起こっていないかチェックする。
　送血路を変更する場合は，腋窩動脈や大腿動脈が用いられる。腋窩動脈を用いる場合には，鎖骨下動脈〜腕頭動脈に狭窄や粥腫がないことを確認しておく。また，大腿動脈から送血する場合には，CT 検査で腹部大動脈〜腸骨動脈の性状をチェックするとともに，TEE で胸部大動脈の性状を評価し，送血開始時に解離が起こっていないことを確認する。

2 脱血管に関連した情報 (図6)[3]

　脱血不良を回避するため，脱血管の先端位置を確認する。下大静脈に挿入した脱血管が肝静脈に迷入していると脱血効率が落ちるため，下大静脈内にあることを確認する。手術操作で脱血管を持ち上げたときに先端が浅くなり，戻した瞬間に肝静脈に入ることもあるため，右房壁の可動性に合わせて深めに挿入する。上大静脈に挿入する際に抵抗がある場合は，奇静脈への迷入のおそれがある。
　脱血不良が起こると，肺循環を回って左心系に血液が返ってきて術野を無血視野に保つことが難しくなる。中心静脈圧（CVP）はあまり当てにならないことをしばしば経

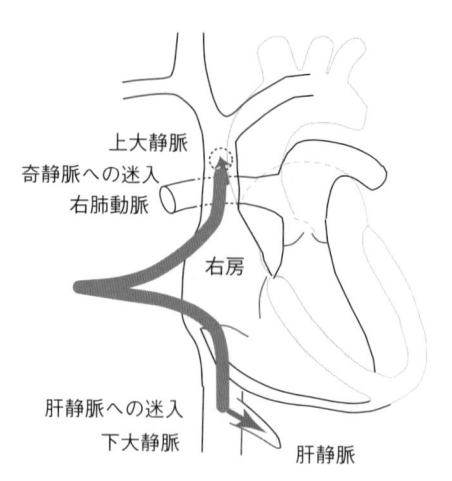

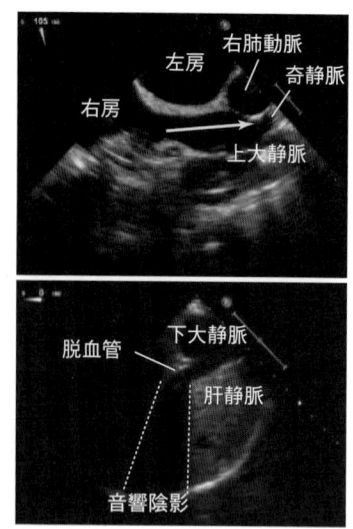

図6 脱血管のピットフォール
上大静脈では奇静脈への迷入，下大静脈では肝静脈への迷入に注意する。
（渡橋和政．レスキューTEE．東京：南江堂；2014 より改変引用）

験する。脱血管周囲にスペースがないかをチェックする。

3 左室ベント

　左室ベントカニューレを挿入する際に，肺静脈や左心耳に迷入して穿破，あるいは左室心尖部を穿通あるいは乳頭筋基部に刺入して，左室の壁内血腫を形成することがある（図7)[3]。TEEでガイドして，適切な位置と深さにあることを確認する。ただし，左房内のカニューレは明瞭に描出できないため，左室短軸像を描出して待ち受け，ここに音響陰影を伴う高輝度陰影が現れるかどうかを確認するのがよい。

4 冠静脈洞カニューレ

　左冠動脈からの心筋保護液注入が難しい場合に役立つ逆行性心筋保護だが，冠静脈洞にカニューレを挿入する手技に関連した合併症が起こりうる（図8)[3]。冠静脈洞に挿入したつもりでも，カニューレが右房内にあったり右室に迷入したりして心筋保護効果が得られないこともあり，また中心静脈に迷入して穿破する可能性もある。中心静脈に入ると通常は抵抗を感じるが，なかなか入らないときにはつい力を入れてしまうからである。

　TEEでは，冠静脈洞にカニューレが確実に入ったこと，またその後，抜けていないことを確認できる。術者の感触に加えて視覚的な証拠が備わる。下大静脈脱血管と同様，右房壁を持ち上げるとカニューレが右房に抜けてしまうことがあるが，TEEによって術者の手術操作を止めることなく，リアルタイムにカニューレの情報が得られる。

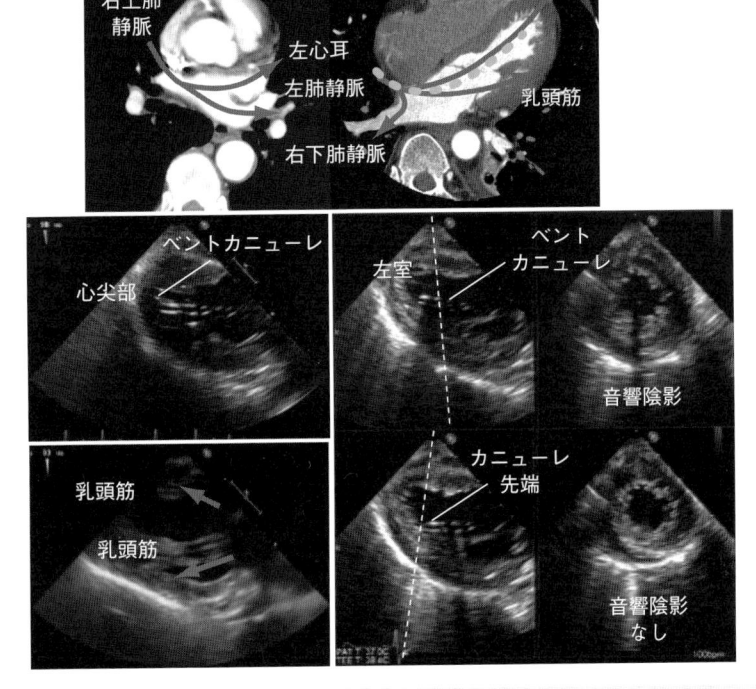

図7 左室ベントのピットフォール
上は，カニューレの迷入部位を示す．下は，経食道心エコー法による画像における注意点，先端位置の確認方法を示す．
（渡橋和政．レスキューTEE．東京：南江堂；2014 より改変引用）

　また，カニューレ先端が深く入りすぎると，心筋保護液が左前下行枝領域を灌流できず，心筋保護の効果が半減する．TEE でカニューレ先端の深さをチェックしておく．
　中心静脈に入ろうとするカニューレは，TEE で発見して回避することも可能である．カニューレが進入してくる方向と冠静脈洞の向きを同時に描出することで，先端が中心静脈に向かっていることを知ることができる．

5 左上大静脈遺残

　脱血管と逆行性心筋保護に関連する．右房を切開する手術では，これに気づかず通常の脱血管で手術をスタートすると，血液が大量に戻ってきて手術を困難にする．また，逆行性心筋保護では，冠静脈洞に注入した心筋保護液は静脈系に入り込み，心筋保護効果が大きく損なわれてしまう．術前に左上大静脈遺残（PLSVC）があることが判明している場合もあるが，特に緊急手術ではこの情報がないこともある．CT 検査を行っていればある程度判断できるが，気づかれていない場合もある．
　TEE では，通常より大きい冠静脈洞で気づくことが多い．しかし，不完全タイプもあるため，ルーチンとして冠静脈洞から左心耳の横を上行する脈管がないことを見てお

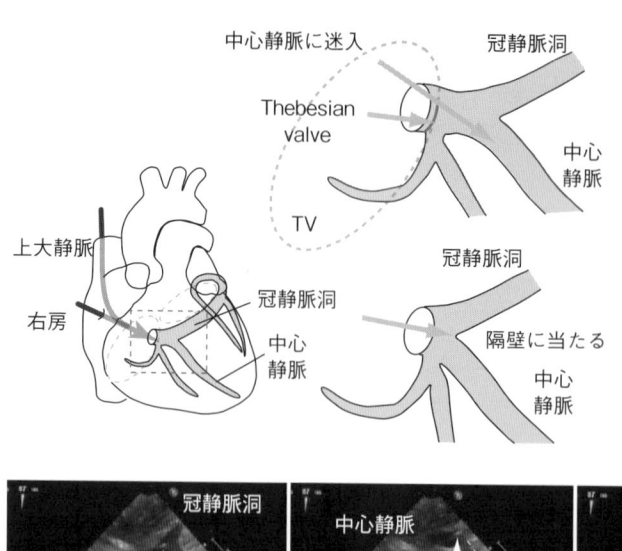

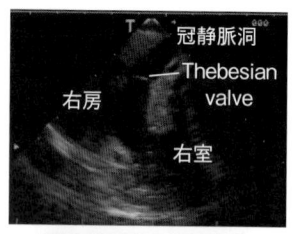

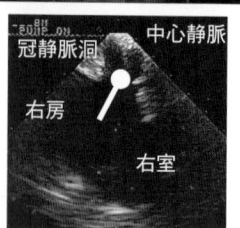

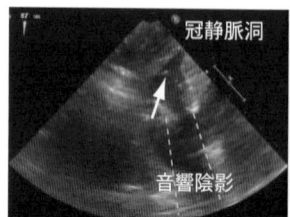

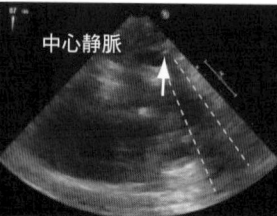

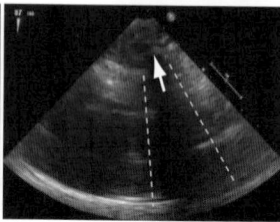

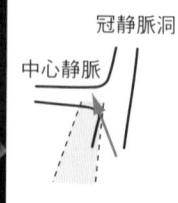

図8 冠静脈洞カニューレ挿入時のピットフォール

挿入時の抵抗は，Thebesian valve，中心静脈への迷入，隔壁などである．経食道心エコー法による形態，カニューレ先端の確認で対処する．
TV：三尖弁
（渡橋和政．レスキューTEE．東京：南江堂；2014より改変引用）

くことが必要である．

6 大動脈内バルーンパンピング（IABP），経皮的心肺補助（PCPS）

　術前に血行動態が不安定で，麻酔導入後にこれらを開始することがある．その場合，気管挿管されていればTEEでモニターするのがよい．これらを必要とする症例は，しばしば高度の動脈硬化性変化を伴っていて，大腿動脈〜腸骨動脈領域に狭窄や屈曲があることもまれでない．

　IABPカテーテルを挿入する際にガイドワイヤで解離を生じてしまうことがある．これに気づかずカテーテルを進めて駆動を始めると，大動脈破裂を来しかねない．TEEで偏側によって動かないカテーテルを見たときには，これを疑う．また，すでに駆動が始まっていれば，カニューレ先端が壁に接して動かず，よく見るとその表面に内膜が連続している所見が得られる．

　PCPSでは，脱血管挿入に際してガイドワイヤが下大静脈〜右房に来ることをTEEで確認してから脱血管を進める．ガイドワイヤは非常に自由度が高く，腸骨静脈の分枝や対側，さらに下大静脈の分枝にも入りやすい．それに気づかず脱血管を進めると，分枝を損傷して後腹膜出血を来してしまう．また，脱血管先端の位置が深すぎたり浅すぎ

たりすると，先端孔と側孔からの脱血効率を落としてしまう．さらに，カニューレ先端が心房中隔にめり込んでいると穿破のおそれがあり，脱血効率にも影響する．これらはTEEで見れば確認できることである．

手術操作中のモニター，ガイド

TEEは，外科医に見えない場所をリアルタイムで描出することにより，手術操作をガイド，ナビゲーションすることができる．特に，リアルタイム3D TEEの登場で，それがますます現実味を帯びてきた．ここでは，その例を示す．

1 オフポンプ冠動脈バイパス術（OPCAB）

心臓を脱転して吻合を行うときに血圧が低下する場合は，昇圧薬を用いるべきかボリュームを足すべきか，またはそれ以外の対処が必要なのかを判断する必要がある．血圧低下の原因には，心筋虚血，肺静脈の屈曲・閉塞，右室流出路狭窄，MR，血液喪失などがある．外科医にとっての死角である胸腔内のチェック，局所壁運動障害，MRなど，各原因についてTEEで見ながら対処法を考える．

2 open stent graft implant

遠位弓部大動脈瘤に対する治療として行われるopen stent graft implant（OSG）は，弓部全置換術と同様に低体温循環停止や脳分離体外循環を必要とする．左胸腔へのアプローチが軽減でき，出血のコントロールも容易という利点を持つが，術者から見えない下行大動脈内での操作のため，下行大動脈内の粥腫の損傷，壁穿破，位置異常による対麻痺などの問題がある．

これらはいずれも下行大動脈内が見えないことが原因であり，TEEで下行大動脈内を可視化することにより解決しうる．TEEで見ながらステントグラフトを挿入して留置するのがよい．透視と異なり，壁とグラフトの両者を同時に描出することができる．また，横隔膜からの距離をTEEで描出することにより，深すぎる挿入を回避できる[12]．

ステントグラフトを下行大動脈に誘導するのにガイドワイヤを大腿動脈から挿入してtug-of-wire法で誘導する方法もあるが，腸骨動脈〜下行大動脈にガイドワイヤを通すために起こる粥腫損傷のリスクも考える．

3 経カテーテル大動脈弁留置術

経カテーテル大動脈弁留置術（transcatheter aortic valve implant：TAVI）は，最近，わが国でも導入されたASに対する新たな治療である．主に透視ガイド下でバルーン拡張と大動脈弁の位置までのグラフト誘導，位置決めを行うが，大動脈弁逆流，心タンポ

ナーデ，冠動脈血流のチェックはTEEでも情報を得ることができる．特に腎機能障害がある症例では，できるかぎり造影剤の使用を控えるために，TEEを活用することが望ましい．

体外循環離脱時

体外循環離脱時は，人工心肺装置に依存していた全身灌流を自己心臓に切り替えるため，大きな変化があるとともに，いろいろなトラブルが起こりやすいタイミングである．

1 心内遺残空気

心臓を開く手術や左室ベント挿入により心腔内に空気が入り，体外循環離脱時に空気が体循環に入る．冠動脈の空気塞栓は，浮力のため右冠動脈に多く，左室下壁の壁運動異常を伴う心不全，伝導系障害による徐脈を来す．一部は脳循環に入り，微小な脳梗塞を作る．仰臥位では，弓部分枝のうち腕頭動脈が最初に分枝して入口部が最も高い位置にあるため，空気は腕頭動脈に入りやすく，右脳半球に塞栓を起こしやすい．

空気には，小さな気泡として心腔内で舞う気泡型と，ある程度の容積でまとまっている貯留型がある．それぞれをTEEで描出することができ，空気除去をナビゲーションするのに有用である．TEEによる観察で，空気は，かねて各施設で行われてきているさまざまなルーチン手技（左室ベントやルートベントからの吸引，体位変換，心腔閉鎖時の肺加圧など）によってもなお残ることが分かる．また，多くの施設で二酸化炭素を心嚢内に吹送する手技を取っているが，壁吸引によってまたたく間に空気に置き換わってしまうこと，血液に吸収されやすい二酸化炭素といえどもまとまった量で冠動脈塞栓を来すと血管を閉塞してしまうことを認識しておく．

空気塞栓の被害を最小限にとどめながら空気を効率的に除去するには，TEEによるナビゲーションが有用である（図9）[3]．①空気の貯留している場所を見つけること，②それに応じて除去していく方法を決定すること，③空気除去の効果を評価すること，が必要である．

空気の貯留部位は，右上肺静脈，左房内，左心耳内，左上肺静脈，左室心尖部，上行大動脈と限られている．心腔内に舞う気泡は，それが問題なのではなく，その奥に貯留型空気があることを示しており，それを除去することが大切である．しっかりと心拍動が再開する前に大部分の空気を除去してしまうこと，脈圧が明瞭に認められる時点で少量の気泡が見える程度となり，貯留型の空気がなくなるところまで確実に除去することが必要である．

冠動脈の空気塞栓が起こった場合には，それが吸収されるまで30分くらい体外循環を継続したまま待つ必要がある．それ以前に無理やり離脱すると，不整脈や収縮障害で体外循環を再開せざるをえないことが多い．これは，TEEでモニタリングするのがよい．

II. モニタリング

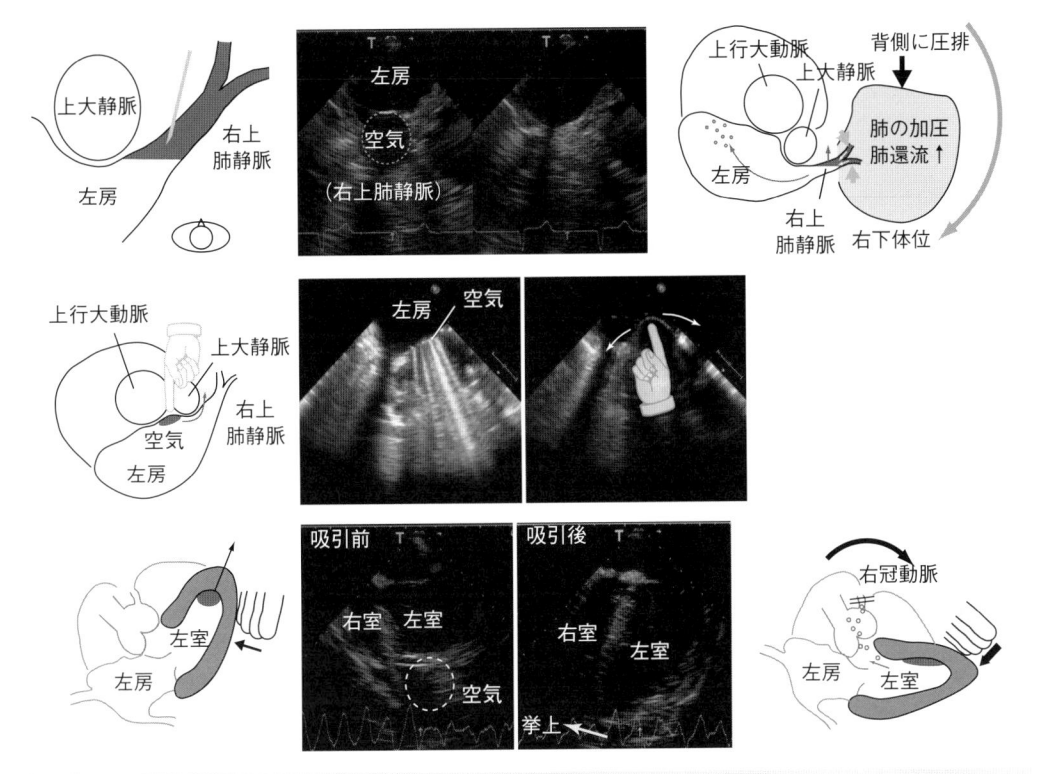

図9 心内遺残空気のチェック
右上肺静脈の空気は，左室ベント挿入部付近から除去する．左房内の空気は，肺静脈あるいは左室方向に逃がす．
左室心尖部の空気は，心尖部穿刺，振盪，ベントカニューレで除去する．
（渡橋和政．レスキューTEE．東京：南江堂；2014より改変引用）

2 体外循環離脱困難

　体外循環離脱の時点になって，血圧が低く心拍出量が少ない場合がある．その事態を発見したときにできることは，原因を探り，解決できることを解決することである．低心拍出量の原因としては，不十分な心筋保護，心筋虚血（冠動脈閉塞，冠動脈グラフトのトラブル），弁膜（人工弁を含む）の機能障害，肺塞栓症などである．いずれも，TEEで壁運動や冠動脈血流，グラフト，弁膜，肺動脈を見ることで鑑別する．原因とその程度に応じて，体外循環を再開する決定が必要であるが，TEE情報をもとに術者と相談することになる．

3 酸素化障害

　体外循環中に人工肺で行っていたガス交換が自己肺に依存することになるため，この時点で酸素化障害が現れることがある．原因としては，①気道の障害（喀痰貯留など），②無気肺（胸水貯留など），③肺動脈塞栓，④右左シャントなどがある．両側胸腔の液

111

貯留と無気肺形成，肺動脈塞栓の有無（肺門部付近の血栓），卵円孔での右左シャント血流をチェックする。

手術の評価

従来は，術前評価に基づいて手術を行い，多少は血行動態が不安定でもなんとか薬物を駆使して周術期を乗り越え，1～2週経過後に術後評価を行っていたが，その時点で修正が望ましい状態が判明して再手術，あるいは手術のリスクを考慮してそのまま経過観察，という事例があった。現在では，閉胸前に手術の評価を行って，不都合があればその場で再手術を考慮するということが可能となった。その際の評価にTEEを用いる。

1 僧帽弁形成術

形成を行った後に，逆流が遺残，あるいは新たな逆流（収縮期前方運動を含む）が生じたことなどがTEEで判明した場合は，再度心停止して形成をやり直したり弁置換に移行したりするなどの判断を下す必要がある。このとき，形成により弁口面積が過小となっていないかについても評価する。再形成する場合，どのように形成するのがよいかを決めるには，術前評価と同様に現在の状況を評価することが必要である。もちろん，再形成した場合には，その結果を評価する。

2 冠動脈バイパス術（CABG）

術前に収縮能がやや低下している場合，冠動脈再建直後に壁運動は改善することが多い。術前評価と比較して改善していることを確認する。また，術前に虚血に起因するMRがあった場合，それが軽減していることを確認する。

グラフト評価は必ずしも容易ではないが，内胸動脈の起始部や上行大動脈前面の吻合部で血流をチェックすることは可能である（図10）[7)13)]。術中には術野で直接評価することができるが，閉胸後～周術期に心筋虚血が疑われた場合にグラフト血流を評価する際のコントロールとしての意義がある。

3 弁置換術

弁置換術に共通する事項はリークである。弁輪が石灰化などで硬化したり感染で脆弱になったりした場合，弁周囲逆流を来すことがある。少量であれば有意な合併症とはならないが，逆流血流が縫合輪などの異物に吹き付けると溶血の原因になりうる。また，弁輪が脆弱な場合には逆流が増大していく可能性がある。リークには弁周囲逆流と経弁逆流があるが，後者は少量であれば，そのまま経過を見てよい。

経弁逆流が多いとき，機械弁ではディスクの閉鎖不全，生体弁では糸のjammingや

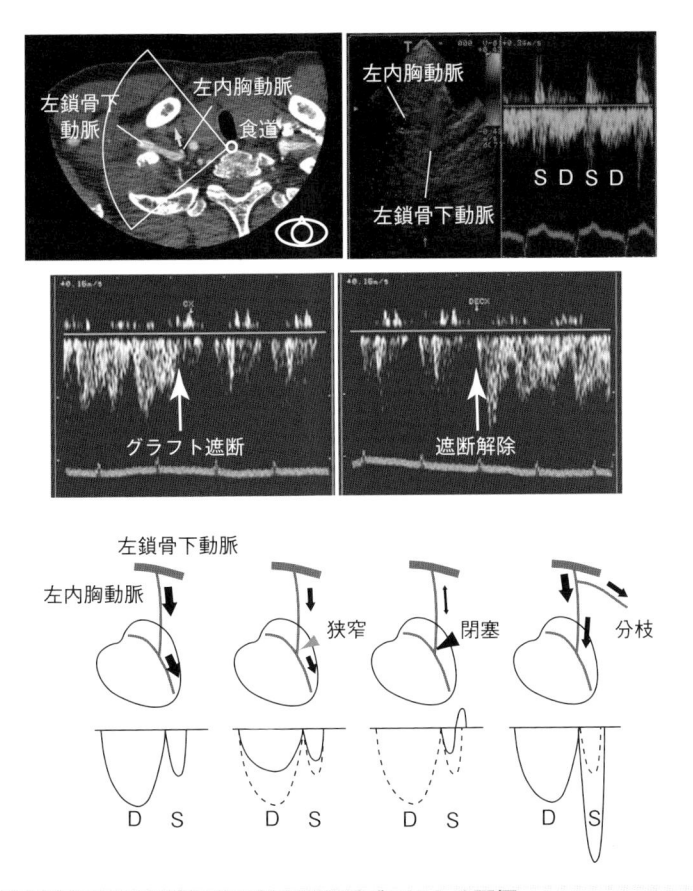

図10 左内胸動脈グラフトの評価
左鎖骨下動脈からの起始部で血流を測定する。術中にグラフトを用手遮断して内胸動脈であることを確認する。下は，血流パターンとその原因である。
(渡橋和政．経食道心エコー法マニュアル．第4版．東京：南江堂；2012より改変引用)

弁葉損傷・翻転などを考える。ジェット血流の大きさや肺静脈・大動脈での逆流から重症度を判定し，外科医に伝えて方針を立てる。

まれに，機械弁のディスクが閉鎖位で固定することがある。腱索の断端や高度石灰化による弁輪の歪みが原因として考えられるが，弁を通過する血流の面積が半減することで評価できる。この場合は，修復が必要である。

僧帽弁置換術では，左室破裂と左室流出路狭窄(生体弁)に注意する。前者は主に後尖側に起こりやすく，左室心筋内の異常陰影に注意する。生体弁のステントポストは左室筋に刺さったり流出路を狭窄させたりすることがある。また，左室肥大(特に心室中隔側)の高度な症例で大動脈弁置換を行った後，収縮期前方運動を来すことがある。その診断はTEEに委ねられることとなる。薬物治療が奏効することもあるが，その評価もTEEで行う。

4　大動脈解離

　血行再建後に，既存の灌流障害が解決し，新たな灌流障害が起こっていないかをチェックする。真腔に血流が流れるように再建した後も，灌流障害が解決していない場合がある。どの症例で，どの分枝にそれが起こるのかを予測することは不可能である。

　また，下行大動脈に解離が及んでいた場合は，大動脈再建後にはB型化するが，下行大動脈の破裂のリスクは依然残っている。血圧が低下する場合は，その可能性も考える必要がある。

手術後のICU管理

　手術中には，心臓の大きさや収縮を術野から見ることができ，異常があればすぐに体外循環を開始することができるが，閉胸後は直接心臓を見ることはできず，出血の対処はドレーン排液が拠り所となる。また，急な血行動態破綻が起こった場合は，PCPSを導入するにも時間がかかる。何より，手術室までの移動が必要な状況では，時間がかかることも考え，より慎重な管理が必要である。異常が起こったとき，その原因を知るためにCT検査や冠動脈造影などがすぐにはできない状況では，診断の決め手となるのはTEEである。経胸壁心エコー図検査（TTE）では，多くの場合で十分な情報を得ることができない。

　まず，心臓や大血管からの出血がドレーン排液量に反映されない場合がある。TEEで心臓周囲に血腫の形での貯留が認められた場合は，その量を見て再開胸の適応を判断する。このとき，手術操作を行った部位が出血源として最も疑わしいが，血腫の中にecho-free areaが認められる場合には，その近くに出血源がある可能性が高い。例えば，大伏在静脈グラフトや大動脈切開部などである。血腫の厚さ，心腔の虚脱などで重症度を判断する。

　CABGの術後に血圧低下が認められた場合，特にST変化が認められる場合は，まずグラフトトラブルを考える。左内胸動脈は，起始部で拡張期優位の血流が見られれば，まずグラフトトラブルはないが，収縮期優位あるいはto-and-froパターンである場合はグラフト閉塞を疑う。

　酸素化障害については，"体外循環離脱"の項目で述べたとおりである。

まとめ

　麻酔科医にとって，TEEは新たに登場した手技であるとともに，習得に多大な労力と学習を要するため，抵抗を感じる人も多い。しかし，ほとんどの疾患で外科的治療の標準的な手法が確立し，いかに想定外の取りこぼしをなくして，より安全かつ確実な治療を提供していけるかが問われる時代にあっては，TEEの情報は必須ともいえるもの

となり，それがゆえに"術中経食道心エコー連続監視加算"が算定できるようになっている。

前述のように，TEEは麻酔科医と外科医，そして臨床工学技士の共通言語となりつつある。同じ情報をそれぞれの視点から活用して，チームとして患者の治療をより完成度の高いものにしていくためにはTEEを使いこなすことが必要であり，これはハートチームのエッセンスともいえるものである。今後，さらに応用範囲が広がり，超音波診断自体の技術革新により，より精度の高い情報が得られると考えられる。今回記載した内容はあくまで2015年時点の状況に基づいており，さらに洗練されていくことを期待する。

■参考文献

1) Kursaklioglu H, Kose S, Iyisoy A, et al. Coronary subclavian steal syndrome presenting with ventricular tachycardia. Yonsei Med J 2009；50：852-5.
2) Orihashi K, Imai K, Sueda T. Left subclavian artery stenosis in coronary artery bypass surgery patients assessed by transesophageal echocardiography. J Thorac Cardiovasc Surg 2011；141：e24-6.
3) 渡橋和政. レスキューTEE. 東京：南江堂；2014.
4) Orihashi K. Intraoperative imaging in aortic valve surgery as a safety net. In：Motomura N, editor. Aortic valve surgery. Croatia：InTech；2011. p.3-18.
5) Orihashi K. Aortic valve replacement for calcified aortic valves. In：Aikawa E, editor. Aortic valve replacement in calcified aortic valve. Croatia：InTech；2013. p.499-516.
6) Islamoglu F, Apaydin AZ, Degirmenciler, K, et al. Detachment of the mitral valve anterior leaflet as a complication of aortic valve replacement. Tex Heart Inst J 2006；33：54-6.
7) 渡橋和政. 経食道心エコー法マニュアル. 第4版. 東京：南江堂；2012.
8) Orihashi K, Ozawa M, Takahashi S, et al. Treatment strategy for acute type a aortic dissection complicated with organ ischemia. Ann Vasc Dis 2011；4：293-8.
9) Neri E, Toscano T, Papalia U, et al. Proximal aortic dissection with coronary malperfusion：presentation, management, and outcome. J Thorac Cardiovasc Surg 2001；121：552-60.
10) Orihashi K, Sueda T, Okada K, et al. Detection and monitoring of complications associated with femoral or axillary arterial cannulation for surgical repair of aortic dissection. J Cardiothorac Vasc Anesth 2006；20：20-5.
11) Orihashi K. Malperfusion in acute type a aortic dissection：unsolved problem. Ann Thorac Surg 2013；95：1570-6.
12) Orihashi K, Matsuura Y, Sueda T, et al. Echocardiography-assisted surgery in transaortic endovascular stent grafting：role of transesophageal echocardiography. J Thorac Cardiovasc Surg 2000；120：672-8.
13) Orihashi K, Sueda T, Okada K, et al. Left internal thoracic artery graft assessed by means of intraoperative transesophageal echocardiography. Ann Thorac Surg 2005；79：580-4.

〈渡橋　和政〉

II. モニタリング

5 中枢神経系モニタリング

重要ポイント

- Bispectral Index 値は，麻酔薬や体温の影響を大きく受ける。
- 近赤外線脳酸素モニターは，術後脳障害のリスク減少への貢献に加え，術中の decision making にも有用である。
- 胸腹部大動脈手術中に運動誘発電位が低下する原因は多岐にわたるため，チャート（後掲の図）に示すように順を追って鑑別していくことが大切である。

はじめに

心臓血管外科麻酔では多くのモニターが利用されている。モニターが与えてくれる情報を正しく解釈しなければ患者に不利益が生じるおそれがある。

本項では，中枢神経のモニターとして，脳波から麻酔深度を表示する Bispectral Index（BIS）モニター，赤外線を利用して脳の酸素飽和度を測定する近赤外線脳酸素モニター，電気刺激により運動機能を評価する運動誘発電位（motor evoked potential：MEP）について，心臓血管外科麻酔に関する有用性と限界点を記載する。

BIS モニター

BIS モニターは専用のセンサーを前頭部に貼付することで脳波を得て，0〜100 の数字を表示するものである。麻酔中は，BIS 値を 40〜55 に維持することが勧められているが，数字のみを鵜呑みにしてはいけない。脳波や BIS 値は，麻酔薬，患者因子，外部の状況などの影響を受ける（表1，表2）。また，脳波により麻酔薬の効果を測れるのは，γアミノ酪酸（GABA）受容体に作用する麻酔薬であることにも留意する。

心臓大血管手術の麻酔管理における BIS モニターについての関心事は，低体温と人工心肺の影響である。Mathew ら[1]は，人工心肺開始前から人工心肺離脱 15 分後までの温度変化と BIS 値の関係を調査し，体温は人工心肺前の 35.1 ± 0.7℃ から復温開始時 32.5 ± 1.3℃，人工心肺離脱 15 分後 36.9 ± 0.6℃ と変化し，体温が 1℃ 低下することで BIS 値は 1.12 低下すると報告した。一方で，Hayashi ら[2]は，平均体温 34.5 ± 0.6℃ の

表1 麻酔薬とBIS値および脳波変化

麻酔薬	BIS値	脳波変化
GABA_A 受容体作用薬		
プロポフォール	低下	高振幅徐波→ burst and suppression →平坦脳波
チオペンタール	低下	高振幅徐波→ burst and suppression →平坦脳波
吸入麻酔薬	低下	高振幅徐波→ burst and suppression →平坦脳波
イソフルラン		
セボフルラン		
デスフルラン		セボフルランと比較すると振幅増大効果は弱い
ベンゾジアゼピン	低下	低振幅速波（burst and suppression, 平坦脳波は見られない）
ミダゾラム		
ジアゼパム		
NMDA 受容体作用薬		低振幅速波（rapid eye movement 時の脳波に似る）
ケタミン	上昇	δ波
亜酸化窒素	上昇	
α_2 アドレナリン受容体作用薬		
デクスメデトミジン	低下	自然睡眠の徐波睡眠時に近似, 刺激により速波化

NMDA：N-メチル-D-アスパラギン酸

（位田みつる. 麻酔深度モニター. 川口昌彦, 中瀬裕之編. 術中神経モニタリングバイブル. 東京：羊土社；2014. p.129-132 より引用）

表2 BIS値変化と関連因子

因子	BIS値またはその変化	説明
心房ペーシング	上昇	干渉
温風式加温機	上昇	空気振動
電磁気システム	上昇	干渉
低血糖	低下	δ, θ 波増加, α 波減少
心停止	低下	脳灌流低下
脳虚血	低下	脳灌流低下
低体温	低下	麻酔薬の作用増加
アルツハイマー病	低値	β 波減少
脳性麻痺	低値	異常精神機能
重症脳障害	低値	神経障害
脳死	BIS値 0	

（Dahaba AA. Different conditions that could result in the bispectral index indicating an incorrect hypnotic state. Anesth Analg 2005；101：765-73 より改変引用）

下で人工心肺を使用したときBIS値は変化しなかったが, SEF（spectral edge frequency）95は経時的に低値を取ることを示した. 低体温下でのBISモニターの研究を解釈する場合, 低体温では脳細胞の活動が低下して脳波が徐波化するためBIS値の算出のアルゴリズムから外れること, 体温が25℃以下になると脳波がburst and suppression（群発抑止）や平坦脳波を示して麻酔薬の効果は判定不能となることに注意する.

人工心肺を使用する場合, プライミングに用いる充填液により血液希釈が起こり, 人

工心肺開始前後で薬物の血中濃度が変化する。また，血液希釈によりタンパク濃度も低下する。多くの薬物はタンパクと結合していない遊離型が薬理作用を持つため，タンパク濃度が低下すれば薬理作用も増強する。

プロポフォールはタンパク結合率が高く，人工心肺中は遊離型濃度が2倍に上昇する[3]。肺循環を通過しないため，肺による初回通過効果を受けず濃度低下が抑えられることも重要である[4]。人工心肺では低体温を併用することが多く，低体温にすると血流は中枢臓器へシフトし，人工心肺の灌流量の影響と相まって肝血流が低下する。肝代謝を受ける多くの薬物のクリアランスが低下し，人工心肺前と同じ血中濃度を保つのに必要な薬物量は減少する。

Mathewら[5]は，BIS値を50に保つのに必要なプロポフォール量を人工心肺開始前と常温人工心肺中および28～30℃の低体温人工心肺中で比較し，常温群では40%，低体温群では71%，必要量が低下したと報告している。胸腹部大動脈瘤に対して施行される人工血管置換術では，下行大動脈を遮断することで，上肢のプロポフォール濃度は下肢に比べ2～3倍になる。その原因としては肝血流の低下，上肢から投与されたプロポフォールの分布容積の減少による相対的な濃度上昇に加えて，上肢からの血流は上大静脈へ到達するが，それは下大静脈の血流と混合することなく肺動脈へ流入することがあるとされている[6]。このような状況下でもBIS値は変動するが，低体温も併用するためBIS値の解釈はきわめて困難になる。

胸腹部大動脈瘤手術では，プロポフォールを減量するためにケタミンが使用されることが多い。ケタミンはN-メチル-D-アスパラギン酸（NMDA）受容体に作用する麻酔薬であり，投与しても脳波は高振幅，徐波化しないためBIS値そのものは増加し，BIS値のみで麻酔深度を判定するのは困難となる。

以上より，低体温下で人工心肺を用いる場合，BISモニターから得られる情報の解釈には注意が必要であることが分かる。

近赤外線脳酸素モニター

近赤外線分光法（near-infrared spectroscopy：NIRS）による酸素飽和度測定は，波長700～950 nmの近赤外線を用いて非侵襲的に体内の酸素化状態を反映させる方法である。主に脳内酸素飽和度（$rScO_2$）の測定がされており，専用のプローブを前額部に貼付することで簡便に結果が得られる。本邦で多く用いられている近赤外線脳酸素モニターには，INVOS®（COVIDIEN社製）とNIRO®（浜松ホトニクス社製）がある。上記2つ以外に現在発売されているNIRSモニターにはTOS-OR®（フジタ医科機器社製）やFORE-SIGHT®（CAS Medical Systems社製）がある。

INVOS®は，2波長の近赤外線を用いて脳局所酸素飽和度（rSO_2）や測定開始時を基準としたヘモグロビン（Hb）量の経時的変化を示す血液量係数（BVI）を表示する。NIRO®は，4波長の近赤外線を使用することで酸素ヘモグロビン（O_2Hb），脱酸素ヘモグロビン（HHb），全ヘモグロビン（cHb），組織酸素指標（tissue oxygenation index：

表3 近赤外線分光法におけるパラメーター変化と評価・要因

脳内局所酸素飽和度	初期値からの全ヘモグロビンの変化	評価	要因
↓	↓	血流低下，酸素消費量減少なし	虚血，出血
↓	→	血液量不変，酸素消費量増大	代謝亢進
↓	↑	静脈血流のうっ帯	うっ血
↑	→	血液量不変，酸素消費量減少	代謝低下
↑	↑	血流増加，酸素消費量増加なし	血流増加

TOI）などが測定可能である。

NIRSの測定・解釈にはいくつか問題点がある[7]。①INVOS®とNIRO®では脳局所組織酸素飽和度（rSO$_2$）を算出するアルゴリズムが異なっており，その値を単純に比較することはできない，②測定値には個人差があるため絶対値で評価および比較することは困難である，③センサー貼付直下のrScO$_2$のみしか反映しない，④rSO$_2$は血圧や頭蓋骨，脳脊髄液層，Hb値に影響を受けるが，TOIはこれらの影響を受けにくい[8]。NIRSのパラメーターの変化と理論上の生体内変化を表3に示す。

術前に酸素投与されているにもかかわらずrSO$_2$が50％以下の患者では，人工心肺を使用する心臓手術の30日および1年後の死亡率や合併症発生率が高いことが示されている[9]。術前のrSO$_2$値は左室駆出率（LVEF）や腎機能の低下などと相関している。つまり患者重症度を反映していることから，そのような患者では人工心肺を使用しないカテーテル治療あるいは手術そのものを施行しないということも考慮すべきかもしれない。また，術前にrSO$_2$が低値だと手術3日後のせん妄発生率が増加することも示されている[10]。

術中の脳虚血の検出にもNIRSは有用であり，術中のdecision makingに有益なこともある冠動脈バイパス術（coronary artery bypass grafting：CABG）および弁手術が施行された患者ですべての手技の終了後にrSO$_2$の低下を認め，その原因が上大静脈の狭窄であった一例[11]，選択的脳灌流用のカテーテルが右鎖骨下動脈に迷入し右腕頭動脈の血流障害が判明した一例[12]，Raynaud症状を有している患者の人工心肺離脱後のrSO$_2$低下から血管収縮を疑って介入しrSO$_2$の改善を認めた一例[13]，輸血量の減少に寄与した報告[14]などがある。

しかし，NIRSもBISモニターと同様に人工心肺の影響を受け，特に低体温による影響が大きい。35℃での人工心肺ではrSO$_2$はベースラインより7％低下し，30℃まで体温を下げると，脳の酸素消費量が極端に減少するためか，rSO$_2$の低下はなくなることが報告されている[15]。したがって，虚血がなくても，ある温度までは温度依存性にrSO$_2$が低下することを理解しておかなければならない。

麻酔中のrSO$_2$の介入値は定まっていないが，絶対値で50％未満またはベースラインから20％の低下が一般的な介入値とされている[16]。CABGを受けた患者61名の術中rSO$_2$値と術後4～7日目および1カ月の術後認知機能障害（postoperative cognitive dysfunction：POCD）を調査した研究では，rSO$_2$値が50％未満の場合，術後4～7日

目の POCD の発生率が高く，基準値から 30％以上低下していた場合は術後 1 カ月の POCD の発生率が高いことが分かった[17]。ほかにも，CABG における $rScO_2$ と術後脳血管障害の発生率[18]や，CABG に弁手術を加えた患者群において $rScO_2$ と POCD の関係性[19]を示した報告がある。一方で，弁置換患者 100 名の術後 7 日目の POCD の頻度を調べた研究のように，rSO_2 値と POCD には関係があるとはいえないとする報告もある[20]。

　上記の報告は観察研究である。ランダム化比較試験（randomized controlled trial：RCT）もいくつか報告されており，CABG を受ける患者をモニタリング（ベースラインの 20％以上減少，絶対値 50％未満になった場合は積極的介入を行う）群とモニタリングなし群に分類し，術後 7 日目の POCD の発生率を調べた研究では，モニタリング群では POCD の発生率が低く，長時間の rSO_2 の低下は POCD の発生リスクを増加させるとしている[21]。また，CABG を受ける患者で rSO_2 モニタリングを行い，低値を示した場合に介入を行うと，術後の主要臓器合併症発生率と死亡率が低下し，ICU 滞在期間が短縮することも分かっている[22]。

　手術中に rSO_2 値がベースラインから 25％以上下回った場合，15 秒以内に以下の介入を行うことが術後の脳血管障害を予防する方法として提唱されている（Murkin Interventional Protocol[22][23]）。

①頭部位置の確認
②動脈血二酸化炭素分圧（Pa_{CO_2}）≧ 40 mmHg
③α-stat での管理
④平均動脈圧（mean arterial pressure：MAP）＞ 60 mmHg
⑤灌流指標の増加
⑥脳灌流圧（CPP）＞ 50 mmHg
⑦ヘマトクリット（Ht）値 ≧ 20％
⑧拍動流併用
⑨酸素濃度の増加

　成人領域だけでなく，小児においても NIRS の有用性が明らかになりつつある。人工心肺を使用して先天性心疾患手術を受けた乳幼児および小児を対象とした研究で，左右シャントがある児では術前の rSO_2 値が低く，術前 rSO_2 値が低いと周術期死亡率が増加すること[24]，術中の低い rSO_2 値は長期予後や手術 1 年後の成長にも影響を与えることが示されている[25]。また，腎周囲に NIRS を貼付することで腎周囲血流の評価が可能で，腎周囲の rSO_2 値が術後腎機能障害と関連しており[26]，術後管理において脳 rSO_2 値と体組織 rSO_2 値をモニタリングすることで血行動態のモニターとなり，低心拍出量症候群（LOS）の早期診断および介入が可能であることも報告されている[27][28]。

　近年，NIRS を用いて脳の自動調節能（autoregulation）の下限値を測定する試みがなされている。従来，脳血液量は MAP が 50 ～ 150 mmHg の範囲で一定に保たれ，高血圧を合併する患者ではその下限値が高値側にシフトしていると理解されていた。しか

し，その下限値は個々の患者間でばらつきがあるため，下限値を把握することは困難であった。Bradyら[29]は，人工心肺を使用する心臓手術を受ける小児患者を対象にし，自己調節能の下限値を算出できたと報告しており，今後の発展が望まれるところである。

誘発電位

　大血管手術，特に胸腹部大動脈瘤手術の術後合併症の一つに，脊髄虚血による下肢対麻痺がある。その発生率は報告により差はあるが，予定腹部大動脈手術で0.2％，破裂腹部大動脈瘤手術で2％，破裂胸腹部大動脈瘤で10〜20％，胸部下行大動脈手術や胸腹部大動脈解離・破裂で40％とされている[30]。術後対麻痺を防ぐため，術前にAdamkiewicz動脈の同定，術中の脊髄モニタリングや脳脊髄液ドレナージなど，さまざまな対策（表4）が行われている。

　脊髄モニタリングとして，以前は体性感覚誘発電位（somatosensory evoked potential：SEP）がよく用いられていたが，感覚経路である脊髄の側索と後索の障害を感知するモニターであり，偽陰性率13％，偽陽性率67％と，運動障害を正確に反映しない[31]。一方，MEPは皮質脊髄路のモニターであり，有用性が示されている[32]。

　大血管手術におけるMEPでは，刺激方法として経頭蓋刺激，記録方法として筋肉から複合筋活動電位を記録するmyogenic MEPが使用されている。C3とC4（国際法10-20法）から500 Hz，400〜500 V，5連刺激の最大上刺激で刺激し，上肢の筋肉（前腕や母指球筋など）と下肢の筋肉（前脛骨筋や母趾外転筋など）から行う。下肢だけでなく上肢からも記録する理由は，下肢MEPが低下した場合，脊髄虚血によるものなのか麻酔薬や筋弛緩薬の影響によるものかを判断する際に有用となるためである。

　MEPは麻酔薬や筋弛緩薬により大きく影響を受ける（表5）。吸入麻酔薬の使用によ

表4　大血管手術における対麻痺対策

Adamkiewicz動脈の同定
大動脈瘤遠位体外循環
　（大腿動脈-大腿静脈バイパス）
肋間動脈・腰動脈再建
脳脊髄液ドレナージ
血圧管理
硬膜外冷却法
超低体温循環停止法
脊髄モニタリング

（堀内俊孝，川口昌彦，古家　仁．大血管手術における脊髄機能モニタリングの意義．Cardiovascular Anesthesia 2009；13：75-80より改変引用）

表5　麻酔薬および筋弛緩薬が運動誘発電位に及ぼす影響

吸入麻酔薬	イソフルラン	↓↓
	セボフルラン	↓↓
	デスフルラン	↓↓
	亜酸化窒素	↓
静脈麻酔薬	プロポフォール	↓
	バルビツレート	↓↓
	ベンゾジアゼピン	↓↓
	ケタミン	→
	フェンタニル	→
	レミフェンタニル	→
筋弛緩薬	ロクロニウム	↓↓

（川口昌彦，林　浩伸，阿部龍一．術中運動機能モニターを成功させるコツ．日臨麻会誌 2014；34：106-16より改変引用）

りMEPは大幅に抑制される。静脈麻酔薬でもバルビツレートはMEPを抑制するように働く。プロポフォールは影響が少なく第一選択とされることが多い。しかし、プロポフォールでも高濃度では抑制効果が認められMEPが記録できない場合も多く、そのような場合はケタミンを併用してプロポフォールの使用量を減らす。筋弛緩薬はMEPを抑制するため必要最低限の使用にとどめる。導入時のみ筋弛緩薬を使用する場合が多い。ただし、経頭蓋刺激の場合、刺激による体動が多く手術の妨げとなることや、舌損傷や歯牙損傷、挿管チューブの破損[33]などが生じる危険があり、注意が必要である。筋弛緩薬を術中に使用する場合は、筋弛緩モニターを使用して筋弛緩レベルが一定になるよう調整することが重要である。

体温もMEPに影響を及ぼす。動物実験では、28～30℃の低体温ではMEPの振幅が増加し14℃まで下げると振幅が25％以下に減少すること[34]や、28℃まで体温を下げた場合、振幅は単一パルス刺激では減少するがトレインパルス刺激では保たれること[35]が示されている。下行大動脈瘤および胸腹部大動脈瘤の手術を受ける15名の患者について、鼻腔で体温をモニタリングして上下肢のMEPがどのように変化するか調べた研究によると、16℃の低体温では12名は上肢MEPの振幅が消失したが残りの3名では導出可能（循環停止後に消失）であり、復温段階では上肢MEPは25℃で回復したが下肢MEPは30℃を超えても導出できなかった患者（鼻腔温が37℃になると全患者で下肢MEPは回復している）もいることが示されている[36]。しかし、復温段階では鼻腔温の上昇が見られた場合でも下肢の温度が低いことが臨床的にしばしば経験されるため、上肢から得られるMEPは下肢から得られるMEPのコントロールとしては不正確である可能性がある。さらに、"BISモニター"の項目で記載したとおり、低体温は薬物代謝にも影響を及ぼすことを忘れてはいけない。

大血管手術後の脊髄虚血は、脊髄への血流供給が少ないことに起因する。脊髄への血流のうち大きな役割を担っているのは大前根動脈（Adamkiewicz動脈）であるが、血栓閉塞などによりほかの部位から血液供給を受けていることもまれではない。そこで、脊髄への血流を十分に理解しておく必要がある。脊柱管およびその周辺には血管のネットワークが存在し、分節動脈（肋間動脈や腰動脈）のみならず鎖骨下動脈や内腸骨動脈の分枝などからも血流を受ける。血流が減少した場合、ほかの部位から血流を増加させることで血流を補うといったCollateral Network Conceptが提唱されている。

胸腹部大動脈瘤の手術中には、大動脈遮断前・遮断後、大腿動脈-大腿静脈バイパス時、大動脈再建後にMEPを測定する。大動脈遮断前に一時的に遮断することで、遮断域内に脊髄灌流の責任動脈がないかどうかを判断することが可能となる。遮断前に変化がなく、遮断後に変化が現れた場合は、側副血行路からの血液供給が減少した可能性が示唆される。大腿動脈-大腿静脈バイパス中にモニタリングすることで、どの程度の灌流圧が必要なのかを評価できる。さらに、再建後に評価することで、脊髄灌流圧の維持に必要な血圧が評価できる。

手術中に下肢MEPが変化した場合は、図に沿って診断し、対応する。まずは、上肢MEPの変化をチェックする。上肢MEPに変化があれば、機器トラブルや麻酔薬、筋弛緩薬の影響を考える。上肢MEPに変化がなければ、下肢MEP変化が両側性なのか

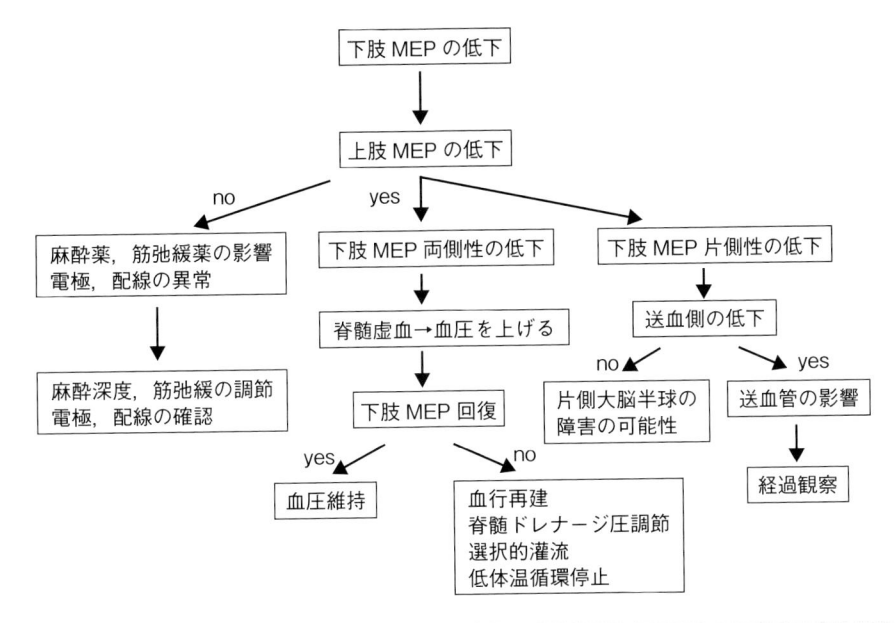

```
                        ┌──────────────┐
                        │ 下肢 MEP の低下 │
                        └──────┬───────┘
                               ↓
                        ┌──────────────┐
                        │ 上肢 MEP の低下 │
                        └──────┬───────┘
                  no ←─────────┴─────────→ yes
                    ↓                         ↓
         ┌──────────────────┐     ┌─────────────────┐    ┌─────────────────┐
         │ 麻酔薬，筋弛緩薬の影響 │     │ 下肢 MEP 両側性の低下 │    │ 下肢 MEP 片側性の低下 │
         │ 電極，配線の異常    │     └────────┬────────┘    └────────┬────────┘
         └─────────┬────────┘              ↓                      ↓
                   ↓                ┌──────────────┐      ┌──────────────┐
         ┌──────────────────┐       │ 脊髄虚血→血圧を上げる │      │   送血側の低下   │
         │ 麻酔深度，筋弛緩の調節 │       └───────┬──────┘      └──────┬───────┘
         │ 電極，配線の確認    │               ↓         no ←────────┴──────→ yes
         └──────────────────┘       ┌──────────────┐      ↓                ↓
                                    │  下肢 MEP 回復  │  ┌──────────────┐  ┌────────────┐
                                    └───────┬──────┘  │片側大脳半球の │  │ 送血管の影響 │
                              yes ←─────────┴────→ no │  障害の可能性  │  └──────┬─────┘
                                ↓                 ↓   └──────────────┘         ↓
                           ┌────────┐      ┌──────────────┐              ┌──────────┐
                           │ 血圧維持 │      │ 血行再建       │              │ 経過観察  │
                           └────────┘      │ 脊髄ドレナージ圧調節 │              └──────────┘
                                           │ 選択的灌流     │
                                           │ 低体温循環停止  │
                                           └──────────────┘
```

図　胸腹部大動脈瘤手術における下肢運動誘発電位低下時の対応
MEP：運動誘発電位

片側性なのかを評価する．片側性で大腿動脈−大腿静脈バイパスの送血管挿入側の低下である場合は送血管による影響を，送血管挿入側と対側の場合は機器トラブルまたは片側大脳半球の障害を考える．上肢 MEP に変化がなく，下肢 MEP が両側性に低下している場合は脊髄虚血が疑われるため，まずは血圧上昇を試みる．血圧の上昇により下肢 MEP が回復しない場合は血行再建を行う．また，術直後の下肢 MEP に異常がないにもかかわらず術後に下肢麻痺が発生することがある．遅発性対麻痺と呼ばれており，発生率は 20 〜 40 %である[37]．血圧上昇や輸血，脳脊髄ドレナージなどで対応するが，早期発見に術後脊髄モニタリングが有用であり[38]，術中のみならず術後も積極的に脊髄モニタリングを施行すべき可能性がある．

まとめ

それぞれのモニターは心臓血管外科の麻酔管理において有益な情報を提供してくれる．しかし，人工心肺の使用や低体温といった心臓血管外科特有の状況がモニターの解釈を複雑にしている．各モニターの有用性と限界を理解したうえでモニターを使用しなければならない．

■参考文献

1) Mathew JP, Weatherwax KJ, East CJ, et al. Bispectral analysis during cardiopulmonary bypass：the effect of hypothermia on the hypnotic state. J Clin Anesth 2001；13：301-5.
2) Hayashi K, Mita K, Sawa T. Electroencephalographic changes in the late cardiopulmonary

bypass period are not reflected in the bispectral index. Clin Neurophysiol 2010 ; 121 : 1198-204.
3) Hiraoka H, Yamamoto K, Okano N, et al. Changes in drug plasma concentrations of an extensively bound and highly extracted drug, propofol, in response to altered plasma binding. Clin Pharmacol Ther 2004 ; 75 : 324-30.
4) Kuipers JA, Boer F, Olieman W, et al. First-pass lung uptake and pulmonary clearance of propofol : assessment with a recirculatory indocyanine green pharmacokinetic model. Anesthesiology 1999 ; 91 : 1780-7.
5) Mathew PJ, Puri GD, Dhaliwal RS. Propofol requirement titrated to bispectral index : a comparison between hypothermic and normothermic cardiopulmonary bypass. Perfusion 2009 ; 24 : 27-32.
6) Yamauchi-Satomoto M, Adachi YU, Kurita T, et al. Cross-clamping of the descending thoracic aorta leads to the asymmetrical distribution of propofol during cardiopulmonary bypass surgery. Korean J Anesthesiol 2012 ; 62 : 327-31.
7) Zheng F, Sheinberg R, Yee MS, et al. Cerebral near-infrared spectroscopy monitoring and neurologic outcomes in adult cardiac surgery patients : a systematic review. Anesth Analg 2013 ; 116 : 663-76.
8) Yoshitani K, Kawaguchi M, Miura N, et al. Effects of hemoglobin concentration, skull thickness, and the area of the cerebrospinal fluid layer on near-infrared spectroscopy measurements. Anesthesiology 2007 ; 106 : 458-62.
9) Heringlake M, Garbers C, Käbler JH, et al. Preoperative cerebral oxygen saturation and clinical outcomes in cardiac surgery. Anesthesiology 2011 ; 114 : 58-69.
10) Schoen J, Meyerrose J, Paarmann H, et al. Preoperative regional cerebral oxygen saturation is a predictor of postoperative delirium in on-pump cardiac surgery patients : a prospective observational trial. Crit Care 2011 ; 15 : R218.
11) Vernick WJ, Oware A. Early diagnosis of superior vena cava obstruction facilitated by the use of cerebral oximetry. J Cardiothorac Vasc Anesth 2011 ; 25 : 1101-3.
12) Santo KC, Barrios A, Dandekar U, et al. Near-infrared spectroscopy : an important monitoring tool during hybrid aortic arch replacement. Anesth Analg 2008 ; 107 : 793-6.
13) Aron JH, Fink GW, Swartz MF, et al. Cerebral oxygen desaturation after cardiopulmonary bypass in a patient with Raynaud's phenomenon detected by near-infrared cerebral oximetry. Anesth Analg 2007 ; 104 : 1034-6.
14) Vretzakis G, Georgopoulou S, Stamoulis K, et al. Monitoring of brain oxygen saturation (INVOS) in a protocol to direct blood transfusions during cardiac surgery : a prospective randomized clinical trial. J Cardiothorac Surg 2013 ; 8 : 145.
15) Kadoi Y, Kawahara F, Saito S, et al. Effects of hypothermic and normothermic cardiopulmonary bypass on brain oxygenation. Ann Thorac Surg 1999 ; 68 : 34-9.
16) Vretzakis G, Georgopoulou S, Stamoulis K, et al. Cerebral oximetry in cardiac anesthesia. J Thorac Dis 2014 ; 6 suppl 1 : S60-9.
17) de Tournay-Jetté E, Dupuis G, Bherer L, et al. The relationship between cerebral oxygen saturation changes and postoperative cognitive dysfunction in elderly patients after coronary artery bypass graft surgery. J Cardiothorac Vasc Anesth 2011 ; 25 : 95-104.
18) Goldman S, Sutter F, Ferdinand F, et al. Optimizing intraoperative cerebral oxygen delivery using noninvasive cerebral oximetry decreases the incidence of stroke for cardiac surgical patients. Heart Surg Forum 2004 ; 7 : E376-81.
19) Fudickar A, Peters S, Stapelfeldt C, et al. Postoperative cognitive deficit after cardiopulmonary bypass with preserved cerebral oxygenation : a prospective observational pilot

study. BMC Anesthesiol 2011 ; 11 : 7.
20) Hong SW, Shim JK, Choi YS, et al. Prediction of cognitive dysfunction and patients' outcome following valvular heart surgery and the role of cerebral oximetry. Eur J Cardiothorac Surg 2008 ; 33 : 560-5.
21) Colak Z, Borojevic M, Bogovic A, et al. Influence of intraoperative cerebral oximetry monitoring on neurocognitive function after coronary artery bypass surgery : a randomized, prospective study. Eur J Cardiothorac Surg 2015 ; 47 : 447-54.
22) Murkin JM, Adams SJ, Novick RJ, et al. Monitoring brain oxygen saturation during coronary bypass surgery : a randomized, prospective study. Anesth Analg 2007 ; 104 : 51-8.
23) Harilall Y, Adam JK, Biccard BM, et al. The effect of optimising cerebral tissue oxygen saturation on markers of neurological injury during coronary artery bypass graft surgery. Heart Lung Circ 2014 ; 23 : 68-74.
24) Fenton KN, Freeman K, Glogowski K, et al. The significance of baseline cerebral oxygen saturation in children undergoing congenital heart surgery. Am J Surg 2005 ; 190 : 260-3.
25) Kussman BD, Wypij D, Laussen PC, et al. Relationship of intraoperative cerebral oxygen saturation to neurodevelopmental outcome and brain magnetic resonance imaging at 1 year of age in infants undergoing biventricular repair. Circulation 2010 ; 122 : 245-54.
26) Choi DK, Kim WJ, Chin JH, et al. Intraoperative renal regional oxygen desaturation can be a predictor for acute kidney injury after cardiac surgery. J Cardiothorac Vasc Anesth 2014 ; 28 : 564-71.
27) Hansen JH, Schlangen J, Voges I, et al. Impact of afterload reduction strategies on regional tissue oxygenation after the Norwood procedure for hypoplastic left heart syndrome. Eur J Cardiothorac Surg 2014 ; 45 : e13-9.
28) Zulueta JL, Vida VL, Perisinotto E, et al. Role of intraoperative regional oxygen saturation using near infrared spectroscopy in the prediction of low output syndrome after pediatric heart surgery. J Card Surg 2013 ; 28 : 446-52.
29) Brady KM, Mytar JO, Lee JK, et al. Monitoring cerebral blood flow pressure autoregulation in pediatric patients during cardiac surgery. Stroke 2010 ; 41 : 1957-62.
30) Gharagozloo F, Neville RF Jr, Cox JL. Spinal cord protection during surgical procedures on the descending thoracic and thoracoabdominal aorta : a critical overview. Semin Thorac Cardiovasc Surg 1998 ; 10 : 73-86.
31) Crawford ES, Mizrahi EM, Hess KR, et al. The impact of distal aortic perfusion and somatosensory evoked potential monitoring on prevention of paraplegia after aortic aneurysm operation. J Thorac Cardiovasc Surg 1988 ; 95 : 357-67.
32) Jacobs MJ, Mess W, Mochtar B, et al. The value of motor evoked potentials in reducing paraplegia during thoracoabdominal aneurysm repair. J Vasc Surg 2006 ; 43 : 239-46.
33) Tamkus A, Rice K. The incidence of bite injuries associated with transcranial motor-evoked potential monitoring. Anesth Analg 2012 ; 115 : 663-7.
34) Meylaerts SA, De Haan P, Kalkman CJ, et al. The influence of regional spinal cord hypothermia on transcranial myogenic motor-evoked potential monitoring and the efficacy of spinal cord ischemia detection. J Thorac Cardiovasc Surg 1999 ; 118 : 1038-45.
35) Sakamoto T, Kawaguchi M, Kakimoto M, et al. The effect of hypothermia on myogenic motor-evoked potentials to electrical stimulation with a single pulse and a train of pulses under propofol/ketamine/fentanyl anesthesia in rabbits. Anesth Analg 2003 ; 96 : 1692-7.
36) Shinzawa M, Yoshitani K, Minatoya K, et al. Changes of motor evoked potentials during descending thoracic and thoracoabdominal aortic surgery with deep hypothermic circulatory arrest. J Anesth 2012 ; 26 : 160-7.

37) Maniar HS, Sundt TM 3rd, Prasad SM, et al. Delayed paraplegia after thoracic and thoracoabdominal aneurysm repair：a continuing risk. Ann Thorac Surg 2003；75：113-9.
38) Weigang E, Hartert M, Siegenthaler MP, et al. Neurophysiological monitoring during thoracoabdominal aortic endovascular stent graft implantation. Eur J Cardiothorac Surg 2006；29：392-6.
39) 位田みつる. 麻酔深度モニター. 川口昌彦, 中瀬裕之編. 術中神経モニタリングバイブル. 東京：羊土社；2014. p.129-32.
40) Dahaba AA. Different conditions that could result in the bispectral index indicating an incorrect hypnotic state. Anesth Analg 2005；101：765-73.
41) 堀内俊孝, 川口昌彦, 古家 仁. 大血管手術における脊髄機能モニタリングの意義. Cardiovascular Anesthesia 2009；13：75-80.
42) 川口昌彦, 林 浩伸, 阿部龍一. 術中運動機能モニターを成功させるコツ. 日臨麻会誌 2014；34：106-16.

(位田みつる，川口　昌彦)

III

麻酔

III. 麻酔

1 麻酔の導入と維持

重要ポイント
- 循環器系の術前使用薬は基本的に術当日まで服用する。
- 心機能評価だけでなく，全身合併症にも注意が必要である。
- 対象となる疾患に応じた麻酔・循環管理を行う。

はじめに

　心臓血管手術施行症例の麻酔管理に際しては，疾患を考慮した麻酔法の選択，血行動態管理が必要となる。一方で，心臓血管手術，特に人工心肺下に行われる手術ではモニタリングや人工心肺が確立するまでの手順など共通することも多い。本項では，麻酔の導入と維持について共通する部分を総論として，それぞれの疾患に対する管理方針を各論として概説する。

総　論

1 術前使用薬

　心臓手術施行症例では術前より投薬を受けている場合が多いが，術前に用いられていた薬物は術当日まで投与する。しかし，周術期管理に支障を来す可能性があり，投与による不利益が利益を上回る場合には，手術前に休薬または薬物の変更を行う（表1）。

a. ジギタリス製剤

　ジギタリス製剤は安全域が狭く，中毒域に達するとさまざまな不整脈が出現する危険性がある。周術期の低カリウム血症（利尿薬使用や過換気による）で，不整脈の発現頻度は増加する可能性がある。心臓手術の場合，体外循環に伴う血液希釈，急激な電解質変化などにより，ジギタリス中毒が発生しやすい。術前長期にわたってジギタリスを投与されている患者では，人工心肺後にジギタリス血漿濃度の上昇が認められ，ジギタリ

1. 麻酔の導入と維持

表1 術前使用薬への対応

薬物名	対応
ジギタリス製剤	手術1～2日前中止
β遮断薬	手術当日まで継続
カルシウム拮抗薬	手術当日まで継続
アンギオテンシン変換酵素阻害薬,アンギオテンシンⅡ受容体拮抗薬	手術当日は休薬
フロセミド	手術当日まで継続
カリウム保持性利尿薬	手術当日は休薬
亜硝酸薬	手術当日まで継続
Kチャネル開口薬	手術当日まで継続
ワルファリン	手術5日前までに中止しヘパリンへ変更
ダビガトラン	24時間の休薬
チクロピジン,クロピドグレル	手術7日前までに中止（ただし,虚血性心疾患では術当日まで継続）
アスピリン	手術当日まで継続
スタチン	手術当日まで継続
糖尿病治療薬	手術当日は休薬
ステロイド	手術当日まで継続

スによる不整脈の感受性が上昇しているとの報告もある[1]。そのため，人工心肺を用いる症例では，原則として手術1～2日前にジギタリスを中止する。

b. 降圧薬

降圧薬として，カルシウム拮抗薬を中心にアンギオテンシン変換酵素（angiotensin converting enzyme：ACE）阻害薬，アンギオテンシンⅡ受容体拮抗薬（angiotensin Ⅱ receptor blocker：ARB），$α_1$ 遮断薬が投与されている。ACE 阻害薬と ARB を除き，降圧薬は原則として術当日朝まで服用させる。

(1) β遮断薬

β遮断薬は，単に降圧薬として作用するだけでなく，心拍数を減らし，心筋酸素消費量を減少させる。心筋梗塞後の患者の予後改善効果や，心血管疾患に対する予防効果も認められる。周術期におけるβ遮断薬の新たな積極的投与により[2]，死亡率,周術期心筋・虚血梗塞の発生を減少させるという報告が多いが，近年の大規模プラセボ対照無作為試験（POISE study）において，周術期のβ遮断薬投与は生命予後を悪化させる可能性が示唆されている[3]。高リスク症例ではβ遮断薬は術前投与するのが望ましいが，投与に関しては副作用，特に徐脈，低血圧への注意が必要である。また，周術期のβ遮断薬の中止で，血圧上昇や心筋虚血発症率が上昇（反跳減少）した，1年死亡率が増加したとの報告がある[4]。術前使用症例では当日まで継続すべきである。

(2) カルシウム拮抗薬

術前に投与されているカルシウム拮抗薬は，術当日朝まで服用させる。揮発性吸入麻

酔薬との相互作用による循環抑制，筋弛緩薬との併用による作用延長が報告されているが，臨床上問題になることは少ない．

(3) アンギオテンシン変換酵素（ACE）阻害薬，アンギオテンシンII受容体拮抗薬（ARB）

ACE 阻害薬，ARB は，降圧薬としてだけでなく，心不全治療の第一選択薬として広く用いられている．しかし，ACE 阻害薬長期服用患者では，麻酔導入時に低血圧が起こりやすいこと，人工心肺離脱時の血管収縮薬の反応性が鈍ること，ARB 服用患者では導入後に治療不応性の低血圧が起こりやすいことが報告されている[5]．麻酔薬によって交感神経系が抑制されると，レニン・アンギオテンシン系（renin-angiotensin system：RAS）の関与が大きくなることが予測される．しかし，ACE 阻害薬や ARB を投与すると交感神経系だけでなく RAS も抑制され，過剰な血圧低下が生じる危険性が高まる．そのため，ACE 阻害薬や ARB の手術当日の投与は控えたほうがよい．

(4) 利尿薬

フロセミドに代表されるループ利尿薬は，副作用は少ないが，利尿に伴い代謝性アルカローシスや低カリウム血症を起こすことがある．特にジギタリス使用時は，血清カリウム値の確認が重要である．術当日まで服用を続けてもよいが，循環血液量にかかわらず尿量が保たれるので，術中の尿量の評価は慎重に行う．カリウム保持性利尿薬は，人工心肺，心停止液を用いる手術では手術当日は中止する．

c. 抗不整脈薬

抗不整脈薬は程度に差はあるものの心抑制作用を持つが，不整脈のコントロールをより重視するため，手術当日朝まで服用させる．術中も不整脈のコントロールが十分でなければ抗不整脈薬の静脈内投与を行うが，β遮断薬とベラパミル，ジルチアゼムの併用は高度の徐脈，循環虚脱を起こす可能性があるので注意する．

Vaughan-Williams 分類のIII群に属するアミオダロンは，難治性不整脈に対して頻用されている．作用時間が長く，かつ心抑制も強く，麻酔薬との相互作用で昇圧薬抵抗性の低血圧を招く可能性が高い．

d. 抗狭心症薬

(1) 亜硝酸薬

ニトログリセリンと硝酸イソソルビドは術前まで継続する．心筋虚血と心臓死を予防するためのニトログリセリンの有用性は不明である．使用の際には，麻酔計画と患者の血行動態を考慮し，周術期の血管拡張による血管内容量不足に注意する．

(2) K チャネル開口薬

ニコランジルは，アデノシン三リン酸（ATP）感受性 K チャネルを開口させ，同時に一酸化窒素（NO）を遊離することにより血管を拡張させる．臨床使用濃度で，ニト

ログリセリンと同等の冠血管拡張作用，ジルチアゼムのような冠攣縮寛解作用，さらに心保護作用を持つ。血行動態への影響も少なく，周術期投与は心筋虚血を減少させる。

e. 抗血栓薬

（1）抗凝固薬

ワルファリンは，肝臓でのビタミン K 利用を妨げ，凝固因子（II，VII，IX，X）の合成を阻害することにより，抗凝固作用を発揮する。周術期には半減期の短い薬物への代替療法が必要となる。待機手術では手術 5 日前までに中止する。INR（international normalized ratio）が治療範囲内よりも低くなったとき，ヘパリンもしくは低分子ヘパリン投与を開始する（通常は手術の 2 日前）。手術 4 時間前にヘパリン投与を停止し，活性化部分トロンボプラスチン時間（APTT）が基準範囲内であることを確認する。低分子ヘパリンは 12～24 時間前に投与を中止するが，左主幹部病変症例または不安定狭心症では，手術室入室までヘパリン投与を続行する。ダビガトラン投与症例では，腎機能が正常であれば 24 時間の休薬とする[6]。一方，大出血や投与直後の緊急症例では対応が困難であるため注意が必要である。

（2）抗血小板薬

アスピリンは，シクロオキシゲナーゼ（COX）の阻害により，強い血小板凝集活性を持つトロンボキサン A_2 の合成を阻害する。チクロピジンやクロピドグレルは，血小板の凝集塊を形成するのに必要なグリコプロテイン IIb/IIIa を阻止することで作用を発揮する。ジピリダモールやシロスタゾールは，血小板機能を可逆的に抑制するため，2 日前に休薬を行う。アスピリンやチクロピジンによる血小板凝集抑制効果は不可逆的であるため，予定手術の少なくとも 7 日前には中止することが望ましいが，虚血性心疾患では術当日まで投与する。

f. スタチン

スタチン療法は，血管内皮細胞の機能を改善させ，周術期心血管イベントを減少させる。メタ解析で術前スタチン療法の周術期の有用性が報告されている[7]。スタチンは術当日まで服用とし，術後早期に再開する。

g. 経口糖尿病治療薬，インスリン

心臓血管手術を受ける患者，特に冠動脈疾患を持つ患者では糖尿病の合併が多く，術前より薬物による血糖コントロールを受けていることが多い。経口糖尿病治療薬，インスリンは，低血糖予防のため，手術当日の投与は控える。

h. ステロイド

ステロイドは当日朝まで服用する。安静時コルチゾール分泌量は 20 mg/day であるが，周術期には 120～180 mg/day まで増加し 24～72 時間後に元に戻る。手術時点で 1 週間以上ステロイド治療を行っている場合，または過去 1 年以内に 1 週間以上ステロ

イド治療を受けている場合には，副腎皮質抑制が起こり周術期に十分なコルチゾール分泌が起こらない場合がある。心臓大血管手術では，ヒドロコルチゾン100〜150 mgを術後3日間投与する。

2 麻酔薬

a. ベンゾジアゼピン

ベンゾジアゼピンは，オピオイドとの併用で麻酔の導入に使用される。作用時間の短いミダゾラム（0.08〜0.1 mg）が使用されることが多い。ミダゾラムは心拍数を減少させるが，全身血管抵抗への影響は少ない。1回拍出量は増加するため，心拍出量は維持される。

b. プロポフォール

プロポフォール（4〜10 mg/kg/hr）は心収縮への影響は少なく，活性酸素を減少させる。近年，揮発性吸入麻酔薬のプレコンディショニング・ポストコンディショニングへの関与が明らかになるにつれ，その使用は減少している。

c. オピオイド

オピオイド，特にフェンタニル（10〜20 μg/kg）は，心抑制がほとんどないことから心予備力のない症例に対して使用されてきた。一方，心筋血流量の減少，乳酸産生が指摘され，術中記憶が残る可能性があること，筋硬直が起こることから単独での使用は減少しており，揮発性吸入麻酔薬またはプロポフォールと併用されることが多い。近年では，より作用時間の短いレミフェンタニル（0.1〜1 μg/kg/min）も使用されている。

d. 揮発性吸入麻酔薬

揮発性吸入麻酔薬には心筋抑制，血管拡張作用がある。心筋抑制は用量依存性であり，ハロタンが最も強く，血管拡張作用はイソフルランが最も強い。このため，近年の心臓麻酔は循環抑制の少ないオピオイドを中心に組み立てられてきた。近年の揮発性吸入麻酔薬であるセボフルランは心拍数への影響，心筋抑制が少ない。デスフルランは心拍数を増加させるが，心筋抑制が少ない。いずれの揮発性吸入麻酔薬も後負荷を減少させるため，心拍出量は保たれる。さらに，心臓手術後の心筋障害マーカーの改善を認めたとの報告，心筋保護への関与によって心収縮力や生命予後を改善したなどの報告を受けて，揮発性吸入麻酔薬は再び注目を集めている[8]。特に虚血性心疾患症例で，揮発性吸入麻酔薬は有効であると思われる。

e. 筋弛緩薬

心臓大血管手術時の筋弛緩薬としては，ロクロニウムが頻用されている。調節性が良く代謝の影響もほとんど受けないが，作用時間が短いため，血中濃度の低下からシバリ

ングを起こして酸素需給バランスを崩す危険性がある。一方，非脱分極性筋弛緩薬はマグネシウムによって作用が遷延する。不整脈に対してマグネシウムを使用した症例や高濃度マグネシウムを用いた心筋保護液を使用している施設では，筋弛緩薬の作用が遷延することに留意する。

3 術前評価

術前に心エコー検査，心臓カテーテル検査，心臓シンチグラフィなどで冠動脈病変を含む心機能を評価し，全身合併症を検索する。心機能は心エコー検査または心血管造影によって評価し，冠動脈カテーテル検査または冠動脈 CT 検査により狭窄部位と側副血行路の有無，心筋血流シンチグラフィにより心筋の viability を確認する。ただし，弁疾患患者で冠動脈疾患のリスクの少ない症例では冠動脈評価は必須ではない。New York Heart Association（NYHA）の分類や Canadian Cardiovascular Society（CCS）の狭心症分類を用いて，日常生活における活動度と症状から運動耐容能を評価する。

4 麻酔管理

a. 前投薬，手術室入室

患者の不安を取り除くことは重要であり，十分な説明とともに前投薬としてベンゾジアゼピン（ミダゾラム 0.04 mg/kg）または塩酸モルヒネ 10 mg を投与する。麻酔導入は静かな環境で行う。室温が低いと交感神経系が亢進して血圧・心拍数が上昇，心筋酸素需給バランスが悪化する可能性があるため，ベッドをブランケットで温めるなど温度管理にも配慮する。

b. モニタリング

患者入室後 5 極誘導心電図を装着し，術前の心電図波形を記録する。心電図のⅡ誘導と V_5 誘導でモニタリングすることによって，心筋虚血の 90％を検出可能である。手術室入室後より酸素投与を開始し，太い静脈ラインを上肢に 1 本確保する。その後，観血的血圧モニタリングのため局所麻酔下に橈骨動脈の穿刺を行う。体外循環離脱時には，橈骨静脈圧と中枢圧との乖離を認めることが多い。その際には，圧差が少なくなるまで大動脈圧または大腿動脈圧のモニタリングを行う。中心静脈ラインは，中心静脈圧（central venous pressure：CVP）測定，循環作動薬投与に使用される。経食道心エコー法（transesophageal echocardiography：TEE）は，局所的・全体的な左室・右室機能，弁機能，心内遺残空気の評価だけでなく，局所壁運動異常の最も鋭敏な指標となる。送血管，脱血管，冠灌流カニューレなどのカテーテル挿入・確認にも有用である。

肺動脈カテーテル（スワン・ガンツカテーテル）は，CVP だけでなく肺動脈圧（pulmonary arterial pressure：PAP），肺動脈楔入圧（pulmonary capillary wedge pressure：PAWP），心拍出量の測定も可能である反面，カテーテル挿入に伴う合併症の報

告も多い。肺動脈カテーテル使用の有無は生命予後に影響を与えないとの報告もあり，その使用に関しては議論が続いている[9]。肺動脈カテーテルの周術期使用はTEEの周術期領域への応用によって減少傾向にあるが，TEEと肺動脈カテーテルの両者から得られる情報はお互いを補完するものであると考えられる。体温は，中枢温として膀胱温または食道温，脳温として咽頭温または鼓膜温をモニターする。人工心肺を使用しない症例では中枢温のみでよい。

c. 麻酔導入

麻酔導入は，ミダゾラム 0.08～0.1 mg/kg と麻薬（フェンタニル 5 µg/kg またはレミフェンタニル 0.25～0.5 µg/kg/min）で十分な麻酔深度が得られた後，ロクロニウム 0.8 mg/kg を投与して気管挿管を行う。

麻酔維持は，麻薬（フェンタニル単回投与またはレミフェンタニル持続投与）＋プロポフォール持続投与または麻薬（フェンタニル単回投与またはレミフェンタニル持続投与）＋揮発性吸入麻酔薬で行う。近年では，虚血性心疾患に対して心筋保護を期待した揮発性吸入麻酔薬の使用が増加している[8]。

d. 術中管理

体外循環前にヘパリン 300 単位/kg を投与し，活性化凝固時間（activated clotting time：ACT）450～500 秒を目標とする。体外循環開始時に著しい血圧低下を来すことがあるが，原因として，①脱血に伴う循環血液量の減少，②血液粘稠度の低下，③内因性カテコールアミンの希釈，④肺で代謝されるホルモン（ブラジキニン，プロスタサイクリン）の温存が挙げられている。体外循環の確立とともに改善されることが多いが，高度の低血圧が続く症例では血管収縮薬を使用して灌流圧を維持する。

体外循環は薬物動態にも影響を与える。体外循環によって血液希釈，体外循環回路への薬物の吸着，血漿タンパク減少が生じるため，薬物の血中濃度は減少する。このため，体外循環開始前に麻酔薬・筋弛緩薬の追加を行う。一方，体外循環中は薬物代謝の低下によって薬物血中濃度は上昇する。高血圧を合併している患者，頸動脈狭窄などのある患者では，体外循環の灌流圧を高めに保つ。

大動脈遮断解除前に麻酔薬・筋弛緩薬の追加を行う。低体温体外循環の復温の際には，中枢温と脳温を参照して両者の温度較差に注意する。大動脈遮断解除後，90 回/min でペーシングを開始する。虚血後冠灌流を再開した場合，再灌流直前の虚血傷害が軽微な状態であれば細胞傷害を残すことなく機能を回復するが，虚血細胞傷害が進行した状況で再灌流を行うと心筋細胞の構造的崩壊はむしろ促進されることがある。この虚血再灌流の影響を少なくするため，大動脈遮断時間の長い症例，低心機能症例では，大動脈遮断解除後心臓に容量負荷をせずに灌流を行い，血清カルシウムも遮断解除 10 分後以降に補正する。電解質を補正し，心臓への容量負荷開始とともに 100％酸素で換気を再開する。心内遺残空気は，心電図上 ST（特にⅡ誘導）変化，不整脈の原因となる。TEE を参照して心内遺残空気の除去を行う。

体外循環離脱時は，前負荷，心収縮力，後負荷をモニタリングして血行動態管理を行

表2　血行動態のパラメーター

	左心系	右心系	治療
前負荷	肺動脈楔入圧 左室拡張末期径 左室拡張末期容量	中心静脈圧 右室拡張末期径	輸液，輸血
心収縮力	心拍出量	心拍出量	強心薬
後負荷	全身血管抵抗	肺血管抵抗	血管拡張薬

う（表2）。虚血性心疾患症例では，冠動脈修復後も高めの灌流圧を意識し，心筋酸素消費量を増やす心臓の過収縮を避ける。心機能が低下している症例，強心薬を使用しても体外循環からの離脱が困難な症例では，経皮的大動脈内バルーンパンピング（intra-aortic balloon pumping：IABP）の使用も考慮する。体外循環離脱後，硫酸プロタミン3 mg/kg を投与して ACT を確認する。

各　論

1 冠動脈バイパス術

社会の高齢化や生活様式の西洋化によって，虚血性心疾患患者数は増加している。それに伴い，冠動脈バイパス術（coronary artery bypass grafting：CABG）症例数も増加し，現在では心臓大血管手術で最も症例数の多い術式となっている。近年，経皮的冠動脈インターベンション（PCI）における薬剤溶出性ステントの臨床使用が始まり，その適応を広げているが，現在でも冠動脈三枝病変，左主幹部または左前下行枝入口部病変，安定冠動脈疾患で予後改善効果が期待される症例では，CABG が第一選択の術式となっている。左主幹部病変を有する症例では，管理に際して厳密な血行動態の制御が必要になる。

術前評価の際に，心臓カテーテルにおける狭窄病変の部位と心エコー検査上の壁運動評価を対応させる。高血圧や糖尿病を合併する症例が多く，それらの疾患に伴う腎機能障害や脳血管障害などにも注意が必要である。高血圧を合併している症例では，重要臓器の血流自動調節能（autoregulation）が右方偏位しているため，周術期の血圧も高めに維持する。閉塞性動脈硬化症を合併している症例では，大腿動脈からの送血またはIABP 使用に際して問題が生じる可能性がある。術式，グラフト採取部位の確認も行う。橈骨動脈を採取する症例では，動脈カテーテル留置部位に制限が生じる。

a. オフポンプ冠動脈バイパス術

オフポンプ冠動脈バイパス術（off-pump CABG：OPCAB）は，体外循環使用や大動脈遮断による合併症を回避できる点で CABG より有用とされる。OPCAB は当初，脳

血管障害などを有する患者など従来の方法では合併症を避けられない症例に対して施行されていたが，徐々にその適応が拡大され，現在では本邦のCABGの60％がOPCABとして行われている。OPCABは，人工心肺使用および大動脈遮断に伴う合併症を回避できる一方で，術中の不整脈や血行動態悪化からオンポンプ冠動脈バイパス術（on-pump CABG：ONCAB）へ緊急術式変更した症例では生命予後が悪化する。緊急術式変更の術前危険因子として，左室肥大，再手術，僧帽弁逆流などが挙げられている[10]。特に冠動脈吻合中の緊急術式変更が最も頻度が高い。

管理に際しては，心筋酸素需給バランスを考慮した周術期管理を行い，心筋酸素需給バランスを悪化させる頻脈，低血圧，心臓の過収縮を避けることが基本となる。虚血性心疾患症例は術前に厳格な水分管理を行っている症例が多いこと，血管のコンプライアンスも低下していることから，麻酔導入時に血圧低下を起こしやすい。血圧低下時にはフェニレフリン0.1～0.2 mgを静注して血圧，冠灌流圧を維持する。① 20％以上の血圧上昇，② PAWP＞18 mmHg，③ ST変化＞1 mm，④壁運動異常の新たな出現，⑤冠攣縮が認められるときには，ニトログリセリンを0.5～1 μg/kg/minで開始する。

内胸動脈採取中は，剥離を妨げないよう200 ml×20/minに換気設定を変更する。グラフト採取後，ヘパリン200単位/kgを投与し，吻合の際のACTは250秒以上を維持する。吻合中の心拍数管理のため，左房・左室にペーシングリードを装着する。その後，吻合時の心臓を吊り上げるために心膜斜洞に牽引糸をかける。本操作の際には心臓を脱転するため，前もってTrendelenburg体位を取り静脈還流を促す。

吻合は，通常は左前下行枝から行う。牽引糸を軽度持ち上げ，スタビライザーで吻合部位を固定する。左前下行枝吻合時には心臓の脱転が少ないため，吻合部位露出・固定に伴う血行動態変動は少ない。しかし，冠動脈中枢側遮断によって心電図上のST変化，血圧低下，心拍出量減少をしばしば認める。このような症例では，切開部よりシャントチューブを挿入して冠動脈の灌流を保つ。左回旋枝吻合時には，牽引糸を用いて心臓を脱転し吻合部を露出し，スタビライザーを用いて吻合部を固定する。このため，スタビライザーと右側心膜によって心臓が圧迫され，肺動脈カテーテル上，心拍出量，血圧，PAPすべてが低下する。特に低圧系の右心系への影響が大きく，左心系への還流が阻害されるため，Trendelenburg体位を取り静脈還流を促す。術前より僧帽弁閉鎖不全が指摘されている症例では，その悪化が認められる[11]。右冠動脈吻合時には，スタビライザーと右側心膜による右心系への影響は左回旋枝吻合時よりも少ない。血行動態悪化時にも左回旋枝吻合時同様の対応で対処できることが多い。左回旋枝，右冠動脈吻合時は，脱転により低電位の心電図となるため，吻合前に心電図の感度を上げる。同様にTEEの経胃画像を得ることが難しくなるため，脱転の影響の少ない左房からの画像を中心に観察する。虚血や冠動脈再灌流に伴い心室細動を生じた場合には，速やかに除細動を行う。吻合後はプロタミンを投与し，ACTの確認を行う。

b. オンポンプ冠動脈バイパス術（ONCAB）

OPCABの適応の拡大とともにONCABの症例数は減少傾向にあったが，OPCABからONCABへ緊急術式変更すると生命予後が悪化する[10]，さらにOPCABとONCAB

との間で生命予後に差を認めないとの報告[12)13)]を受け、今後 ONCAB が再評価されていく可能性がある。

OPCAB 同様、心筋酸素需給バランスを考慮した周術期管理を行い、心筋酸素需給バランスを悪化させる頻脈、低血圧、心臓の過収縮を避けることが管理の基本となる。

2 大動脈弁疾患

a. 大動脈弁狭窄

大動脈弁狭窄（aortic stenosis：AS）では、頻脈、徐脈、低血圧を避け、洞調律を維持することが管理の基本となる。術前にめまい、狭心痛、心不全のエピソードのある患者では、特に安全域が狭く細心の注意が必要となる[14)]。心筋肥大によって左室内腔は狭小化しており、1回拍出量が規定されているため血管拡張によって容易に低血圧となる。低血圧が生じると冠灌流圧も低下する。心筋は肥大しているため、容易に心内膜下虚血を起こしやすい。

特に麻酔導入時に血行動態の悪化を来すことが多い。体外循環が確立するまでは、狭窄部位前後の圧較差を意識した管理を行う。具体的には、血圧低下時にはフェニレフリン 0.1〜0.2 mg を静注して麻酔導入時の血行動態を維持する。

挿管時の血圧の上昇は、左室内圧の過度の上昇につながり、冠血流の需給バランスの悪化を招く。肺動脈カテーテル挿入時に心室性不整脈を誘発し、心室細動に至る症例もある。AS 症例における心房細動からの蘇生は困難なため、導入時には肺動脈カテーテルの先端を上大静脈にとどめ、送血管挿入後に肺動脈まで進める。

心筋が肥厚している症例が多いため、体外循環時の心筋保護が不十分になることがあることを念頭に置く。心筋肥大または心筋の線維化のため、収縮能が維持されていても拡張能が低下している症例が多い。このような拡張能の低下した症例では、容量負荷の安全域が狭いため厳密な前負荷管理が必要となる。AS では心筋の弛緩が緩やかになるため、拡張能に占めるコンプライアンス（心房収縮）の役割が大きい。心房収縮への心拍出量の依存度も高いため、洞調律を維持する。体外循環離脱以降も冠灌流圧を意識した管理を行う。

b. 大動脈弁閉鎖不全

大動脈閉鎖不全（aortic regurgitation：AR）は、その発症と進行状況によって急性 AR と慢性 AR に分けられる。

急性 AR では、左室コンプライアンスが高くない状態で左房からの流入血流と大動脈弁逆流の双方を受け入れるので心拍出量は減少し、肺水腫や心原性ショックを生じていることが多い。解離性大動脈瘤に伴う AR であれば、積極的な降圧と解離部位の確認を行う。

慢性 AR では、徐脈や低血圧を避け、後負荷を軽減することが管理の基本となる。後負荷の軽減は逆流量を減らすが、高度の低血圧は冠灌流圧を低下させる危険性がある。

麻酔導入時の血圧低下には，エフェドリン 4 〜 10 mg を用いて対応する．左室機能が低下している症例では，血管拡張薬を用いて後負荷を軽減する．

3 僧帽弁疾患

a. 僧帽弁狭窄

僧帽弁狭窄（mitral stenosis：MS）では，頻脈や肺血管抵抗（plumonary vascular resistance：PVR）の上昇を避けることが管理の基本となる．頻脈は左房から左室への血液充填を妨げ，PVR の上昇は右心系から左心系への血液の充填を妨げる．

MS では厳重な水分管理を行っており，交感神経系の亢進によって血圧が維持されている症例が多く，麻酔導入時に著しい血圧の低下を見ることがある．その際には，前負荷を保つと同時にフェニレフリン 0.1 〜 0.2 mg を静注して後負荷を維持する．浅麻酔は頻脈，血圧上昇は心拍出量減少，肺高血圧（PH）の原因となるため避けなければならない．心房細動を合併し心拍数管理に難渋する症例では，ランジオロール持続投与が有用である（表3）[15]．PAWP や肺動脈拡張期圧の絶対値は前負荷を過大評価する可能性があるため，トレンドを追うことで前負荷を確認する．MS では厳格な水分制限によって左室腔が小さめになっている症例も多い．体外循環離脱時は心拍出量を維持するためペーシングで 90 beats/min の心拍数を維持し，必要に応じて強心薬を投与する．

b. 僧帽弁閉鎖不全

僧帽弁閉鎖不全（mitral regurgitation：MR）では，後負荷の上昇を避け，適切な前負荷や左心機能を維持することが管理の基本となる．僧帽弁逆流は，浅麻酔による後負荷上昇，過剰な前負荷によって悪化する．左心機能の低下は，前向きの心拍出量を減少させ僧帽弁逆流を増大させる．心エコー検査で左室機能を評価する際には，MR 症例は左室駆出率（LVEF）を過大評価することに留意する．

厳重な水分管理を行っているため，麻酔導入時に血圧低下を認める症例が多い．そのような症例では，前負荷を維持すると同時にエフェドリン 4 〜 10 mg を投与して循環を維持する．体外循環離脱後，修復前と比較して左室の後負荷は上昇する．心機能の低

表3　心拍数維持に使用される薬物

	1 回投与量	維持量
ランジオロール		10 〜 40 mg/kg/min
エスモロール	500 μg/kg	60 〜 200 μg/kg/min
プロプラノロール	0.14 mg/kg	
ジルチアゼム	0.25 mg/kg	5 〜 15 mg/hr
ベラパミル	0.075 〜 0.15 mg/kg	
アミオダロン	150 mg	0.5 〜 1 mg/min

（Omae T, Kanmura Y. Management of postoperative atrial fibrillation. J Anesth 2012；26：429-37 より引用）

下した症例では，強心薬を用いて左室収縮力を維持する．僧帽弁形成術施行症例では，TEE を用いて僧帽弁を評価する．逆流の残存，弁狭窄，僧帽弁前尖の収縮期前方運動（systolic anterior motion of mitral valve：SAM）の有無を確認する．SAM は，小さめの人工弁輪使用，拡大のない左室，長い僧帽弁後尖（前尖/後尖＜1.5）で発症しやすい．治療として，容量負荷，強心薬の減量または中止，血管収縮薬投与，β遮断薬・シベンゾリン投与（1.4 mg/kg）が有効である[16]．

4 三尖弁疾患（三尖弁狭窄，三尖弁逆流）

三尖弁狭窄（tricuspid stenosis：TS）または三尖弁逆流症（tricuspid regurgitation：TR）に対する手術は，多くは僧帽弁に対する修復術と同時に施行される．TS または TR 単独手術は，高度の TS または TR があり，さらに自覚症状が強い場合に限定されている[17]．

いずれも肝臓をはじめとするほかの臓器障害もあり，予後は不良である．多くの症例で心拍出量が減少している．交感神経系の亢進によって後負荷が保たれているため，麻酔導入時に著しい低血圧を来すことがある．低血圧発症時にはフェニレフリン 0.1〜0.2 mg を静注して後負荷を維持する．弁置換術が予定されている症例では肺動脈カテーテルが使用できないため，TEE や中心静脈血酸素飽和度（Scv_{O_2}）を用いてモニタリングする．左室腔が小さめなため，体外循環離脱時はペーシングで 90 beats/min の心拍数を維持し，必要に応じて強心薬を投与する．肝機能が低下している症例が多いため，積極的に新鮮凍結血漿（FFP）を用いて凝固因子を補充する．

■参考文献

1) Rose MR, Glassman E, Spencer FC. Arrhythmias following cardiac surgery：relation to serum digoxin levels. Am Heart J 1975；89：288-94.
2) Poldermans D, Boersma E, Bax JJ, et al. The effect of bisoprolol on perioperative mortality and myocardial infarction in high-risk patients undergoing vascular surgery. Dutch echocardiographic cardiac risk evaluation applying stress echocardiography study group. N Engl J Med 1999；341：1789-94.
3) POISE Study Group. Effects of extended-release metoprolol succinate in patients undergoing non-cardiac surgery（POISE trial）：a randomised controlled trial. Lancet 2008；371：1839-47.
4) Hillis LD, Smith PK, Anderson JL, et al. 2011 ACCF/AHA Guideline for coronary artery bypass graft surgery. A report of the American College of Cardiology foundation/American Heart Association task force on practice guidelines. Developed in collaboration with the American Association for Thoracic Surgery, Society of Cardiovascular Anesthesiologists, and Society of Thoracic Surgeons. J Am Coll Cardiol 2011；58：e123-210.
5) Colson P, Saussine M, Séguin JR, et al. Hemodynamic effects of anesthesia in patients chronically treated with angiotensin-converting enzyme inhibitors. Anesth Analg 1992；74：805-8.
6) van Ryn J, Stangier J, Haertter S, et al. Dabigatran etexilate—a novel, reversible, oral direct thrombin inhibitor：interpretation of coagulation assays and reversal of anticoagu-

lant activity. Thromb Haemost 2010 ; 103 : 1116-27.
7) Kuhn EW, Liakopoulos OJ, Choi YH, et al. Current evidence for perioperative statins in cardiac surgery. Ann Thorac Surg 2011 ; 92 : 372-9.
8) Cai J, Xu R, Yu X. et al. Volatile anesthetics in preventing acute kidney injury after cardiac surgery : a systematic review and meta-analysis. J Thorac Cardiovasc Surg 2014 ; 148 : 3127-36.
9) London MJ, Moritz TE, Henderson WG, et al. Standard versus fiberoptic pulmonary artery catheterization for cardiac surgery in the department of veterans affairs : a prospective, observational, multicenter analysis. Anesthesiology 2002 ; 96 : 860-70.
10) Patel NC, Patel NU, Loulmet DF, et al. Emergency conversion to cardiopulmonary bypass during attempted off-pump revascularization results in increased morbididy and mortality. J Thorac Cardiovasc Surg 2005 ; 130 : 655-61.
11) Omae T, Kakihana Y, Matsunaga A, et al. Hemodynamic changes during off-pump coronary artery bypass anastomosis in patients with coexisting mitral regurgitation. Anesth Analg 2005 ; 101 : 2-8.
12) Shroyer AL, Grover FL, Hattler B, et al. On-pump versus off-pump coronary-artery bypass surgery. N Engl J Med 2009 ; 361 : 1827-37.
13) Diegeler A, Börgermann J, Kappert U, et al. Off-pump versus on-pump coronary-artery bypass grafting in elderly patients. N Engl J Med 2013 ; 368 : 1189-98.
14) Ross J Jr, Braunwald E. Aortic stenosis. Circulation 1968 ; 38 (1 suppl) : 61-7.
15) Omae T, Kanmura Y. Management of postoperative atrial fibrillation. J Anesth 2012 ; 26 : 429-37.
16) Omae T, Matsunaga A, Imakiire N, et al. Cibenzoline attenuates systolic anterior motion of the mitral valve after mitral valvoplasty. J Anesth 2009 ; 23 : 413-6.
17) Nishimura RA, Otto CM, Bonow RO, et al. 2014 AHA/ACC guideline for the management of patients with valvular heart disease : executive summary : a report of the American College of Cardiology/American Heart Association task force on practice guidelines. J Am Coll Cardiol 2014 ; 63 : 2438-88.

〔尾前　毅〕

III. 麻酔

2 小児における麻酔導入と維持

> **重要ポイント**
> - 解剖と血液の流れを理解し，経皮的動脈血酸素飽和度または動脈血酸素飽和度と血行動態の変化から肺体血流比の変化を評価する。
> - 肺血管抵抗に影響を与える因子をコントロールし，適切な肺体血流比を維持する。
> - 術後肺高血圧のリスクを評価し，PHクライシスの予防を徹底する。
> - Fallot四徴症では無酸素発作（anoxic spell）の予防と対応に習熟する。
> - 両方向性Glenn手術，Fontan手術では，陽圧換気よりも自発呼吸のほうが血行動態が改善するため早期抜管を目指す。

はじめに

　先天性心疾患の麻酔管理には，小児麻酔と心臓麻酔の知識と技術に加え，先天性心疾患特有の血行動態の理解が必要であり，習熟するのは必ずしも容易ではない。しかしながら，麻酔管理，特に人工呼吸管理が血行動態にダイナミックな変化をもたらすため，適切に管理することで劇的に血行動態が改善する点で魅力でもある。本項では，小児心臓手術の麻酔管理の基本的な考え方を臨床に即して解説する。

総論

　先天性心疾患の特徴は，多くの場合，解剖学的な構造異常のためにシャントが存在する点であり，シャント血流が各疾患の血行動態を特徴づけている。疾患名が同じでも欠損孔の位置や大きさ，狭窄や閉塞の有無により血行動態が異なるため，症例ごとに解剖と血行動態を確認する必要がある。肺血流増加型・減少型，チアノーゼ，非チアノーゼなどの血行動態に基づく病態生理を理解し，シャント血流をコントロールすることが血行動態管理，麻酔管理の基本である。そのためには肺体血流比（pulmonary flow/systemic flow：Qp/Qs）を理解すること，肺血管抵抗（pulmonary vascular resistance：PVR）のコントロール方法を習得することが必要不可欠である。

　肺体血流比は次の式で求められる。

$Qp/Qs = Sa_{O_2} - Sv_{O_2} / (Spv_{O_2} - Spa_{O_2})$

(Sa_{O_2}：動脈血酸素飽和度，Sv_{O_2}：混合静脈血酸素飽和度，Spv_{O_2}：肺静脈血酸素飽和度，Spa_{O_2}：肺動脈血酸素飽和度）

Qp/Qsは心臓カテーテルを用いるか，術野より直接サンプリングを行うことで計算されるが，連続測定することはできない。麻酔管理には，Sa_{O_2}〔または経皮的動脈血酸素飽和度（Sp_{O_2}）〕と血行動態の変化からQp/Qsの変化を推測して管理方針を決定する能力が要求される。オキシメトリーカテーテル（ペディアサット™）を用いた持続的中心静脈血酸素飽和度（central venous oxygen saturation：Scv_{O_2}）測定や近赤外線分光法（NIRS）による脳局所酸素飽和度（regional saturation of oxygen：rSO_2）のモニタリングは，全身の酸素需給バランスの評価に有用であるだけでなく，Sa_{O_2}と組み合わせることでQp/Qsをより正確に推測することが可能となり，先天性心疾患の麻酔管理において注目されている[1]。

PVRに影響を及ぼす因子を表1に示す。人工呼吸がPVRに与える影響は非常に大きく，有効に使用すれば心不全の治療となるが，誤って使用すれば血行動態の悪化を招く。PVRは肺胞気酸素分圧（Pa_{O_2}）や動脈血二酸化炭素分圧（Pa_{CO_2}）の変化に鋭敏に反応するため，吸入気酸素濃度（$F_{I_{O_2}}$）や1回換気量，呼吸回数を厳密に管理する必要がある。特殊な人工呼吸療法として，窒素と空気の混合により$F_{I_{O_2}}$を0.21未満に下げる低酸素療法，呼吸器回路に一酸化窒素（nitric oxide：NO）を添加するNO療法などがある。このほかに呼気終末陽圧（PEEP）や気道内圧，各種麻酔薬，カテコールアミンや血管作動薬，血液粘稠度〔ヘマトクリット（Ht）〕，酸塩基平衡，体温などがPVRに影響を及ぼす。Ht値は酸素供給量の重要な規定因子でもあり，Sa_{O_2}が低下しているチアノーゼ性心疾患においてはHt 45％以上を維持するような積極的な輸血療法が必要となる。

麻酔薬の選択に関しては，軽症例であれば特に制限はないが，重症例では心筋抑制が少なく，Qp/Qsを変化させない薬物を選択すべきであり，その点から第一選択はフェンタニルである。術後人工呼吸の継続が必要な症例では，大量フェンタニル麻酔（30～50 μg/kg以上）が血行動態の安定に最適である。しかし，術後早期に抜管を予定している場合はフェンタニルの総量を10～15 μg/kgに制限する必要があり，少量のレミフェンタニル（0.1～0.2 μg/kg/min）やセボフルランを併用する。チオペンタールやプロポフォールは心筋抑制作用が強く，体血管抵抗（systemic vascular resistance：

表1 肺血管抵抗に影響を与える因子

肺血管抵抗上昇	肺血管抵抗低下
・高二酸化炭素血症（低換気）	・低二酸化炭素血症（過換気）
・低酸素血症	・高濃度酸素
・アシドーシス	・アルカローシス
・呼気終末陽圧，気道内圧上昇	・貧血
・ヘマトクリット高値	・プロスタグランジン
・啼泣，咳嗽，喉頭痙攣	・血管拡張薬（ニトログリセリンなど）
・低体温	・β刺激薬（イソプロテレノール）

SVR）を下げるため重症例では使用すべきではない。ケタミンは小児においてPVRを上昇させないことが示されており，心拍数と血圧の維持に有利に働くため使用可能であるが，冠動脈異常を伴う疾患では心筋虚血のリスクから使用は避けるべきである[2]。

血管作動薬やカテコールアミンを使用する場合は，肺動脈と体動脈のどちらに作用するかを考慮して薬物を選択する。ほとんどの血管作動薬は肺動脈と体動脈のどちらにも作用するが，薬物によって選択性が異なるため，どの血管を拡張あるいは収縮させたいのかを考えて使用する必要がある。シャントを有する病態では，SVR上昇とPVR低下はどちらも肺血流増加に作用する。NOは肺動脈のみを拡張する唯一の薬物である。

モニタリングは，標準的モニタリング（心電図，非観血的血圧測定，パルスオキシメトリ，カプノグラフィ）に加え，動脈圧ライン，中心静脈圧（central venous pressure：CVP）ライン（ペディアサット™），経食道心エコー法（transesophageal echocardiography：TEE），脳局所酸素飽和度（rSO$_2$：前額部中央または左右と右下腹部背側）を使用する。SpO$_2$は，動脈管の前後をモニタリングする必要がある場合，上肢と下肢の2か所に使用する。体温は，膀胱温または直腸温（中枢温）と皮膚温（末梢温）を測定する。CVPラインの挿入が困難であったり，内頸静脈の狭窄が懸念されたりする場合は，大腿静脈を選択するか，開胸後に術野より右房へ挿入を依頼する。術後に肺高血圧（pulmonary hypertension：PH）や左心不全を来す可能性がある場合も同様に，肺動脈および左房へ直接圧ラインを挿入してモニタリングを行う。

人工心肺中は覚醒防止にミダゾラムを投与し，血管拡張薬としてクロルプロマジンを使用する（当施設での使用例＝無血充填：ミダゾラム，クロルプロマジン各0.3 mg/kg，血液充填：ミダゾラム，クロルプロマジン各0.6 mg/kg）。灌流圧の目標は新生児30〜45 mmHg，乳児35〜50 mmHg，幼児35〜55 mmHgであり，rSO$_2$値≧45％を維持できるよう努める。灌流圧の調整には，血管拡張薬としてクロルプロマジンかプロスタグランジン（prostaglandin：PGE）E$_1$，血管収縮薬としてフェニレフリンを使用する。

体温管理は，心不全症状がないか軽度であれば常温管理でよいが，低心拍出量を呈する重症心不全状態では酸素消費を減少させるために35〜36℃程度の軽度低体温管理を行う。末梢血管が収縮すると後負荷が増大するため，血管拡張療法を併用し，中枢温と末梢温の較差を3℃以内に抑えることを目標とする[3]。低体温管理は，洞性頻脈や頻脈性不整脈の予防・治療にも有効である。

ステロイドの使用に関しては議論が分かれる。RACHSカテゴリー1〜3に分類される，比較的手術難易度が低く侵襲が小さいと考えられる手術では必要性が低いと考えられる[4]。一方，高リスク群ではステロイド投与群のほうが胸腔ドレーンの排液量が少なく，人工呼吸器使用期間，ICU滞在期間が短かったとの報告[5]がある。現在，大規模ランダム化比較試験（RCT）が進行中である。

各　論

1 心房中隔欠損

　心房中隔欠損（atrial septal defect：ASD）は，開存部位と発生機序により卵円孔開存，一次孔欠損（部分型心内膜症欠損），二次孔欠損，静脈洞型欠損，冠静脈洞型欠損（unroofed coronary sinus），単心房型などに分類される。一次孔欠損では僧帽弁前尖に裂け目（cleft）による僧帽弁逆流を伴うことが多い。静脈洞型は上大静脈または下大静脈の開口部に位置し，右部分肺静脈還流異常を伴うことが多い。

　ASDは肺血流増加型の疾患であるが，肺血流は低圧である右室より供給されるため肺動脈病変の進行は緩徐であり，術後PHのリスクは低く，早期抜管を目指した麻酔管理を行う。また，体格の比較的大きい症例では無輸血での手術も可能であるため，術前に術者と方針を確認しておく。

　人工心肺までの基本方針はPVRを高めに保つことである。麻酔導入は，静脈ラインがない場合はセボフルラン-亜酸化窒素-酸素で，ある場合はミダゾラムや症例によってはチオペンタールも使用可能である。入眠後は速やかに亜酸化窒素を中止する。静脈ライン確保後はフェンタニル2～5μg/kg，ロクロニウム1mg/kgを投与して気管挿管を行う。導入時はF_{IO_2}を高めに使用してもよいが，気管挿管後はF_{IO_2}を0.21とし，Pa_{CO_2}が40mmHg台となるように管理する。TEEにより人工心肺前までに部分肺静脈還流異常や房室弁逆流，そのほかの合併奇形の有無を評価しておく。

　人工心肺離脱時の血管作動薬はホスホジエステラーゼ（PDE）Ⅲ阻害薬〔オルプリノン（0.1～0.3μg/kg/min）またはミルリノン（0.2～0.5μg/kg/min）〕単剤でもよいが，無輸血症例では血圧が低下しやすいため，ドパミン（3～5μg/kg/min）が使用しやすい。換気条件はF_{IO_2}1.0，軽度過換気とする。TEEにより残存空気や遺残リーク，弁逆流の有無などを評価したうえで人工心肺から離脱する。

　術後早期に抜管可能であるが，手術室内で行うか，ICUに移動後に行うかは施設や状況によって異なる。早期抜管を成功させるポイントは術後鎮痛をしっかり行うことであり，術野での局所浸潤麻酔とアセトアミノフェンが有効である。術後に必ずしも鎮静は必要ではないが，止血，血行動態の安定，ライン類の誤抜去防止として鎮静が必要な場合がある。デクスメデトミジンは鎮静作用とともに鎮痛作用があり，気道管理の安全性が高く，頻脈予防も期待できるため第一選択としている（0.2～1.0μg/kg/hr）。単剤で鎮静が不十分な場合，ミダゾラム（0.1～0.3mg/kg/hr）やモルヒネ（10～20μg/kg/hr），フェンタニル（0.5～1.0μg/kg/hr）などを併用する。

2 心室中隔欠損

　心室中隔欠損（ventricular septal defect：VSD）は，解剖学的に大血管下，膜様部，

流入部，筋性部型などに分類される。臨床症状は欠損孔の大きさや肺動脈病変の進行具合の影響が大きい。軽症例ではASDと同様に無輸血および早期抜管を考慮した麻酔管理方針となる。ここではPHを伴うVSDについて述べる。

　欠損孔が大きくPHを伴う症例では，術前に高肺血流（いわゆるハイフロー）性心不全，肺うっ血を認め，術後にPHクライシス（PHクリーゼ：pulmonary hypertensive crisis）を発症するリスクがある。21 trisomyはPHクライシス発症のリスク因子である。心不全症状が軽くなってきた症例では肺動脈病変の進行よる肺血流の減少が疑われ，PHクライシスの高リスクである可能性がある。

　人工心肺前はハイフローを抑制するためにPVRを高く維持する。麻酔はフェンタニル中心で行う。麻酔導入時より可能なかぎり酸素濃度は低めに管理し，挿管後はF_{IO_2} 0.21，Pa_{CO_2} 40〜50 mmHg程度で管理する。Sp_{O_2}が多少低下してもrSO_2が維持できていれば，低酸素血症を懸念してF_{IO_2}を上げる必要はない。呼吸管理のみでは肺血流のコントロールが困難な場合，PVRを上げるためにHt 45％以上を目標に輸血を行う。

　人工心肺後（心内修復後）は，PH予防のためにPVRを低く管理する。呼吸管理は純酸素，軽度過換気（35 mmHg）とし，人工心肺離脱時はドパミン（5 μg/kg/min）に加えてニトログリセリン（6 μg/kg/min），オルプリノン（0.3 μg/kg/min）を投与する。術前に肺うっ血を認める症例では気道分泌物が多く，無気肺や低酸素血症によりPHを起こしやすいため，人工心肺離脱前に気管内吸引を行い，換気状態を改善させておくことが重要である。肺動脈圧（pulmonary artery pressure：PAP）のモニタリングが必要であり，術野より肺動脈ラインを挿入する。PAPが動脈圧の1/3以下であればPHクライシスを起こす可能性は低いが，1/3以上ある症例はPHクライシスの高リスクである。PHのほかにVSDリーク遺残，大動脈弁閉鎖不全AR，三尖弁閉鎖不全，完全房室ブロック（一過性，永久のどちらの可能性もあり）などの合併症がある。

　術後，少なくとも術当日は，筋弛緩薬を併用した深鎮静，人工呼吸管理を継続し，PHクライシスの予防と治療を行う。PHクライシスの最も多い契機は気管内吸引であるため，必要最低限とし，必要な場合は吸引前にフェンタニルを投与するなどの予防的処置を行うべきである。PHクライシスの対応は，純酸素，用手による過換気，フェンタニル，筋弛緩薬の追加投与，ニトログリセリン，オルプリノンの増量，左房圧（left atrial pressure：LAP）ラインからの輸液負荷，NO吸入である（表2）。

表2　PHクライシスの診断と治療

診断のポイント	治療
・systolic PAP > systolic ABP	・純酸素，用手による過換気
・中心静脈圧上昇	・フェンタニル，筋弛緩薬の追加投与
・頻脈	・ニトログリセリン，オルプリノンの増量
・体血圧の低下	・左房圧ラインからの輸液負荷
・契機の存在（気管内吸引など）	・一酸化窒素療法

systolic PAP：収縮期肺動脈圧，systolic ABP：収縮期動脈圧

3 房室中隔欠損（心内膜症欠損）

　房室中隔欠損（atrioventricular septal defect：AVSD または AV canal defect）は，心内膜症欠損（endocardial cushion defect：ECD）とも呼ばれる。ASD と VSD に加えて，僧帽弁と三尖弁が分離しきらず共通房室弁（CAVV）と呼ばれる 1 枚の大きな弁を形成する。心房・心室レベルでの左右シャントと，共通房室弁逆流が問題となる。房室弁逆流が高度であると左室→右房へのシャント（LV-RA shunt）を生じ，心不全の重症度も増す。VSD が大きい場合，右室と左室はほぼ等圧であり，心内修復後は PH の高リスクである。

　麻酔導入から人工心肺前までは，ハイフローを抑制するために PVR を高く保つことに加え，房室弁逆流に対する管理を行う。導入～人工心肺前は，前述の VSD + PH に準じて F_{IO_2} 0.21，Pa_{CO_2} 50 mmHg 前後，Ht 45% 以上に管理し，房室弁逆流があるため急激な容量負荷は避ける。PVR を高くし Qp/Qs を小さくすることで心臓の仕事量が減少し，房室弁逆流も軽減する。PVR の上昇に伴って Sp_{O_2} が低下し，Sp_{O_2} 80% 程度で Qp/Qs が 1 前後になると予測されるが，血圧や rSO_2，Scv_{O_2} の値も参考にすると，より正確に評価できる。

　人工心肺後（心内修復後）は，PH 予防のために PVR を低く管理し，弁形成後であるため血圧も低めで管理する。肺動脈ラインを術野より挿入して PAP のモニタリングを行う。人工心肺離脱時は純酸素，軽度過換気とし，ドパミン，ニトログリセリン，オルプリノンを投与する。TEE で形成された三尖弁・僧帽弁の評価と ASD・VSD の遺残シャント，左室流出路狭窄などの評価を行う。心収縮力不足を認めればドブタミン（3～5 μg/kg/min）を投与する。房室ブロックの出現にも注意する。VSD + PH 同様に術後は PH クライシスの高リスクであり，少なくとも術当日は筋弛緩薬を併用した深鎮静と人工呼吸管理を継続する。

4 Fallot 四徴症

　Fallot 四徴症（tetralogy of Fallot：TOF）は，VSD，右室流出路狭窄（肺動脈弁狭窄，弁下狭窄），大動脈騎乗，右室肥大を伴う疾患である（図 1）。大きな VSD と右室流出路狭窄のために右左シャントが起こり，肺血流が減少してチアノーゼを呈する。新生児期よりチアノーゼが高度な場合，PGE_1 の投与により動脈管を開存させて肺血流を確保する。TOF では左室が未発達であることが多く，左室容量が正常の 70% 未満であれば心内修復術の適応から外れ，Blalock-Taussig（BT）シャントを施行し，左室の発育を待つ方針となる。麻酔管理上，無酸素発作（anoxic spells：スペル）の予防と治療，術後の右心不全・左心不全に対する治療が重要である。TOF は，狭窄が軽度でチアノーゼを来さないピンクファローから，肺動脈閉鎖を伴う TOF 極型までスペクトラムが幅広い。ここでは一般的な TOF 修復術の麻酔について述べる。

　麻酔導入から人工心肺前までは，スペルの予防と発症時の対応に注意する。麻酔導入

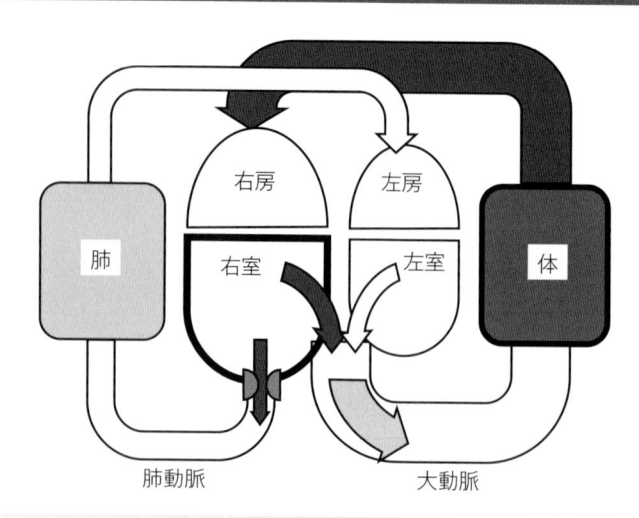

図1 Fallot 四徴症の血行動態
心室中隔欠損（VSD），右室流出路狭窄，大動脈騎乗，右室肥大の状態である。右室流出狭窄が強いほど，また体血管抵抗が低いほど，VSD を介して右左シャントが増え，チアノーゼが高度となる。

時は特にスペルを起こしやすい。術前の脱水を避け，β遮断薬の内服があれば継続し，前投薬を使用し，啼泣することなく導入できるよう工夫する。スペルを起こすリスクが高い症例では，前日に静脈ラインを確保しておくべきである。スペルの予防策として，①循環血液量の維持，②十分な麻酔深度，③ SVR を高く維持すること，④ PVR を低く維持（純酸素，過換気）すること，⑤β遮断薬，が有効である。リスクが高い場合はランジオロールの持続投与（10 〜 40 μg/kg/min）を行う。

スペル発症時の対処としては，輸液負荷，フェニレフリン 1 〜 4 μg/kg，β遮断薬の投与を行う。β遮断薬の第一選択は，血圧が低下しにくいランジオロール（0.25 mg/kg）である。フェニレフリンやランジオロールの効果は，循環血液量が不足している場合は一時的である。

人工心肺後は，右心不全と左心不全に注意する。手術は VSD 閉鎖と右室流出路形成からなる。VSD 遺残や右室流出路狭窄の残存，肺動脈弁の狭窄・逆流，右室切開の影響などで右心不全となることがあり，PVR は低めに保つ。術前の左室容量が大きい症例では早期抜管が可能である。術前の左室容量が小さいと術後に左心不全を起こす可能性があり，LAP をモニタリングして輸液速度を調整し，ドパミン，オルプリノン，ニトログリセリンに加えてドブタミンの使用も考慮する。左心不全症例では，酸素消費を減らすために軽度低体温管理を行うこともある。術後は頻脈傾向になるが，少ない 1 回拍出量を補うためであり，洞調律が維持されていれば問題ではない。房室接合部性頻拍（JET）などの頻脈性不整脈の場合は，心拍出量減少を来すため鑑別する必要がある。VSD 閉鎖に伴い，房室ブロックを来すことがある。

5 完全大血管転位

完全大血管転位（transposition of the great arteries：TGA）は，大動脈が右室から，

肺動脈が左室から起始する疾患で，肺血流増加型のチアノーゼを呈する。VSDと肺動脈狭窄（肺動脈弁狭窄，弁下狭窄）の有無によりⅠ型（VSDなし，狭窄なし），Ⅱ型（VSDあり，狭窄なし），Ⅲ型（VSDあり，狭窄あり）に分類される。

Ⅰ型では心房間交通（ASDまたは卵円孔）が生存に不可欠であり，心房間交通が小さい場合はチアノーゼが増悪し，緊急でカテーテルによる心房裂開術（BAS）が必要となる。動脈管開存（patent ductus arteriosus：PDA）があるとチアノーゼを軽減できるため術前よりPGE_1を投与することが多いが，PVR低下とともに肺うっ血が進行する可能性がある。Ⅱ型はVSDが大きければ動脈血と静脈血の混合が良く，チアノーゼは軽度でハイフローとなり，通常のVSD＋PH症例と類似した血行動態となる。うっ血性心不全やPHが進行する前にJatene手術を施行する。Ⅲ型は肺動脈狭窄のため肺うっ血は軽度で，チアノーゼが主体となり，BTシャントを経てRastelli手術に至ることが多い。ここではⅠ型（図2）のTGAに対するJatene手術の麻酔管理について述べる。

麻酔導入から人工心肺までは，ハイフロー性心不全とチアノーゼの評価および管理が必要となる。PHを来すとPDAが右左シャントとなり，下肢のSp_{O_2}上昇として表れる。上下肢ともに低下すれば，心房間交通やPDAの狭小化などが考えられる。上下肢のSp_{O_2}が上昇し，血圧（特に拡張期圧）が低下すれば，ハイフロー性心不全が疑われる。麻酔導入から人工心肺まではSp_{O_2}と血行動態の変化を連動させて考える必要があり，Sp_{O_2} 80％を目標に呼吸管理を調整する。標準的モニタリングに加えてSp_{O_2}を右上肢（PDA前）と下肢（PDA後）で測定する。動脈圧ラインは上下肢に挿入し，CVPラインは内頸静脈に確保する。術前に臍動静脈にカテーテルが挿入できる場合は，下肢の動脈圧ラインとCVPラインとして使用できる。rSO_2は頭部と右下腹部背側を測定する。

Jatene手術は，弁上部での大動脈と肺動脈のスイッチ，肺動脈の前方移動（Lecompte法），冠動脈の移植からなる。周術期の死亡率に最も関与しているのは冠動脈移植の成否であり，術前の冠動脈の形態により再建方法や術後心筋虚血のリスクが異なる。冠動脈・大動脈の再建後に大動脈遮断を解除し，冠動脈再建後の異常の有無を確認する。術

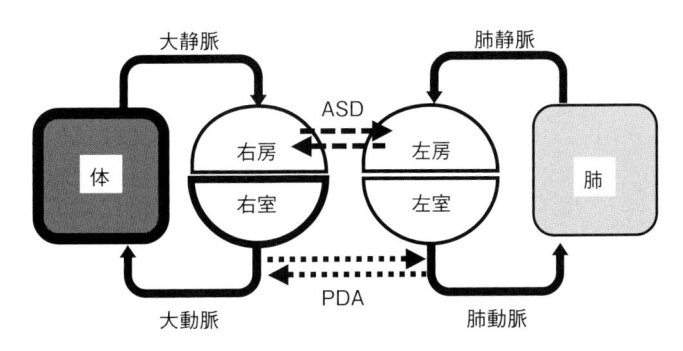

図2　Ⅰ型完全大血管転位の血行動態

完全大血管転位では，心房間交通が生存に不可欠である。有効な循環血流はシャント血流のみで，ほかの血流は再循環している。PDAがあると肺血流が増加し，動脈血酸素飽和度（Sa_{O_2}）が上昇するが，肺血管抵抗（PVR）が低下するにつれてハイフロー性心不全を呈する。左室は肺循環を担っており，PVRが低下するにつれて負荷が減少し，心筋重量が減少する。

ASD：心房中隔欠損，PDA：動脈管開存

前の左室は低圧系を担っており，PVRの低下とともに進行性に心筋重量が減少するため，生後2週以内にJatene手術を施行する必要がある。

人工心肺後は，PH，アフターロードミスマッチによる左心不全，心筋虚血の高リスクである。PVRを低く維持し，低心拍出症候群（LOS）の治療を行う。導入時のモニタリングに加えてLAPとPAPのモニタリングを行う。人工心肺離脱に際しては純酸素投与，過換気，軽度低体温とし，ニトログリセリン，オルプリノン，ドパミンを投与，必要に応じてNO吸入，ドブタミン，アドレナリンを追加する。

心筋虚血はモニター心電図のST変化では判別が困難なことがあり，虚血のサインとして不整脈が出現することがあるため，不整脈の鑑別に心筋虚血も考慮する。閉胸により血圧低下を来す場合は，開胸のままICUへ移動し，呼吸・循環動態が改善してから二期的に胸骨閉鎖を行う方針とする。

6 両方向性 Glenn 手術

単心室症候群ではチアノーゼの消失を目的としたFontan循環を目指すことになる。一般的に新生児期から乳児期早期に必要に応じて肺動脈絞扼術（pulmonary artery banding：PAB）やBTシャント，Norwood手術といった姑息術を施行し，6カ月前後に両方向性Glenn手術（bidirectional Glenn：BDGまたはbidirectional superior cavopulmonary anastomosis）を経て，1～3歳時にFontan手術を施行する。

単心室循環では，PVRとSVRのバランスによってQp/Qsが決まる。理想的な単心室循環ではQp/Qs＝1であり，このとき計算上はSp_{O_2}＝75％である（Sa_{O_2}＝Spa_{O_2}＝75％，Spv_{O_2}＝100％，Sv_{O_2}＝50％と仮定）。PVRが低下またはSVRが上昇するとQp/Qsが増加し，Sa_{O_2}が上昇する。Sv_{O_2}を50％と仮定した場合にSp_{O_2}＝75％でQp/Qs＝1となるが，Qp/Qsが変化しなくとも心拍出量（あるいは酸素供給量）が増加すればSv_{O_2}が上昇するため，Sa_{O_2}が上昇する。したがって，単心室循環におけるSa_{O_2}の変化には，①無気肺などの肺実質の問題，②PVRとSVRのバランス，③酸素需給バランス，の3つの因子が関与しており，呼吸と血行動態の両方のパラメータを評価する必要がある。Scv_{O_2}やrSO$_2$はSv_{O_2}の代用となりうるため，血行動態を評価するうえで非常に有用である。

BDGを施行する症例は，PABやBTシャント手術から数カ月経過しており，体重増加のためバンドやシャントが相対的に小さく肺血流が過小傾向になっている。右室流出路が軽度狭窄した単心室症の血行動態に類似している。PVRの変化に対するQp/Qsの変化はそれほど大きくはなく，むしろSVRの変化が大きく作用し，血圧が上昇するとSa_{O_2}が上昇し，血圧が低下するとSa_{O_2}も低下する。血圧と酸素化が連動する点を理解することが重要である。

麻酔導入から人工心肺までは心拍出量と血圧を維持し，Qp/Qsを変化させない麻酔管理を行う。Sa_{O_2} 75～80％を目標に管理し，術前の酸素療法の有無やSa_{O_2}値を参考に$F_{I_{O_2}}$を調節する。早期抜管するためには，フェンタニルの総投与量は10～15μg/kgに制限し，少量のレミフェンタニルとセボフルランを併用する。標準モニタリング

に加えて BT シャントと反対側の上肢と下肢の動脈圧ライン，内頸静脈の CVP ライン（BDG 後は PAP となる），rSO$_2$，TEE をモニタリングする。

BDG（図3）は，上大静脈と肺動脈を吻合する手術である。上大静脈血がそのまま肺動脈血となり，静脈圧のみで肺を通過する。肺血流の駆動力は上大静脈圧と LAP の圧較差（transpulmonary pressure gradient：TPG）である。人工心肺の影響により PVR が上昇するため，人工心肺後はできるだけ PVR を下げる必要がある。BDG 術後の適切な Sa$_{O_2}$ は 80％程度であり，Qp/Qs は 0.6〜0.7 程度である。

人工心肺離脱時には PVR を下げることが重要であり，肺リクルートメントを十分に行ったうえで人工呼吸は純酸素，軽度過換気とし，ニトログリセリン，オルプリノン，ドパミンの投与を開始する。CVP 15 mmHg，Sa$_{O_2}$ ≧ 80％を目標とする。CVP が 10 mmHg 以下の場合は前負荷不足であり，十分な TPG が得られず肺血流が減少する。CVP ≧ 15 mmHg の場合は TPG が高いのか，LAP が高いのかを鑑別する。TPG が高い場合は PVR が上昇しており，無気肺や換気量の是正と NO を含めた肺血管拡張療法の強化を検討する。LAP が高ければ左心不全と考えられ，心電図や TEE などで不整脈，弁逆流，収縮力低下などの原因を鑑別し，心不全の治療を行う。BDG はチアノーゼ性心疾患であり，Ht 45％以上を維持する。

自発呼吸により胸腔内圧が陰圧になると，肺動脈血流の駆動力となり血行動態が良くなるため，早期抜管，できれば手術室抜管を目指す。術後は頭部を挙上させ，上大静脈血流が還流しやすい体位とする。啼泣により胸腔内圧が上昇すると Glenn 循環が著しく阻害されるため，術後はモルヒネ，フェンタニル，アセトアミノフェン，局所麻酔などで鎮痛を十分に図り，デクスメデトミジンやミダゾラムによる鎮静も考慮する。

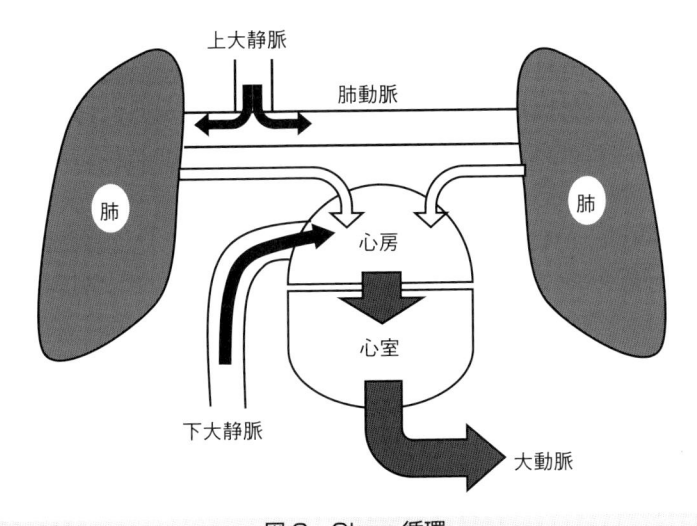

図3 Glenn 循環

①上大静脈が直接肺動脈につながる，②上半身がうっ血する，③下大静脈の血液と肺静脈の血液が心房・心室で混ざるため，チアノーゼを呈する。

7 Fontan 手術

　Fontan 手術（total cavopulmonary connection）はチアノーゼを解消することが目的であるが，その代償として肺循環の駆出心室がないため（図4），静脈圧が高く全身諸臓器がうっ血しており，低心拍出を呈する．良好な Fontan 循環を成立させるには，PVR を低く保つこと，心房圧〔左室拡張末期圧（LVEDP）〕を低く保つこと，心収縮力を維持すること，房室弁逆流を最小限にすること，洞調律を維持して頻脈を避けることが必要である．CVP（＝PAP）と LAP をモニタリングして管理する．CVP が高値の場合に，原因が PVR 上昇にあるのか，LAP 上昇にあるのかを鑑別して対処する．

　人工心肺前は BDG の管理を行う．複数回の開胸歴がある場合は，癒着剥離時に出血や不整脈を伴う可能性がある．

　人工心肺からの離脱においては CVP のモニタリングが重要である．Fontan 術後の CVP 予測値を，術前の心臓カテーテル検査による Q_p/Q_s と PAP の測定値から算出し，人工心肺離脱時の CVP の目安とする．術前の Q_p/Q_s が 0.7，Fontan 術後の Q_p/Q_s が 1.0 とすると，予測 CVP は術前 CVP の 1.4 倍（1/0.7）と推定される[6]．人工呼吸は純酸素，軽度過換気とし，ニトログリセリン，オルプリノン，ドパミンを使用し，必要であれば NO 吸入を行う．人工心肺直後は CVP が 15 mmHg 以上である場合，予測 CVP よりも高値を取る場合は，BDG のときと同様に原因が PVR と LAP のどちらの上昇のためかを鑑別する．CVP が 20 mmHg を超える場合，外科医と second run を含めた治療方針の再検討を行う．

　Fontan 循環は右室がないため，急速・大量輸液で容易にうっ血する．直列循環であるため，脱水・循環血液量不足で CVP が低下すると，肺血流量が減少して心拍出量も減少する．BDG よりも循環血液量の変動に対する予備能が低く，CVP や LAP に加え

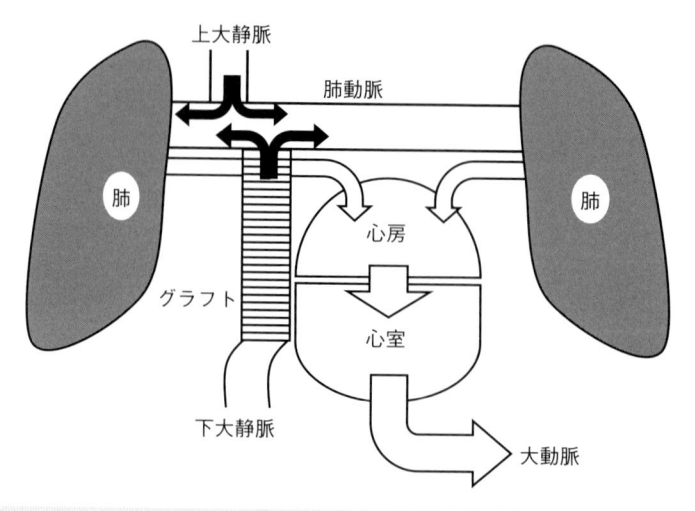

図4　Fontan 循環
①上・下大静脈の血流が直接肺動脈の血流となる．②チアノーゼが解消される．③全身諸臓器はうっ血傾向となる．

て Scv_{O_2} や rSO_2 などをモニタリングし，適切な輸液・輸血管理を行う．

自発呼吸により生じる陰圧が肺循環の駆動力となるため，早期抜管・手術室抜管を行う．抜管後は，上下の大静脈血流が心房へ還流しやすいように，頭部と下半身を挙上させて Fontan 体位を保持する．啼泣は著しく胸腔内圧を上昇させるため，鎮痛・鎮静を積極的に行う．

■参考文献

1) Scott JP, Hoffman GM. Near-infrared spectroscopy : exposing the dark (venous) side of the circulation. Paediatr Anaesth 2014 ; 24 : 74-88.
2) Stokes MA. Principles of peroperative management. In : Lake CL, Booker PD, editors. Pediatric cardiac anesthesia. 4th ed. Philadelphia : Lippincott Williams & Wilkins ; 2005. p. 174-89.
3) Schey BM, Williams DY, Bucknall T. Skin temperature and core-peripheral temperature gradient as markers of hemodynamic status in critically ill patients : a review. Heart Lung 2010 ; 39 : 27-40.
4) Pasquali SK, Hall M, Li JS, et al. Corticosteroids and outcome in children undergoing congenital heart surgery : analysis of the Pediatric Health Information Systems database. Circulation 2010 ; 122 : 2123-30.
5) Clarizia NA, Manlhiot C, Schwartz SM, et al. Improved outcomes associated with intraoperative steroid use in high-risk pediatric cardiac surgery. Ann Thorac Surg 2011 ; 91 : 1222-7.
6) Baines PB, Selby A. Pulmonary hypertension, persistent fetal circulation, and Eisenmenger syndrome. In : Lake CL, Booker PD, editors. Pediatric cardiac anesthesia. 4th ed. Philadelphia : Lippincott Williams & Wilkins ; 2005. p. 536-50.
7) Hudson JK, Deshpande JK. Septal and endocardial cushion defects. In : Lake CL, Booker PD, editors. Pediatric cardiac anesthesia. 4th ed. Philadelphia : Lippincott Williams & Wilkins ; 2005. p. 329-43.
8) Lell WA, Pearce FB. Tetralogy of fallot. In : Lake CL, Booker PD, editors. Pediatric cardiac anesthesia. 4th ed. Philadelphia : Lippincott Williams & Wilkins ; 2005. p. 344-56.
9) DiNardo JA. Transposition of the great vessels. In : Lake CL, Booker PD, editors. Pediatric cardiac anesthesia. 4th ed. Philadelphia : Lippincott Williams & Wilkins ; 2005. p. 357-80.
10) Tebich S. Tricuspid atresia. In : Lake CL, Booker PD, editors. Pediatric cardiac anesthesia. 4th ed. Philadelphia : Lippincott Williams & Wilkins ; 2005. p. 435-44.
11) Baum VC. Abnormalities of the atrioventricular valves. In : Lake CL, Booker PD, editors. Pediatric cardiac anesthesia. 4th ed. Philadelphia : Lippincott Williams & Wilkins ; 2005. p. 501-22.
12) McEwan A. Management of postbypass pulmonary hypertension and respiratory dysfunction. In : Lake CL, Booker PD, editors. Pediatric cardiac anesthesia. 4th ed. Philadelphia : Lippincott Williams & Wilkins ; 2005. p. 317-28.
13) 森田 潔．小児心臓麻酔マニュアル．東京：メディカルフロントインターナショナルリミテッド；2008.
14) 門崎 衛，小林隆史，星有己枝ほか．フォンタン手術における術前評価および術中麻酔管理．Cardiovascular Anesthesia 2009 ; 13 : 37-41.

（大塚　洋司，竹内　護）

III. 麻酔

3 麻酔からの覚醒

重要ポイント

- 心臓外科手術後，覚醒までの時間は患者をより安定させるための時間である。
- われわれは，人工呼吸は患者に強いストレスを与えていることを理解すべきである。
- 抜管までの時間をいたずらに短くすることには意味がない。

はじめに

　麻酔からの覚醒，これは心臓外科にかぎらず，外科周術期管理の重要なポイントとなる。円滑な麻酔からの覚醒，これは覚醒する刹那を管理するだけではない。完璧な術中管理も，覚醒時のトラブルによって台なしとなってしまう。逆に，万全な覚醒は術中からの綿密な管理なしにはなりえない。

　ここでは，心臓外科手術麻酔の覚醒に関わる事象について述べる。なお，多くの施設で心臓手術は気管挿管下に行われているので，人工呼吸下の患者管理，覚醒から抜管という流れにも言及し，術後の鎮静に関しては"第VI章 ❶術後鎮静"に譲る。

いつ覚醒させるか？

　1980年代は主にモルヒネ，大量フェンタニルにより心臓麻酔が行われ，その後1990年代後半になるとフェンタニルと揮発性吸入麻酔を組み合わせたバランス麻酔が行われた。大量フェンタニル麻酔の背景には，大量の麻薬を中心とした麻酔方法が心臓外科手術から受ける多大な生体のストレス反応をより抑制するという概念があったからである。この時期の人工心肺症例では，心房中隔欠損症閉鎖術（ASD）であっても，一晩は人工呼吸を続けたものであった。これは単にわれわれの心臓手術に対する敷居の高さのみならず，大量麻薬麻酔後の覚醒に時間を要したことに加え，人工心肺後の生体に対するストレス反応を時間をかけて鎮めるといった考えに基づいていた。

　その後，大量麻薬麻酔によっても心臓外科手術のストレス反応は完全に打ち消すことはできず，吸入麻酔や少量の麻薬を併用するバランス麻酔でも患者予後に変わりがないことが報告され[1]，より早くにICUを退出させるという時代の流れと相まって，1990

年代後半ごろには，より早い時間で人工呼吸を終了させる，いわゆる fast track cardiac anesthesia（FTCA）が台頭してきた．FTCA に明確な定義はないが，古典的には少量の麻薬を用いて 8 時間以内に抜管を施行するものとされている[2]．さらには，手術室抜管を含めて術後数時間で抜管する ultra fast track cardiac anesthesia も行われてきている[3]．FTCA が一般的になった背景には，従来の管理法に比べても FTCA は人工呼吸時間が短く，かつ再挿管率や呼吸器合併症発生率に差がなかったという報告[4]がされてきたことがある．表 1 に，FTCA が行われた背景を示す．

今や FTCA は日本でも一般的な管理になっていると思われるが，早期抜管を目指すうえで患者管理の要点を見失ってはならない．fast track という言葉が小気味よく感じられて，あたかも早く抜管することが時代の最先端を行くような錯覚に陥りやすいが，時間だけに固執するのは本末転倒である．FTCA に関する最近のレビューが，それをよく物語っている．この報告によれば，心臓外科手術患者 4,118 人を対象として，術後 8 時間以内に抜管した群と 8 時間以降に抜管した群では，再挿管率，術後腎機能，出血量，脳梗塞発生率，心筋梗塞発生率，感染症発生率，入院期間など患者予後に差はなかったという[5]．ただし，この報告の中で，高リスク患者においては，これらが当てはまるかどうか分からないと述べられている．また，Kiessling ら[6]は，人工心肺症例で American Stroke Association-physical status（ASA-PS）> 3，New York Heart Association（NYHA）分類 > 3，手術時間 267 分以上の患者では FTCA が失敗する率が高いと警告している．

FTCA を実践する際，人工心肺症例で離脱に難渋した症例，手術中の水分バランスが相当量プラスとなった症例，極端な心機能低下症例，高齢者症例などでは，覚醒前に十分な血行動態の管理を行わなければならないのは明白である．術後の人工呼吸時間に関して，おそらく日本の各施設のプロトコールでは早くても術後 1 日の朝まで（少なくとも一晩）は ICU 管理となる施設が多いと考えられ，術後 5 時間で抜管しても 8 時間で抜管しても，翌日 ICU を退室することに影響は少ないと考えられる．FTCA を単なる人工呼吸時間短縮の競争にしてはならない．

FTCA を目指した麻酔に関してであるが，大量麻薬麻酔でなければ，各施設で一般的に行われている麻酔で問題なく可能であろう．近年，日本でも多くの施設で心臓麻酔にレミフェンタニルが臨床使用されている．レミフェンタニルは半減期が短く，覚醒が早いのが特徴であるが，FTCA を目指すすべての症例にとってレミフェンタニルが有利になるわけではなさそうである．

アメリカとカナダでの，フェンタニルおよびレミフェンタニルの FTCA に関する多

表 1 なぜ早期に抜管可能になったのか？

- モルヒネ，大量フェンタニル麻酔からバランス麻酔，硬膜外麻酔の併用へ
- 常温人工心肺の使用（常温人工心肺は肺の化学的炎症惹起が少ない），体温管理の進歩
- 外科手術手技の進歩，手術時間の短縮
- 人工心肺回路の進歩
- 医療者の意識変化
- 医療経済の逼迫

施設前向き研究では，両群間で人工呼吸時間に差がなく[7]，さらにはMollhoffら[8]は，僅差ではあるがフェンタニル群に比べて有意にレミフェンタニル群で抜管に時間を要したと報告している。この中で，レミフェンタニル群では術後の痛みやシバリング対策に時間を要し，抜管までの時間が必要であったと報告されている。レミフェンタニルを用いた心臓麻酔後の注意点は，痛み[9]とシバリング[8]であろう。

筆者の施設では，術中はレミフェンタニルとセボフルランで麻酔管理し，ICUでデクスメデトミジンの投与を鎮静の基本としている。術直後の痛みに対しては，手術終盤（心膜閉鎖もしくは胸骨閉鎖のころ）にフェンタニルを5～6μg/kgほど投与，もしくは皮膚縫合時点でブプレノルフィン0.2 mgを投与しており，術直後の鎮痛管理に難渋することはまれである。

レミフェンタニルによる術後のシバリングのメカニズムは，大きく次の3つが考えられている。①麻酔中は体温調節のためのシバリングのセットポイントが低下するが，覚醒とともにセットポイントが回復するためにシバリングが起こる，②手術での炎症反応に対するシバリングをオピオイドは抑制するが，オピオイドの消失に伴いシバリングが出現する，③オピオイドμ受容体刺激後に起こるとされるシバリング，である[10]。レミフェンタニルは消失半減期が短いので，ICUへ入室したころよりシバリングが出現する。これも前述同様に，術後の体温が回復するまでにオピオイドを投与することにより回避可能である。筆者の施設では麻酔前投薬にペチジンを投与しており，レミフェンタニルを用いた心臓外科術後にシバリングを経験することはほとんどなく，おそらくではあるが術後シバリングをペチジンが抑制していると考えている。ペチジンはオピオイドの中でもκ受容体を刺激し，抗シバリング作用を持つとされている[11]。

以上，FTCAの要点は抜管が早ければいいのではなく無駄な人工呼吸をしないことであり，人工呼吸中の患者のストレスを軽減せねばならないのはいうまでもない。

手術終了から覚醒までに行うこと

臨床の現場で覚醒に向けて行うべきことは，①血行動態管理，②人工呼吸の管理，③出血の確認，④体温管理，⑤神経所見の確認，⑥痛みの管理，が中心となる。痛みの管理は"第Ⅵ章 ❷術後鎮痛"に譲り，ここでは覚醒までの血行動態，呼吸管理，出血の管理について述べる。

1 覚醒までの血行動態の管理

血行動態管理の詳細は他項に譲るが，臨床でよく遭遇するのが，術終了時に開胸器が外され，皮膚縫合になると痛み刺激が弱くなり，相対的に麻酔深度が深くなり，血圧が低下したままICUに搬入されるパターンである。ICUに搬入された直後の血圧低下は，内因性カテコールアミンの減少による体血管抵抗（SVR）の低下，静脈系の拡張，もしくは心収縮能の低下による場合が多い。

したがって，この時期には術中の水分バランスを見て，必要であれば輸液で前負荷を増加させる，もしくは昇圧薬を増量して対処する．水分バランスについては，特に人工心肺症例では，各施設の管理方法，担当医師の方針により若干のばらつきがあると考える．心機能のさほど低下した症例でなければ十分な量の輸液は安全に施行でき，むしろ術直後に輸液負荷を行ってしまったほうが後々の血行動態管理がしやすいことを多く経験する．また，十分な輸液を行えるのも麻酔科医ならではであるので，ぜひ実践していただきたい．

次に訪れるのが，覚醒に伴う挿管チューブの刺激や創部痛による血圧上昇，麻酔薬の消失に伴う血管抵抗上昇および血圧上昇である．これに対しては，心機能や抜管時期をイメージしながらさらに鎮静を深くするか昇圧薬を減量する，もしくは降圧薬を投与して対処する．また，覚醒に伴い頻脈や心房心室性不整脈が出現したとき，交感神経系刺激がその原因と考えられる場合には，β遮断薬の使用を考慮する．

2 覚醒までの人工呼吸に対するアプローチ

心臓手術の術後呼吸機能に及ぼす影響を考えてみよう．表2，表3に，心臓外科手術が呼吸機能に及ぼす影響を示す．近年の報告によれば，心臓手術後の低酸素血症の主な原因は微小無気肺であるとされる[12]．この微小無気肺には臨床上よく遭遇する．筆者の施設のデータを紹介したい．

心臓外科術直後に胸部X線写真で明らかな所見がなく，P/F（$Pa_{O_2}/F_{I_{O_2}}$）値が200以下の症例（n＝30）のP/F値の時間推移を見てみると，術後72時間以上の人工呼吸を要した群（遷延群：n＝12）と，そうでない群（非遷延群：n＝18）では，術後3時間より非遷延群でP/F値の回復を見た（図）．

術中明らかに低酸素血症となる誘因がなく，術後の胸部X線写真で所見もない場合には微小無気肺の可能性が高く，経過観察により改善することが多い．しかし，人工心肺症例で血管透過性の亢進が低酸素血症の原因となっている症例も臨床の場面で遭遇するので，多くの視点から患者を観察する必要がある．

また，心臓外科術後患者の抜管に関して，スタッフから"人工呼吸のウィーニングはどうすればいいか？"という質問をされることがあるが，本来，人工呼吸のウィーニングは長期人工呼吸患者，もしくは慢性呼吸不全患者に対して行うものであると筆者は考える．もちろん，段階的に強制換気数を減らしたり，プレッシャーサポート圧を減少させて抜管したりするのだが，心臓外科術後の患者＝呼吸不全ではないことを強調したい．

表2 心臓外科手術後の呼吸不全の要因（物理的）
・腹式呼吸の減少，胸式優位へ
・開胸器の使用
・胸水
・無気肺（肺側，底区）
・麻酔薬による呼吸抑制，創部痛による呼吸抑制
・横隔神経麻痺

表3 心臓外科手術後の呼吸不全の要因（化学的）
・人工心肺によるもの シャント率増加，肺血管透過性の亢進，白血球活性化，肺サーファクタントの変化，呼気の一酸化窒素の減少
・陽圧人工呼吸自体による炎症性サイトカインの活性化

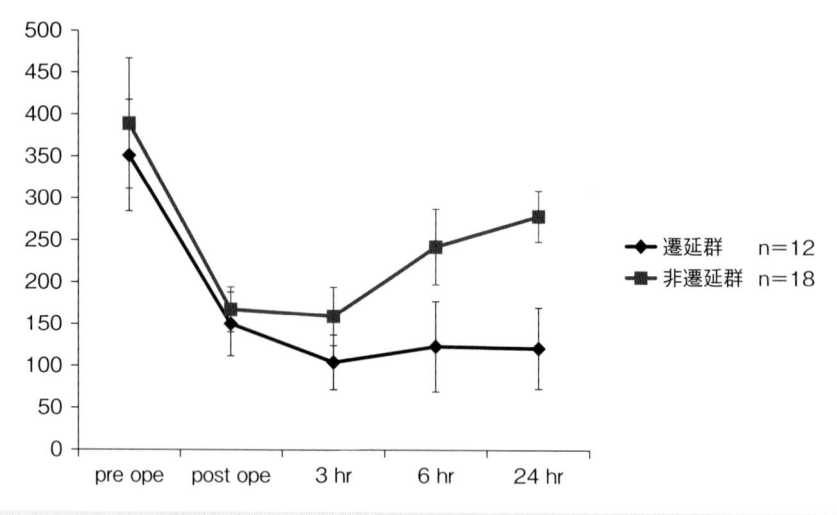

図　P/F＜200症例のP/F値の推移（n＝30）

術後P/F＜200の症例で72時間以内に抜管された群（非遷延群）では，術後3時間よりP/F値の回復を認めた。

P/F：$Pa_{O_2}/F_{I_{O_2}}$

人工心肺後であるという理由から患者を覚醒させるのを憚ってはならない。

　さて，急性呼吸窮迫症候群（acute respiratory distress syndrome：ARDS）においては protective lung ventilation（PLV）と呼ばれる高めの呼気終末陽圧（positive endexpiratory pressure：PEEP）と少ない1回換気量による人工呼吸が有効であるが，心臓外科手術にPLVは有用なのであろうか？　Sundarら[13]によれば，心臓外科術中に6 ml/kgで人工呼吸をした場合には術後人工呼吸時間が短く，再挿管率も減少したという。では，high PEEPで肺をrecruitした場合はどうであろうか？　今のところ人工心肺症例を含めてその優位性は確立されていないようである[14]が，PLVが抜管後の機能的残気量（FRC）を改善したとの報告[15]もあり，少量換気も含め，さらなる報告を待つ必要があろう。また，非侵襲的換気療法（noninvasive ventilation：NIV）が心原性肺水腫には第一選択となった現在，抜管後の呼吸管理にNIVは有用であろうか？　NIVは，抜管後に施行した場合，一般のマスクによる酸素投与に比べて再挿管率を減少させるとする報告[16]，減少させないとする報告[17]があり，これもまた結論には至ってはいない。PLVもNIVも，その治療効果についてエビデンスが認められるのはARDSや心原性肺水腫，慢性閉塞性肺疾患（COPD）の急性増悪など病的肺に対してである。心臓外科術後の肺＝病的肺ではないので，これらの有効性が明らかでないのかもしれない。やはり治療エビデンスのバックグラウンドを知り，個々に対応することが重要となる。

3 覚醒までの出血のコントロール

　術後ドレーン出血が少量であり，止血がある程度完了していることを確認して覚醒に持っていく。術後の出血をコントロールする明確な対策はない。動脈性であれば血圧を低めにするぐらいである。ただし，患者が覚醒に向けて激しい体動や咳嗽を繰り返す場

合には，胸骨下の出血が増えることがあるので，鎮静を深くしたり早期の抜管を計画したりする。

　また，人工心肺症例での出血傾向の主たる原因は血液凝固因子の希釈であるので，必要に応じて新鮮凍結血漿（fresh frozen plasma：FFP）や濃厚血小板（PC）を輸血し，利尿薬を使用して血液凝固因子を濃縮していくのも一つの治療戦略ではある。ただし，出血＝FFP輸血を行うといった漫然とした治療は慎むべきである。

　再開胸を考慮するドレーン出血量は，400 mlルールに基づくのが一般的であろう。400 ml/hr，もしくは200 ml/hrが2時間以上，もしくは100 ml/hrが4時間以上続く場合である。ただし，手術や患者因子の影響が多分にあるので，これら以下の出血量でも外科医と相談のうえ，迅速に再開胸を考慮する。筆者の経験上，再開胸止血を戸惑って後悔することはあっても，早期に再開胸止血に踏み切って後悔したことはない。また，病院スタッフの勤務体制も考慮して早めの決断をすべきである。ドレーン出血量が少ないとき，出血してなければよいのであるが，最悪のシナリオはドレーンが閉塞して血腫が心房・心室や肺動脈を圧迫し始めることである。

　血行動態を評価する際，時間尿量が確保されているときには心拍出量は保たれていることが多い。しかし，尿量が確保されていても注意を喚起する必要がある。特に人工心肺症例では，人工心肺のプライミング液にマンニトールが含まれていることが多い。また，術中尿量確保のための利尿薬使用により，十分な血行動態が確保できてなくとも時間尿量が十分な症例がある。このようなときには，肺動脈カテーテル（スワン・ガンツカテーテル）が挿入されているなら，そのほとんどの症例でおおよそ類似した血行動態を示す。すなわち，心係数が $2 \, l/min/m^2$ 以下，混合静脈血酸素飽和度（Sv_{O_2}）が50％台であり，肺動脈圧（PAP）が低めで中心静脈圧（CVP）が高めとなる。このような場合には，ためらうことなく心エコー図検査を施行し，血腫の有無や心臓のサイズなどを観察する。術直後は心臓周囲の空気の存在もあり，ほとんどの症例で経食道心エコー法（TEE）を施行する必要がある。

まとめ

　FTCAが一般的に施行されている現在，心臓外科手術後の人工呼吸時間が短いのが要点ではない。無駄な人工呼吸をしないことが肝要となる。術後，患者覚醒までの時間は医療従事者の休憩時間ではなく，手術が安全に行われたかどうかを確認する時間であり，積極的に手術患者の恒常性の回復に努める時間である。時として人工呼吸が遷延する症例もあるが，人工呼吸中に患者にストレスや苦痛を与えないことを前提とし，意識の回復する覚醒の時を穏やかに迎えられるようにすることが求められる。

■参考文献

1) Brix-Christensen V, Tønnesen E, Sørensen IJ, et al. Effects of anaesthesia based on high versus low doses of opioids on the cytokine and acute-phase protein responses in patients undergoing cardiac surgery. Acta Anaesthesiol Scand 1998；42：63-70.

2) Berry PD, Thomas SD, Mahon SP, et al. Myocardial ischaemia after coronary artery bypass grafting : early vs late extubation. Br J Anaesth 1998 ; 80 : 20-5.
3) Horswell JL, Herbert MA, Prince SL, et al. Routine immediate extubation after off-pump coronary artery bypass surgery : 514 consecutive patients. J Cardiothorac Vasc Anesth 2005 ; 19 : 282-7.
4) Myles PS, Daly DJ, Djaiani G, et al. A systematic review of the safety and effectiveness of fast-track cardiac anesthesia. Anesthesiology 2003 ; 99 : 982-7.
5) Zhu F, Lee A, Chee YE. Fast-track cardiac care for adult cardiac surgical patients. Cochrane Database Syst Rev 2012 ; 10 : CD003587.
6) Kiessling AH, Huneke P, Reyher C, et al. Risk factor analysis for fast track protocol failure. J Cardiothorac Surg 2013 ; 15 : 47.
7) Cheng DC, Newman MF, Duke P, et al. The efficacy and resource utilization of remifentanil and fentanyl in fast track coronary artery bypass graft surgery : a prospective randomized, double-blinded controlled, multi-center trial. Anesth Analg 2001 ; 92 : 1094-102.
8) Mollhoff T, Herregods L, Moerman A, et al.Comparative efficacy and safety of remifentanil and fentanyl in 'fast track' coronary artery bypass graft surgery : a randomized, double-blind study. Br J Anaesth 2011 ; 87 : 718-26.
9) Rauf K, Vohra A, Fernandez-Jimenez P, et al. Remifentanil infusion in association with fentanyl-propofol anaesthesia in patients undergoing cardiac surgery : effects on morphine requirement and post operative analgesia. Br J Anaesth 2005 ; 95 : 611-5.
10) Nakasuji M, Nakamura M, Imanaka N, et al. Intraoperative high-dose remifentanil increases post-anaesthetic shivering. Br J Anaesth 2010 ; 105 : 162-7.
11) Eydi M, Golzari SE, Aghamohammadi D, et al. Postoperative management of shivering : a comparison of pethidine vs. ketamine. Anesth Pain Med 2014 ; 14 : e15499.
12) Verheij J, van Lingen A, Raijmakers PG, et al. Pulmonary abnormalities after cardiac surgery are better explained by atelectasis than by increased permeability oedema. Acta Anaesthesiol Scand 2005 ; 49 : 1302-10.
13) Sundar S, Novack V, Jervis K, et al. Influence of low tidal volume ventilation on time to extubation in cardiac surgical patients. Anesthesiology 2011 ; 114 : 1102-10.
14) Scherer M, Dettmer S, Meininger D, et al. Alveolar recruitment strategy during cardiopulmonary bypass does not improve postoperative gas exchange and lung function. Cardiovasc Eng 2009 ; 9 : 1-5.
15) Reis Miranda D, Struijs A, Koetsier P, et al. Open lung ventilation improves functional residual capacity after extubation in cardiac surgery. Crit Care Med 2005 ; 33 : 2253-8.
16) Chiumello D, Chevallard G, Gregoretti C. Noninvasive ventilation in postoperative patients : a systematic review. Intensive Care Med 2011 ; 37 : 918-29.
17) Sağıroğlu G, Baysal A, Copuroğlu E, et al. Does early use of bilevel positive airway pressure (bipap) in cardiothoracic intensive care unit prevent reintubation? Int J Clin Exp Med 2014 ; 7 : 3439-46.

(池崎　弘之)

IV

危機管理

IV. 危機管理

1 心筋虚血の予防と治療

重要ポイント
- 心筋虚血の発生には，心筋酸素需給バランスの破綻が関与している．
- 心筋酸素需給バランスの最適化には，冠灌流圧，冠血流量，心拍数，麻酔深度の制御が不可欠である．
- 心臓手術における心筋虚血の診断には，心電図に加え経食道心エコー法が必須である．
- プレコンディショニングによる心筋虚血再灌流傷害の軽減が注目されている．

はじめに

　心筋虚血の制御は心臓手術における最重要課題である．酸素需給バランスの破綻に始まる心筋虚血再灌流傷害の病態を理解したうえで，最適な循環・呼吸・代謝管理を行うが，患者の予備力が少ないこともあり，より慎重で的確な麻酔管理が必要となる．虚血の治療としての薬物療法だけでなく，予防法としての心筋保護液やプレコンディショニングの活用に対する理解を深めることも重要である．

心筋虚血のメカニズム

1 酸素需給バランス

　心筋虚血は心筋酸素需給バランスが負に傾くと発生する．心筋酸素需給バランスには多くの因子が影響する（表1）．酸素需要を増加させず，酸素供給を減少させない循環管理が必要である．

a. 冠循環

　大動脈から最初に分岐する左右の冠動脈に始まる．左冠動脈は前下行枝と回旋枝に分かれる．前下行枝は左室を中心に心臓の前壁を灌流し，回旋枝は主として左室後壁を灌流する．右冠動脈は右室，心室中隔の後半部および右房を灌流する．右冠動脈の傷害に

表1 心筋酸素需給バランスに影響する因子

酸素バランス	因　子
需要増加	頻脈
	高血圧
	左室負荷
供給減少	頻脈
	低血圧
	冠動脈狭窄
	出血
	低酸素症

より伝導障害が生じやすい。

　心筋の酸素摂取率は，ほかの組織に比べて高い。体循環の酸素摂取率が25％であるのに対し，心臓の酸素摂取率は75％である。心筋代謝が亢進して酸素需要が高まると，冠血流を増加させて酸素供給を増やす必要があるが，冠血管に狭窄などの異常があれば，適切な酸素需給バランスを維持できず心筋虚血が発生する。

b.　心拍数

　心臓の収縮期には筋層内の血管が圧縮され，収縮期の左室内圧は大動脈圧よりもわずかに高い。このため，左室の心内膜下筋層を灌流する血管には拡張期にのみ血流が生じる。頻脈時には拡張期時間がさらに短縮するので，左室心内膜下の血流量は減少する。左室心内膜下の血流は収縮期にゼロとなり，虚血に陥りやすいため心筋梗塞の好発部位となる。頻脈は心仕事の増大により酸素需要を増加させるとともに，左室拡張時間の短縮により酸素供給も減少させるため，虚血性心疾患患者では特に厳重な心拍数の管理が必要である。

c.　冠灌流圧

　拡張期大動脈圧が低下すると冠血流量は減少する。動脈硬化や血管内皮障害のある病的部位では，冠拡張薬の効果が十分に発揮されづらい。血流が狭窄部位を通過できるだけの十分な灌流圧が必要である。

2 虚血再灌流傷害

　虚血イベントによる心筋傷害が虚血傷害によるものであるか，再灌流傷害によるものであるかを厳密に区別することは難しく，また再灌流傷害には常に虚血傷害が先行するため，虚血再灌流傷害として表現される（図1）。

a.　細胞内変化

　急性の虚血により心筋細胞のエネルギー代謝は嫌気性代謝へ移行する。アデノシン三リン酸（adenosine triphosphate：ATP）の産生量が減少し，心拡張能に続いて心収縮

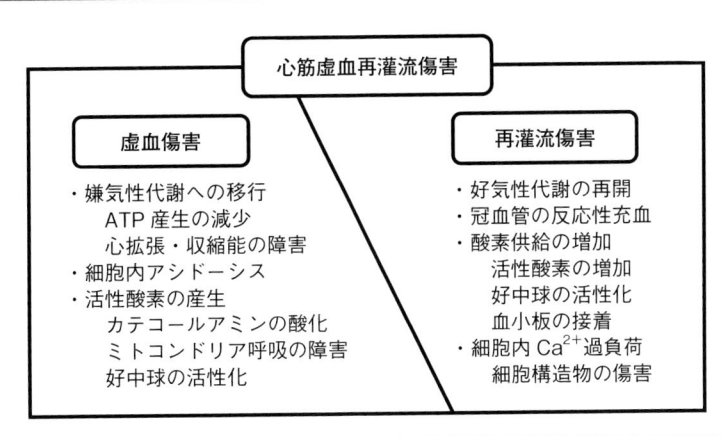

```
        ┌─────────────────────┐
        │   心筋虚血再灌流傷害   │
        └─────────────────────┘
   ┌──────────┐          ┌──────────┐
   │ 虚血傷害  │          │ 再灌流傷害│
   └──────────┘          └──────────┘
  ・嫌気性代謝への移行      ・好気性代謝の再開
     ATP 産生の減少        ・冠血管の反応性充血
     心拡張・収縮能の障害    ・酸素供給の増加
  ・細胞内アシドーシス         活性酸素の増加
  ・活性酸素の産生             好中球の活性化
     カテコールアミンの酸化     血小板の接着
     ミトコンドリア呼吸の障害 ・細胞内 Ca²⁺過負荷
     好中球の活性化           細胞構造物の傷害
```

図 1 心筋虚血再灌流傷害

ATP：アデノシン三リン酸
虚血傷害と再灌流傷害を厳密に区別することは難しく，虚血再灌流傷害として表現される。

表2　心筋虚血再灌流傷害の機能的分類

	冠血流	心収縮	代謝	不可逆的細胞傷害
気絶心筋	ほぼ正常	低下	正常	わずか
冬眠心筋	減少	かなり低下	低下	わずか
心筋梗塞	無	無	無	有

能が障害される。嫌気性解糖による乳酸の産生，ミトコンドリアにおける $NADH_2$ 酸化の阻害は，水素イオンの蓄積による細胞内アシドーシスを招く。好中球およびミトコンドリアでは活性酸素種の産生が起こり，細胞を構成するタンパクやリン脂質が攻撃され，トロポニンなどの逸脱酵素が上昇し，カテコールアミンの酸化，ミトコンドリア呼吸の障害，好中球の活性化が起こる。

閉塞冠動脈の再開通により好気性代謝が再開する。再開通した冠血管で起こる反応性充血は酸素供給の増加を伴い，再灌流時に活性酸素種が増加する一因となる。活性酸素種の増加は，好中球や血小板の集積・接着を起こす。再灌流による細胞外 pH の正常化は，Na^+-H^+ 交換機構を介した細胞内 Na^+ の蓄積を起こす。この Na^+ 蓄積を解消するために Na^+-Ca^{2+} 交換機構が逆方向に働き，最終的に細胞内に Ca^{2+} が蓄積する。細胞内 Ca^{2+} 過負荷により，イオンポンプ，チャネル，収縮関連タンパクが傷害される。

b. 機能的分類

心筋虚血再灌流傷害は機能的に分類される（表2）。気絶心筋や冬眠心筋における不可逆性細胞傷害は少ないものの，心機能の低下による予後の悪化を招く危険が大きく，その予防と治療は周術期における重要な問題である。

(1) 気絶心筋（stunning myocardium）
短時間虚血の後に，途絶していた冠血流が再開したにもかかわらず，心収縮能の低下が遷延した状態である[1]。その特徴は"flow-function mismatch"であり，冠血流が正常

に回復した後も心収縮の異常は数時間から数日続くものの,組織学的には明らかな心筋細胞障害を認めない。経皮的冠動脈インターベンション(PCI),冠動脈バイパス術(coronary artery bypass grafting:CABG),急性冠症候群などで発症している。

(2) 冬眠心筋(hibernation myocardium)
エネルギー代謝の低下を伴う灌流減少により心収縮能の低下を認める病態で,血行再建により心収縮の改善が得られることが多い。酸素供給の減少と酸素需要の減少とが釣り合った生体防御適応反応であるとも考えられている[2]。

(3) 心筋梗塞(myocardial infarction)
細胞に非可逆性の壊死が起こっており,血流再開後も心筋細胞は再生しづらい。壊死した心筋は貪食や吸収を受け,肉芽組織による器質化および瘢痕化が起こる。

心筋虚血の診断

心臓手術では循環モニタリングとして,心電図に加えて経食道心エコー法(transesophageal echocardiography:TEE)が必須である。麻酔中に使用可能な心電図は,3極誘導に胸部誘導の2極を追加した6極心電図や胸部誘導の6極を追加した10極心電図があり,手術部位や体位により選択する。血液生化学検査として,トロポニンに代表される心筋逸脱酵素が有用である。

1 心電図

冠動脈の機械的閉塞,低血圧による冠灌流圧の低下および冠動脈攣縮などの原因で冠循環に異常が生じると,心筋への酸素運搬の減少により酸素需給バランスが破綻し,心筋虚血の状態に陥る。したがって,心筋虚血を診断することは冠循環を評価することと同義である。

心筋虚血を示唆する所見は,① 0.1 mV 以上の水平型あるいは下降型の ST 低下,② Q波のない誘導における 0.1 mV 以上の ST 上昇,③ 0.2 mV 以上の上昇型の ST 低下,である。陰性 T 波および R 波の変化も心筋虚血と関係があるが,電解質異常などのさまざまな要因も関与する。

心筋虚血の検出には胸部誘導のモニタリングが有効である。II誘導単独では33%の虚血検出率であるが,II誘導とV_5誘導の組み合わせでは80%の,さらにV_4誘導を加えることで96%の虚血性 ST 変化をとらえることができる[3]。胸部12誘導心電図ではST変化のある誘導から責任冠動脈を診断できるが,術中の心電図モニタリングでは電極の位置に制限があるため診断が難しい(表3)。

ST低下の程度は虚血の重症度の指標となる。ST変化の持続時間は心筋梗塞の発症率と相関しており,虚血性心疾患患者における30分以上持続する心電図上の虚血性

表3 心電図変化から予想される虚血部位と責任冠動脈

虚血性変化を認める誘導		虚血部位	責任冠動脈
12誘導	6極		
II, III, aV_F	II	下壁	右冠動脈
V_3, V_4	V_4	前壁	左前下行枝
I, aV_L, V_5, V_6	V_5	側壁	左回旋枝

ST変化は心筋梗塞のリスクとなる[4]。周術期の心筋梗塞では異常Q波が観察されることは少なく，56〜78％が非Q波心筋梗塞である[5]。術中のST変化を肉眼的に正確にとらえることは困難であり，記録紙を用いて経時的変化を比較するか，STトレンドモニタリングができる機器を用いて連続的な変化を観察するべきである。

2 経食道心エコー法（TEE）

心筋虚血が起こると，責任冠循環が灌流する領域の心筋収縮に異常が認められる。心エコー法は，この局所壁運動異常を検出することで心筋虚血を診断できる。TEEによる壁運動異常は心電図のST変化よりも早期かつ鋭敏である[6]。また，各断面における冠動脈灌流領域を考慮すると責任冠動脈を推定できる（図2）[7]。この局所壁運動異常を検出するためには継続的モニタリングが必要である。また，定量的評価は可能であるが，検者の主観に左右されやすいので注意する。

気絶心筋や心筋炎では，冠循環に異常がないにもかかわらず局所壁運動異常を認めることがあるが，突然に起こった重症の壁運動異常は心筋虚血を示している。脚ブロックの合併や心室ペーシング時には心筋虚血がないのに局所壁運動異常を呈することがあるが，収縮期の心筋壁厚の増加が正常に認められれば心筋虚血はないと考えられる。

3 心筋傷害マーカー

心筋傷害をより鋭敏に反映する血液生化学マーカーは診断の助けとなる。陽性化する時期が早いほど周術期における有用性が高い。

a. クレアチニンキナーゼ

クレアチニンキナーゼ（creatinine kinase：CK）のアイソザイムのうちCK-MBが最も心筋細胞の特異性が高い。心筋梗塞発症後4〜6時間で上昇する。

b. 心臓型脂肪酸結合タンパク

心臓型脂肪酸結合タンパク（heart type fatty acid binding protein：H-FABP）は心筋傷害後1〜2時間で上昇する。全血迅速診断装置で測定できる。

1. 心筋虚血の予防と治療

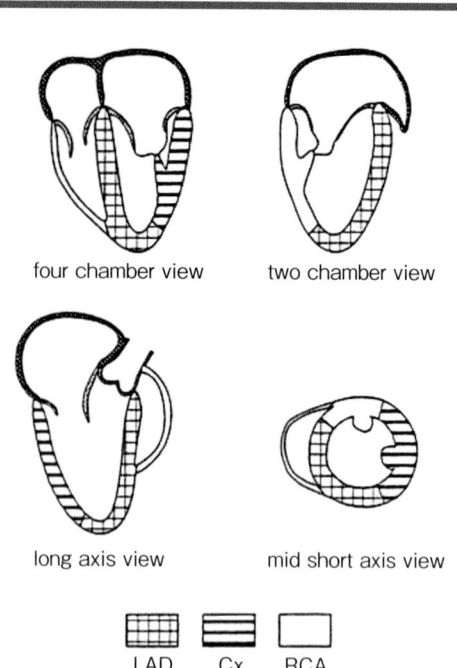

図2 経食道心エコー所見の各断面と冠動脈灌流領域
LAD：左前下行枝灌流領域，Cx：左回旋枝灌流領域，RCA：右冠動脈灌流領域
(Shanewise JS, Cheung AT, Aronson S, et al. ASE/SCA guidelines for performing a comprehensive intraoperative multiplane transesophageal echocardiography examination: recommendations of the American Society of Echocardiography council for intraoperative echocardiography and the Society of Cardiovascular Anesthesiologists task force for certification in perioperative transesophageal echocardiography. Anesth Analg 1999；89：870-84 より引用)

c. 心筋トロポニンT (troponin T：TnT), 心筋トロポニンI (troponin I：TnI)

心筋梗塞後3～6時間で上昇する。CK-MBよりも感度および特異度が高い。急性心筋傷害の血液生化学マーカーとして最も心筋特異性に優れているが，発症2時間以内の超急性期の感度はH-FABPに劣る。全血迅速診断装置で測定できる。

心筋虚血の予防法

心筋虚血の予防は心筋酸素バランスの維持が第一である。しかし，現実的には自律神経系，ホルモンバランスなど多くの因子が関与するため，心筋酸素需給バランスを考慮した全身管理によっても，すべての心筋虚血を予防できるわけではなく，虚血後に生じる心筋傷害を軽減する治療法が必要となる。また，心臓手術では良好な術野を得るために，人工心肺を用いた心停止体外循環下で手術を行うことが多い。この場合，心筋保護液を用いた心筋保護法が用いられる。

1 心筋保護液

人工心肺を用いて心停止体外循環下で手術を行う場合，心臓自体の灌流も停止する。心停止中の心筋を保護するために，高カリウム心停止液の冠動脈内注入や低体温による代謝の抑制を行う。高カリウム心停止液により心筋エネルギー消費を抑制し，心筋細胞内のATPを温存することができる。一般的には，20〜30分間隔で冠動脈から順行性に投与する。冠動脈の狭窄が高度な症例では，心停止液が心筋細胞へ十分に到達しないおそれがあるため，冠静脈洞より逆行性に心停止液を注入する。逆行性冠灌流ではTEEによる注入用カテーテル位置の確認が必要である。

心停止液の温度は低温のことが多いが，常温の心停止液を用いる施設もある。常温では，低温よりも多量の心停止液を要することが多い。

2 プレコンディショニング

虚血耐性の獲得による心筋保護が注目されている。虚血プレコンディショニング（図3）[8]は，"先行する短時間虚血により耐性を生じ，後の長時間虚血において虚血再灌流傷害の軽減が得られる現象"として定義されている。この心筋保護効果は先行短時間虚血から2時間以上経過すると消失してしまうが，24時間以上経過した後に再び回復し，遅延プレコンディショニングと呼ばれている[9]。虚血プレコンディショニングには，ア

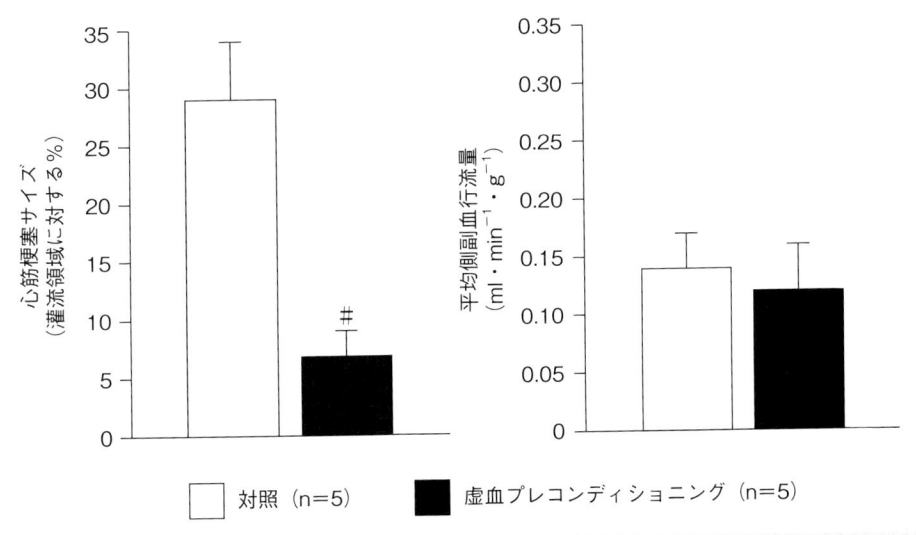

図3 虚血プレコンディショニングによる心筋梗塞サイズの縮小

40分間の虚血による心筋梗塞サイズ（左）と冠側副血行流量（右）。灌流領域に対する心筋梗塞サイズは対照群で29.4%，虚血プレコンディショニング群で7.3%と有意差を認める。冠側副血行流量には有意差を認めない。この虚血プレコンディショニングによる心筋保護効果は灌流領域の大きさや冠血流量とは無関係に発揮される。#：$P < 0.001$ vs. 対照群。平均値±標準誤差。

(Murry CE, Jennings RB, Reimer KA. Preconditioning with ischemia : a delay of lethal cell injury in ischemic myocardium. Circulation 1986 ; 74 : 1124-36 より改変引用)

デノシン，プロテインキナーゼC（PKC），ATP感受性K（K_{ATP}）チャネルなどの活性化，ミトコンドリアから放出される活性酸素種，ミトコンドリア膜遷移孔（mPTP）開口の抑制などが関与している[10]。

3 薬理学的プレコンディショニング

虚血プレコンディショニングには人為的先行虚血の危険や倫理的問題がある。そこで，薬理学的に虚血プレコンディショニングと同等の保護効果を得るための薬理学的プレコンディショニングが期待されている。揮発性麻酔薬[11]，オピオイド[12]などはK_{ATP}チャネルを開口させ，薬理学的プレコンディショニング効果を発揮する。

a. 心臓手術における有用性

心臓手術における揮発性麻酔薬の心筋保護効果を支持する研究が多く，心筋傷害の軽減や術後死亡率の減少が示されている[13]。非心臓手術患者における有用性は明らかではないが，より危険度の高い心臓手術では揮発性麻酔薬の心筋保護作用を期待したい。人工心肺中の投与方法を含め，今後の検討が期待される。モルヒネ，フェンタニル，レミフェンタニルによるオピオイド受容体の活性化は動物実験における心筋保護効果を発揮するものの，周術期における有用性は明らかではない。心臓手術における心筋保護効果を期待するには，臨床使用量の数倍から数十倍の高用量が必要であり現実的ではない。硝酸薬は一酸化窒素（nitric oxide：NO）の供給源であり，プレコンディショニング効果を発揮するが，周術期予防的投与の有効性は明らかではない。ニコランジルのミトコンドリアK_{ATP}チャネル開口作用による心筋保護効果を示す動物実験は多いが，心臓手術における研究の規模は十分ではない[14]。

b. 臨床における問題点

周術期には，手術操作，合併症，常用薬，術中使用薬など多くの要素が影響するため，動物実験で示される強力なプレコンディショニング効果を認めづらい。プレコンディショニング効果を阻害する因子として糖尿病[15]や加齢[16]がある。これらの病態では十分な心筋保護効果を得るための閾値が上昇しているようである。経口糖尿病薬[17]やシクロオキシゲナーゼ（COX）-2阻害薬[18]はプレコンディショニング効果を阻害するため注意する。

麻酔薬の選択でも注意が必要である。臨床的な検討は行われていないが，動物実験では，ラセミ体ケタミン[19]，バルビツレート[20]，ミダゾラム[21]などがプレコンディショニング効果を阻害することが示されている。確実な心筋保護効果を得るためには工夫が必要である。動物実験では，いずれもK_{ATP}チャネル開口薬であるイソフルランとニコランジルの併用により，気絶心筋の回復が早くなることが示されている[22]。

確実なプレコンディショニング効果を得るためには，K_{ATP}チャネル開口薬の投与時期も重要である。CABG患者200名を対象とした臨床研究では，人工心肺の前後を通してセボフルランを投与することで，TnI値の上昇が抑制され，ICUの滞在時間も短縮することが示されている[23]。

心筋虚血発生時の薬物治療

　心筋虚血の治療は心筋酸素需給バランスの改善である。酸素需要を減らすために頻脈や高血圧を治療し，手術操作の一時中断も考慮する。冠灌流圧の適正化が第一である。酸素供給を増やすために輸液や血管収縮薬で血圧を維持し，冠灌流圧を確保する。動脈血酸素飽和度を増加させるとともに，必要に応じて赤血球輸血を行う。そのうえで，太い冠動脈に作用して冠血流量を増加させる冠血管拡張薬を投与する。この場合も，循環血液量，静脈還流量，血圧を考慮して冠血管拡張薬を選択する。虚血の原因が手術操作にあれば修復が必要であり，薬物治療に抵抗性の心筋虚血では大動脈内バルーンパンピング（IABP）などの機械的循環補助も考慮する。

1 硝酸薬

　ニトログリセリンは心筋虚血に対する代表的な治療薬であるが，非心臓手術における周術期予防的投与の有効性は明らかではない[24]。全身麻酔下では，麻酔薬により交感神経系の抑制，血管拡張作用により静脈還流量の減少，血圧の低下が起こりやすい。ニトログリセリンはこれらの変化を増強し，冠灌流圧の低下を招くため，十分な虚血予防効果が発揮されづらい。

a. 作用機序

　直接血管平滑筋に作用して，低用量では静脈を，高用量では静脈と動脈を拡張させる。NO の産生を介して環状グアノシン一リン酸（cyclic guanosine monophosphate：cGMP）を増加させることにより，細胞内への Ca^{2+} 流入を抑制し，細胞内貯蔵部位から細胞内への Ca^{2+} 放出を抑制し，細胞外への Ca^{2+} 流出を促進し，収縮タンパクの Ca^{2+} 感受性を低下させ，血管平滑筋を弛緩させる。前負荷および後負荷を減少させ，心筋酸素消費量を低下させる。

b. 投与方法

　麻酔中の患者に使用する場合は静脈還流量が減少しやすいので，血圧低下や心拍出量減少に注意する。0.1～0.2 μg/kg/min で開始し，約 5 分ごとに 0.1～0.2 μg/kg/min ずつ増量し，1～2 μg/kg/min で維持する。冠動脈攣縮では 20～40 μg/kg をボーラス投与する。

2 カルシウム拮抗薬

　ジルチアゼムは冠動脈攣縮性心筋虚血に有効である。ニカルジピンは冠灌流圧の低下や反射性頻脈を起こしやすいので，周術期心筋虚血の治療には用いない。ベラパミルは上室性不整脈に対しては有用であるが，陰性変力作用が強いため，周術期心筋虚血の治

療には用いない。

a. 作用機序

血管平滑筋細胞膜にある L 型 Ca^{2+} チャネルの開口を抑制し，細胞内への Ca^{2+} 流入を抑制し，血管を弛緩させる。血管拡張により心拍出量を増加させ，冠灌流量を増加させる。低血圧による反射性頻脈を来しにくく，洞結節や房室結節の抑制により心拍数はわずかに減少する。2度以上の房室ブロックのある患者には原則禁忌である。

b. 投与方法

1 μg/kg/min で開始し，徐々に増量し，最大 5 μg/kg/min で維持する。冠動脈攣縮では1回 10 mg を反復投与する。

3 β遮断薬

頻脈による酸素需給バランスの破綻を原因とする心筋虚血に有効である。術中頻脈に対する予防的投与は保険適用とされていないが，虚血性心疾患患者における頻脈性不整脈は心筋梗塞の危険が大きいため，迅速に投与を開始するための準備が必要である。麻酔覚醒時や術後の頻脈性不整脈だけでなく，心不全患者の心拍数管理にも有用である。冠動脈攣縮に対して用いる際には，必ず冠拡張薬を併用することが重要である。

a. 作用機序

心臓の $β_1$ 受容体に作用し，交感神経終末および副腎髄質より遊離されるノルアドレナリンやアドレナリンによる心拍数増加作用に拮抗することで抗不整脈作用を発現する。

b. 投与方法

非心臓手術における周術期心イベントを減少させる[25]が，心臓手術においては心不全の危険を考慮した慎重な投与が必要である。急激な中断は周術期心イベントを増加させるため，周術期を通しての継続が重要である[26]が，過度の降圧により周術期脳卒中の発症が増加するため[27]，適切なモニタリングの下に適宜調節しながら投与する。$β_1$ 選択性のより高いものでは術後脳卒中の発症が少ないようである[28]。周術期には $β_1$ 選択性が高い短時間作用型が有用である。心機能に問題がなければ，125 μg/kg/min の速度で1分間投与した後，10〜40 μg/kg/min で調節するが，心臓手術や心機能低下患者では，1 μg/kg/min の低用量で開始し，1〜10 μg/kg/min で調節するほうが安全である。

4 ニコランジル

K_{ATP} チャネルの開口作用と NO 放出作用を併せ持つ薬物である。ニトログリセリンに比べて低血圧を起こしにくく，全身血行動態への影響が少ない。硝酸薬に準じた適応

と禁忌がある。

a. 作用機序

血管平滑筋の K$_{ATP}$ チャネルの開口により細胞膜を過分極させることで間接的に Ca^{2+} チャネルの開口を抑制するとともに，NO によるグアニル酸シクラーゼの活性化を介して cGMP を増加させる。ミトコンドリア K$_{ATP}$ チャネルの開口によりプレコンディショニング効果を発揮する。

b. 投与方法

0.2 mg/kg/hr で開始し，0.05 〜 0.2 mg/kg/hr で調節する。冠動脈攣縮では 0.2 mg/kg を 5 分間で投与し，持続投与を併用する。

■参考文献

1) Braunwald E, Kloner RA. The stunned myocardium : prolonged, postischemic ventricular dysfunction. Circulation 1982 ; 66 : 1146-9.
2) Heusch G, Schulz R, Rahimtoola S, et al. Myocardial hibernation : a delicate balance. Am J Physiol 2005 ; 288 : H984-99.
3) London MJ, Hollenberg M, Wong MG, et al. Intraoperative myocardial ischemia : localization by continuous 12-lead electrocardiography. Anesthesiology 1988 ; 69 : 232-41.
4) Landesberg G, Luria MH, Cotev S, et al. Importance of long-duration postoperative ST-segment depression in cardiac morbidity after vascular surgery. Lancet 1993 ; 341 : 715-9.
5) Badner NH, Knill RL, Brown JE, et al. Myocardial infarction after noncardiac surgery. Anesthesiology 1998 ; 88 : 572-8.
6) Comunale ME, Body SC, Ley C, et al. The concordance of intraoperative left ventricular wall-motion abnormalities and electrocardiographic S-T segment changes : association with outcome after coronary revascularization. Multicenter study of perioperative ischemia (McSPI) research group. Anesthesiology 1998 ; 88 : 945-54.
7) Shanewise JS, Cheung AT, Aronson S, et al. ASE/SCA guidelines for performing a comprehensive intraoperative multiplane transesophageal echocardiography examination : recommendations of the American Society of Echocardiography council for intraoperative echocardiography and the Society of Cardiovascular Anesthesiologists task force for certification in perioperative transesophageal echocardiography. Anesth Analg 1999 ; 89 : 870-84.
8) Murry CE, Jennings RB, Reimer KA. Preconditioning with ischemia : a delay of lethal cell injury in ischemic myocardium. Circulation 1986 ; 74 : 1124-36.
9) Kuzuya T, Hoshida S, Yamashita N, et al. Delayed effects of sublethal ischemia on the acquisition of tolerance to ischemia. Circ Res 1993 ; 72 : 1293-9.
10) Zaugg M, Lucchinetti E, Uecker M, et al. Anaesthetics and cardiac preconditioning. Part I. Signaling and cytoprotective mechanisms. Br J Anaesth 2003 ; 91 : 551-65.
11) Hara T, Tomiyasu S, Cho S, et al. Sevoflurane protects stunned myocardium through activation of mitochondrial ATP-sensitive potassium channels. Anesth Analg 2001 ; 92 : 1139-45.
12) Zhang Y, Irwin MG, Wong TM, et al. Remifentanil preconditioning protects against ischemic injury in the intact rat heart. Anesthesiology 2004 ; 101 : 918-23.

13) Landoni G, Biondi-Zoccai G, Zangrillo A, et al. Desflurane and sevoflurane in cardiac surgery : a meta-analysis of randomized clinical trials. J Cardiothorac Vasc Anesth 2007 ; 21 : 502-11.
14) Kaneko T, Saito Y, Hikawa Y, et al. Dose-dependent prophylactic effect of nicorandil, an ATP-sensitive potassium channel opener, on intra-operative myocardial ischaemia in patients undergoing major abdominal surgery. Br J Anaesth 2001 ; 86 : 332-7.
15) Tsang A, Hausenloy DJ, Mocanu MM, et al. Preconditioning the diabetic heart ; the importance of Akt phosphorylation. Diabetes 2005 ; 54 : 2360-4.
16) Mio Y, Bienengraeber MW, Marinovic J, et al. Age-related attenuation of isoflurane preconditioning in human atrial cardiomyocytes roles for mitochondrial respiration and sarcolemmal adenosine triphosphate-sensitive potassium channel activity. Anesthesiology 2008 ; 108 : 612-20.
17) Klepzig H, Kober G, Matter C, et al. Sulfonylurea and ischaemic preconditioning ; a double-blind, placebo-controlled evaluation of glimepiride and glibenclamide. Eur Heart J 1999 ; 20 : 439-46.
18) Bolli R. The late phase of preconditioning. Circ Res 2000 ; 87 : 972-83.
19) Müllenheim J, Frässdorf J, Preckel B, et al. Ketamine, but not S (＋) -ketamine, blocks ischemic preconditioning in rabbit hearts in vivo. Anesthesiology 2001 ; 94 : 630-6.
20) Zaugg M, Lucchinetti E, Spahn DR, et al. Differential effects of anesthetics on mitochondrial K_{ATP} channel activity and cardiomyocyte protection. Anesthesiology 2002 ; 97 : 15-23.
21) Rivo J, Raphael J, Drenger B. Flumazenil mimics whereas midazolam abolishes ischemic preconditioning in a rabbit heart model of ischemia-reperfusion. Anesthesiology 2006 ; 105 : 65-71.
22) Piriou V, Ross S, Pigott D, et al. Beneficial effect of concomitant administration of isoflurane and nicorandil. Br J Anaesth 1997 ; 79 : 68-77.
23) De Hert SG, Van der Linden PJ, Cromheecke S, et al. Cardioprotective properties of sevoflurane in patients undergoing coronary surgery with cardiopulmonary bypass are related to the modalities of its administration. Anesthesiology 2004 ; 101 : 299-310.
24) Dodds TM, Stone JG, Coromilas J, et al. Prophylactic nitroglycerin infusion during noncardiac surgery does not reduce perioperative ischemia. Anesth Analg 1993 ; 76 : 705-13.
25) London, MJ, Hur K, Schwartz GG, et al. Association of perioperative β-blockade with mortality and cardiovascular morbidity following major noncardiac surgery. JAMA 2013 ; 309 : 1704-13.
26) Fleisher LA, Beckman JA, Brown KA, et al. 2009 ACCF/AHA focused update on perioperative beta blockade incorporated into the ACC/AHA 2007 guidelines on perioperative cardiovascular evaluation and care for noncardiac surgery : a report of the American College of Cardiology foundation/American Heart Association task force on practice guidelines. Circulation 2009 ; 120 : e169-276.
27) Devereaux PJ, Yang H, Yusuf S, et al. Effects of extended-release metoprolol succinate in patients undergoing non-cardiac surgery (POISE trial) : a randomised controlled trial. Lancet 2008 ; 371 : 1839-47.
28) Ashes C, Judelman S, Wijeysundera DN, et al. Selective β_1-antagonism with bisoprolol is associated with fewer postoperative strokes than atenolol or metoprolol. Anesthesiology 2013 ; 119 : 777-87.

(原　哲也)

IV. 危機管理

2 急性心不全の治療：人工心肺からの離脱困難

重要ポイント

- 人工心肺離脱時には呼吸・循環の評価に加え，復温やヘマトクリット値，酸塩基平衡，電解質の確認を行う。
- 離脱困難の原因には，左室機能障害，右室機能障害，不整脈，僧帽弁逆流，左室流出路狭窄，さらに見過ごされた心臓異常や医原性の合併症，不十分な心内修復などがある。
- 心収縮力や心拍出量増大のためには適切な薬物療法を行い，場合によっては機械的循環補助の使用を考慮する。
- 離脱後は術後出血，心タンポナーデ，不整脈に注意して，呼吸・循環の安定化を図る。

はじめに

人工心肺からの離脱は，機械的な血流から自己の生理的な循環への移行である。術前の心機能が良好な症例では，復温して大動脈遮断を解除するだけで特に強心薬を必要とすることなく速やかに人工心肺から離脱が可能であることが多い。しかし，時に人工心肺からの離脱困難となることがあり，その原因究明と適切な対処が要求される。

人工心肺離脱時の管理

人工心肺からの離脱に際しては，脱血量を徐々に減らし，自己の心臓と肺への血流を増やしていくことを試みる。心機能の回復を確認しながら，徐々に心臓に容量負荷をかけ，自己心拍に移行していくとが重要である。このとき左室が拡張してきたり，人工心肺回路の脱血側の静脈酸素飽和度が60％以下に低下した場合は離脱困難と考え，いったん脱血して人工心肺による補助循環を行い，心臓の負荷を軽減して心機能の回復を待つ。同時に，表1に示した離脱に必要な項目の確認を行う。

呼吸管理では，換気の開始時に肺を加圧して無気肺を解消し，100％酸素で換気を再開する。胸腔内貯留液の確認と除去も重要である。血行動態管理では，前負荷，後負荷，収縮力，心拍数の調整を行う。人工心肺直後の心室は拡張・収縮障害のため，1回拍出量が制限されていることが多い。そのため，1回拍出量より心拍数で心拍出量を維持す

表1　人工心肺からの離脱時の確認項目

- 十分な麻酔深度と筋弛緩の確認
- 呼吸管理：無気肺の解消と胸腔内貯留液の除去，100％酸素で換気
- 心拍数：80～100 beats/min が望ましい（必要ならペーシング）
- 前負荷：肺動脈楔入圧10～15 mmHg，中心静脈圧6～12 mmHg
- 後負荷：収縮期動脈圧100 mmHg，平均動脈圧70 mmHg
- 収縮力：心係数 2.0 l/min/m^2 以上
- 復　温：中枢温で36℃以上，膀胱温で35℃以上
- 臨床検査データ：酸塩基平衡の補正，カリウム4.0～5.0 mEq/l，ヘマトクリット値20～25％，そのほかの血漿電解質の補正（カルシウム，マグネシウム）
- モニターの再チェック：トランスデューサの位置再確認，ゼロ再較正
- 手術手技の評価：不完全な冠動脈血行再建，不十分な弁形成，置換人工弁の機能異常，遺残シャント
- 心内遺残空気の除去

る目的で，心拍数は80～100 beats/min と多めに保ち，必要に応じてペーシングを行う。

人工心肺からの離脱時は，復温に伴う血管拡張，鎮静薬・鎮痛薬や血管拡張薬の影響で，前負荷の相対的な低下が見られる。さらに，その後の止血操作に伴う出血のことも考慮し，前負荷は少し多めに管理することが望ましい。ただし，心機能が保たれていない症例では，容量負荷により肺動脈楔入圧（pulmonary capillary wedge pressure：PCWP）や中心静脈圧（central venous pressure：CVP）が大きく上昇し，心拍出量は低下し，十分な動脈圧が得られず，容易に心不全を来すことがある。心拍出量，PCWP，CVPの変化をモニタリングして，最適な前負荷となるように管理する。経食道心エコー法（transesophageal echocardiography：TEE）による左室・右室の大きさと収縮力の評価も有用な情報となる。離脱に際しては，心収縮力を増強するために強心薬を用いることが多い。強心薬の使用については後に述べる。復温やヘマトクリット（Ht）値，酸塩基平衡，電解質（特にカリウム濃度）も離脱に際して補正しておくことが必要である。

人工心肺からの離脱困難

低心拍出量による人工心肺からの離脱困難は，表2[1]に示すように，左室機能障害，右室機能障害，不整脈，僧帽弁逆流（mitral regurgitation：MR），左室流出路狭窄，さらに見過ごされた心臓異常や医原性の合併症，不十分な心内修復などの際に見られることがある。低心拍出量の原因や機序は，術式，人工心肺時間，止血，血行動態などの情報からある程度推定できるが，正しい診断の下で適切な治療を行うことが重要である。左室・右室の前負荷，収縮力，壁運動，各弁機能などを患者のベースラインと比較することも，原因の究明の有用な手がかりとなる。原因によっては再手術を考慮する。

表2 離脱困難の原因

1. 左室機能障害
   - 術前からの左室機能障害
     - 心不全
     - 肥大心筋
   - 気絶心筋
     - 長時間の大動脈遮断
     - 術前からの虚血
     - 不十分な心筋保護
     - 再灌流傷害
   - 心筋虚血
     - 不十分な冠動脈血行再建
     - 冠動脈あるいはグラフトのスパズム（プロタミン，カルシウム投与など）
     - 冠動脈の機械的閉鎖（ドレーンによる圧迫，胸骨閉鎖時のグラフト屈曲や伸展）
     - 空気塞栓，血栓
     - 冠動脈開口部閉鎖（大動脈弁置換術）
     - 回旋枝損傷（僧帽弁手術，メイズ手術）
2. 右室機能障害
   - 術前の肺高血圧や右室機能障害
   - 気絶心筋：左室と同様の原因
   - 心筋虚血
     - 不十分な心筋保護
     - 空気塞栓
     - 冠動脈開口部閉鎖（大動脈弁置換術）
     - バイパスグラフトの閉塞や屈曲
   - 肺高血圧症
     - 高二酸化炭素血症
     - 低酸素血症
     - アシドーシス
     - プロタミン投与
     - 肺塞栓
   - 胸骨閉鎖時の右室圧迫
   - 心タンポナーデ
3. 不整脈
   - 心房細動
   - 房室間の同期異常
   - 房室結節の損傷
4. 僧帽弁逆流症
   - 不十分な弁形成
   - 置換人工弁の機能異常
   - 心筋虚血：左室拡大，乳頭筋不全
   - 過剰輸液
5. 左室流出路狭窄
   - 僧帽弁形成術後
   - 中隔肥大（S状中隔）：大動脈弁狭窄症，肥大型心筋症，高血圧症
6. 見過ごされた心臓異常や医原性の合併症
   - 遺残シャント
   - 不完全な冠動脈血行再建やグラフトの屈曲・伸展，肺による圧迫
   - 置換人工弁の機能異常
   - 大動脈カニュレーションによる大動脈解離
   - 房室結節の損傷，冠動脈の損傷
7. そのほかの心筋抑制を起こす要因
   - 低酸素血症：気胸，血胸，無気肺
   - 高二酸化炭素血症
   - 電解質異常：高カリウム血症，低カルシウム血症，低マグネシウム血症
   - アシドーシス：代謝性，呼吸性
   - 低体温

（Henslye FA Jr, Romanoff ME, Larach DR. 人工心肺からの離脱．新見能成訳編．心臓手術の麻酔．第3版．東京：メディカル・サイエンス・インターナショナル；2009. p.253-70 より改変引用）

1 左室機能障害

　左室機能障害の原因には，術前からの心不全や心機能障害と，術中の気絶心筋や心筋虚血などがある．収縮機能に加えて拡張機能も重要であり，大動脈弁狭窄（aortic valve stenosis：AS）や高血圧などで心筋肥大を認める患者は術前から拡張機能障害を有する可能性が高い．また，人工心肺や心筋保護液による心筋浮腫は，拡張障害の原因となることがある．

　気絶心筋は長時間の大動脈遮断や不十分な心筋保護，虚血再灌流傷害などに関連して

見られる[2]。無症候性の心筋虚血は半数に認められるとされているが，周術期心筋梗塞の発生頻度は心筋保護法の進歩や手術手技の向上などにより，5％以下にとどまっている[3]。周術期心筋梗塞の原因には，術前からの虚血に加え，不十分な心筋保護や不完全な血行再建，冠動脈あるいはグラフトのスパスムや機械的閉鎖などがある。また，メイズ手術での冷凍凝固時の冠動脈損傷，僧帽弁形成術の際の左回旋枝の誤縫合，大動脈弁置換術の際の冠動脈口部閉鎖などが冠動脈損傷の原因となる。冠動脈の空気塞栓や血栓も心筋虚血を招く。再灌流傷害による一過性の心筋虚血では，左室の全周性の収縮能低下が見られることが多い。

2 前負荷低下

左室前負荷の低下の原因には，脱水と右心不全がある。脱水では，右心系への還流減少のため CVP および PCWP の低下と，TEE で小さな両心室が認められる。

脱水には絶対的・相対的な循環血液量減少がある。絶対的な循環血液量減少の主な原因は出血であり，それ以外には胸腔内液貯留など体内での一時的な移動が原因となる。相対的な脱水とは，循環血液量は正常で血管床が増大した状態であり，離脱時の復温に伴う血管拡張に鎮静薬・鎮痛薬や血管拡張薬の効果が加わると前負荷が低下する。脱水の対処法は絶対的・相対的ともに循環血液量の補充で，適度な輸液負荷で血圧や心拍出量は回復する。また，状況に応じて血管拡張薬の減量や血管収縮薬の投与を行う。

管理上問題となるのは右心系から左心系への通過障害となる右心不全であり，TEE で小さい左室と大きな右室を認める。その原因には，肺血管の攣縮や肺塞栓などがある。右心不全については次に述べる。

3 右心不全

人工心肺後の一過性の右室機能異常は比較的多くの症例で見られるが，実際に離脱に支障を来すことは少ない。しかし，右室機能障害のため人工心肺後の血行動態が不安定となり右心不全の状態になった場合は，左室機能障害よりも死亡率が高いとの報告[4]もある。人工心肺後の右室機能異常の原因として，術前からの肺高血圧症（pulmonary hypertension：PH）や右室機能障害に加え，右冠動脈領域の虚血や右室梗塞，さらに，高二酸化炭素血症，低酸素血症，アシドーシス，気道内圧の上昇〔呼気終末陽圧（positive endexpiratory pressure：PEEP）〕，低体温，交感神経系亢進に伴う肺血管抵抗（pulmonary vascular resistance：PVR）上昇などがある。右室壁は薄く，後負荷の影響を受けやすいため，PHにより容易に心不全となり，右室の駆出率低下と右室拡大を来す。右室の圧負荷は，機能的な三尖弁逆流による右室の容量負荷を伴うことが多い。

右冠動脈領域の虚血や梗塞は右心不全の最も多い原因であり，手術操作に伴う右冠動脈の閉塞，長時間の大動脈遮断や人工心肺中の不十分な心筋保護が誘因となる。薄い右室壁は人工心肺中に室温の影響を受けやすいため低体温が保たれず，また逆行性冠灌流では冠静脈洞のカニュレーションの深さや Thebesian 静脈の存在のため右室灌流が不十

分となることがある。術中の右冠動脈閉塞の原因としては心腔内遺残空気による塞栓がよく見られるが、軽度で一過性のことが多い。それ以外にも、右冠動脈グラフトの閉塞や屈曲も冠動脈閉塞の原因となる。

右心不全は左室前負荷の減少を伴う心拍出量減少を特徴とし、右心系の拡大と左心系の狭小化を認め、CVPはしばしばPCWPより高くなる。右室拡大による心室間相互作用（ventricular interdependence）は左室流入を障害し、低心拍出量の原因となる。

右室機能異常の治療としては、換気と酸素化の維持を行い、肺血管拡張作用を有する強心薬〔ドブタミン、ホスホジエステラーゼ（phosphodiesterase：PDE）Ⅲ阻害薬〕や肺血管拡張薬〔ニトログリセリン、プロスタグランジンE_1（PGE_1）、一酸化窒素（NO）〕の投与を行うが、機械的循環補助が必要となる場合もある。換気と酸素化の維持も重要で、小さい1回換気量、低いPEEPなどで胸腔内圧を上げないような呼吸管理を行う。

4 不整脈

心室性不整脈のストームで電気的除細動を繰り返しても効果が得られないことがある。通常のリドカイン、マグネシウムで無効な場合は、Ⅲ群抗不整脈薬であるアミオダロンやニフェカラントを使用する。それでも制御できない場合はランジオロールの大量投与を考慮する。これらの薬物の投与は心収縮をいったんリセットすることを目的とするため、投与後心静止となることがあり、ペーシングは必須で、人工心肺で補助しながら離脱を試みる。ランジオロールの投与量については定まったものはないが、人工心肺下の緊急処置であることから、筆者の施設では経験的に12.5 mgの単回静注投与から始め、効果を見ながら数回試みている。

心房細動や洞房結節、房室結節、そのほかの伝導系のブロックなどによる伝導障害も時に問題となる。原因としては、伝導系への外科的な損傷もしくは永続的な虚血による器質的損傷と、右冠動脈の一過性虚血による一過性損傷がある。心拍数のコントロールや不整脈の治療を行い、必要であれば徐脈に対するペーシングを積極的に行う。

人工心肺からの離脱直後は、肺動脈圧（pulmonary arterial pressure：PAP）や心電図のST変化に注意しながら血行動態の変化に対して迅速に対応する必要がある。

5 機能的僧帽弁逆流

機能的MRとは、弁尖や弁下部組織に構造学的な異常を認めない僧帽弁における逆流であり、その機序として左室拡大と左室機能低下の2つが考えられている。左室拡大により乳頭筋が外側に偏位し、腱索が弁尖を心尖部側へ牽引することが原因であり、tetheringと呼ばれる特徴的な形態が観察される。また、左室機能低下は僧帽弁閉鎖圧の低下を招くことからMRの原因となる。逆流は中心性に見られ、PAPの上昇を伴う。心筋虚血、低血圧、心拍出量減少に伴い機能的MRが見られることがある。

病態生理としては、MRが起こると心拍出量が減少し、それによる血圧低下が冠血流を減少させて虚血を招くため、さらにMRが進行するという悪循環が成立する。また、

PAP の上昇により右心不全を招くこともある。
　機能的 MR の治療では，前負荷の軽減と強心薬の投与が行われる。特に PDE Ⅲ阻害薬は，収縮力の改善と前負荷の減少に加え，PVR の低下が期待できる有用な薬物である。

6 左室流出路狭窄

　左室流出路狭窄を伴う僧帽弁前尖の収縮期前方運動（systolic anterior motion of mitral valve：SAM）は，僧帽弁形成術を受けた患者の 16％に見られたとする報告[5]があり，僧帽弁の弁尖が過剰に大きいことが原因とされている。術前の評価で SAM のリスクと判断できれば，僧帽弁形成術の際に sliding leaflet 法を行うことで，その発生を減らすことができる[6]。
　AS，肥大型心筋症，高血圧症で心室中隔の肥大が著明な症例では，人工心肺離脱後にしばしば左室流出路狭窄が認められる。左室の心筋肥大と過収縮，さらに SAM により，収縮期に左室中部や流出路が動的に狭くなり，左室流出路に圧較差が生じる。AS で大動脈弁置換後に左室の後負荷が減少する結果，もともとなかった左室流出路狭窄が現れたり，元から存在していた場合にはそれが悪化したりする可能性がある。連続波ドプラー法で有意な圧較差（＞25 mmHg）が確認されれば狭窄と診断される。
　左室流出路狭窄の治療として，容量を負荷して，強心薬や血管拡張薬を停止もしくは減量することで多くは改善する。β遮断薬を投与して収縮力を低下させ，心拍数を減らすことも有用である。血管収縮薬の投与も行われる。多くはこれらの内科的治療で改善し，外科的処置を必要とすることは少ない[7]。血管収縮薬のフェニレフリンを投与して MR が軽減すれば SAM によるもの，逆に増悪した場合は器質的な原因によるものと判断できる。

心収縮力や心拍出量増大のための戦略

　人工心肺からの離脱困難に際しては，前負荷，後負荷，収縮力，心拍数，調律を調整し，適切な薬物療法を行い，場合によっては機械的循環補助の使用を考慮する（図）。血行動態の評価と同時に，低心拍出量の原因検索と治療を行う。不十分な弁形成や遺残逆流，冠動脈損傷による虚血など，再度人工心肺下に心内修復を必要とする場合もあるため，確実な診断を行う必要がある。
　離脱時の強心薬の選択は，人工心肺時間，心筋保護の状態，術前の心機能などにより決定するが，必ずしもエビデンスに基づいているわけではなく，施設や麻酔科医の好みや経験によるところが大きい[8]。多くはドパミンやドブタミンの強心作用で十分であるが，必要に応じて PDE Ⅲ阻害薬を併用する。交感神経系作動薬の作用を表 3[9]に示す。
　ドパミンは少量投与では腎血流を増加させ，大量投与では α 作用により血圧を上昇させる。腎保護作用については否定的な報告が多いが，急性心不全患者で高用量フロセミドに比べて低用量フロセミドにドパミンを併用したほうが腎機能悪化の発現が少な

IV. 危機管理

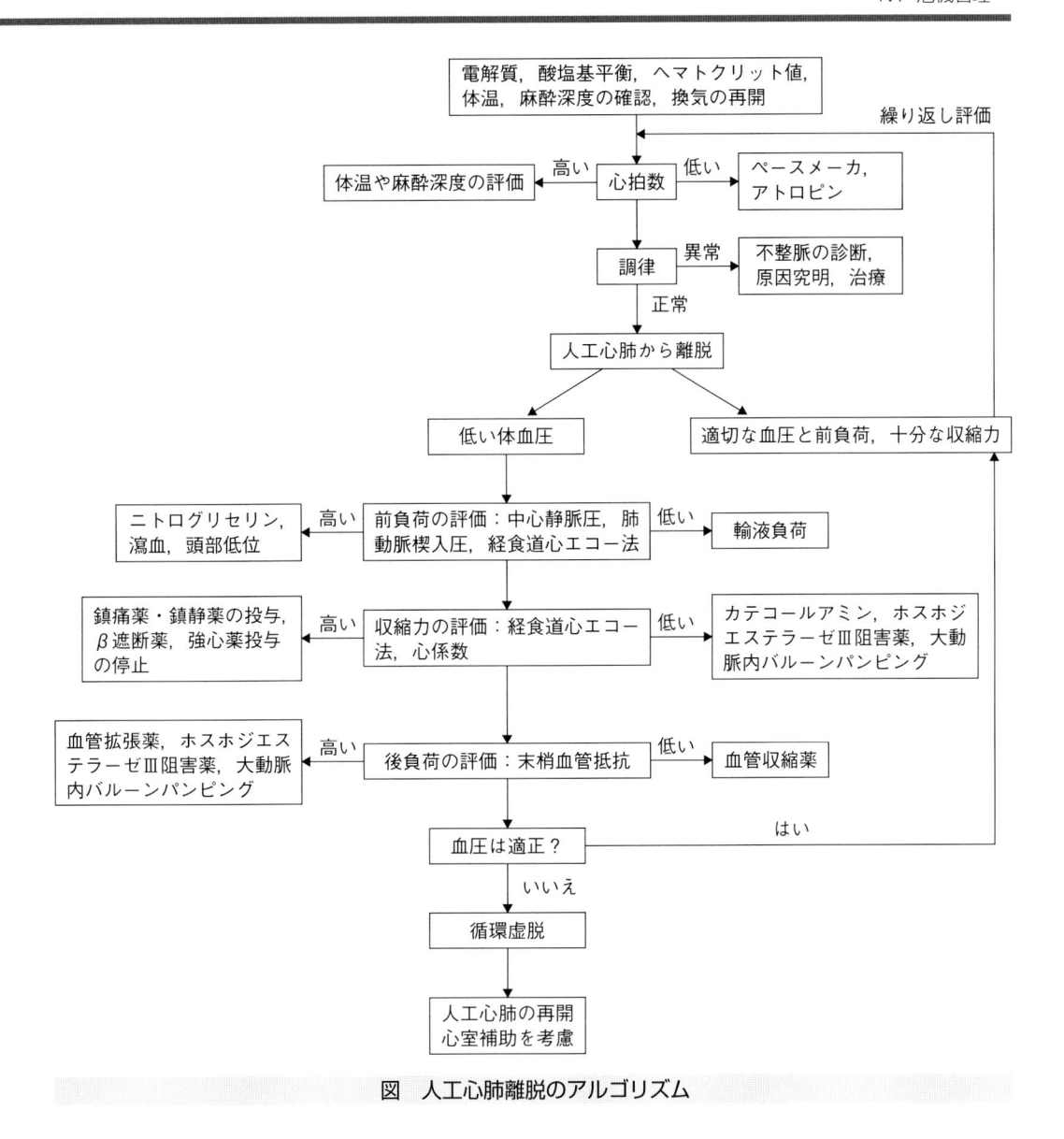

```
電解質，酸塩基平衡，ヘマトクリット値，
体温，麻酔深度の確認，換気の再開
           ↓
  高い ← 心拍数 → 低い → ペースメーカ，アトロピン
  ↓
体温や麻酔深度の評価
           ↓
        調律 → 異常 → 不整脈の診断，原因究明，治療
         ↓ 正常
      人工心肺から離脱
       ↙        ↘
   低い体血圧   適切な血圧と前負荷，十分な収縮力
       ↓
高い ← 前負荷の評価：中心静脈圧，肺動脈楔入圧，経食道心エコー法 → 低い → 輸液負荷
  ↓
ニトログリセリン，瀉血，頭部低位
       ↓
高い ← 収縮力の評価：経食道心エコー法，心係数 → 低い → カテコールアミン，ホスホジエステラーゼⅢ阻害薬，大動脈内バルーンパンピング
  ↓
鎮痛薬・鎮静薬の投与，β遮断薬，強心薬投与の停止
       ↓
高い ← 後負荷の評価：末梢血管抵抗 → 低い → 血管収縮薬
  ↓
血管拡張薬，ホスホジエステラーゼⅢ阻害薬，大動脈内バルーンパンピング
       ↓
     血圧は適正？ → はい → 繰り返し評価
       ↓ いいえ
      循環虚脱
       ↓
   人工心肺の再開
   心室補助を考慮
```

図　人工心肺離脱のアルゴリズム

かったとする報告[10]もある。ドブタミンは合成カテコールアミンであり，強いβ_1・β_2作用を有するが，末梢血管拡張作用（β_2作用）のため心拍出量の増加に比べて血圧の上昇は少ない。また，肺血管拡張作用を有することから心臓手術においてよく用いられる。PDE Ⅲ阻害薬（ミルリノン，オルプリノン）は強心作用と血管拡張作用の両方の作用を有し，心拍数および心筋酸素消費量の増加は軽微で，不整脈発生率が低いとされ，カテコールアミンと併用することで相乗効果が得られる[11]。PDE Ⅲ阻害薬は，重症心不全，低心拍出量症候群（low cardiac output syndrome：LOS），β受容体のダウンレギュレーションの症例が適応と考えられ，術前に低心機能であった症例[12]やPH患者[13]での有用性が報告されている。消失半減期が比較的長く，腎から排泄されることから，腎機能低下症例では投与量の減量を行う。人工心肺離脱後に体血管抵抗（SVR）が異常に

表3 交感神経系作動薬の作用

	受容体 α₁	受容体 β₁	受容体 β₂	ドパミン	動脈圧	心拍数	肺動脈圧	心拍出量	末梢血管抵抗
アドレナリン	+++	+++	++	0	↑	↑	↑	↑	↑
ノルアドレナリン	+++	++	0	0	↑	→↓	↑	↑→↓	↑
ドパミン					↑	↑	↑	↑	
<3 μg/kg/min	0	+	0	++					
3〜10 μg/kg/min	+	++	0	++					
>10 μg/kg/min	++	++	0	++					
ドブタミン	0/+	++	++	0	↑	↑	→↓	↑	→↓
イソプロテレノール	0	+++	+++	0	↓	↑	↓	↑	↓
フェニレフリン	+++	0	0	0	↑	→↓	↑	→↓	↑
エフェドリン	+	+	+	0	↑	↑	↑	↑	↑
ホスホジエステラーゼⅢ阻害薬					→↓	↑→	↓	↑	↓

(Overgaard CB, Dzavik V. Inotropes and vasopressors : review of physiology and clinical use in cardiovascular disease. Circulation 2008 ; 118 : 1047-56 より改変引用)

低下することもあり，その場合はノルアドレナリンを用いて後負荷の調整を行う。

　カテコールアミンや PDE Ⅲ阻害薬を用いても，左房圧（LAP）もしくは PCWP が 20 mmHg 以上，心係数 1.8 l/min/m² 以下が持続する場合，あるいは心電図上で不整脈・徐脈・虚血が顕在化するときは大動脈内バルーンパンピング（intra-aortic balloon pumping：IABP）を使用する。IABP を使用しても離脱困難で，LVEF の改善が見られない場合は，経皮的心肺補助（PCPS）や心室補助（VAD）などの機械的循環補助の適応も考慮すべきである。

人工心肺離脱後の循環管理

　心臓手術後の数時間は血行動態が不安定で，適切なモニター下で呼吸・循環の安定化を図る必要がある。人工心肺離脱直後の LOS は術後の循環不全につながるため，心機能評価や周術期の心筋虚血に注意して管理する。術直後の患者は，移動による体温低下や末梢血管の収縮により ICU 入室時に高血圧を呈することがあるが，原則として血管作動薬の調整ではなく，鎮静・鎮痛や加温を行うことで対応する。

　低血圧の場合は，容量負荷が必要なのか，血管収縮薬もしくは強心薬の投与が必要な状態なのか鑑別し，原因に応じた対応を行う。呼吸・循環が安定し，再開胸止血の心配がなく，貧血や凝固障害がないことを確認して，人工呼吸器からの離脱を試みる。術前からの心不全，術中の過剰の水分プラスバランスの症例では慎重に進める必要がある。

1 前負荷低下

術後の前負荷低下の最も大きな原因は出血であるが，ICUにおける復温も末梢血管を拡張させるため前負荷低下の原因となる。適度な水分負荷で血圧や心拍出量は回復することが多い。血小板数（Plt）や凝固異常を是正してもドレーンからの出血量が4ml/kg/hr以上の状態が2時間以上続く場合は，再開胸止血術を考慮する。ドレーンからの出血量が急に減った場合はドレーンの閉塞を考慮し，その結果として心タンポナーデになっていないか確認することが重要である。

2 心タンポナーデ

術後早期の心タンポナーデは，縦隔出血による心臓周囲の血液貯留（凝血塊）を原因とするもので，ICU入室後もドレーンからの出血が持続し，心充満圧が上昇し，心拍出量が低下した場合には心タンポナーデを疑う。大量に出血していた後に突然出血が止まった場合や，出血量の減少とともに血行動態が悪化した場合も，同様に心タンポナーデを疑う。診断には心エコー図検査が有用で，心不全となるほかの要因がなく，前縦隔や右室・右房・左房の周囲に凝血塊とそれらによる心臓の圧排が認められれば心タンポナーデと診断される。

一方，術後1～3週間以降に見られるものを遅発性の心タンポナーデという。術後早期の心囊液貯留は比較的多くの患者で認められるが，多くの場合は吸収され，心タンポナーデとなることは少ない。そのため，遅発性の心タンポナーデでは，抗血小板薬や抗凝固薬使用における微小出血の持続，ドレーン抜去時の組織損傷，自己免疫反応の心膜切開後症候群などの所見を考慮する。

冠動脈バイパス術（coronary artery bypass grafting：CABG）よりも人工弁置換術のほうが心タンポナーデの発生率は高く，抗凝固療法により発生率は高くなる[14]。心エコー図検査では，中等度以上の全周性あるいは限局性の心膜液の貯留に加え，心臓の虚脱が見られる。

3 術後の心房細動

術後の不整脈の大部分は上室性不整脈で，心房細動が最も多く見られる。心臓手術後の上室性不整脈は術後2～3日目に起こることが多く，発生頻度はCABG後で30％，弁置換術後で40％，CABGと弁置換術の同時手術後では約60％と報告されている[15]。心房細動はそれ自体致死性の不整脈ではなく，ほとんどは退院までに自然に回復するが，低血圧，心不全，心室性不整脈，血栓塞栓症を合併する危険性が高く，ICU滞在時間や術後在院日数の延長にも関与する。

開心術後の心房細動の治療ならびに予防には，アミオダロンとランジオロールがよく用いられる。アミオダロンはカリウムチャネル遮断作用を主とし，心房細動のレートコ

ントロール，リズムコントロールのいずれにも用いられる。除細動後の洞調律維持と再発防止に有用との報告[16]や，心臓手術後の心房細動の予防に有用との報告[17]がある。ランジオロールは超短時間作用型のβ遮断薬であり，調節性に優れる。CABG 中にランジオロールを投与することで，術後1週間の心房細動の発症を予防できたとする報告[18]がある。これらの薬物治療に加えて，電解質の補正，呼吸状態の安定化や疼痛管理などを同時に行い，ストレスの軽減を図ることも重要である。

■参考文献

1) Henslye FA Jr, Romannoff ME, Larach DR. 人工心肺からの離脱. 新見能成訳編. 心臓手術の麻酔. 第3版. 東京：メディカル・サイエンス・インターナショナル；2009. p.253-70.
2) Anselmi A, Abbate A, Girola F, et al. Myocardial ischemia, stunning. inflammation, and apoptosis during cardiac surgery：a review of evidence. Eur J Cardiothorac Surg 2004；25：304-11.
3) Leung JM, O'Kelly B, Browner WS, et al. Prognostic importance of postbypass region wall-motion abnormalities in patients undergoing coronary artery bypass graft surgery. SPI research group. Anesthesiology 1989；71：16-25.
4) Haddad F, Denault AY, Couture P, et al. Right ventricular myocardial performance index predicts perioperative mortality or circulatory failure in high-risk valvular surgery. J Am Soc Echocardiogr 2007；2：1065-72.
5) Maslow AD, Regan MM, Haering JM, et al. Echocardiographic predictors of left ventricular outflow tract obstrucyion and systolic anterior motion of the mitral valve after mitral valve reconstruction for myxomatous valve disease. J Am Coll Cardiol 1999；34：2096-104.
6) Jebara VA, Mihaileanu S, Acar C, et al. Left ventricular outflow tract obstruction after mitral valve repair：results of the sliding leaflet technique. Circulation 1993；88：30-4.
7) Brown ML, Abel MD, Click RL, et al. Systolic anterior motion after mitral valve repair：is surgical intervention necessary? J Thorac Cardiovasc Surg 2007；133：136-43.
8) Nielsen DV, Johnsen SP, Madsen M, et al. Variation in use of peroperative inotropic support therapy in cardiac surgery：time for reflection? Acta Anaesthesiol Scand 2011；55：352-8.
9) Overgaard CB, Dzavik V. Inotropes and vasopressors：review of physiology and clinical use in cardiovascular disease. Circulation 2008；118：1047-56.
10) Giamouzis G, Butler J, Starling RC, et al. Impact of dopamine infusion on renal function in hospitalized heart failure patients：results of the dopamine in acute decompensated heart failure (DAD-HF) trial. J Card Fail 2010；16：922-30.
11) Gillies M, Bellomo R, Doolan L, et al. Bench-to-bedside review：Inotropic drug therapy after adult cardiac surgery：a systematic literature review. Crit Care 2005；9：266-79.
12) Yamada T, Takeda J, Katori N, et al. Hemodynamic effects of milrinone during weaning from cardiopulmonary bypass：comparison of patients with a low and high pre-bypass cardiac index. J Cardiothorac Vasc Anesth 2000：14：367-73.
13) 山田達也，香取信之，田川　学ほか. ミルリノンが有効であった肺高血圧合併僧帽弁逆流症患者の麻酔経験. 麻酔 2003；52：762-5.
14) Meurin P. Evolution of the postoperative pericardial effusion after day 15：the problem of the late tamponade. Chest 2004；125：2182-7.
15) Almassi GH, Schowalter T, Nicolosi AC, et al. Atrial fibrillation after cardiac surgery：a

    major morbid event? Ann Surg 1997 ; 226 : 501-11.
16) Bagshaw SM, Galbraith PD, Mitchell LB, et al. Prophylactic amiodarone for prevention of atrial fibrillation after cardiac surgery : a meta-analysis. Ann Thorac Surg 2006 ; 82 : 1927-37.
17) Mitchell LB, Exner DV, Wyse DG, et al. Prophylactic oral amiodarone for the prevention of arrhythmias that begin early after revascularization, valve replacement, or repair : PAPABEAR : a randomized controlled trial. JAMA 2005 ; 294 : 3093-100.
18) Sezai A, Minami K, Nakai T, et al. Landiolol hydrochloride for prevention of atrial fibrillation after coronary artery bypass grafting : new evidence from the PASCAL trial. J Thorac Cardiovasc Surg 2011 ; 141 : 1478-87.

〔山田　達也〕

IV. 危機管理

3 肺高血圧

重要ポイント
- 肺高血圧患者の術前評価においては，臨床症状と右心機能が最重要である。
- 肺高血圧患者の麻酔管理は安全域が狭いため，精緻な評価に基づいて前負荷や血管緊張度，呼吸器条件などの調節を行う。
- 肺高血圧患者の術後管理では，不用意な気管吸引などの刺激を避け，患者ごとのリスクに応じて抜管時期を判断する。

はじめに

　肺高血圧（pulmonary hypertension：PH）の患者は，麻酔薬や輸液，呼吸管理など，あらゆる項目において安全域が狭く，その麻酔管理はきわめて困難である。ここではPHの基本的な病態生理について解説し，主に心疾患に起因するPHに焦点を当て，その周術期管理の要点を述べる。

病態生理

1 定義と発生メカニズム

　健常者における安静時の肺動脈圧（pulmonary artery pressure：PAP）は体血圧に比べ低く，平均肺動脈圧（mean pulmonary artery pressure：mPAP）は15 mmHg程度である[1]。これは，肺動脈が高い伸展性を有し，体血管抵抗（systemic vascular resistance：SVR）よりも肺血管抵抗（pulmonary vascular resistance：PVR）が低いことによる。PVRは，肺を経由する動静脈の圧較差である肺灌流圧および肺血流量（Qp）との関係より次式で表される。肺静脈圧（pulmonary venous pressure：PVP）は通常，左房圧（left atrial pressure：LAP）で代用される。

$$PVR\ (dynes \cdot sec/cm^5) = 79.92 \times (mPAP - LAP)/Qp$$

PVRの基準値は90〜120 dynes・sec/cm^{5}である．上記式の係数を省略するとWood Unitの単位に変換される（基準値1〜1.4 Wood Unit）[2]．

PVR（Wood Unit）＝（mPAP－LAP）/Qp

PHは安静時mPAP＞25 mmHgと定義され，通常は右心カテーテル検査で診断される．上記式は次式のように変形され，PHの原因が，肺血管自体の組織学的変化や肺疾患によるPVRの上昇，左右シャント疾患などによる肺血流量の増加，そして左心疾患などによるLAPまたはPVPの上昇に大別されることが理解できる．

mPAP ＝ PVR × Qp ＋ LAP

肺血管の変化に起因するPHを，特に肺動脈性肺高血圧症（pulmonary arterial hypertension：PAH）と呼ぶ．

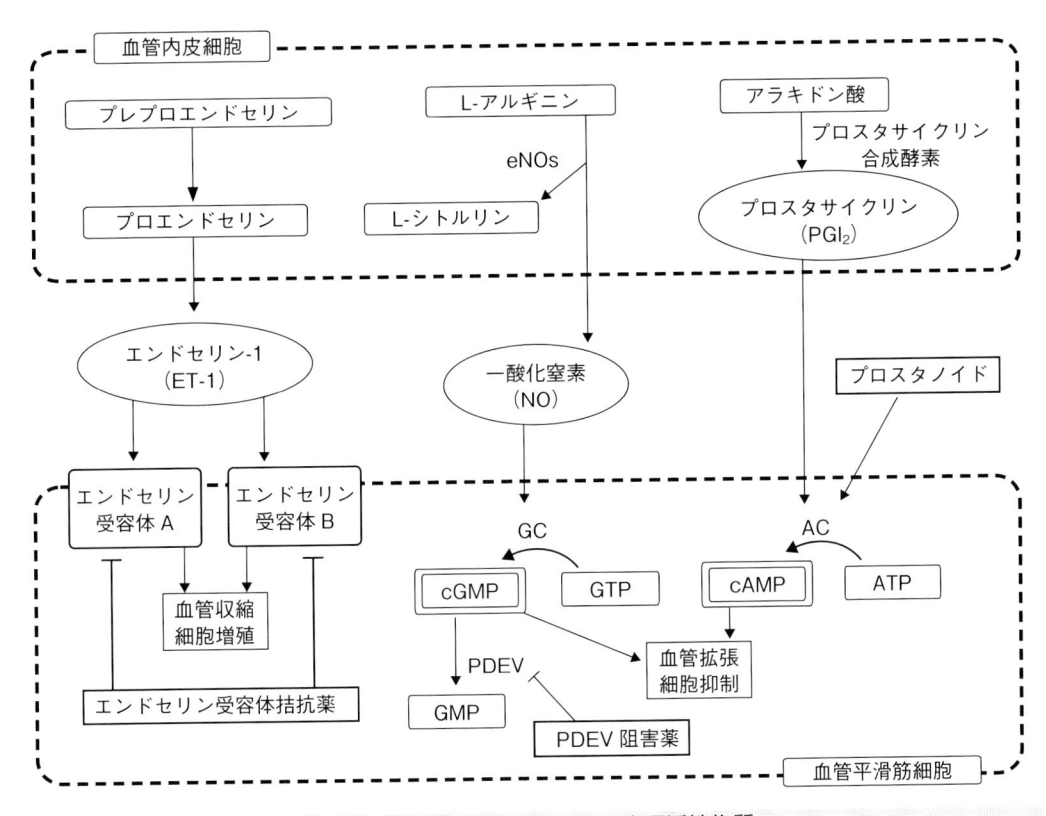

図1 肺血管の緊張にかかわる生理活性物質

肺血管の緊張は，エンドセリン系，一酸化窒素（NO）系，プロスタノイド系の主に3つの経路により制御されている．

eNOS：内皮型一酸化窒素合成酵素，GTP：グアノシン三リン酸，cGMP：環状グアノシンーリン酸，ATP：アデノシン三リン酸，cAMP：環状アデノシンーリン酸，PDE：ホスホジエステラーゼ，GMP：グアノシンーリン酸

2 分子機序

肺血管の緊張は血管内皮細胞で産生される種々の生理活性物質によって制御され、その異常はPH発生の原因となる。それらの分子機構を標的とした選択的肺血管拡張薬がPAHの治療に用いられる（図1）[3)4)]。

3 分類

第5回肺高血圧国際シンポジウム（2013年, Nice）によるPHの分類法を示す（表1）[5)6)]。

4 左心機能低下による肺高血圧（PH）

弁疾患や左室収縮障害による左心機能低下は高頻度にPHを合併する。LAPまたはPVPの上昇が肺動脈へ伝播することが主な機序であるが、神経体液性因子やサイトカイン、遺伝的要因など種々の因子による肺血管のリモデリングも病態に関与していると考えられている。左心疾患はPHの原因として最多と考えられており、またPHの合併は心疾患患者の予後不良因子である[5)]。近年注目されている収縮能低下を伴わない心不

表1 肺高血圧症の臨床分類（Nice分類2013年）

1. 肺動脈性肺高血圧症 　（pulmonary arterial hypertension : PAH） 　1.1. 特発性PAH 　　　（ideopathic PAH : IPAH） 　1.2. 遺伝性PAH 　　　（heritable PAH : HPAH） 　　1.2.1. BMPR2 　　1.2.2. ALK1, endoglin, SMAD9, CAV1 　　1.2.3. 不明（unknown） 　1.3. 薬物/毒物誘発性肺動脈性肺高血圧症 　1.4. 各種疾患に伴う肺動脈性肺高血圧症 　　　（associated with PAH : APAH） 　　1.4.1. 結合組織病 　　1.4.2. HIV感染症 　　1.4.3. 門脈性肺高血圧症 　　1.4.4. 先天性シャント心疾患（CHD） 　　1.4.5. 住血吸虫症 1'. 肺静脈閉塞性疾患（PVOD）および/または肺毛細血管性肺高血圧症（PCH） 1". 新生児遷延性肺高血圧症（PPHN）	2. 左心系疾患に由来する肺高血圧症 　2.1. 左室収縮不全 　2.2. 左室拡張不全 　2.3. 弁膜疾患 　2.4. 先天性/後天性の左心流入路/流出路閉塞 3. 肺疾患および/または低酸素血症に伴う肺高血圧症 　3.1. 慢性閉塞性肺疾患 　3.2. 間質性肺疾患 　3.3. 拘束性と閉塞性の混合障害を伴う他の肺疾患 　3.4. 睡眠呼吸障害 　3.5. 肺胞低換気障害 　3.6. 高所における慢性曝露 　3.7. 発育障害 4. 慢性血栓塞栓性肺高血圧症（CTEPH） 5. 詳細不明な多因子のメカニズムによる肺高血圧症 　5.1. 血液疾患 　5.2. 全身性疾患 　5.3. 代謝性疾患 　5.4. その他

（高木　治. 術前診察. 眞下　節, 野村　実, 槙田浩史編. 心臓血管麻酔マニュアル. 東京：中外医学社；2004. p.83-9 より引用）

全によっても PH は起こりうる。

5 血行動態

　右室心筋は伸縮性が良く，ある程度の前負荷増加には耐えられる反面，収縮力が弱いため後負荷上昇への耐容能は乏しい。正常時は低い PVR によって肺循環を保っているが，PVR が上昇すると右室からの拍出量は容易に減少し，左室前負荷，ひいては心拍出量が低下する[4]。また，右室圧（right ventricular pressure：RVP）上昇は心室中隔を介した左室腔の圧迫（ventricular interdependence）により左室拡張能を障害し，心拍出量の減少を助長する[1]。低酸素血症や運動・侵襲などによる酸素消費量の増加が加わると，全身の酸素需給バランスはさらに破綻に向かう（図2）。

6 治　療

　治療の目的は臨床症状の改善と生活の質（QOL）の向上であり，重篤な右心不全に陥る前に PAP や心拍出量を是正することが肝要である。二次的な PH では原疾患のコントロールが重要であり，心疾患に伴う PH の場合，内科的または外科的介入によって PVP を低下させることが治療の基本である。

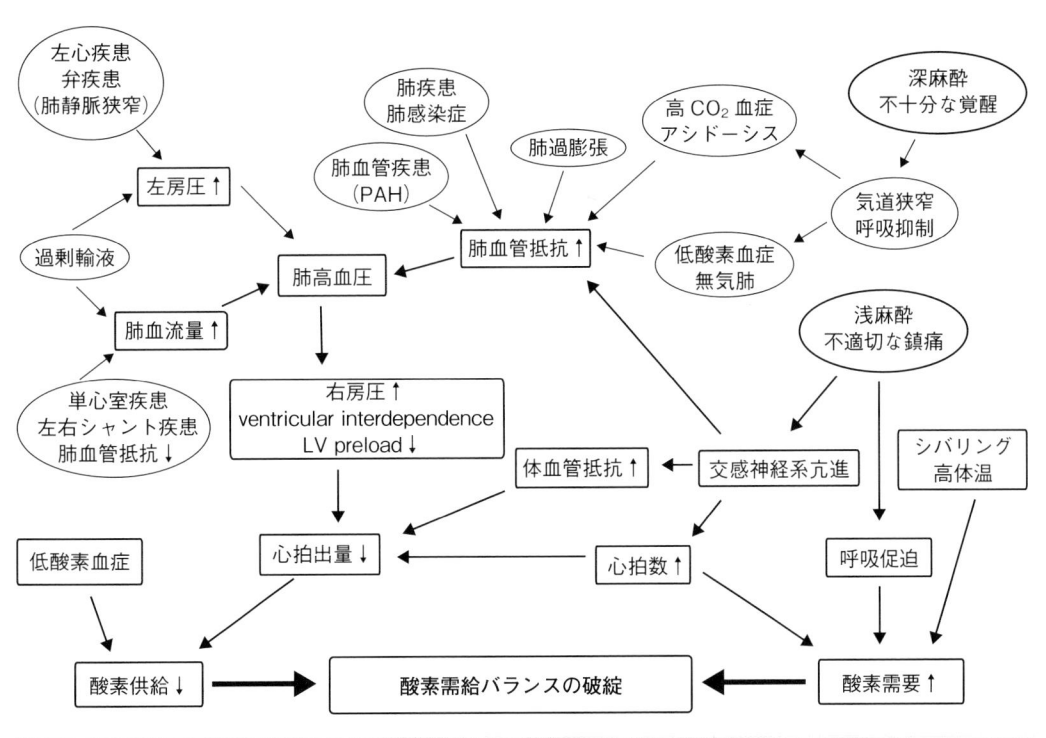

図2　肺高血圧の病態フローチャート
肺高血圧は心拍出量を低下させ，不適切な管理や低酸素血症は血行動態をさらに悪化させる。
PAH：肺動脈性肺高血圧症，LV preload：左室前負荷

周術期管理

1 術前評価

a. 患者情報の把握と共有

心臓外科医や循環器内科医と情報を共有し，手術までに患者の全身状態を可能なかぎり向上させることが望ましい．安全な術後管理のため，ICU の確保は必須である．

b. 臨床症状と呼吸器系合併症

最も重要な情報は臨床症状と右心機能である．運動耐容能を表す WHO の機能分類は予後予測に有用である（表2）[7)8)]．右心不全は特異的な症状に乏しく，重症化するまで見過ごされる傾向があるため，PH 患者では常に右心不全の合併を念頭に置く．感冒などの上気道疾患や肺疾患といった呼吸器系合併症は時に致命的な合併症につながるため，状況が許すならば治癒または良好なコントロールを得るまで手術の延期を考慮する．

c. 心臓超音波検査

右室拡大や肥大，三尖弁や肺動脈弁逆流，心室中隔の形状と左室圧迫の程度，Bernoulli の式を用いた PAP の評価を行う．利尿薬や水分制限は，弁逆流や心腔の大きさを過小評価する原因となることに注意する[7)]．

d. 心臓カテーテル検査

心拍出量や PAP，LAP の測定，PVR の推定，酸素や一酸化窒素（nitric oxide：NO）負荷による肺血管の治療反応性の評価が可能である．ここでも水分管理の影響や，

表2　WHO 肺高血圧症機能分類（1998 年）

Ⅰ度：	身体活動に制限のない肺高血圧症患者 普通の身体活動では呼吸困難や疲労，胸痛や失神など生じない．
Ⅱ度：	身体活動に軽度の制限のある肺高血圧症患者 安静時には自覚症状がない．普通の身体活動で呼吸困難や疲労，胸痛や失神などが起こる．
Ⅲ度：	身体活動に著しい制限のある肺高血圧症患者 安静時に自覚症状がない．普通以下の軽度の身体活動では呼吸困難や疲労，胸痛や失神などが起こる．
Ⅳ度：	どんな身体活動もすべて苦痛となる肺高血圧症患者 これらの患者は右心不全の症状を表している．安静時にも呼吸困難および/または疲労が見られる．どんな身体活動でも自覚症状の増悪がある．

（Lai HC, Lai HC, Wang KY, et al. Severe pulmonary hypertension complicates postoperative outcome of non-cardiac surgery. Br J Anaesth 2007 ; 99 : 184-90 より引用）

極度の右心機能低下による PAP の過小評価に注意が必要である。

e. 肺高血圧（PH）と周術期のリスク

心臓手術・非心臓手術ともに PH の合併は周術期の死亡率を上昇させると考えられており[8)9)]，また PH は周術期右心不全の独立危険因子とされている[9)]。ただし，心疾患では PH を有していても手術による恩恵が周術期リスクを上回る場合が多く，その麻酔管理を行う機会は多い。PH 患者の周術期管理や予後に関するデータは不足しているが，患者や手術によるリスクを認識し，適切な評価と周術期管理を行うことにより PH に関連したリスクの減少が可能と考えられる[10)]。

2 麻酔薬

a. 鎮静と鎮痛

特に PH 患者に対して有利な鎮静・鎮痛薬はない。麻酔方法によらず，適切な鎮痛と十分な麻酔深度を保つことが大切である。気管挿管時の刺激も最小限にすべきである。心臓手術では一般に硬膜外鎮痛や神経ブロックは行わないため，術後鎮痛を考慮してオピオイドを中心に術中より十分な鎮痛薬の投与を行う。レミフェンタニルは術中の鎮痛に有用であるが，覚醒時シバリングの危険があるので，フェンタニルやモルヒネなどの transitional opioid を効果的に使用する。

b. 筋弛緩

適切な呼吸管理，また低体温時のシバリングによる酸素消費量上昇の抑制のため，術中は十分な筋弛緩を行うべきである。

3 モニタリング

a. 動脈ライン

血液ガス測定や適切な心筋灌流の評価，不整脈出現時の血圧モニターとして必須である。特に心機能の予備能が乏しい場合は麻酔導入前に確保すべきである。

b. 中心静脈ライン

中心静脈圧（central venous pressure：CVP）による右室前負荷のモニタリングに必須であり，右心不全患者では麻酔導入前に留置する。RVP や三尖弁逆流の評価にも有用である。

c. 肺動脈カテーテル

肺動脈カテーテル（スワン・ガンツカテーテル）は，混合静脈血酸素飽和度（Sv_{O_2}）

による酸素需給バランスの評価，PAPや肺動脈楔入圧（PAWP）の経時的な測定，PVRの推定に有用である．

d. 経食道心エコー法

術前評価の確認，両心室の前負荷や収縮能，人工心肺などのカニュレーション位置，修復部位の確認，手術合併症，予期しない血行動態悪化の原因検索と，用途は多岐にわたる．PH患者では循環血液量や血管緊張度の変化が血行動態に大きく影響するため，肺動脈カテーテルと相補的な役割として経食道心エコー法（TEE）を活用し，術中の動的な変化に対応すべきである．

4 呼吸管理

a. 肺胞内酸素濃度と肺血管抵抗（PVR）

肺血管平滑筋は低酸素状態において収縮する〔低酸素性肺血管収縮（hypoxic pulmonary vasoconstriction：HPV）〕．ガス交換に関与しない肺胞のPVRが増加して肺内シャントを減少させる代償反応である．無気肺領域ではHPVによりPVRが増加し，逆に高濃度酸素はPVRを低下させる[3]．

b. 人工呼吸器

肺胞虚脱・肺胞過膨張はいずれもPVR上昇の原因となる．肺内容量が機能的残気量（FRC）に近いほどPVRが低下する[2)3]．気道内圧や1回換気量，呼気終末陽圧（positive endexpiratory pressure：PEEP）を適切に設定し，過剰な気道内圧や無気肺を防止する必要がある．特に閉塞性肺疾患ではauto-PEEPによる肺の過膨張が起こりやすいので，呼気時間を十分に設ける．加温・加湿対策は十分に行い，人工心肺離脱前には気管吸引や加圧による無気肺の解除を十分に行っておくことが望ましい．高二酸化炭素血症やアシドーシスはPVRを増加させるため，血液ガスを参考に呼吸器設定を調節する（"第Ⅲ章 2小児における麻酔導入と維持"表1参照）[1)6]．

5 循環管理

PH患者の循環管理の要点は，右室前負荷，右室後負荷，右心収縮能を適正に保ち，急性右心不全を予防することである[10]．後負荷により肥大した右室の拍出は前負荷に大きく依存する一方，過剰輸液は右心不全を増悪させるため，PH患者の輸液管理はきわめて困難である．

強心薬を用いる際は，右室収縮力の増強によるPAPの上昇に注意する．また，肥大した右室では冠血流を拡張期に多く依存し，拡張期血圧の低下が容易に右室の心筋虚血を引き起こすため，血管収縮薬などを使用して拡張期血圧の低下を防ぐ必要がある．不整脈や頻脈の存在はPH増悪や冠血流低下の原因になる[10]．アミオダロンやβ遮断薬で

心拍数のコントロールを図るが，血行動態が維持できない場合は躊躇なく電気的除細動を施行する。

開心術では，原疾患による PH に手術侵襲や人工心肺の影響が加わり，PH が増悪する可能性がある。適切な鎮静・鎮痛や呼吸管理によって右室後負荷の上昇を避ける。急性右心不全に対しては，不整脈や肺塞栓などを除外したうえで誘因を除去し，輸液や血管収縮薬により体血圧を維持しながら，NO やプロスタサイクリン（prostaglandin I$_2$：PGI$_2$）などの選択的肺血管拡張薬による右室後負荷の軽減を試みる。それらの手段でも対処が困難な場合は，右室補助人工心臓（RVAD）や体外式膜型人工肺（ECMO）の使用も考慮される。

6 輸液と輸血

循環血液量の安全域は狭いため，各種モニターにより前負荷を適切に評価しなければならない。晶質液の過剰投与は肺血管外水分量を増加させるため，術中出血に対する輸血は躊躇なく行うべきであるが，高ヘマトクリット（Ht）値は PVR 上昇因子であること，また術前よりチアノーゼを認める患者では血液濃縮が起こっている可能性があることにも注意する。

7 血管収縮薬

PH 患者では肺血管に比べて体血管の調節性は保たれていることが多い。そのため，血管収縮薬は体血管に比較的強く作用し，体血圧や冠血流を維持することが期待できる。

a. ノルアドレナリン

交感神経 α 刺激作用による血管収縮作用と，弱い β 刺激作用による強心作用を併せ持つ。右心機能の軽度低下症例に有効であるが，急激な PVR 上昇を避けるため，少量から開始する。

b. バソプレシン

強力な血管収縮薬であり，内因性の NO 放出促進作用を持つため，PVR をあまり上昇させずに SVR を上昇させる。

8 血管拡張薬

血管拡張薬は，右室後負荷を下げることで右心機能を補助するとともに，心拍出量を増加させ，冠血流の維持にも有効である[1]。ただし，PH 患者では体血管に強く作用して体血圧を著明に低下させることや，あるいは左室圧低下に伴う ventricular interdependence の増悪によって心拍出量を減少させるおそれがあることにも注意する。

a. 一酸化窒素（NO）

NOは，環状グアノシン一リン酸（cyclic guanosine monophosphate：cGMP）の増加を介して血管平滑筋を弛緩させる内因性血管拡張物質である。経気道的に投与した場合，換気領域の肺血管床に特異的に作用し，SVRにほとんど影響することなくPVRを低下させる。通常5～20 ppmで開始する。ただし，左室の前負荷を増加させるため，左心機能が低下した患者では心不全増悪のリスクとなることに注意する[3)11)]。重要な合併症として，メトヘモグロビン血症，急な減量や中止によるリバウンド現象がある[12)]。

b. ニトログリセリン

内因性のNO放出によりcGMPを増加させる短時間作用性の血管拡張薬であり，主に静脈や細動脈を拡張させる。PVR低下に有効であるが，時に著明な体血圧の低下，反射性頻脈，徐脈を招くことがあるため投与は慎重に行う。12時間以内に耐性を生じる可能性がある[11)13)]。

c. エポプロステノール

エポプロステノールを含むPGI_2はプロスタグランジン類の一つであり，血管内皮で産生される血管拡張物質である。強力かつ即効性のある血管拡張薬として，肺高血圧クリーゼ（PH crisis）や，PAHの長期管理に使用される。体血圧低下，肺内シャント増加，急激な中止によるリバウンド現象，血小板機能の抑制などに注意を要する。吸入薬（イロプロスト）はNOと同等またはそれ以上の有効性が期待されている[9)12)]。

d. ホスホジエステラーゼⅢ阻害薬

ホスホジエステラーゼ（PDE）Ⅲの阻害により環状アデノシン一リン酸（cyclic adenosine monophosphate：cAMP）の加水分解を遅らせ，細胞内cAMP濃度を上昇させることで血管拡張作用を発揮する。両心室の後負荷軽減に有効であり，右心または左心機能低下患者に用いられる。作用発現が緩徐であるため，速効性を期待するなら初期loadingが必要であるが，体血圧を低下させる可能性があるため，血圧低下を懸念する場合は人工心肺中に持続投与を開始するとよい[11)]。

9 術後管理

早期抜管はPH患者に有利である反面，不適切な状況下で覚醒・抜管を試みることは心筋酸素消費量の増加や交感神経系緊張による血行動態の破綻を招くため，禁忌である。適切な鎮痛を行い，人工心肺時の低体温からの十分な復温，心機能や肺機能の回復を待ち，覚醒に適した時期を判断する（図2）。

先天性心疾患に伴う肺高血圧（PH）

1 病態生理

　心室中隔欠損症（VSD）や動脈管開存症（PDA）などに代表される左右シャント疾患では，肺血流量が増加することにより，PVRが正常であってもPAPは上昇する。これを高肺血流性肺高血圧（high-flow PH）といい，増加した肺血流量によって呼吸困難，哺乳不良，体重増加不良といった心不全症状を来すと同時に，体血流減少によって種々の臓器障害を起こしうる。時に拡大した肺動脈による気道狭窄や，反復する呼吸器感染症の原因となる。手術など早期介入により肺血流量を減少させることでPAPは低下するが，手術時期が遅れるなどして高肺血流に長期に曝された肺血管は徐々に組織学的変化を起こし，肺動脈性のPHに移行していく。この状態では肺血流量は低下する[11]。さらに進行して右心系の圧が左心系を上回ると，シャントは右左方向が優位となり，体循環に静脈血が流れてチアノーゼを呈する。これがEisenmenger症候群であり，この状態に至ると，シャントの閉鎖は体血流の低下やRVP上昇から血行動態の破綻を来すので原則適応外とされる。ただし，血管病変が可逆性であることもあるため，その判断は慎重に行われる[14]。

2 小児先天性心疾患の麻酔管理

　術前評価では，心臓超音波検査による両心室の収縮能や拡張能，心臓カテーテル検査による肺体血流比（pulmonary flow / systemic flow：Qp/Qs），mPAP，酸素やNOに対する肺血管の反応性などを把握し，特にPHや右心不全のリスクの高い症例を認識しておく。小児先天性心疾患の麻酔管理では，新生児を含めて心肺機能の予備力の乏しい患者が多いこと，Down症候群など全身疾患や気道疾患といった重篤な合併症を持つ患児が多いことなど，懸念すべき事項が多く，高度な麻酔管理が要求される。

3 肺高血圧クリーゼ（PH crisis）

a. 概念

　PH crisisは，特に小児先天性心疾患の術後において，気管吸引などの物理的刺激や低酸素血症が誘因となり，急激なPVRの上昇によって右心拍出の低下から血圧低下，徐脈，チアノーゼを来し，時に心停止に至る病態である。PAPは体血圧と同等またはそれ以上に上昇することがある。

b. 誘因と予防

　PH crisis は high-flow PH を伴う先天性心疾患に多く，総動脈幹症（truncus arteriosus），左心低形成症候群（HLHS），完全型房室中隔欠損症（CAVC）などがその代表である。直接的な誘因として多いのは気管吸引であり，ほかに低酸素血症，高二酸化炭素血症，アシドーシス，低体温なども誘因となる。原疾患や術前の Qp／Qs，mPAP，予定術式から PH crisis のリスクの高い患者を認識し，高リスク患者の術後管理においては，十分な鎮痛や鎮静を行い，不必要な体位変換や気管吸引を避けることが大切である。術後の覚醒や抜管に向かう時期の判断は時に困難であるが，覚醒時や刺激時の血圧や CVP，尿量など血行動態の指標を参考に判断する。

c. 治療

　予期しない頻脈や低血圧，CVP の上昇，経皮的動脈血酸素飽和度（Sp_{O_2}）の低下，三尖弁逆流の増加を認めたら PH crisis を疑う。気管チューブの位置異常や気胸を除外し，PH crisis を積極的に疑った場合，できるかぎり速やかに誘因を除去し，純酸素投与，過換気，アシドーシスの補正，十分な鎮静と鎮痛，輸液負荷，復温を行い，悪循環からの脱却を図る。NO や PGI_2 など即効性のある肺血管拡張薬は有効である[3]。

4 成人先天性心疾患による肺高血圧（PH）

　先天性心疾患の治療や管理方法が進歩するに従い，成人先天性心疾患の PH 患者は増加の一途をたどるであろう。PH は成人先天性心疾患患者の 5〜10％に合併し，死亡率と罹患率を上昇させる[14]。成人先天性心疾患患者は，すでに根治術後である場合，未治療または姑息術後である場合，そして Fontan 循環の場合に大別される。未治療または姑息術後の場合は Eisenmenger 化の有無，また肺血管の可逆性の有無が重要である。

まとめ

　PH 患者の麻酔は常にタイトロープ（綱渡り）であり，臨床症状や右心機能などの十分な情報収集に基づき麻酔計画を作成したうえで，モニターの選択と精緻な評価，薬物の適切な選択と調節，そして覚醒状態の厳密な評価と抜管の判断を行うことが要求される。麻酔科医はこれらを念頭に置き，十分な知識と経験をもって麻酔管理に臨む必要がある。

■参考文献

1) Smerling AJ, Schleien CL, Barst RJ. Pulmonary hypertension. In：Nichols DG, Ungerleider RM, Spevak PJ, et al, editors. Critical heart disease in infant and children. 2nd ed. Philadelphia：Mosby；2006. p. 885-98.
2) Lars GF, Hugo VA, Hartmut B. Management of pulmonary hypertension：physiological and

pharmacological considerations for anesthesiologists. Anesth Analg 2003 ; 96 : 1603-16.
3) Baines P, Selby A. Pulmonary hypertension, persistent fetal circulation, and eisenmenger syndrome. In : Lake CL, Booker PD, editors. Pediatric cardiac anesthesia. 4th ed. Philadelphia : Lippincott Williams & Wilkins ; 2004. p. 536-50.
4) Banks DA, Manecke GR, Maus TM, et al. Pulmonary thromboendarterectomy for chronic thromboembolic pulmonary hypertension. In : Kaplan JA, Reich DL, Savino JS, editors. Kaplan's cardiac anesthesia. 6th ed. St. Louis : Saunders ; 2011. p. 755-89.
5) 日本循環器学会, 日本移植学会, 日本胸部外科学会ほか. 肺高血圧症治療ガイドライン(2012年改訂版).
http : //www.j-circ.or.jp/guideline/pdf/JCS2012_nakanishi_h.pdf
6) 高木 治. 術前診察. 眞下 節, 野村 実, 槇田浩史編. 心臓血管麻酔マニュアル. 東京：中外医学社 ; 2004. p.83-9.
7) Galiè N, Hoeper MM, Humbert M, et al. Guideline for the diagnosis and treatment of pulmonary hypertension. Eur Respir J 2009 ; 34 : 1219-63.
8) Lai HC, Lai HC, Wang KY, et al. Severe pulmonary hypertension complicates postoperative outcome of non-cardiac surgery. Br J Anaesth 2007 ; 99 : 184-90.
9) Winterhalter M, Antoniou T, Loukanov T. Management of adult patients with perioperative pulmonary hypertension : technical aspects and therapeutic options. Cardiology 2010 ; 116 : 3-9.
10) Minai OA, Yared JP, Kaw R, et al. Perioperative risk and management in patients with pulmonary hypertension. Chest 2013 ; 144 : 329-40.
11) McEwan A. Management of postbypass pulmonary hypertension and respiratory dysfunction. In : Lake CL, Booker PD, editors. Pediiatric cardiac anesthesia. 4th ed. Philadelphia : Lippincott Williams & Wilkins ; 2004. p. 317-28.
12) Brunner N, de Jesus Perez VA, Ricjter A, et al. Perioperative pharmacological management of pulmonary hypertensive crisis during congenital heart surgery. Pulm Circ 2014 ; 4 : 10-24.
13) 赤澤 訓. 血管拡張薬. 眞下 節, 野村 実, 槇田浩史編. 心臓血管麻酔マニュアル. 東京：中外医学社 ; 2004. p.40-5.
14) Rodriguez-Lopez J. Pulmonary hypertension in adult congenital heart disease. Curr Treat Opinions Cardio Med 2014 ; 16 : 328.

（山下　智範, 入嵩西　毅）

IV. 危機管理

4 不整脈・伝導障害の管理

> **重要ポイント**
> - 術前に不整脈に対し，そのまま麻酔管理を行うべきか，手術前になんらかの処置を優先すべきか，その判断に明確な基準がないのが現状である．個々の症例での循環器内科を含めた術前カンファレンスでの検討の場を設けることが望ましい．
> - 近年ペースメーカなどの不整脈に対するデバイスの適応が拡大している．それぞれのデバイスの機能および術中の対策は心得ておきたい．
> - 麻酔中の不整脈の多くは経過観察で事足りるが，早急な対処が必要な重篤な不整脈への対処法は知っておきたい．
> - Vaghan-Williams分類による抗不整脈薬の作用機序・適応を知ることは薬物による不整脈治療の基本である．

はじめに

周術期の不整脈は決して少なくないが，それに厳密に対処しなければならない場合は決して多くない．ただ，重篤な不整脈への対策は十分心得ておかねばならない．不整脈の発生は時として突発的である．冷静な判断と処置が求められる．また，術前より不整脈疾患が明らかな場合はその病態を把握し，十分な対策を講じて麻酔管理に当たるべきであることはいうまでもない．

術前から見られた不整脈・伝導障害の管理

1 総論

術前から患者がなんらかの不整脈・伝導障害を有するとき，術前になんらかの処置が必要か否かの判断が求められるが，術前に不整脈があっても麻酔管理を受諾して問題のない場合が多い．ただ，どのような不整脈では術前に麻酔管理を受けてはいけないかということについては臨床研究による証拠が乏しく，明確な線引きは容易でない．

表1 術前の重篤な不整脈

- 高度房室ブロック
- Mobitz II型房室ブロック
- 3度房室ブロック
- 症候性の心室性不整脈
- 心拍数100 beats/min以上のコントロール不良の上室性不整脈
- 症候性の徐脈
- 新規の心室性頻拍

〔Fleisher LA, Beckman JA, Brown KA, et al. ACC/AHA 2007 Guidelines on perioperative cardiovascular evaluation and care for noncardiac surgery: executive summary: a report of the American College of Cardiology/American Heart Association task force on practice guidelines (writing committee to revise the 2002 guidelines on perioperative cardiovascular evaluation for noncardiac surgery): developed in collaboration with the American Society of Echocardiography, American Society of Nuclear Cardiology, Heart Rhythm Society, Society of Cardiovascular Anesthesiologists, Society for Cardiovascular Angiography and Interventions, Society for Vascular Medicine and Biology, and Society for Vascular Surgery. Circulation 2007; 116: 1971-96 より改変引用〕

2007年のアメリカ心臓病学会（ACC）/アメリカ心臓協会（AHA）による"非心臓手術のための周術期心血管系評価・管理のガイドライン"[1]では，周術期心血管系合併症のリスク因子として重篤な不整脈が7つ挙げられており（表1），このうち1つでも存在すれば麻酔管理前になんらかの治療を優先すべきとしていた．昨年，そのガイドラインが更新された[2]が，7つの重篤な不整脈は消え，術前の評価は少しあいまいな表現に変わっている．その背景には臨床の証拠が乏しいことがあり，それぞれの不整脈のガイドラインに沿った対応を求めている．ただ，明確なエビデンスが乏しかったとはいえ，表1に示した不整脈は十分に注意すべきものといえる．最新のガイドラインでは，総論的には心室性不整脈は自覚がなければそのまま麻酔管理を受けてもよい．一方で術前に不整脈を見たら原因を追求すべきとしている．

2 各論（不整脈疾患）

術前から不整脈を有する患者の管理について，具体的な疾患名を挙げて注意点を述べる．

a. 洞不全症候群，房室ブロック

上記のガイドラインにあるように，極端な徐脈や高度のブロックなどはリスク因子であるので，術前にペースメーカの植え込みを行うべきである．

b. 心房細動

心房細動の管理には，リズムコントロールとレートコントロールの2つの考え方がある[3]．リズムコントロールは心房細動を洞調律に戻すこと，レートコントロールは洞調律にこだわらず心室の脈拍を適正化することである．心拍数の過度の増加は血行動態に

悪影響を与えるため，術前に脈拍を少なくとも100 beats/min以下にコントロールしたいが，リズムコントロールを行う必要はない。脈拍が落ち着いていれば，そのまま麻酔を承諾して問題はない。時に心室性不整脈の併発患者もいるが，血行動態に大きな影響がない場合は術前の治療は不要である。

　もう一つの問題は心房内血栓である。抗凝固療法をどのタイミングで中止するかなどについて，事前に主治医との十分な意思疎通が必要である。術前に左房内に血栓が見つかった場合，手術が胸腔内に及ぶ場合は，血栓の除去を含めた対策を議論してほしい。

　周術期に突然の頻拍を生じた場合の対処については，後述する"術中の不整脈・伝導障害発生時の管理"の項目に譲る。そこでは割愛したが，心不全合併症例ではジゴキシン（0.25 mgを2時間ごと，総量1 mgまで静注）も選択肢の一つである。ただ，速効性に欠けるため効果も大きくない[4]。

c. Wolff-Parkinson-White（WPW）症候群

　Kent束と呼ばれる副伝導路を介する電気的伝導が房室結節を介する正規の伝導より速いため，刺激伝送系を介さない心室への伝導が起こる病態で，早期興奮症候群とも呼ばれる。心電図上の特徴としてはPR間隔の短縮（＜0.12秒）とデルタ波が挙げられるが，Kent束から心室への電気伝導は刺激伝道系を経ないためQRSは延長する（図1）。頻脈発作を合併することが多く，これは房室回帰頻拍と呼ばれる。多くは房室結節を順行し，Kent束を逆行するが，まれにKent束を順行し，房室結節を逆行するケースがある。この場合はwide QRSを呈するため，心室頻拍との鑑別が必要である。

　術前から心拍数100 beats/min以上のコントロール不良の上室性不整脈を伴う場合は，アブレーションなどで本疾患を治療したい。

　麻酔管理においては，麻薬とプロポフォールもしくはセボフルランいずれの選択でも本疾患にほとんど影響しない[5)6)]。麻酔中に最も懸念されるのは頻脈発作である。洞調律では迷走神経を緊張させる手技としてValsalva法，房室結節での伝導を抑制する目的でアデノシン三リン酸（adenosine triphosphate：ATP）製剤やベラパミルの静注（ただし，最近はKent束の不応期を短縮するため使用を控えるべきとの意見が多い），副伝導路の不応期を延長させる，いわゆるクラスIaに属する抗不整脈薬のプロカインアミドなどが有効である。

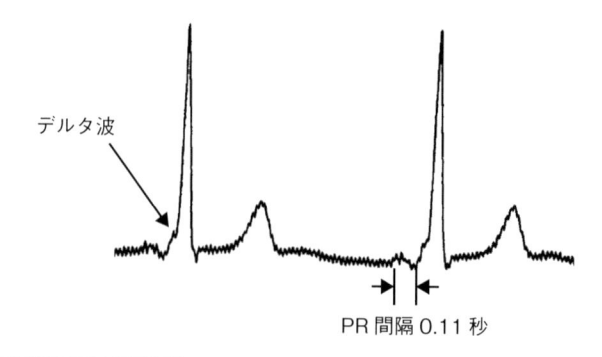

図1　WPW症候群の心電図の一例

ただ，ジギタリスは正常伝導路を抑制するものの，副伝導路への影響がさまざまで禁忌である。また，心房細動を伴うときは心室細動に移行する危険があるため電気的除細動が第一選択であるが，抗不整脈薬では不応期の延長により副伝導路の伝導抑制を期待できるプロカインアミドやニフェカラント（Kチャネル遮断薬）が有効であろう。ジギタリス，Caチャネル遮断薬，β遮断薬の使用は控える。これらは房室結節の伝導を抑制するものの，Kent束の不応期は逆に短くするため，心房細動による心房の興奮を心室へ伝えやすくなり，かえって頻脈を招く（奇異性頻脈）危険がある。

d. QT延長症候群

QT延長症候群とは，心電図上のQT時間の延長（QTc ≧ 440 msec）に伴い，心室期外収縮から多形心室頻拍や心室細動を来して突然死に至る病態である。QT延長症候群で見られる多形性心室頻拍は一般にtorsade de pointes（Tdp）と呼ばれる。その一例を図2に示す。再分極の過程で振動性の脱分極（早期後脱分極と呼ぶ。正常では生じない）が時に閾値に達することで生じるとされる。

先天性QT延長症候群は，Schwartzの診断基準で診断する（表2)[7]。心筋イオンチャネルやその調節タンパク質に関連する遺伝子異常で常染色体優性遺伝のRomano-Ward症候群と，常染色体劣性遺伝で聾唖を伴うJervell-Lange Nielsen症候群が知られている。

後天性QT延長症候群では，通常のQT時間は正常であるが，さまざまな因子（表3）の誘因によりQT延長を呈する。QT延長を招く因子が明確であれば，その因子を除いて麻酔管理を行う。一方，先天性QT延長症候群については麻酔中にTdpを招く因子を除くことが肝要となる。例えば，交感神経系を刺激しないように十分な前投薬による鎮静，静かな環境での麻酔導入，適切な体温の管理，浅麻酔の回避など[8]が挙げられる。Tdpの治療は，硫酸マグネシウム（2gの静注と5～20 mg/minでの持続点滴）が第一選択である。

e. Brugada症候群

Brugada症候群はアジア人に多く，12誘導心電図の右側胸部誘導で右脚ブロック様

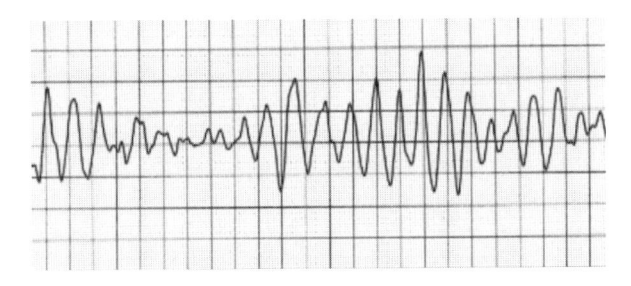

図2 torsade de pointesの心電図の一例

torsade de pointesとは，QRSの形がらせん状に揺れるように変化する様子をフランス語で表現したものであり，本邦ではQT延長を伴う多形性心室頻拍のことである（つまり，QT延長を伴わない多形性心室頻拍はtorsade de pointesとは呼ばない）。

のST上昇を示す。診断には2002年に発表された欧州心臓病学会の基準（表4）[9]を用いる。本邦では患者の94%が男性，16%で家族歴を伴う。Brugada症候群の心電図上の分類としては，表5に示すようにtype 1～3に分類するのが一般的である。coved型と呼ばれるT波の陰転化で特徴づけられるtype 1が臨床上重要で，type 1のみが典型的なBrugada症候群の心電図であるが，薬物負荷や日内変動でtype 1が出現すれば有意となる。

表2　QT延長症候群の診断基準

			点数
心電図所見	A	Bazett法補正によるQT間隔	
		≧0.48秒	3
		0.46～0.47秒	2
		0.45秒（男子）	1
	B	torsade de pointes	2
	C	交代性T波	1
	D	3誘導以上でのnotched T波	1
	E	年齢不相応の徐脈	0.5
臨床症状	A	失神	
		ストレス時	2
		非ストレス時	1
	B	先天性聾	0.5
家族歴	A	definite LQTS	1
	B	30歳未満の突然死	0.5

4点以上：確定診断，2～3点：中等度の可能性，1点以下：可能性は低い
※torsade de pointesと失神は同時に算定できない。

(Schwartz PJ, Moss AJ, Vincent GM, et al. Diagnostic criteria for the long QT syndrome：an update. Circulation 1993；88：782-4より改変引用)

表3　後天性QT延長症候群の原因

- 薬物：抗不整脈薬（Ⅰa群，Ⅰc群，Ⅲ群，Ⅳ群のベプリジル）/抗ヒスタミン薬（テルフェナジン，アステミゾール）/抗精神病薬（フェノチアジン系，三環系抗うつ薬）/制吐薬（ドロペリドール，ドンペリドン）/利尿薬，バソプレシン/抗悪性腫瘍薬（ドキソルビシン，シクロホスファミド）/抗菌薬（エリスロマイシン，ST合剤，アンピシリン）/抗真菌薬（ケトコナゾール，イトラコナゾール）/脂質代謝改善薬（プロブコール）/消化管運動促進薬（シサプリド）/抗潰瘍薬（シメチジン，ラニチジン，ファモチジン）
- 電解質異常：低カリウム血症，低マグネシウム血症，低カルシウム血症
- 代謝異常：神経性食思不振症，飢餓，糖尿病，甲状腺機能低下症
- 心疾患：心筋梗塞，冠動脈疾患（スパズム），心膜炎，心筋症，心不全，僧帽弁逸脱
- 徐脈：洞不全症候群，房室ブロック
- 中枢神経疾患：頭蓋内出血，脳梗塞，頭部外傷
- リウマチ熱
- 女性，頸動脈手術，脳外科手術，低体温，アナフィラキシー

(Atlee JL. Perioperative cardiac dysrhythmias：diagnosis and management. Anesthesiology 1997；86：1397-424/山下武志．心筋細胞の電気生理学．東京：メディカル・サイエンス・インターナショナル；2002．p.176-8/Roden DM. Drug-induced prolongation of the QT interval. N Engl J Med 2004；350：1013-22/井上　博，村川裕二編．不整脈学．東京：南江堂；2012．p.500より改変引用)

表4 Brugada症候群の診断基準

右前胸部誘導の1つ以上で type 1（coved型）心電図を示すことに加え，以下のうち1つ以上の条件を満たす。

① 多形性心室頻拍・心室細動が記録されている。
② 45歳以下の突然死の家族歴がある。
③ 家族に type 1（coved型）心電図を示す者がいる。
④ 電気生理検査で多形性心室頻拍・心室細動が誘発される。
⑤ 失神，夜間の苦悶様呼吸を認める。

(Antzelevitch C, Brugada P, Borggrefe M, et al. Brugada syndrome：report of the second consensus conference：endorsed by the Heart Rhythm Society and the European Heart Rhythm Association. Circulation 2005；111：659-70 より引用)

表5 Brugada症候群の心電図分類

	type 1	type 2	type 3
J 波高	≧ 0.2 mV	≧ 0.2 mV	≧ 0.2 mV
T 波	陰性	陽性または二相性	陽性
ST-T 形状	coved 型	saddleback 型	saddleback 型
ST 部分	徐々に下降	上昇 ≧ 0.1 mV	上昇 < 0.1 mV

coved 型：弓状のST上昇を示してST部分が徐々に下降し，T波は陰性または基線上にある。

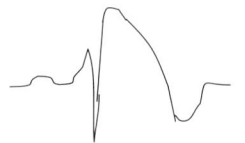

saddleback 型：鞍のような形状で，ST部分の終末点がJ点とT波の最高点より低く，T波は陽性あるいは二相性である。

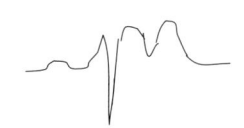

表6 Brugada症候群の増悪因子

生理的な因子	薬物
・副交感神経刺激	・Naチャネル遮断薬
・発熱	・β遮断薬
・徐脈	・α刺激薬
・虚血	・ムスカリン薬（アセチルコリン）
・糖負荷（インスリン）	・Caチャネル遮断薬
・食事	・三環系抗うつ薬
・立位	・四環系抗うつ薬
・深呼吸	・抗ヒスタミン薬

　本疾患と麻酔管理および予後について現状では解析に十分なデータがないが，過去の症例報告などから麻酔管理にはよく耐える[9)10)]。いくつかの因子が Brugada 症候群の増悪因子とされている（表6)[10)11)]が，副交感神経優位，β遮断薬，Naチャネル遮断薬，Caチャネル遮断薬という一見抗不整脈的と思われるものが逆に増悪因子とされている

点に注意したい。

　麻酔薬はセボフルランを勧める。プロポフォールは交感神経系の抑制から徐脈を招くので勧めない。また，プロポフォールでBrugada症候群様心電図変化を伴う重篤な不整脈の報告[12]があり，その点からも使うべきではない。Naチャネル遮断薬はBrugada型心電図を誘発するため使用すべきでないが，通常量のリドカインで局所麻酔を行うことは安全である[9)10]。また，脊髄くも膜下麻酔のように投与量が少ない場合はブピバカインなどほかの局所麻酔薬でも問題ないが，硬膜外麻酔などで投与量が多くなると心電図変化を招くおそれがあり，禁忌とはいわないが厳密なモニタリングが望ましい。術中は可能であれば右側胸部誘導のモニタリングを行うべきである。

　周術期に発作が出現した場合は，電気的除細動が第一選択である。キニジンによる薬物療法は，Kチャネルに対する作用から心室細動の誘発を抑制するという報告がある[13]。また，イソプロテレノールの静注[14]やホスホジエステラーゼ（PDE）Ⅲ阻害薬[15]が有効であるとの報告もある。

f. 不整脈原性右室心筋症/異形成症

　不整脈原性右室心筋症/異形成症（arrhythmogenic right ventricular cardiomyopathy/dysplasia：ARVC/D）は，右室優位の心拡大と機能低下，右室起源の心室性不整脈を来す疾患で，組織学的には右室壁心筋の脂肪変性を伴う。約50％に家族歴があり，心筋細胞間の接着機構の一つであるデスモゾームの関連遺伝子の異常が，伝導障害からリエントリーによる不整脈が生じる温床となる。

　初期は無症状だが，右室に構造変化を伴うと右室の伝導・再分極障害が起こり，不完全右脚ブロックや前胸部誘導のT波の陰転化を認める。伝導障害が顕著になると心電図上遅延電位のε波（図3）が右側胸部誘導のQRS後に出現する。ARVCの病期は，無症状期から心不全期までの4期に分けられる。無症状期に見つかるわけでなく，病期が進行した状況で見つかることもまれでない[16]。薬物療法としてはⅢ群抗不整脈薬を用いる。植込み型除細動器（inplatable cardiac defibrillator：ICD），カテーテルアブレーション，最終的には心臓移植の適応となる。

　また，ARVCと診断されていなくても，術中のβ刺激薬投与で頻発する心室性不整脈を見た場合は鑑別疾患に挙げたい[17]。本症を疑う場合は浅麻酔やβ作動薬の使用は避

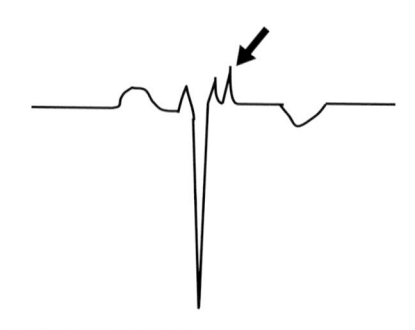

図3　前胸部誘導におけるε波の一例
STへの移行部分（脱分極後）に小さな波が見られる（矢印）。

け，昇圧は α 作用優位のフェニレフリンやノルアドレナリンを中心に行う必要がある。術後も交感神経系が優位となる状況を避ける目的で鎮痛や術後悪心・嘔吐（PONV）対策が重要である。肺動脈カテーテル（スワン・ガンツカテーテル）は，不整脈の誘発や菲薄化した心室壁の損傷の可能性があるため避けるべきである。

g. カテコールアミン誘発性多形性心室頻拍[18]

3拍以上，2種類以上の QRS 波形を持つ心室頻拍がカテコールアミンまたは運動で誘発され，電解質異常や心筋症，虚血性心疾患など多形性心室頻拍の起こりうる病態がなく，QT 延長症候群や Brugada 症候群などの心電図異常がないものである。7〜10歳の小児に多い。細胞内の Ca 動態の異常があり，β 受容体刺激による筋小胞体から細胞質内への Ca 放出異常が不整脈の発生に関与している。頻拍発作の停止には ATP 製剤やベラパミルが有効であり，発作予防には β 遮断薬，Ca チャネル遮断薬のダントロレン，Na チャネル遮断薬のフレカイニドの投与が推奨されている。

h. 植え込み型デバイス（ペースメーカなど）

徐脈性不整脈や房室ブロックに対するペースメーカのみならず，ICD，心不全治療に対する心臓再同期療法（cardiac resynchronization therapy：CRT），さらには ICD と CRT の両方の機能を有する両室ペーシング機能付き植え込み型除細動器（cardiac resynchronization therapy defibrillator：CRT-D）など，植え込み型デバイスの適応は拡大している。これらのデバイスの機能については他項に譲り，本項ではそれらデバイスを有する患者の麻酔管理について述べる。

まず，術前にこれらのデバイスの適応となった原疾患を把握する。ペースメーカ装着患者についてはペーシングモードを確認するが，一番重要なことは術前の心電図でペースメーカへの依存度を評価することである。これは，心臓の収縮がペースメーカに完全に依存しているか，自己心拍によりペースメーカが抑制されているかの判断である。前者の場合はペースメーカからの信号なしでは心機能を維持できないため，術中も絶えずペースメーカが作動するような設定（AOO や VOO）にする必要がある。後者の場合は自己心拍でペースメーカが抑制される設定（VVI や DDD など）にしなければ，自己心拍とペースメーカによる心拍が重なったときに心室細動などの重篤な不整脈を招く危険がある。

この判断に迷うケースは，自己心拍とペーシングによる心拍が混在する患者の場合であろう。原則は自己心拍でペースメーカが抑制されるモードに設定するのが無難であるが，自己心拍があまりに徐脈であると，電気メスなどによる電磁干渉時に極端な徐脈に陥る懸念がある。もちろん，電気メスなどの電磁干渉をもたらしていると考えられる操作を止めれば事なきを得る。しかし，それが術操作に支障を来す場合，ペースメーカの心拍数を上げることで自己心拍が完全に消失するなら，そのペーシングレートで AOO あるいは VOO の設定とすることも実践的な選択肢である。ただ，この場合はペースメーカによる心拍と自己心拍が重なる可能性がゼロではないので，除細動の準備をしておきたい。

ICD植え込み患者の麻酔管理では，術中はICD誤作動を防ぐためoffに設定することがあるが，その間は絶えずモニタリングを行い，体外式除細動器を常に準備しておくことが必要である．また，手術終了後はモニタリングを中断する前に設定を戻すことを忘れてはならない．

CRTの場合は，基本的にはペースメーカに準じた設定でよい．CRT-Dでは，CRTはペースメーカに準じ，ICD機能はoffに設定する．

術中の不整脈・伝導障害発生時の管理

1 総 論

全身麻酔中の不整脈の発生頻度に関する報告例は意外と少ない．Kunerら[19]は，1967年に手術154症例の61.7％で不整脈の発生を観察し，麻酔方法では全身麻酔は65.7％，局所麻酔は52.2％であったと報告した．また，心疾患の合併は不整脈の発生に影響しなかったとしている．

Bertrandら[20]は，全身麻酔のみを対象として84％に不整脈を，特に挿管および抜管時に高率に認め，患者が心疾患を合併していると90％に及んだとしている．

増谷[21]は，Holter心電図を用いて術前日の午後8時から術翌日の午後8時まで（48時間）記録し，解析した結果，手術当日朝にかけて上室性不整脈が75％，心室性不整脈が42.5％で見られ，術中はそれぞれ52.5％，33.8％，術後は85％，53.8％であったと報告した．つまり，上室性不整脈が心室性不整脈より多かった．

これらの報告から，周術期の不整脈はかなりの頻度であるといえる．ただ，その多くは経過観察で問題なく，重要なことは重篤な転帰をたどる不整脈を鑑別し，その対処方法に精通することである．

2 周術期不整脈発生時の対処

不整脈は大きく徐脈性と頻脈性に分けられ，それぞれで対応が異なる．先に述べたように，すべての不整脈に対処する必要はない．重篤なものを識別して対処することが不可欠である．そのためには，American Heart Association Guidelines for Cardiopulmonary Resuscitation and Emergency Cardiovascular Care[22]が参考になる．

a. 徐脈性不整脈（図4）

徐脈性不整脈には，洞性徐脈，洞不全症候群，房室ブロックなどがある．まず血行動態が保たれているか否かを判断する．血行動態が保たれていれば経過観察として診断や原因となる病態の把握に移るが，脈拍数が40 beats/min未満になる場合はただちにアトロピン（0.5 mg/1A）を投与する．ただし，ブロックの原因がHis束以下の場合は，

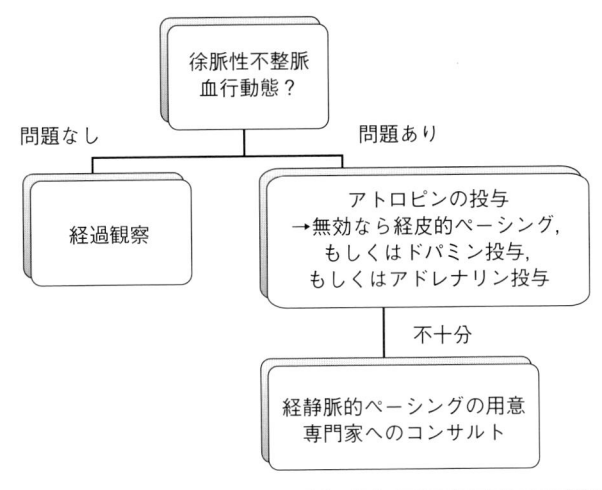

図4 徐脈性不整脈の診療チャート

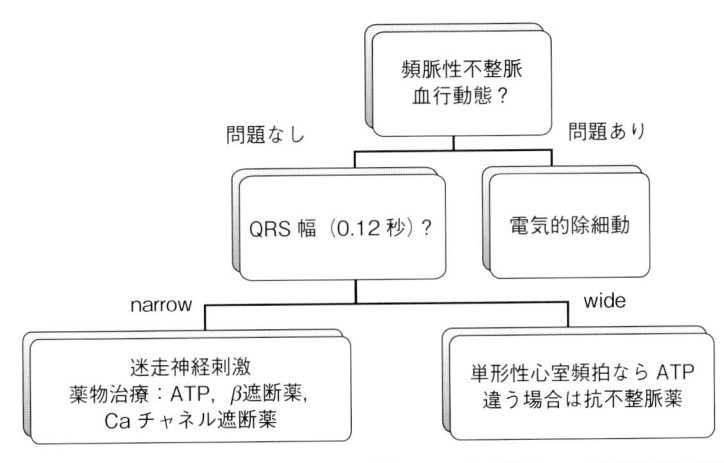

図5 頻脈性不整脈の診療チャート
ATP：アデノシン三リン酸

ヒス束以下の刺激伝送系は迷走神経の影響を受けないため，アトロピンは無効である。計3 mgまで追加投与しても効果不十分であれば，ドパミンまたはアドレナリン（2〜10 μg/min），イソプロテレノール（0.01〜0.03 μg/kg/min）の投与を行う。また，薬物療法と同時に，緊急一時ペーシングも検討したい。

b. 頻脈性不整脈（図5）

不整脈の種類に関係なく，血行動態が不安定な場合は電気的除細動を行う。また，蘇生処置の開始も必要となる可能性もある。除細動の失敗あるいは成功後の再発時には，エネルギーを上げて再度行うか，電気的除細動閾値を下げるとされるKチャネル遮断薬（ニフェカラント）を用いて再度行うのも有効である（後述する"抗不整脈薬"の項目を参照）。ただやみくもに電気的除細動を繰り返すと心筋の傷害だけを残し，除細動が困難になる危惧がある。

繰り返しの除細動が不成功のときは経皮的心肺補助（percutaneous cardiopulmonary support：PCPS）を導入し，まず血行動態を安定化し，しばらく心筋への刺激を控えてさらなる心筋傷害を避け，血行動態の安定を待って再度除細動を行う．この状況でも，除細動が困難な症例ではむやみに PCPS での管理を継続せず，心筋への容量負荷を軽減する目的で左室補助人工心臓（LVAD）・右室補助人工心臓（RVAD）の装着を検討すべきである．

　血行動態が保たれていれば不整脈の鑑別を行う．QRS 幅 0.12 sec を境に narrow QRS と wide QRS に分類するが，前者は上室性不整脈，後者は心室性不整脈を意味する．ただし，上室性頻拍に心室内伝導障害や変更伝導を伴ったものでは上室性ながら wide QRS を呈し，心室性不整脈との鑑別は時に難しいが，治療としてはいずれも心室性不整脈として対処すればよい．図 5 では触れられていないが，開心術のようにいつでも電気的ペーシングが可能な状況では，心室性頻拍（上室性にも応用可能）に対してオーバードライブペーシング(脚注＊参照)という手段がある．これは心室頻拍時に自己心室レートよりも速いレートで刺激して洞調律化を図る方法である．ただし，より速い頻拍や心室細動に陥るリスクがある．

　上室性か心室性かを明確にすることで抗不整脈薬を効率良く使用することができる．第一選択としては，上室性であれば Ca チャネル遮断薬と β 遮断薬，心室性であれば Na チャネル遮断薬と K チャネル遮断薬を用いる．

抗不整脈薬

　Vaghan-Williams 分類は，抗不整脈薬の薬理学的作用の特徴を簡潔に表現している点で分かりやすく，今なお多くの臨床の場で利用されている．表 7 に，その分類と代表的な薬物を挙げる．

1 Na チャネル遮断薬（表 8）

　Ⅰ群抗不整脈薬は，活動電位持続時間に対する作用により Ia から Ic に分けられる．Na チャネル遮断により心筋活動電位の立ち上がりを抑制し，心筋の伝導を抑制することで不整脈を抑制する．一方，Na チャネル遮断薬は程度の差こそあれ陰性変力作用があり，投与後の血圧低下は要観察事項である．特に Ic 群やジソピラミドはその作用が

＊オーバードライブペーシングで心室頻拍が消えるメカニズム：周術期の不整脈の原因の多くはリエントリーである．リエントリーが成り立つためには，その回路の中に心室の伝導が遅くなった部分(心筋の傷害部位がこれに当たることが多い)がなければならない．心室頻拍より速いレートでペーシングすると，ペーシングによる伝導がリエントリー回路に入っても，伝導速度が速いため回路内のどこかの心筋細胞は不応期を脱する十分な時間が与えられず，リエントリー回路はいったん遮断される．ペーシングをやめると心室頻拍は消え，洞調律に戻るチャンスが生じる（必ず戻る保証はないし，新たな不整脈が発生することもある）．時に心拍の再開がなかなか現れないことがあり，ペーシングが必要なことも珍しくない．

表7 Vaughan-Williams分類

分類		作用機序	活動電位持続時間	
I	Ia	Naチャネル遮断	延長	プロカインアミド（アミサリン®） ジソピラミド（リスモダン®） シベンゾリン（シベノール®） ピルメノール（ピメノール®）
	Ib		短縮	リドカイン（キシロカイン®） メキシレチン（メキシチール®）
	Ic		不変	フレカイニド（タンボコール®） ピルジカイニド（サンリズム®）
II		β受容体遮断		プロプラノロール（インデラール®） ランジオロール（ランジオロール®） エスモロール（ブレビブロック®）
III		Kチャネル遮断		アミオダロン（アンカロン®） ニフェカラント（シンビット®）
IV		Caチャネル遮断		ベラパミル（ワソラン®） ジルチアゼム（ヘルベッサー®）

表8 Naチャネル遮断薬

薬物名	商品名	適応	抗不整脈作用の比較	投与量	副作用
リドカイン	キシロカイン	心室性不整脈	弱い	1 mg/kg, iv	ほとんどなし
メキシレチン	メキシチール	心室性不整脈	弱い	0.8 mg/kg, iv	ほとんどなし
ジソピラミド	リスモダン	心室性および上室性不整脈	中等度	1 mg/kg, ゆっくりiv	時に血圧低下, 徐脈, 低血糖
プロカインアミド	アミサリン	心室性および上室性不整脈	中等度	20～50 mgをゆっくりiv（1分間）	時に血圧低下, 徐脈
シベンゾリン	シベノール	心室性および上室性不整脈	中等度	1.2 mg/kg, ゆっくりiv	血圧低下, 低血糖
ピルジカイニド	サンリズム	心室性および上室性不整脈	中等度	1 mg/kg, ゆっくりiv	時に血圧低下
フレカイニド	タンボコール	心室性不整脈	強い	1 mg/kg, ゆっくりiv	時に血圧低下

iv：ボーラス静脈内投与

強い。これはNaチャネル遮断のみでの説明は難しく，細胞内Ca動態への影響が考えられる。その一つがNa-Ca交換機構により心筋細胞内Caの濃度が低下し，収縮力低下を招くというものである。

以下に，よく用いられるNaチャネル遮断薬を概説する。

a. リドカイン

　心室性不整脈に対して，今でも一番よく用いられている。1 mg/kg のボーラス投与であるが，この量では心機能への影響は軽微である。ただ，その抗不整脈作用は弱く，不整脈を抑制できても一過性のことが多い。孤立性の心室性期外収縮は，血行動態への影響がなければ治療する意義はなく，これに対して麻酔中にリドカインを使用することは推奨できない。また，予防的に持続投与することを推奨するデータもない。リドカインを投与する場合でも，それが無効であったり効果が一過性であったりして不整脈が再発することを考慮し，次の手段を考える必要がある。

b. ジソピラミド

　比較的強い抗不整脈作用を発揮し，発症初期の孤立性心房細動におけるリズムコントロールを目的とした第一選択薬の一つである。その一方で心抑制も無視できず，徐脈や低血圧が問題になることが多い。筆者としては10 mg ずつ，副作用を見ながらゆっくりと投与したい。また，膵臓 β 細胞の K_{ATP} チャネルを阻害し，インスリン分泌を促進して低血糖を起こす副作用がある。

c. プロカインアミド

　現在，ほとんど使われることのない Na チャネル遮断薬ではあるが，WPW 症候群では有効性が高く，特に心房細動を伴う WPW 症候群では本来は電気除細動が第一選択であるが，血行動態が許すならばこの薬物を用いる。

d. フレカイニド

　最も強力な Na チャネル遮断作用を持ち，抗不整脈作用も強く，PVC killer という別名を持つ。Na チャネル遮断薬の最後の砦といってもよいだろう。心房細動や特発性心室性不整脈に効果を発揮するが，陰性変力作用が強く徐脈や血圧低下を避けがたい。特に器質的心疾患がある場合や低心機能では慎重に使用したい。

e. ピルジカイニド

　フレカイニドには及ばないが，比較的強い抗不整脈作用を有する。しかし，心抑制はフレカイニドより少ない。つまり，リドカインとフレカイニドの間に位置する薬物で，上室性不整脈にも有効であるので，使い慣れておいても損のない薬物である。

2 β 遮断薬（表9）

　β 遮断薬は，カテコールアミンの心筋 β 受容体刺激を拮抗することで不整脈を抑制する。β 受容体刺激は心筋細胞では最終的には Ca チャネルを開口し，細胞外から細胞内への Ca イオンの流入から心機能の増強や脈拍の増加を促す。β 遮断薬の抗不整脈作用の機序は，後述する Ca チャネル遮断薬と共通である。Ca チャネル遮断薬と同様に，

表9 β受容体遮断薬

薬物名	商品名	特徴	適応	投与量	副作用
エスモロール	ブレビブロック	$β_1$選択性 短時間作用性	上室性頻拍 心室性不整脈	0.1 mg/kg, iv	徐脈, 血圧低下, 房室ブロック
ランジオロール	オノアクト	$β_1$選択性 短時間作用性	上室性頻拍 心室性不整脈	0.5 mg/kg, iv	徐脈, 血圧低下, 房室ブロック

iv：ボーラス静脈内投与

表10 Kチャネル遮断薬

薬物名	商品名	作用機序	適応	投与量	副作用
ニフェカラント	シンビット	強いKチャネル遮断	重篤な心室性不整脈	0.3 mg/kg, iv	QT延長
アミオダロン	アンカロン	強いKチャネル遮断のほか, NaチャネルやCaチャネル, $α・β$受容体遮断作用	重篤な心室性不整脈	125 mg, iv 緊急時は 300 mg, iv	QT延長は少ない。血圧低下, 脈拍低下

iv：ボーラス静脈内投与

上室性頻拍や心房細動の心室レートのコントロールに有効である。

β受容体は$β_1$, $β_2$および$β_3$のサブタイプに分けられるが, 心筋は$β_1$優位であるので, $β_1$選択的なβ遮断薬が不整脈の抑制には都合が良い。また, $β_2$受容体は気管平滑筋を弛緩させるので, $β_2$遮断効果を持つ薬物は喘息患者に禁忌である。この点からも$β_1$選択性は重要な薬理学的長所となる。

静注可能な選択的$β_1$遮断薬はエスモロールとランジオロールであるが, 薬理学的にこの2剤に差はない。適応はCaチャネル遮断薬と同じであるが, この2剤はいずれも半減期が4分以下である点が秀逸で, 麻酔中の血行動態が大きく変わる可能性がある場面ではCaチャネル遮断薬よりはるかに使いやすい。

3 Kチャネル遮断薬（表10）

心筋にあるいくつかのKチャネルの中で再分極を担う遅延整流Kチャネルの遮断薬である。Kチャネルの遮断により再分極が延長し, これが不応期を延長させて心筋内の異常リエントリー回路の伝導を断ち切ることで抗不整脈作用を発揮する。周術期の不整脈の多くの機序はリエントリーと考えられているので, この薬物は術中の不整脈への有効性が高く, 心室性の重篤な不整脈には躊躇せず使用したい。

また, Kチャネルは心臓の収縮期にはほとんど影響ないため, この遮断薬は心収縮能を損なわないメリットがあるが, QT延長に伴う多形性心室頻拍（Tdp）の発生には注意が必要である。ちなみに, Tdpに有効な薬物はマグネシウムであるが, 血行動態が厳しい場合はただちに電気的除細動を施行する。

a. ニフェカラント

　国産の純粋な K チャネル遮断薬であり，遅延整流 K チャネルのみを遮断する。作用機序についてもう少し詳しくいえば，遅延整流 K チャネルには早い成分（I_{Kr} チャネル）と遅い成分（I_{Ks} チャネル）があり，主に I_{Kr} チャネルが活動電位の長さに関与するが，ニフェカラントはここが作用部位である（蛇足だが，I_{Kr} チャネルを示す英語の最後の"r"は rapid の"r"である。これに対して I_{Ks} チャネルの最後の"s"は slow の"s"である）。

　よって，ニフェカラントは不応期を確実に延長して抗不整脈作用をもたらす半面，QT 延長を招きやすい。麻酔中のモニター心電図で QT 延長を確実に見抜くのは難しいが，心電図で QT 間隔が RR 間隔の半分以上になった場合や T 波の波形が変わった場合はすぐに投与を中止すべきと覚えておけばよい。

b. アミオダロン

　主な作用は K チャネル遮断だが，これに加えて Na チャネル，Ca チャネル，$\alpha \cdot \beta$ 受容体の遮断作用を有し，multichannel blocker と呼ばれる。強力な抗不整脈作用を持ち，重症の心室性不整脈に対してさまざまな場面での有効性がガイドラインなどで示されている[23]。不整脈を薬物でコントロールする場合の最終兵器といっても過言ではない。つまり，これで不整脈が抑制できない場合は薬物によるコントロールはあきらめて，ほかの救命手段（電気的除細動との組み合わせや PCPS の導入）を講じたい。

　アミオダロンの長所として，K チャネル遮断薬の副作用である Tdp の発生頻度が低いことが挙げられる。その理由は，アミオダロンはニフェカラントと異なり，前述した遅延整流 K チャネルのうち遅い成分（I_{Ks} チャネル）を主に遮断するためとされる。副作用としては，間質性肺炎，甲状腺機能低下症（T4 から T3 へ変換阻害），角膜沈着，肝機能障害，光線過敏症，神経症状があるが，いずれも長期投与での問題であり，麻酔中の単回投与では気にする必要はない。

4 Ca チャネル遮断薬（表 11）

　Ca チャネル遮断薬による抗不整脈作用機序は 2 つある。心筋の活動電位において，

表 11　Ca チャネル遮断薬

薬物名	商品名	適応	抗不整脈作用の比較	投与量	副作用
ベラパミル	ワソラン	上室性頻拍 心室性不整脈	強い	5 mg, iv（1 mg ずつゆっくり）	血圧低下，徐脈，房室ブロック
ジルチアゼム	ヘルベッサー	上室性頻拍 心室性不整脈	やや強い	5 mg, iv（ゆっくり）効果なければ 5 mg ずつ増量	血圧低下，徐脈，房室ブロック

iv：ボーラス静脈内投与

洞房結節や房室結節の脱分極の立ち上がりは，心房細胞や心室細胞が Na チャネルに依存するのと異なり，Ca チャネルが主役である．したがって，Ca チャネル遮断薬は洞房結節や房室結節を抑制するのに有効であり，これらを経由する洞性頻脈や上室性頻拍，心房細動や心房粗動に伴う頻脈発作に対して有効性が高い．また，心室細胞の Ca チャネルをブロックして Ca イオンの細胞内流入を抑制する結果として心筋の不応期が延長するので，リエントリーによる心室性不整脈には有効である．ただし，Ca チャネルを遮断するため，心機能の低下は重要な副作用である．

具体的な薬物としては，ベラパミルとジルチアゼムがある．心筋の Ca チャネルへの作用はベラパミルのほうが強い（ちなみに，血管の Ca チャネルへの作用については逆である）．そのため，抗不整脈作用はより期待できる反面，心抑制も強くなるので，症例による使い分けが必要である．ただ，β遮断薬と抗不整脈作用の機序が重なるうえに短時間作用性の β_1 遮断薬が出回ってからは，麻酔管理中の Ca チャネル遮断薬の使用は減った．

5 抗不整脈薬の催不整脈性と副作用

心筋梗塞後の心室性不整脈はリスク因子であることから，それをなくせば患者の利益になる．これにエビデンスを与える目的で始められた研究が CAST (The Cardiac Arrhythmias Suppression Trial)[24] である．心筋梗塞後の心室性不整脈を抗不整脈薬（エンカイニドとフレカイニド．いずれも Na チャネル遮断薬）で抑制した群とプラセボを用いた群とで追跡調査を行ったところ，予想に反して治療群のほうが有意に不整脈による死亡または心停止，あるいは理由のいかんにかかわらず死亡または心停止を招く率が

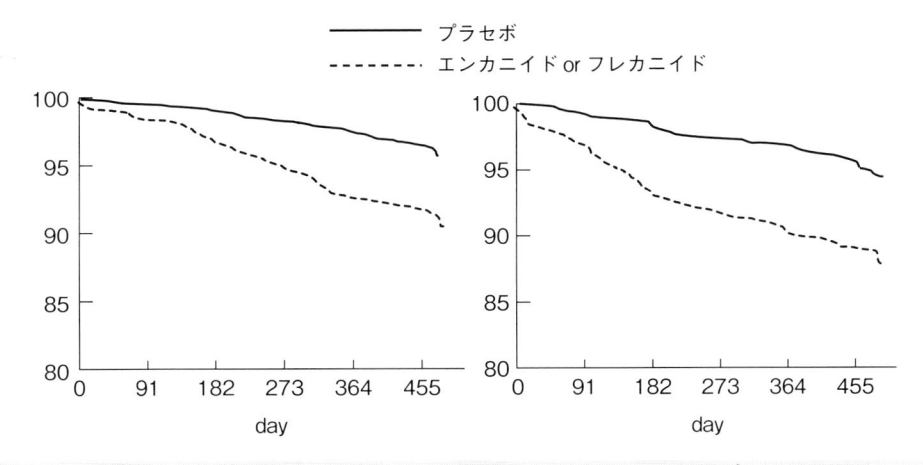

図6 CAST (The Cardiac Arrhythmias Supression Trial) study
左図：不整脈による死亡または心停止のない患者の割合（％）
右図：理由のいかんにかかわらず死亡または心停止のない患者の割合（％）
(Eght DS, Liebson PR, Mitchell LB, et al. Mortality and morbidity in patients receiving encainide, flecainide or placebo ; The Cardiac Arrhythmias Suppression Trial. N Engl J Med 1991 ; 324 : 781-8 より改変引用)

高かった（図6）。

　この研究結果から抗不整脈薬の催不整脈性が注目されたが，これはあくまで抗不整脈薬の慢性投与を行った場合で，麻酔管理での一過性の投与に当てはまることではなく，抗不整脈薬の投与を躊躇する必要はない。ただ，抗不整脈薬に催不整脈性という別の側面があることは心得たい。例えば，Naチャネル遮断薬（Ia群）の過剰投与はPR延長やQRS延長を招き，Kチャネル遮断薬と同様にQT延長からTdpが発生しうる。一つの機序のイオンチャネル遮断薬の投与に固執せず，効果が芳しくない場合は別の機序の薬物を投与することが肝要である。

　抗不整脈薬はイオンチャネル遮断薬である（β遮断薬も間接的にCaチャネルを遮断する）ので，心筋の抑制から程度の差こそあれ徐脈や低血圧を引き起こすことは避けがたい。ほかの副作用としては，ジソピラミドとシベンゾリンによる低血糖が有名である（表8）。

6 抗不整脈薬と除細動閾値

　開心術の再灌流時の心室細動は珍しくない。電気的除細動が行われるが，一度で成功しないときに抗不整脈薬を投与後に試みることがある。その場合の薬物の選択であるが，Naチャネル遮断薬やベラパミルは除細動閾値を上げるので使うべきでない[25]。Kチャネル遮断薬は閾値を下げるので，ニフェカラントを投与後，除細動を試みるのがよい。また，β遮断薬はその閾値を下げる[24]。一方，アミオダロンはKチャネル遮断薬であるが，閾値を上げる。おそらくはNaチャネル遮断効果のためであろう[25]。この薬物の性質がICDを持つ患者では臨床的に重要な意味があることは理解していただけるだろう[26]。

■参考文献

1) Fleisher LA, Beckman JA, Brown KA, et al. ACC/AHA 2007 Guidelines on perioperative cardiovascular evaluation and care for noncardiac surgery：executive summary：a report of the American College of Cardiology/American Heart Association task force on practice guidelines (writing committee to revise the 2002 guidelines on perioperative cardiovascular evaluation for noncardiac surgery)：developed in collaboration with the American Society of Echocardiography, American Society of Nuclear Cardiology, Heart Rhythm Society, Society of Cardiovascular Anesthesiologists, Society for Cardiovascular Angiography and Interventions, Society for Vascular Medicine and Biology, and Society for Vascular Surgery. Circulation 2007；116：1971-96.

2) Fleisher LA, Fleischmann KE, Auerbach AD, et al. 2014 ACC/AHA guideline on perioperative cardiovascular evaluation and management of patients undergoing noncardiac surgery：a report of the American College of Cardiology/American Heart Association task force on practice guidelines. Circulation 2014；130：e278-333.

3) 日本循環器学会編．心房細動治療（薬物）ガイドライン（2008年改訂版）．Circ J 2008；suppl IV：1581-638.

4) Nagai R, Kinugawa K, Inoue H, et al. Urgent management of rapid heart rate in patients

with atrial fibrillation/flutter and left ventricular dysfunction: comparison of the ultra-short-acting β_1-selective blocker landiolol with digoxin (J-Land Study). Circ J 2013; 77: 908-16.

5) Sharpe MD, Cuillerier DJ, Lee JK, et al. Sevoflurane has no effect on sinoatrial node function or on normal atrioventricular and accessory pathway conduction in Wolff-Parkinson-White syndrome during alfentanil/midazolam anesthesia. Anesthesiology 1999; 90: 60-5.

6) Sharpe MD, Dobkowski WB, Murkin JM, et al. Propofol has no direct effect on sinoatrial node function or on normal atrioventricular and accessory pathway conduction in Wolff-Parkinson-White syndrome during alfentanil/midazolam anesthesia. Anesthesiology 1995; 82: 888-95.

7) Schwartz PJ, Moss AJ, Vincent GM, et al. Diagnostic criteria for the long QT sundrome: an update. Circulation 1993; 88: 782-4.

8) Kies SJ, Pabelick CM, Hurley HA, et al. Anesthesia for patients with congenital long QT syndrome. Anesthesiology 2005; 102: 204-10.

9) Antzelevitch C, Brugada P, Borggrefe M, et al. Brugada syndrome: report of the second consensus conference: endorsed by the Heart Rhythm Society and the European Heart Rhythm Association. Circulation 2005; 111: 659-70.

10) Kloesel B, Ackerman MJ, Sprung J, et al. Anesthetic management of patients with Brugada syndrome: a case series and literature review. Can J Anaesth 2011; 58: 824-36.

11) Cordery R, Lambiase P, Lowe M, et al. Brugada syndrome and anesthetic management. J Cardiothorac Vasc Anesth 2006; 20: 407-13.

12) Junttila MJ, Gonzalez M, Lizotte E, et al. Induced Brugada-type electrocardiogram, a sign for imminent malignant arrhthymias. Circulation 2008; 117: 1890-3.

13) Belhassen B, Glick A, Viskin S. Efficacy of quinidine in high-risk patients with Brugada syndrome. Circulation 2004; 110: 1731-7.

14) Watanabe A, Kusano K, Morita H, et al. Low-dose isoproterenol for repetitive ventricular arrhythmia in patients with Brugada syndrome. Eur Heart J 2006; 27: 1579-83.

15) Szel T, Koncz I, Antzelevitch C. Cellular mechanisms underlying the effects of milrinone and cilostazol to suppress arrhythmogenesis associated with Brugada syndrome. Heart Rhythm 2013; 10: 1720-7.

16) Alexoudis AK, Spyridonidou AG, Vogiatzaki TD, et al. Anaesthetic implications of arrhythmogenic right ventricular dysplasia/ cardiomyopathy. Anaesthesia 2009; 64: 73-7.

17) 加藤佳子, 林　行雄. 不整脈原性右室心筋症と麻酔管理. 麻酔 2014; 63: 39-48.

18) 住友直方. カテコラミン誘発多形成性心室頻拍 (CPVT). 井上　博, 村川裕二編. 不整脈学. 東京: 南江堂; 2012. p.511-5.

19) Kuner J, Enescu V, Utsu F, et al. Cardiac arrhythmias during anesthesia. Dis Chest 1967; 52: 580-87.

20) Bertrand CA, Steiner NV, Jameson AG, et al. Disturbances of cardiac thythm during anesthesia and surgery. JAMA 1971; 216: 1615-7.

21) 増谷正人. ホルター心電図による手術患者の忍術期心電図変化の検討. 麻酔 1992; 41: 401-12.

22) Neumar RW, Otto CW, Link MS, et al. Part 8: adult advanced cardiovascular life support: 2010 American Heart Association guidelines for cardiopulmonary resuscitation and emergency cardiovascular care. Circulation 2010; 122 (18 suppl 3): S729-67.

23) 平岡栄治, 筒泉貴彦. 抗不整脈薬の薬理―アミオダロンの静脈内投与について. INTENSIVIST 2009; 1: 715-23.

24) Eght DS, Liebson PR, Mitchell LB, et al. Mortality and morbidity in patients receiving encainide, flecainide or placebo ; The Cardiac Arrhythmias Suppression Trial. N Engl J Med 1991 ; 324 : 781-8.
25) Dopp AL, Miller JM, Tisadale JE. Effect of drugs on defibrillation capacity. Drugs 2008 ; 68 : 607-30.
26) Movsowitz C, Marchlinski FE. Interactions between implatable cardio-defibllators and class III agents. Am J Cardiol 1998 ; 82 : 411-81.

〔藤原　愛, 林　行雄〕

IV. 危機管理

5 血液凝固系の管理：出血に関する問題

重要ポイント
- 術前の服薬歴は必ずチェックする。
- 心臓手術における血液凝固障害の特徴を理解する。
- 凝固障害の診断には point-of-care モニターの使用も考慮する。

はじめに

　心臓手術では血液凝固・線溶異常を生じることが多く，輸血量の最も多い領域の一つである。心臓手術患者は術前に抗血栓療法を受けていることが多く，術前のチェックは欠かせない。また，心臓手術における凝固障害の特徴は，人工心肺の使用に関わっている。術中血液凝固障害は時間とともに悪化するため，迅速な診断と治療計画の立案が必要となる。

術前の準備

1 抗血栓療法の管理

　抗血栓療法は，抗凝固療法と抗血栓療法に分類される。
　心臓手術患者に使用される頻度が高い抗凝固薬であるワルファリン，未分画ヘパリン（以下，ヘパリン），ダビガトラン，エドキサバンを例に挙げると，ワルファリンはビタミンK依存性凝固因子である第Ⅱ・Ⅶ・Ⅸ・Ⅹ因子の合成を阻害するため，休薬後の凝固能回復には数日を要する。術前3〜5日の休薬は必要であり，症例によってはヘパリンの持続投与に変更する。ヘパリンの持続投与は入室4〜6時間前に中止するのが一般的である。ヘパリンの長期投与患者ではアンチトロンビン（antithrombin：AT）活性が低下している場合があり，人工心肺中の抗凝固管理を困難にする。AT活性の測定を行い，低下している場合はAT製剤の準備を行う。また，ワルファリンには特異的な拮抗薬が存在しないため，緊急手術となった場合は，ビタミンKを投与のうえ，十

分な新鮮凍結血漿（frozen fresh plasma：FFP）の準備を行う。ワルファリンの緊急拮抗薬として4因子含有プロトロンビン複合体製剤（4-factor prothrombin complex concentrate：4f-PCC）の有用性が報告されており、治療の選択肢として考えておく必要がある[1]。

ダビガトラン、エドキサバンは非弁膜症性心房細動に伴う血栓症に適用のある新規経口抗凝固薬だが、いずれも特異的な拮抗薬は存在しない。半減期が比較的短いため、最終内服から24時間以上経過している場合は、凝固能はほぼ正常に回復する。したがって、緊急手術であっても最終内服から24時間経過するまで待機することが望ましいが、ダビガトランの場合は透析による除去も考慮する。薬効の消失が十分でない時期に手術を行う場合、一般にFFPは無効であり、4f-PCCの使用も考慮する[2]。

抗血小板作用を有する多くの薬物は可逆的に血小板機能を抑制するため、各薬物の半減期に応じて休薬期間を設ければ血小板機能は回復する（表1）。しかし、アスピリンやチエノピリジン系抗血小板薬（チクロピジン、クロピドグレル、プラスグレル）などの不可逆的に血小板機能を抑制する薬物の投与を受けた場合、血小板機能が完全に回復するには抗血小板薬に曝露された体内の血小板が入れ替わる必要があるため、血小板新生に必要な5〜10日を不可逆的抗血小板薬の休薬期間とする。しかし、外科的止血に必要とされる最低限の血小板数（Plt）は5万/mm^{3}以上と考えられており、必ずしもすべての血小板が新生する必要はない。Plt値が正常であれば、半減期の非常に短いアスピリンの場合は3〜5日の休薬で外科的止血は可能である。

Weightmanら[3]は、オンポンプ冠動脈バイパス術（ONCAB）を受ける837名の患者を対象に、術前のアスピリン休薬期間と周術期輸血量を検討している。術前のアスピリン休止期間が2日以下、3〜5日、6〜7日、8日以上の群で輸血量を比較すると、8日以上休薬した群と比較して2日以下の群では有意に赤血球濃厚液（red cell concentrate：RCC）、FFP、濃厚血小板（platelet concentrate：PC）の投与量が多かったと報告している。3〜5日から8日以上の休薬群間では輸血量に差はなく、術前アスピリン休薬の目安となりうる。

2 輸血の準備

輸血は術式や術前の血液凝固検査の結果、抗血栓療法管理の状態などに応じて考慮する。抗凝固療法、特に新規経口抗凝固薬内服中の患者が緊急手術となった場合は大量のFFP投与が必要となる可能性があるため、製剤の確保に努める。抗血小板薬に対する特異的拮抗薬はなく、血小板機能抑制に起因する出血の治療はPCの投与のみとなる。抗血小板薬内服中の患者の緊急手術ではPlt値は治療の指標とはならないため、出血が持続する場合はPlt値にかかわらずPCの投与が必要となる。

輸血量は、患者の術前状態だけではなく、施設や術者、術式などにも依存するため、自身の施設での平均的な輸血量を把握しておくことも重要である。

表1 抗血小板作用を有する主な経口薬

一般名	商品名	作用機序	作用の可逆性	半減期	一般的な術前休止期間
① 抗血小板薬					
・アスピリン（アセチルサリチル酸）	アスピリンバファリン	COX阻害	不可逆的	0.4時間	5〜7日
・塩酸チクロピジン	パナルジン	ADP受容体拮抗	不可逆的	1.6時間	7〜14日
・クロピドグレル	プラビックス	ADP受容体拮抗	不可逆的	7時間	7〜10日
・プラスグレル	エフィエント	ADP受容体拮抗	不可逆的	1〜5時間	7〜10日
・シロスタゾール	プレタール	PDE阻害	可逆的	18時間	2〜3日
・ジピリダモール	ペルサンチンアンギナール	PDE阻害／TXA₂合成抑制	可逆的	0.5時間	1日
② 冠動脈拡張・末梢循環改善薬					
・サルポグレラート	アンプラーグ	5-HT₂阻害	可逆的	0.7時間	1日
・イコサペント酸	エパデール	TXA₂合成抑制	不可逆的	28時間	7〜10日
・ベラプラスト	ドルナー	PGI₂誘導体	可逆的	1.1時間	1日
・トラピジル	ロコルナールエステリノール	TXA₂合成阻害	可逆的	6時間	1日
・ジラゼプ	コメリアン	TXA₂合成阻害	可逆的	4時間	1日
・リマプロストアルファデクス	オパルモン	PGE₁誘導体	可逆的	0.5時間	1日
③ 気管支喘息治療薬					
・オザグレル	ベガ, ドメナン	TXA₂合成阻害	可逆的	1.5時間	1日

COX：シクロオキシゲナーゼ，ADP：アデノシンニリン酸，PDE：ホスホジエステラーゼ，TXA₂：トロンボキサンA₂，5-HT₂：セロトニン受容体，PGI₂：プロスタグランジンI₂，PGE₁：プロスタグランジンE₁
添付文書に抗血小板薬と明記されているもののみを抗血小板薬として分類した。記載した商品名は上市されている製品の一部である。

心臓外科手術における血液凝固異常

　心臓外科手術における血液凝固異常には，人工心肺の使用が大きく影響している。人工心肺中の主な血液の変化として，①血液希釈，②凝固系の活性化による凝固因子・血小板の消費，③プラスミン産生の亢進と線溶制御系因子の低下，が挙げられる。

1 血漿成分の希釈

　一般に血液希釈は大量の輸液投与によって生じるが，心臓手術では人工心肺の充填液によって血液希釈が生じる。使用する回路や人工肺によって充填量は異なるが，小児を

表2 止血因子の最低必要濃度・活性と出血量

因子	最低濃度	出血量（%）*
・血小板	$50 \times 10^3 /\mu l$	230（169〜294）
・フィブリノゲン	100 mg/dl	142（117〜169）
・プロトロンビン	20%**	201（160〜244）
・第V因子	25%**	229（167〜300）
・第VII因子	20%**	236（198〜277）

＊：循環血液量に対する割合，＊＊：基準値に対する割合

含めて体格の小さい患者のほうが希釈の影響を受けやすく，人工心肺開始と心筋保護液の投与によって成人であっても15〜25%程度の血液希釈が生じる。希釈の結果，ヘモグロビン（Hb）値が低下するだけではなく，血漿成分も希釈されるため凝固因子活性は低下する。さらに，人工心肺中はHb値補正のためにRCCの投与は行うが血漿の投与は一般的ではないため，心筋保護液やRCCの投与によって，人工心肺時間が延長するほど血漿成分（≒凝固因子）の希釈は進行する。特に止血に必須の因子であるフィブリノゲンは凝固系の活性化によって大量に消費され[4]，しかも血液希釈によって最も早く止血限界濃度に低下することが報告されている（表2）[5]。

また，血漿成分の希釈は凝固因子活性のみならず抗凝固因子であるAT，α_2プラスミンインヒビター（a_2-plasmin inhibitor：α_2-PI）やプラスミノゲンアクチベータインヒビター（PAI）といった線溶制御因子の活性も低下させる。Dunberら[6]は，正常血漿と40%に希釈した血漿を用いてトロンビン産生を比較し，希釈血漿でトロンビン産生能が高くなることを報告しており，人工心肺中のように血液希釈の生じやすい状況では，AT活性の相対的低下によってトロンビン活性の上昇を来す可能性がある。

2 凝固因子・血小板の消費

人工心肺回路や人工肺との接触は，第XII因子やカリクレインなどの接触因子を起点とする内因系カスケードを活性化させる（"第II章 3血液モニタリング"図1参照）。ヘパリンは，ATの作用を増幅することによって，内因系から共通系に至る凝固因子（第II・IX・X・XI・XII因子）の活性を抑制し，人工心肺回路内でのフィブリン血栓の形成を抑制しているが，トロンビン活性を完全に制御することはできない。

人工心肺中の凝固系の活性化には第XII因子を介した接触凝固系だけではなく，組織損傷によって生じる組織因子と血液の接触を起点とした外因系凝固活性が関与することが指摘されている。人工心肺中の第XII因子活性とトロンビン産生の指標であるプロトロンビンフラグメントF1＋2産生が相関しないことや，人工心肺中に胸腔や心嚢内に貯留した血液の投与によってトロンビン活性が上昇することなどから，ヘパリン（＋AT）では十分に制御できない外因系凝固活性も人工心肺中の凝固因子の消費に関与している[7,8]。また，人工心肺中は時間とともにAT活性が低下し，さらにトロンビン制御を

活性化第XI因子（1分子）

第IX因子　活性化第IX因子（19分子）

第X因子（19×46分子）　活性化第X因子（870分子）

プロトロンビン（19×46×138分子）　トロンビン（12万分子）

フィブリノゲン（19×46×138×1680分子）　フィブリンモノマー（2億分子）

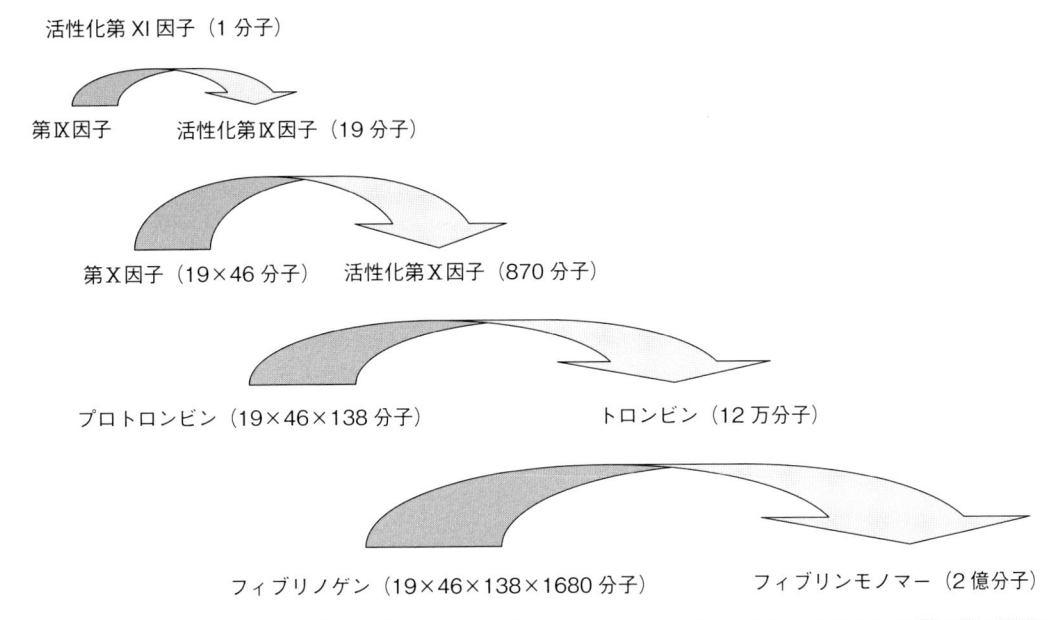

図　凝固系活性化の増幅反応
1分子の第XI因子の活性化によって，最終物質であるフィブリンは2億分子生じる。凝固系の活性化では下流に存在する因子ほど多く消費される。

困難にする。人工心肺中に生じた遊離トロンビンはフィブリノゲンをフィブリンモノマーへ変化させ，低フィブリノゲン血症を惹起するとともに，血小板を活性化させ血小板の消費に至る。凝固因子の消費は人工心肺離脱後の止血困難や術後出血に関連し，凝固カスケードの下流に存在する第V・X因子やフィブリノゲン，血小板の消費は人工心肺時間の延長に伴い顕著となる（図）。

3 プラスミン産生の亢進

プラスミンは線溶（フィブリン・フィブリノゲン分解）の中心物質であり，プラスミノゲンが組織型プラスミノゲンアクチベータ（tissue plasminogen activator：tPA）によって限定分解を受けることによって生じる。生理的な条件ではプラスミン産生が循環血液中で起きることはないが，フィブリンが生じるとプラスミノゲンとtPAはともにフィブリン分子上のリジンに結合し，反応を起こすに十分な距離まで近づく。すなわち，生理的なプラスミン産生にはフィブリン産生が先行するのが通常である。

線溶自体は生理的な反応であり，必ずしも病的ではないが，臨床において問題となるのはプラスミン活性が線溶制御因子活性を著しく凌駕した場合である。人工心肺時間が延長するに従い，ヘパリンによる制御を逃れたトロンビンがフィブリノゲンをフィブリンモノマーへと変化させ, 血中の可溶性フィブリン濃度は徐々に上昇する。それに従い，プラスミン産生が生じてプラスミン活性が上昇する[9)10]。プラスミンの制御にはα_2-PIが最も重要な役割を果たしており，α_2-PIはプラスミンと1：1の複合体を形成してプ

ラスミンを失活する。α_2-PI は液相中に遊離したプラスミンを失活するとともに，第XIII因子の作用でフィブリン分子上に固相化され，プラスミンによるフィブリン血栓の分解を抑制している。しかし，α_2-PI はモル比でプラスミノゲンの 40% 程度しか存在しないうえに，人工心肺開始直後から α_2-PI 活性は低下する。α_2-PI 活性が低下した状態ではプラスミン活性が優位となり，液相中でのフィブリノゲンの分解が生じ，低フィブリノゲン血症を惹起する。また，凝固因子の減少した状態で形成される脆弱な止血血栓はプラスミンによって分解され，止血困難となる。大動脈瘤では壁在血栓の存在によって術前からプラスミン活性が上昇していることがあり，人工心肺中から進行する異常線溶は危惧すべき病態である。

4 そのほか

血液凝固は酵素反応によって成立するため，体温や血液の pH も血液凝固に影響する。低体温（$\leqq 33$℃）やアシドーシス（$\leqq$ pH 7.1）ではフィブリン形成が障害される一方，プラスミンによるフィブリン分解は 32℃ までは一定であり，低体温では止血困難となりうる。また，低カルシウム血症も凝固障害を助長するため，イオン化カルシウム濃度の測定と補正は重要である。

人工心肺離脱後の止血困難には凝固因子の低下に起因する脆弱なフィブリン血栓と線溶制御の破綻によるフィブリン分解が大きく影響しているが，ヘパリンの拮抗に使用するプロタミンも血液凝固障害を生じる。プロタミンは，第 V・VII・X 因子を阻害し，トロンビン産生を濃度依存性に障害する。プロタミンは，トロンビンの産生量を減少させるとともにピークに達する時間を延長し，フィブリン産生を抑制するため，過剰な投与によって凝固障害を生じる[11]。

血液凝固異常の診断

血液凝固検査としてはプロトロンビン時間（prothrombin time：PT）および部分活性化トロンボプラスチン時間（activated partial thromboplastin time：APTT）が一般的である。これらの検査は遠心分離した血漿成分に凝固活性薬を添加して一定量のフィブリンが析出するまでの時間を測定する。特定の凝固因子欠乏症のスクリーニング検査としては有用だが，大量出血など血液希釈や凝固因子の消費を生じた病態での診断精度は低い。PT は第XII因子の低下には感度が高いが，トロンビンの低下には感度が低く，トロンビン活性が 10% に低下しても PT は 2 秒程度の延長にとどまる。また，希釈性凝固障害ではフィブリノゲン濃度が最も早く低下することが報告されているが，止血に必要な最小限の濃度と考えられている 100 mg/dl では，PT および APTT はほとんど延長しないため凝固障害の診断は困難である。したがって，凝固障害の診断にはフィブリノゲン濃度の測定も重要である。止血困難には凝固因子の欠乏だけではなく，Plt 値の低下や線溶亢進も関与しているが，血漿検査である PT および APTT では止血にお

ける血小板の寄与や線溶の影響を評価できない。また、PTおよびAPTTはフィブリン析出の初期段階で検査が終了するため、止血血栓の形成に重要な第XIII因子によるフィブリン網の評価はできない。

周術期血液凝固障害の特徴は病態が刻一刻と変化するところにあり、検査室での検査は時間を要するため、その結果を治療に反映しにくい。そこで、検査結果を短時間で得られるpoint-of-careモニター、特に全血で検査を行うthromboelastogram（TEG®）やthromboelastometry（ROTEM®）の有用性が報告されている。これらの検査はフィブリン産生能と形成される血栓の強度を測定することが可能であり、線溶亢進の有無も診断できる。ROTEM®は複数の試薬を使い分けることによって凝固障害の鑑別診断が可能であり、FIBTEM®と呼ばれる検査はClauss法によるフィブリノゲン濃度との相関がよい[12]。また、一般的なフィブリノゲン濃度検査が量的な評価であるのに対し、FIBTEM®はフィブリノゲン濃度だけではなく第XIII因子によるフィブリン重合能の機能評価も可能である。成人心臓外科手術を対象に、ROTEM®を指標とした治療アルゴリズムを使用した群と、一般凝固検査（PT, APTT, フィブリノゲン濃度）を指標とした治療群を比較した研究では、ROTEM®群で術中のRCC、FFP、PC投与量が少なかったと報告されている[13]。また、ROTEM®群では術後の出血量も少なく、術後の人工呼吸時間やICU滞在時間も短かったことから、全血凝固能を評価することで不要な輸血を回避して患者予後を改善できる可能性が示されている。

血液凝固異常の治療

「血液製剤の使用指針」〔厚生労働省医薬食品局血液対策課、平成17年9月（平成24年3月一部改正）〕には「生理的な止血効果を期待するための凝固因子の最少の血中活性値は、正常値の20～30％程度である」と記載されているが、必ずしも外科的出血を想定したものではなく、先天性凝固因子欠乏症（血友病など）の最低限の止血レベル（鼻出血や関節内出血など）について述べた教科書を参考にしたものである[14]。

周術期の止血能には単独の凝固因子のみではなく複数の凝固因子、血小板、血管の損傷、線溶制御など複数の因子が関与するため、ある特定の凝固因子活性のみを維持することで必ずしも有効な止血に至るとはかぎらない。しかし、心臓手術においてもフィブリノゲン濃度が早い段階で低下することが指摘されており、早期のフィブリノゲン補充は重要である。乾燥ヒトフィブリノゲン製剤が後天性低フィブリノゲン血症に対して適用となっていない本邦では、FFPもしくは各施設でFFPから作成するクリオプレチピテートのみがフィブリノゲンの供給源となる。FFPの場合、フィブリノゲン濃度を100 mg/dl上昇させるのに必要な投与量は約30 ml/kgである。これは循環血液量が一定という前提なので、出血している最中の症例であれば、この1.5～2倍の量が必要となる。さらに、このような状況では希釈性の貧血となり、赤血球製剤の投与も必要となるため、総輸血量は非常に多くなる。また、フィブリノゲン濃度100 mg/dlをFFP投与の開始基準とした場合、検査に要する時間とFFPを融解する時間で30分～1時間

は必要となるため，その時点ではさらに低フィブリノゲン血症が進行する。したがって，出血が継続する状況では，より高いフィブリノゲン濃度を治療開始のトリガとするほうが現実的であり，欧州麻酔科学会のガイドラインでも大量出血時のフィブリノゲン補充療法の推奨トリガ値を150～200 mg/dlとしている[15]。ただし，フィブリノゲンは急性反応物質であり，出血が沈静化すれば術後は上昇傾向となるため，過剰な投与は術後の血栓症リスクを高める可能性がある。

凝固因子欠乏性凝固障害にはFFPの投与が第一選択となるが，心臓手術では線溶の異常亢進を来すこともあり，抗線溶療法の有用性が報告されている。トラネキサム酸やアミノカプロン酸はリジン類似体と呼ばれ，プラスミノゲンやtPAが持つリジン結合部位に結合し，これらの物質がフィブリン上に集合するのを防ぐ。その結果，tPAによるプラスミノゲンの限定分解が阻害されプラスミン産生を抑制する。人工心肺離脱時は凝固因子の希釈や消費によって強固なフィブリン血栓を形成しにくい環境にあり，プラスミン活性が上昇した状態では脆弱な血栓が分解され止血困難となるため，抗線溶療法が必要となる。

リジン類似体による抗線溶療法は，アメリカ胸部外科学会（AATS）/アメリカ心臓血管麻酔学会（SCA）のガイドラインでも高いレベル〔I(A)〕で推奨されている[16]。しかし，最近では心臓外科手術において高用量のトラネキサム酸投与が術後の痙攣を誘発するとの報告があり[17]，リジン類似体がグリシン受容体を阻害することが痙攣誘発の機序として提示されている[18]。リジン類似体は腎排泄なので，腎機能低下症例では減量などの配慮が必要である。

■参考文献

1) Sarode R, Milling TJ Jr, Refaai MA, et al. Efficacy and safety of a 4-factor prothrombin complex concentrate in patients on vitamin K antagonists presenting with major bleeding : a randomized, plasma-controlled, phase Ⅲb study. Circulation 2013 ; 128 : 1234-43.
2) Pernod G, Albaladejo P, Godier A, et al. Management of major bleeding complications and emergency surgery in patients on long-term treatment with direct oral anticoagulants, thrombin or factor-Xa inhibitors : proposals of the working group on perioperative haemostasis (GIHP). Arch Cardiovasc Dis 2013 ; 106 : 382-93.
3) Weightman WM, Gibbs NM, Weidmann CR, et al. The effect of preoperative aspirin-free interval on red blood cell transfusion requirements in cardiac surgical patients. J Cardiothorac Vasc Anesth 2002 ; 16 : 54-8.
4) Elödi S, Váradi K. Optimization of conditions for the catalytic effect of the factor IXa-factor Ⅷ complex : probable role of the complex in the amplification of blood coagulation. Thromb Res 1979 ; 15 : 617-29.
5) Hiippala ST, Myllyla GJ, Vahtera EM. Hemostatic factors and replacement of major blood loss with plasmapoor red cell concentrates. Anesth Analg 1995 ; 81 : 360-5.
6) Dunber NM, Chandler WL. Thrombin generation in trauma patients. Transfusion 2009 ; 49 : 2652-60.
7) Burman JF, Chung HI, Lane DA, et al. Role of factor Ⅻ in thrombin generation and fibrinolysis during cardiopulmonary bypass. Lancet 1994 ; 344 : 1192-3.
8) Haan J, Boonstra PW, Monnink SH, et al. Re-transfusion of suctioned blood during cardio-

pulmonary bypass impairs hemostasis. Ann Thorac Surg 1995 ; 59 : 901-7.
9) Ide M, Bolliger D, Taketomi T, et al. Lessons from the aprotinin saga : current perspective on antifibrinolytic therapy in cardiac surgery. J Anesth 2010 ; 24 : 96-106.
10) Chandler WL, Velan T. Plasmin generation and D-dimer formation during cardiopulmonary bypass. Blood Coag Fibrinolysis 2004 ; 15 : 583-91.
11) Bolliger D, Szlam F, Azran M, et al. The anticoagulant effect of protamine sulfate is attenuated in the presence of platelets or elevated factor VIII concentrations. Anes Analg 2010 ; 111 : 601-8.
12) Ogawa S, Szlam F, Chen EP, et al. A comparative evaluation of rotation thromboelastometry and standard coagulation tests in hemodilution-induced coagulation changes after cardiac surgery. Transfusion 2012 ; 52 : 14-22.
13) Weber CF, Görlinger K, Meininger D, et al. Point-of-care testing : a prospective, randomized clinical trial of efficacy in coagulopathic cardiac surgery patients. Anesthesiology 2012 ; 117 : 531-47.
14) Edmunds L, Salzman E. Hemostatic problems, transfusion therapy, and cardiopulmonary bypass in surgical patients. In : Colman R, Hirsh J, Marder V, et al, editors. Hemostasis and Thrombosis : Basic Principles and Clinical Practice. Philadelphia : JB Lippincott ; 1994. p.956-68.
15) Kozek-Langenecker SA, Afshari A, Albaladejo P, et al. Management of severe perioperative bleeding : guidelines from the European Society of Anaesthesiology. Eur J Anaesthesiol 2013 ; 30 : 270-382.
16) Ferraris VA, Brown JR, Despotis JG, et al. 2011 Update to the Society of Thoracic Surgeons and the Society of Cardiovascular Anesthesiologists blood conservation clinical practice guidelines. Ann Thorac Surg 2011 ; 91 : 944-82.
17) Manji RA, Grocott HP, Leake J, et al. Seizures following cardiac surgery : the impact of tranexamic acid and other risk factors. Can J Anesth 2012 ; 59 : 6-13.
18) Lecker I, Wang DS, Romaschin AD et al. Tranexamic acid concentrations associated with human seizures inhibit glycine receptors. J Clin Invest 2012 ; 122 : 4654-66.

（香取　信之）

IV. 危機管理

6 血液凝固系の管理：抗凝固に関する問題

重要ポイント

- ヘパリンにアンチトロンビンが結合することで，トロンビンと第 Xa 因子の阻害が著しく加速される。
- 活性化凝固時間は，心臓手術中に用いられるヘパリン濃度でヘパリンの効果を評価するのに用いられる。
- ヘパリン抵抗性の原因としては，まず血中アンチトロンビン活性の低下が挙げられる。
- ヘパリン起因性血小板減少症の病態は，ヘパリンと血小板第 4 因子の複合体に対する自己抗体の出現である。
- ヘパリン起因性血小板減少症の診断は，臨床的診断と血清学的診断を合わせて行う。

はじめに

心臓手術では抗凝固が重要であり，ヘパリンがその代表的な抗凝固薬である。

未分画ヘパリンは，多糖類の混合物で，抗凝固活性や薬物動態が不均一であるため，抗凝固作用のモニタリングが重要となる。ヘパリン投与における問題としては，ヘパリン抵抗性とヘパリン起因性血小板減少症（heparin-induced thrombocytopenia：HIT）が挙げられる。ヘパリンの抗凝固作用を正しく活用することが，心臓手術を安全に行うための前提となる。

ヘパリンの薬理

1 ヘパリン[1]〜[4]

未分画ヘパリンは，分子量が 3,000 〜 30,000 Da（ダルトン：統一原子質量単位）の多糖類の混合物で，平均 15,000 Da（約 45 糖鎖に相当）である[1][2]。

ヘパリンは，アンチトロンビン（antithrombin：AT）やヘパリン補因子（heparin cofactor：HC）II と結合して凝固作用を増強する。ヘパリンと AT の結合は，ヘパリン分

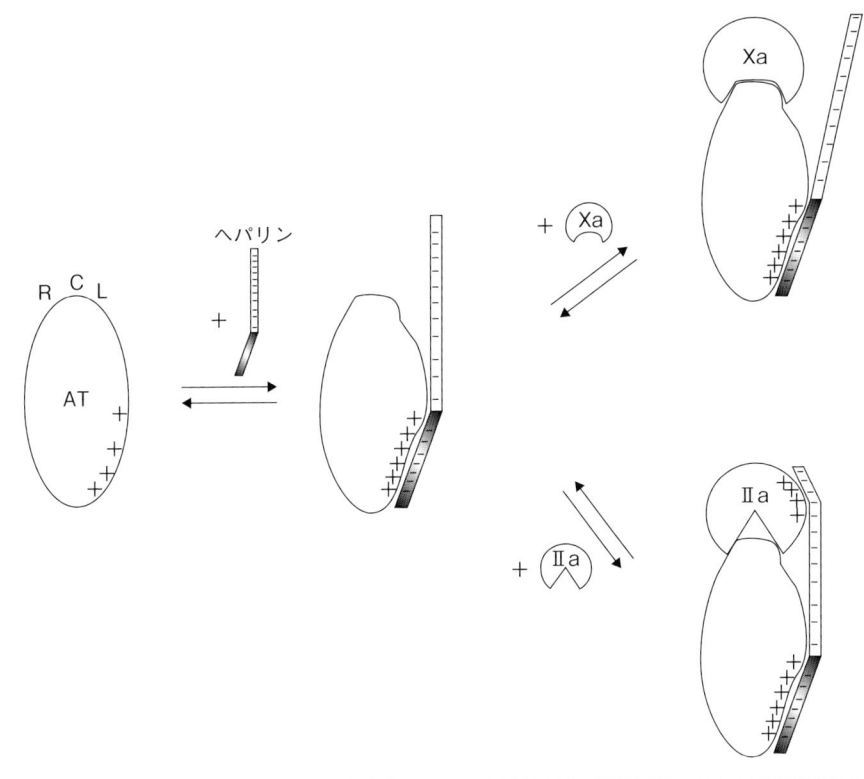

図 ヘパリンとアンチトロンビン：IIa（トロンビン）と第Xa因子との結合

ヘパリンは，トロンビン（IIa）とアンチトロンビン（AT）の両者に結合し，それらの橋渡しをすることによりATによるトロンビンの阻害を促進する（bridging mechanism）。ATによる第Xa因子阻害の際には，ヘパリンはATにのみ結合し，ATの立体構造をその反応部位が第Xa因子に認識されやすいように変化させ，ATによる第Xa因子の阻害を促進する（allosteric mechanism）[4]。

（Huntington JA. Mechanisms of glycosaminoglycan activation of the serpins in hemostasis. J Thromb Haemost 2003；1：1535-49 より引用）

子のうちの1/3だけに存在する五糖鎖配列による。さらに，ヘパリン–AT複合体がトロンビンと結合するためには，ヘパリンに少なくとも18個の糖鎖が必要である。この複合体が形成されたときに，液相のトロンビンの阻害は4,000倍に加速される[1]。一方，ATによる第Xa因子阻害は，ヘパリンが18個未満の糖鎖でも五糖鎖があればATに結合して生じる（図）[3,4]。ヘパリン–AT複合体により，第Xa因子阻害は1,200倍に促進される。

低分子ヘパリンは，未分画ヘパリンの化学的あるいは酵素的分解によって製造され，平均分子量が1,000～10,000 Daで未分画ヘパリンに比べて均一である。抗Xa活性のためにはヘパリンのATへの結合で十分であるのに対し，トロンビン阻害のためにはヘパリン分子がATとトロンビンの両者に結合する必要があることから，低分子ヘパリンは未分画ヘパリンに比べて抗Xa活性が強く，逆に抗トロンビン活性は弱い[1,2]。

ATに依存しない抗凝固作用は，HCIIを介して伝えられる。この作用はATに非依存性であるので，特別な糖鎖配列は必要でないが高濃度のヘパリンが必要である。

未分画ヘパリンは，もともと不均一な分子で，未分画ヘパリン製剤の1/3しかAT

高親和性構造を持たないことに加え，高分子量のものは低分子量のものに比べて急速に排泄される。さらに，ヘパリンは，多くの血漿タンパクと非特異的に結合するうえ，血小板，マクロファージ，血管内皮細胞との相互作用も持つことから，抗凝固活性や薬物動態が不均一となる[2]。したがって，ヘパリンの抗凝固作用をモニタリングすることが重要となる。高用量で投与すると，その抗凝固作用の強さと持続時間が増強する[1]。

ヘパリンの半減期は，静脈内単回投与 25 単位/kg で 30 分，100 単位/kg で 60 分，400 単位/kg で 150 分に増加する。これに対して，低分子量ヘパリンの半減期は 3～6 時間で，主に腎排泄によって除去されるため，腎不全では半減期が著しく延長する[1]。

2 抗凝固モニタリング[1]

活性化凝固時間（activated clotting time：ACT）は，新鮮な全血をカオリン（陶土）やセライト（珪藻土）と混和することで行う比較的簡単なテストである。一般に心臓手術で使用されるヘパリン濃度（2～10 単位/ml）では凝固しないために測定値が得られない活性化部分トロンボプラスチン時間（APTT）と異なり，ACT はヘパリンの効果を検出するのに用いられる。

ACT は，心臓手術中に見られるような低体温や血液希釈など複数の因子によって影響を受ける。アプロチニンは，ヘパリンの有無にかかわらず ACT を延長する。セライトによる ACT では，アプロチニンとヘパリンの両方の抗凝固作用を反映するが，カオリンによる ACT では，正に帯電したアプロチニンが負に帯電したカオリンと結合してアプロチニンの抗凝固作用がなくなるため，ヘパリンの抗凝固作用のみを反映する。

高用量のヘパリンでも，血液凝固の活性化を完全に止めることはできない。一般に安全に人工心肺を行うことができるとされる ACT ＞ 400 秒でも，凝固系の活性化は生じ続ける。

ヘパリン抵抗性

1 ヘパリン抵抗性[1]

ヘパリン抵抗性の原因として血中 AT 活性の低下が挙げられる。

先天性 AT 欠乏は 3,000 人に 1 人の頻度で見られ，AT レベルは正常の 40～60％といわれる。後天性 AT 欠乏は，肝疾患，低栄養，ネフローゼ症候群，ヘパリン投与中などが原因となる。

術前 24～48 時間前に投与したヘパリンは，一般にヘパリン抵抗性に関与していると考えられている。ヘパリン投与により AT レベルが 1 日あたり約 5～7％減少する。

AT に依存しないヘパリン抵抗性の機序として，ニトログリセリン静脈内投与や第Ⅷ因子活性の亢進などがあるが，その臨床的重要性についてはまだ明らかでない。

2 ヘパリン抵抗性の治療[1]

ヘパリン抵抗性の治療あるいは対応としては，①ヘパリン追加投与，②新鮮凍結血漿（frozen fresh plasma：FFP）によるATの補充，③AT製剤投与，④目標値以下のACTを受け入れる，などが挙げられる。

ACTが目標値に到達しないことを許容することは，抗凝固が十分でない可能性を考えてあまり選択されない。しかしながら，歴史的には，ACTなしに通常量のヘパリン投与で人工心肺が行われてきた。

AT値が低いときには500～1,000単位のAT製剤を投与し，ヘパリン濃度は＞4.0単位/mlになるようにして，それ以外の場合には，①目標ACTより低いことを許容，②ヘパリン追加投与，③AT値が基準値以上になるようにAT製剤を投与，④定められた投与量のヘパリン投与，のいずれかを選択するという方法が提示されている。

ヘパリン起因性血小板減少症（HIT）

HITは，2つの型に分類されている（表1）[5)6]。Ⅰ型は，非免疫的機序により，ヘパリンによる血小板への直接作用でヘパリン投与後2～3日で発症し，血小板数（Plt）減少の程度も10～20％で自然に回復するため，ヘパリン投与を継続することも可能であり臨床的に問題になることも少ない。これに対してⅡ型は，ヘパリン投与開始後5～14日に生じる血小板減少症（基準値の50％以下またはPlt＜15万/μl）によって特徴づけられる症候群で，動静脈に血栓症が発症し，ヘパリンロックを含むすべてのヘパリン投与を中止しないと回復しないことがある。ヘパリン投与と関連した血小板減少症の時間的特徴や重症度を踏まえ，そのほかの考えられる原因の除外とともに，HIT抗体の検出によって診断されうる。このように，臨床的に問題となるのはⅡ型のみであり，

表1　ヘパリン起因性血小板減少症の分類

	Ⅰ型	Ⅱ型
発　症	ヘパリン投与2～3日後	ヘパリン投与5～14日後
機　序	非免疫的機序	ヘパリン依存性抗体の出現 （主にヘパリン・PF4複合体抗体）
血小板数	10～20％の減少	30～50％の減少
合併症	無	動静脈血栓（心，脳，下肢，肺）
頻　度	約10％	0.5～5％
経　過	ヘパリンの継続可，自然に回復	ヘパリンの中止で回復
治　療	原則として不要	代替薬による抗凝固療法の継続

（血栓止血研究プロジェクト：ヘパリン起因性血小板減少症．http://www.hit-center.jp/ より引用）

症した場合には，HIT を鑑別診断として考慮すべきである．過去 100 日以内にヘパリンの投与歴のある患者では，再度ヘパリンを投与する前の Plt 値測定と投与後 24 時間以内の Plt 値の再検が望まれる．HIT 抗体存在時にヘパリン大量静注を行うと，5〜30 分後に発熱，悪寒，呼吸困難，胸痛，頻脈，悪心・嘔吐などを伴う強い全身症状と急激な Plt 値減少が起こることがある．このような病態が発生した場合には，ただちに Plt 値を測定し，投与前の Plt 値と比較する[9]．

3 治療[9]

HIT が強く疑われる（または診断された）患者では，すべてのヘパリン投与を中止する．治療薬としてのヘパリンだけではなく，圧ラインの確保などのためのヘパリン加生理食塩水やヘパリンコーティング回路についても中止する必要がある．ヘパリンを中止しただけで，その後に代替の抗凝固療法を行わなければ，1 日あたり約 6％の患者が血栓塞栓症を発症することが報告されており，臨床的に強く HIT を疑った場合には，できるだけ早急に代替の抗凝固療法（抗トロンビン薬，Xa 阻害薬）を開始する必要がある．

急性期 HIT に対してワルファリン単独投与を行った場合，凝固因子の低下より先に凝固阻止因子（プロテイン C）の低下を来すことで，逆に一時的に血栓傾向に傾く可能性があり，急性期 HIT 患者に四肢壊疽を起こすリスクがあるため，Plt 値が明らかに回復（少なくとも 15 万/μl 以上まで）するまではワルファリンを投与しない．ワルファリンは低維持用量で開始してヘパリンの代替となる抗凝固薬と併用（最低 5 日間）し，プロトロンビン時間国際標準比（PT-INR）が目標に達するまで代替抗凝固薬の併用を継続する．その後，最低 4 週間（血栓症を合併しない場合）ワルファリン投与を継続し，血栓症を合併している場合は 3 カ月程度ワルファリン治療を行う．

4 ヘパリン起因性血小板減少症（HIT）に対するアルガトロバン

アルガトロバンは，1978 年に本邦で開発された合成抗トロンビン薬で，2008 年に本邦初の HIT 治療薬として承認，2011 年には HIT 患者における体外循環，経皮的冠動脈インターベンション（percutaneous coronary intervention：PCI）時の凝固防止に対して適応拡大となっている[9]．

アルガトロバンの投与量は，本邦では出血の副作用を避けるためアメリカでの投与量に比べて約 1/3 に設定されている．HIT 患者の血栓治療の場合，PCI 施行時，体外循環（血液透析）時の用量について表 4[5]に示す．

5 ヘパリン起因性血小板減少症（HIT）と人工心肺

人工心肺使用手術を待機できる場合には，可能なかぎり HIT 抗体が陰性化するまで待機し，人工心肺中はヘパリンを用いて手術を行い，離脱後はヘパリンをただちに中止

表 4　ヘパリン起因性血小板減少症に対するアルガトロバンの用量

	用量
抗凝固療法	0.7 μg/kg/min で投与開始（肝機能障害者などでは，0.2 μg/kg/min） APTT が 1.5 〜 3.0 倍（100 秒以下）になるように用量調整 （出血リスクのある患者では APTT が 1.5 〜 2.0 倍）
PCI 施行時	0.1 mg/kg を静注ボーラス後，6 μg/kg/min から投与開始 APTT が 2.0 〜 2.5 倍になるように用量調整 術後：0.7 μg/kg/min とし，APTT が 1.5 〜 2.0 倍に用量調整
血液透析施行時	透析開始時：10 mg を回路内投与 透析開始後：25 mg/hr（7 mg/kg/min）より投与開始 凝固時間などを指標に用量調整（5 〜 40 mg/hr）

APTT：活性化部分トロンボプラスチン時間，PCI：経皮的冠動脈インターベンション
（血栓止血研究プロジェクト：ヘパリン起因性血小板減少症．http://www.hit-center.jp/ より引用）

し，術後に必要であれば選択的抗トロンビン薬を投与する方法が勧められている[9]。

　アルガトロバンは肝代謝性で半減期が約 40 分と短く調節性に優れているといわれているが，人工心肺を使用するような症例では代謝が遷延し，出血のコントロールが困難になるため注意が必要である[11]。

■参考文献

1) Finley A, Greenberg C. Heparin sensitivity and resistance：Management during cardiopulmonary bypass. Anesth Analg 2013；116：1210-22.
2) 日笠　聡．ヘパリン・低分子ヘパリン．救急・集中治療 2014；26：882-6.
3) Huntington JA. Mechanisms of glycosaminoglycan activation of the serpins in hemostasis. J Thromb Haemost 2003；1：1535-49.
4) 秋田展幸，鈴木宏治，林　辰弥．アンチトロンビンの構造と機能．血栓止血誌 2014；25：23-32.
5) 血栓止血研究プロジェクト：ヘパリン起因性血小板減少症．http://www.hit-center.jp/
6) 瀬尾勝弘，近藤　香．ヘパリン起因性血小板減少症（HIT）：ヘパリンにより血小板減少，血栓症が生じることを認識し，速やかな診断と治療を．LiSA 2008；15：718-22.
7) Linkins LA, Dans AL, Moors LK, et al. Treatment and prevention of heparin-induced thrombocytopenia, antithrombotic therapy and prevention of thrombosis, 9th ed：American College of Chest Physicians evidence-based clinical practice guidelines. Chest 2012；141(2 suppl)：e495S-530S.
8) 松尾美也子．HIT（ヘパリン起因性血小板減少症）．救急・集中治療 2014；26：963-70.
9) 宮田茂樹．ヘパリン起因性血小板減少症（heparin-induced thrombocytopenia：HIT）の治療と予防に関するエビデンスに基づく米国胸部専門医学会（ACCP）ガイドライン第 9 版．血栓と循環 2014；22：233-6.
10) Warkentin TE. Heparin-induced thrombocytopenia. Diagnosis and management. Circulation 2004；110：e454-8.
11) 前田琢磨，宮田茂樹．ヘパリン起因性血小板減少症（HIT）への対応．稲田英一編．麻酔科研修ノート．改訂第 2 版．東京：診断と治療社；2013．p.271-3.

（瀬尾　勝弘，隈元　泰輔）

IV. 危機管理

7 腎臓と体液の管理

重要ポイント

- 心臓大血管手術周術期に血液浄化を必要とする急性腎不全を発症すると，周術期死亡率が著増する。
- 心臓手術関連腎障害の原因を理解し，クリーブランドクリニック・ARF スコアなどにより血液浄化の可能性を予測することが可能である。
- 心臓手術に特有の造影剤腎症，人工心肺関連腎障害について精通し，これを予防することが重要である。
- 腎不全患者における麻酔関連薬物の動態を理解し，適切に用いることが重要である。
- 様々な腎保護戦略が検討されてきたが，死亡率減少，腎代替療法の必要性減少，急性腎障害発生率の改善は得られていない。

はじめに

心臓大血管手術周術期において急性腎障害（acute kidney injury：AKI）はおよそ30％に発症し，さらに心臓手術を受けた1〜3％の患者でなんらかの血液浄化が必要になると報告されている[1]。いったんAKIを発症すると，血液浄化に伴う感染と出血のリスクが増加して周術期死亡率が60％以上に増加するため，AKI予防は心臓血管手術の周術期管理において重要な課題とされ，その原因・対策・早期発見などに関するさまざまな研究が行われてきた。

心臓手術関連急性腎障害と慢性腎障害

表1[3]に，心臓手術関連AKIの術前・術中・術後における主な病因を示した。
一方，慢性腎臓病（chronic kidney disease：CKD）患者，特に透析患者における心血管疾患のリスクは健常人の20倍以上となり，透析患者の40〜50％は心臓血管疾患により死亡する。
2004年に，AKIの早期診断と重症度分類を目的にRIFLE（risk-injury-failure-loss-end-stage kidney disease）分類（表2）が提唱された。その後，AKIネットワークによ

表1　心臓手術関連腎障害の原因

術前因子
　・腎前性腎障害（左室機能不全，利尿薬過剰投与）
　・腎毒性物質（造影剤，そのほかの薬物）
　・腎血管障害
　・炎症
　・腎予備能欠如（CKD）

術中因子
　・人工心肺関連炎症反応
　・腎灌流低下
　・血圧低下
　・麻酔の影響
　・腎動脈自己調節能障害
　・糖尿病
　・血管病
　・腎毒性物質
　・フリーFe，フリーヘモグロビン（Hb），溶血
　・SIRS
　・血栓塞栓
　・血液希釈

術後因子
　・心室機能低下
　・心血管作動薬の過剰投与
　・SIRS
　・腎毒性物質
　・低心拍出量
　・血管内容量減少
　・敗血症

CKD：慢性腎臓病，SIRS：全身性炎症反応症候群
（Vives M, Wijeysundera D, Marczin N, et al. Cardiac surgery-associated acute kidney injury. Interact Cardiovasc Thorac Surg 2014；18：637-45 より引用）

りRIFLE分類を改良したAKIN分類（表3）が提唱され，AKIの診断が明確に行われるようになってきた。

　AKIN分類のStage 1は，ベースラインの血清クレアチニン（Cr）より0.3 mg/dl上昇または1.5倍，あるいは0.5 ml/kg/hr以下の尿量が6時間以上続いた状態が相当する。AKIN分類は48時間の変化をもとに診断されるが，RIFLE分類は7日間の変化をもとに診断される。心臓手術後に輸液量などの補正をせずに血清CrだけをもとにAKIN分類を適用すると，AKIを過剰診断してしまう可能性があるため，2つの分類をバランス良く用いることが勧められている。しかし，両分類に使われているCrは糸球体濾過量（glomerular filtration rate：GFR）に大きく影響されることに加えて，GFRと関係しない年齢，性別，人種，体の大きさ，使用薬物，分析方法などの影響を受ける欠点がある。シスタチンC，kidney injury molecule（KIM）-1，ヒト白血球ゲラチナーゼ関連リポカリンなどがCrより早期に変化し，AKIの早期診断に役立つ。

　心臓手術後AKI発生の予測方法には，Continuous Improvement in Cardiac Surgery Study，クリーブランドクリニック・ARFスコア，Society of Thoracic Surgeons（STS）Bedside Risk Tool，Simplified Renal Index（SRI），Multicenter Study of Perioperative Ischemia（MCSPI）Score，Acute Kidney Injury after Cardiac Surgery（AKICS）Score，Northern New England Cardiovascular Disease Study Group（NNECDSG）Scoreなどがあるが，透析を必要とする重症のAKI発生の予測にはクリーブランドクリニック・ARFスコア（表4）[4]が勧められている[5]。これによると，術後透析が必要に

7. 腎臓と体液の管理

表2 RIFLE分類

	クレアチニン（Cr）/ 糸球体濾過量（GFR）クライテリア	尿量クライテリア
Risk	血清 Cr 1.5 倍以上の上昇 または GFR 25％以上減少	尿量 0.5 ml/kg/hr が 6 時間以上
Injury	血清 Cr 2 倍以上の上昇 または GFR 50％以上減少	尿量 0.5 ml/hr が 12 時間以上
Failure	血清 Cr 3 倍以上の上昇 または GFR 75％以上減少 または血清 Cr 4 mg/dl 以上 （0.5 mg/dl 以上の急上昇を伴う）	尿量 0.3 ml/kg/hr が 24 時間以上 または無尿が 12 時間以上
Loss	4 週間以上腎機能完全廃絶	
ESKD	腎不全末期（3 カ月以上の血液透析依存）	

表3 AKIN分類

	血清クレアチニンクライテリア	尿量クライテリア
Stage1	血清 Cr 1.5 倍以上の上昇 または 0.3 mg/dl 以上の上昇	尿量 0.5 ml/kg/hr が 6 時間以上
Stage2	血清 Cr 2 倍以上の上昇	尿量 < 0.5 ml/kg/hr × 12 hr
Stage3	血清 Cr 3 倍以上の上昇 または血清 Cr 4 mg/dl 以上 （0.5 mg/dl 以上の急上昇を伴う）	尿量 0.3 ml/kg/hr が 24 時間以上 または無尿が 12 時間以上

腎代替療法（RRT）を受けている患者は，RRT開始時点のStageにかかわらずStage 3に分類する。

なる可能性は，ARFスコアが0〜2点では0.4％，3〜5点では1.8％，6〜8点では7.8％，9点以上では21.5％とされる。

CKDの概念は，2002年にアメリカ腎臓財団（NKF）が提唱したもので，さまざまな原因による慢性腎障害を一括して診断し，重症度分類している。これによると，CKDの定義は，①尿異常，画像診断，血液，病理で腎障害の存在が明らか。特に0.15 g/gCr以上のタンパク尿（30 mg/gCr以上のアルブミン尿）の存在が重要，② GFR < 60 ml/min/1.75 m^2 の①または②のいずれか，あるいは両方が3カ月以上持続するものとされる。

これを受けてアメリカのKDIGO（Kidney Disease Improving Global Outcomes）がCKD診療ガイドライン[6]を作成し，日本腎臓病学会も2012年に"エビデンスに基づくCKD診療ガイドライン"（表5）[7]を作成し，2013年7月に改訂した。

CKDは，高血圧，脂質異常症，貧血，骨・ミネラル代謝異常，高尿酸血症などを引き起こし，さらに病態が悪化すると考えられている。透析患者では動脈硬化や石灰化を招き，収縮期血圧が上昇，拡張期血圧が低下し，心肥大や心筋虚血が起こり，心血管イベントが増加する。血管の石灰化には血清リンが関与することが明らかにされている。

表4 クリーブランドクリニック・ARFスコア

リスク因子	ポイント
女性	1
うっ血性心不全	1
EF < 35%	1
術前からIABP	2
COPD	1
インスリン使用DM	1
心臓手術の既往	1
緊急手術	2
弁手術のみ	1
CABG＋弁手術	2
そのほかの心臓手術	2
術前Cr1.2〜2.1 mg/dl	2
術前Cr >= 2.1 mg/dl	5

EF：左室駆出率，IABP：大動脈内バルーンパンピング，COPD：慢性閉塞性肺疾患，DM：糖尿病，CABG：冠動脈バイパス術，Cr：クレアチニン

（Thakar CV, Arrigain S, Worley S, et al. A clinical score to predict acute renal failure after cardiac surgery. J Am Soc Nephrol 2005；16：162-8 より引用）

表5 CKD分類

原疾患	タンパク尿区分		A1	A2	A3
糖尿病	尿アルブミン定量（mg/day）尿アルブミン/Cr比（mg/gCr）		正常	微量アルブミン尿	顕性アルブミン尿
			30未満	30〜299	300以上
高血圧 腎炎 多発性嚢胞腎 移植腎 不明 そのほか	尿タンパク定量（g/day）尿タンパク/Cr比（g/gCr）		正常	軽度タンパク尿	高度タンパク尿
			0.15未満	0.15〜0.49	0.50以上
GFR区分（ml/min/1.73 m²）	G1	正常または高値	≧90		
	G2	正常または軽度低下	60〜89		
	G3a	軽度〜中等度低下	45〜59		
	G3b	中等度〜高度低下	30〜44		
	G4	高度低下	15〜29		
	G5	末期腎不全（ESKD）	< 15		

重症度は原疾患・GFR区分・タンパク尿区分を合わせたStageにより評価する．CKDの重症度は死亡，末期腎不全，心疾患死亡発症のリスクを白□のStageを基準に，グレー■，濃いグレー■，黒■の順にStageが上昇するほどリスクは上昇する．（KDIGO CKD guideline 2012を日本人用に改変）
CKD：慢性腎臓病，Cr：クレアチニン，GFR：糸球体濾過量
（日本腎臓病学会編．エビデンスに基づくCKD診療ガイドライン2013. 東京：東京医学社；2013より改変引用）

高リン血症があると，透析患者だけでなく，CKD 患者においても死亡率を上昇させる。透析患者では二次性副甲状腺機能亢進症を合併するが，当初高リン血症と低カルシウム血症に対する代償として出現する高副甲状腺ホルモン（PTH）は，骨折，筋力低下，心血管疾患，免疫異常，異所性骨化（石灰化）を惹起する毒素として作用する。近年，二次性副甲状腺機能亢進症とそれに伴う血管石灰化や心臓弁石灰化をリンやカルシウムの代謝障害で体系づける CKD-MBD（chronic kidney disease-mineral bone disorder）という概念が提唱されている。この中で，リンがビタミン D の活性化を抑制する原因が，骨細胞で産生される FGF23 というポリペプチドであることが判明し，さらにこれは CKD が心血管病変を引き起こす原因物質として注目されている[8]。

造影剤腎症

造影剤腎症（contrast induced nephropathy：CIN）は，欧州泌尿器放射線学会（ESUR）により"造影剤投与後 3 日以内に血清 Cr が，造影剤投与前に対して 25％以上または 0.5 mg/dl 以上増加するもの"と定義され[9]，これは日本の 2012 年ガイドライン[10]においても採用されている。

造影剤は，高浸透圧，血管内皮細胞刺激，メサンギウム細胞への直接作用，近位尿細管への直接毒性，腎血漿流量の低下などを介して，腎髄質ネフロンの虚血，活性酸素産生を引き起こし，それによって急性尿細管壊死に陥るために CIN が発症するとされるが，完全な機序解明には至っていない。一般的には，可逆性の AKI である。

CKD（stage III 以上，GFR < 60 ml/min/1.73 m^2），糖尿病，脱水，腎毒性薬物〔非ステロイド性抗炎症薬（NSAIDs），シクロスポリン，アミノグリコシド〕，高齢者，多発性骨髄腫，貧血，心不全，低アルブミン血症，経皮的冠動脈インターベンション（PCI），多量の造影剤使用などが発症のリスク因子と考えられている。虚血性急性尿細管壊死，急性間質性腎炎，腎アテローム塞栓症などが鑑別疾患となる。

高リスク患者では，造影剤検査 6〜12 時間前から生理食塩液または重曹輸液を 1 ml/kg/hr，あるいは 3 時間前から 3 ml/kg/hr 負荷し，検査終了後も 4〜12 時間 1 ml/kg/hr で投与し，発症を予防する。ESUR のガイドラインでは，高リスク患者には低浸透圧または等浸透圧性非イオン性造影剤を使用することが勧められている。N-アセチルシステイン（NAC）や重炭酸の投与には予防効果が認められるが，造影剤使用後の透析療法には腎障害予防効果をもたらすエビデンスはない。しかし，乏尿を伴う全身状態不良な CIN 患者への早期の急性血液浄化療法導入は，死亡率もしくは腎機能障害を含む主要合併症を減少させる可能性がある。CIN を予防する目的で設定された限界造影剤使用量は，5 ml/kg/Cr（mg/dl）とされている。

表6　人工心肺関連急性腎機能障害の主なリスク因子

患者因子	手術因子
・高齢	・人工心肺中の血液希釈
・女性	・大動脈内バルーンパンピングの使用
・術前の腎不全	・弁手術あるいは弁＝CABG合併手術
・EF＜40%	・人工心肺時間
・緊急手術	
・糖尿病	

EF：左室駆出率，CABG：冠動脈バイパス術
(Kumar AB, Suneja M. Cardiopulmonary bypass-associated acute kidney injury. Anesthesiology 2011；114：964-70 より引用)

人工心肺関連腎障害

　人工心肺関連腎障害の病因は多元的で複雑であり，いまだ完全には解明されていないが，腎灌流圧低下，炎症性メディエーターの活性化，直接的な腎毒性が腎障害の中心的な役割を担っていると考えられている（表6)[11]。人工心肺そのものが全身性炎症反応症候群（systemic inflammatory response syndrome：SIRS）を引き起こし，腎局所血流と血管運動神経の緊張を変化させ，微小塞栓を発生させる。

　人工心肺関連SIRSは，血球成分が人工心肺回路表面に直接接触することで誘発される。腫瘍壊死因子（TNF)-α，インターロイキン（interleukin：IL)-6，IL-8はその鍵となるサイトカインと考えられているが，詳細な役割は解明されていない。人工心肺開始時には血管運動神経の緊張が変化して有効腎灌流圧が30％以上減少し，腎実質の酸素分圧が低下，虚血再灌流傷害が発生する。人工心肺による溶血と補体活性化により，さらにSIRSと虚血再灌流が悪化する。微小塞栓は，人工心肺中でフィブリン，血小板凝集，細胞破片，脂肪，空気などにより形成される。40 μm以上の塞栓はフィルターで捕捉されるが，それ以下の微小塞栓は直接腎毛細血管を障害する。

　溶血による色素沈着性腎障害や鉄沈着腎障害など自由鉄イオン関連腎毒性も，人工心肺関連腎障害の原因の一つと考えられている。人工心肺中の赤血球崩壊に伴うヘモグロビン（Hb）や鉄分の濃度上昇は，それらの緩衝因子のトランスフェリンやハプトグロビンの減少を招き，全身の血管抵抗や血小板機能を変化させ，腎尿細管障害を引き起こす。

　低体温は糸球体輸入脚の血管収縮を引き起こし，腎血流量（RBF）やGFRを低下させ，尿細管上皮の機能低下をもたらす。一方，血液希釈により血液の粘性抵抗が低下して膠質浸透圧が低下し，GFRは上昇するため，低体温と血液希釈はその腎臓への影響を相殺し合う。しかし，人工心肺時間が長引くと血液希釈の影響から腎虚血が進行する。人工心肺安定期には腎の自己調節能（autoregulation）を保つために平均50～60 mmHgの血圧（＝灌流圧）を維持する必要があるが，それ以上の灌流圧を維持するメリットは認められない。

腎不全患者・腎機能低下患者の管理上の注意点

　周術期の低血圧，低心拍出量，動脈硬化による腎灌流圧の低下，血管収縮薬の使用による腎血流低下，術前検査における造影剤使用，手術手技による血栓・塞栓症，虚血再灌流，神経ホルモン系の活性化，炎症と酸化ストレス，代謝異常，腎毒性薬物の影響，人工心肺の影響などにより，心臓手術関連腎障害が発生する．

　心臓血管手術を受ける患者では，前述したように，術前から腎機能低下に陥っていたり，慢性腎不全から血液透析を受けていたりすることがまれではない．これらの患者では，心臓手術関連腎障害を生じる各病因の影響を受けて，さらに腎機能低下が進行する可能性が高い．腎障害は周術期の独立した心血管系リスク因子で，術後死亡率は有意に高くなる．周術期における水・電解質の大幅な移動を受け止めるホメオスターシスが，腎障害を持つ患者では容易に破綻し，予後を悪化させる．

　手術侵襲の高いストレス下では抗利尿ホルモンやアルドステロンの分泌が増えて，術中に晶質液輸液された水と電解質は体内に貯留される傾向が高まる．これに対して十分な鎮痛を行うことは，ホルモンの不要な上昇を防いで，CKD患者においても体液貯留を防ぐことにつながる．

　動脈波形の揺らぎ（PPV）や，1回心拍出量の揺らぎ（SVV）などの動的血行動態指標を目安に，輸液と血管収縮薬を用いて静脈還流量を調整するgoal directed therapy（GDT）は，goal directed hemodynamic therapy（GDHT）とも呼ばれる．静脈還流量を維持する目的の輸液はvolume therapyと呼ばれ，晶質液より血管内停滞時間の長い膠質液が有利であるが，腎障害を持つ場合の使用量は限られる．

　最近日本に導入された比較的腎毒性が少ないとされる6%ヒドロキシエチルデンプン130000（ボルベン®）も添付文書上"重度の腎機能障害のある患者は水分過負荷となるおそれ，および腎機能が悪化するおそれがある"とされ慎重投与が勧められている．さらに，"乏尿あるいは無尿を伴う腎不全の患者は，腎不全の患者では本剤の排泄が遅れるおそれがある""透析治療を受けている患者は，本剤の排泄が遅れるおそれがある"とされ，その投与は禁忌とされている．

　代償期のCKDでは，十分な腎血流を保ち心拍出量を維持するために，十分な静脈還流量を維持する必要があるが，非代償期CKD患者への過剰輸液は術後の体液貯留から予後の悪化を招くため，ある程度の輸液負荷により尿量が得られないと判断された場合には血管作動薬により心拍出量の増加を図り，マンニトールやフロセミドなどの利尿薬，あるいは心房性ナトリウム利尿ペプチド（atrial natriuretic peptide：ANP）などにより利尿を図り，反応が得られない場合には急性血液浄化の導入を図る．

　腎不全患者に特徴的に見られる低アルブミン血症を合併している場合には，タンパク結合率の高い薬物では遊離型が増加するため減量が必要となる．タンパク結合率が85%を超える薬物は，クレアチニンクリアランス（CCr）が50 ml/min以下で75%，10 ml/min以下では50%程度に減量する必要がある．麻酔導入薬のプロポフォールやチアミラール，ミダゾラムは，タンパク結合率が高いため投与量を減量する．レミフェ

ンタニルは，非特異的コリンエステラーゼにより分解されるため，腎不全でも安全に使用できる．フェンタニルの排泄も影響を受けないが，持続投与量は減量する．筋弛緩薬の腎排泄はベクロニウムで10〜20％，ロクロニウムで20〜30％程度なので，腎不全でも安全に用いることができる．

もともと自尿のない慢性透析患者では，透析直後の血行動態が不安定なため手術予定の前日に透析を行い，術中の血行動態の安定を目指す．

腎保護方法に関する議論

ドパミン，ドパミンのアナログのフェノルドパム，N-アセチルシステイン，利尿薬（マンニトールとフロセミド），カルシウム拮抗薬，アンギオテンシン変換酵素（ACE）阻害薬，ANP，重炭酸，抗酸化薬，エリスロポエチン，スタチン，エダラボン，ニコランジルなどの腎保護作用が検討されてきたが，死亡率，腎代替療法（RRT）の必要性，AKIの発生率を改善するという結果は得られていない[12]．心筋のカルシウム感受性向上薬レボシメンダンは周術期のAKI発生を減少させることがメタ解析で報告されている[13]が，さらなる検証が必要と考えられる．

麻酔薬では，プロポフォールがセボフルランに比べて炎症性サイトカインを抑制し，腎保護作用を示す可能性があると報告されている[14]．一方，小児 Blalock-Taussig シャント麻酔では，デスフルランがオピオイド麻酔に比べて腎保護作用があると報告されている[15]．

破裂腹部大動脈瘤による下肢動脈閉塞の解除後に発症する筋腎代謝症候群（myonephropathic metabolic syndrome：MNMS）によるAKIは，modified controlled limb reperfusionによって予防できると報告されている[16]．これは，重炭酸リンゲル液とマンニトールによって再灌流する前の虚血肢のwash outを行うことで，MNMSによる高カリウム血症や横紋筋融解による腎不全の発生を予防する方法である．

腎動脈上大動脈遮断における管理

腎動脈上大動脈遮断は，傍腎（juxtarenal）または腎上部（suprarenal）腹部大動脈瘤，あるいは胸腹部大動脈瘤の開腹人工血管置換術などで行われる．腎動脈上で大動脈遮断する場合には，さまざまな臓器保護戦略を行っても，術後急性腎障害が20〜39％発生し，周術期死亡率も2.9〜4％に及ぶと報告されている．また，腹腔動脈上大動脈遮断を行った場合には，肝臓や膵臓の臓器障害も高率に発症する．

アメリカ心臓病学会（ACC）/アメリカ心臓協会（AHA）ガイドラインを参考に作られた日本版"大動脈瘤・大動脈瘤解離診療ガイドライン"[17]によると，腹部臓器保護法として部分体外循環や左心バイパス回路の側枝からバルーン付きカニューラを用いて各腹部分枝の選択的持続灌流を行う．定説はないが，1分枝につき流量150〜200 ml/

min が目安とされている。一方最近になり，腎保護に関しては，このような持続（温）血液灌流よりも冷却リンゲル液による間欠冷却灌流の有用性が報告されている。最近では，ヒスチジン-トリプトファン-ケトグルタル酸含有灌流液による腎動脈灌流が腎保護に有用との報告[18]も見られる。しかし，術前からの腎障害がなく，腎虚血時間が 25 分以内であれば，腎障害は一過性で透析を必要とする慢性腎不全に至る確率は数％以内と少ないとされる。

血流再開後には，凝固系や貧血の積極的な補正を行って，術後出血による灌流圧低下を予防することが重要である。

人工心肺中の尿量が少ないときの管理

人工心肺中の尿量は腎動脈の灌流圧に依存しているため，尿量が減少した場合は，灌流圧を高くするためにポンプ流量を上げ，過剰希釈があれば輸血により補正し，反応が乏しい場合には α 作用の強いノルアドレナリンを持続投与して灌流圧を維持する。一方，人工心肺中の灌流圧が術後の AKI 発生の頻度に影響しないという報告も見られるため，少なくとも十分な灌流量を確保すべきと考えられる。

人工心肺の拍動流の腎保護効果についてさまざまな検討が行われたが，定常流に比べた有用性は長時間人工心肺症例や重症症例でわずかに認められるものの，ルーチン使用の意義は認められていない[19]。また，最近では，遠心ポンプを使う施設が多いため拍動流が利用できないことも多い。

もし，人工心肺中に電解質の異常，特に高カリウム血症が起こったり，輸液・輸血が過剰となり血管内容量が過剰となった場合，希釈式限外濾過（DUF）が適応となる。これは電解質液を貯血槽に加えて血液を希釈する一方で，回路の一部の血液から濾過カラムを用いて除水する血液浄化法である。血液浄化によって，人工心肺離脱までに血清カリウム値を 4.0 mEq/l 程度に調整する。

人工心肺後の尿量が少ないときの管理

人工心肺離脱後，尿量が不十分な場合には，①適切な前負荷が得られているか，②適切な心拍出量が得られているか，③腎血管を必要以上に収縮させている原因がないか，を検討する。これらの対応を行っても尿量が 0.5 ml/kg/hr 以下の乏尿が続く場合には，ANP の持続投与，利尿薬の間欠投与または持続投与が適応となる。

術後に腎機能が悪化した場合の管理

前項の対処を行っても尿量が不十分で，肺うっ血から肺水腫に進行し，血清カリウム

濃度が 6.5 mEq/l を上回って生命に危険が迫ってきた場合には，急性血液浄化が適応となる。

　開心術後の血液浄化では，血行動態への影響を最小限にしつつ，術後出血の原因とならないように，抗凝固コーティング・ダブルルーメンカテーテルを血液アクセスルートに用い，最小限の抗凝固薬を用いて持続的血液濾過（CHF）または持続的血液濾過透析（CHDF）を行う。除水だけを目的とする場合には，限外濾過透析（ECUM）が適応となる。ヘパリンの代わりにナファモスタットを用いることで術後出血を減らすことができるが，膜寿命は短くなる。使用する膜は，ポリアクリロニトリル（PAN）膜，ポリスルホン（PS）膜，ポリアミド（PA）膜が主なもので，国外でのポリメチルメタクリレート（PMMA）膜の使用はまれである。

　持続的腎代替療法（CRRT）の導入基準に関しては明確な基準はないが，早期導入では晩期導入に比べて ICU 滞在期間が短縮し，28 日生存率が改善すると報告されている[20]。これに関しては，今後大規模ランダム化比較試験（RCT）による検討が期待されている。

電解質異常への対応

　周術期の最も危険な電解質異常は，心室細動の原因となる高カリウム血症（K＞6.5 mEq/l）である。高カリウム血症は，①カリウムを含まない輸液と強制利尿，②グルコース・インスリン療法，③カルシウム投与，④イオン交換樹脂投与，⑤血液浄化，により対処する。赤血球輸血を要する場合には，洗浄赤血球を用いるか，イオン交換樹脂によるカリウム除去フィルターを用いて，カリウム負荷にならないように配慮する。

　また，低カリウム血症は，期外収縮の原因となるほかに心収縮力低下や骨格筋力低下，腸管麻痺の原因となるため，3.5 mEq/l を目標にカリウム補正を行う。高濃度カリウムは組織壊死を起こす危険性があるため末梢静脈からの投与を避け，中心静脈から 0.4 mEq/kg/hr を超えない速度で投与する。

■参考文献

1) Hoste EA, Cruz DN, Davenport A, et al. The epidemiology of cardiac surgery-associated acute kidney injury. Int J Artif Organs 2008；31：158-65.
2) Swaminathan M, Phillips-Bute BG, Patel UD, et al. Increasing healthcare resource utilization after coronary artery bypass graft surgery in the United States. Circ Cardiovasc Qual Outcomes 2009；2：305-12.
3) Vives M, Wijeysundera D, Marczin N, et al. Cardiac surgery-associated acute kidney injury. Interact Cardiovasc Thorac Surg 2014；18：637-45.
4) Thakar CV, Arrigain S, Worley S, et al. A clinical score to predict acute renal failure after cardiac surgery. J Am Soc Nephrol 2005；16：162-8.
5) Huen SC, Parikh CR. Predicting acute kidney injury after cardiac surgery：a systematic review. Ann Thorac Surg 2012；93：337-47.
6) Stevens PE, Levin A；Kidney Disease：Improving Global Outcomes Chronic Kidney Dis-

ease Guideline Development Work Group Members. Evaluation and management of chronic kidney disease : synopsis of the kidney disease : improving global outcomes 2012 clinical practice guideline. Ann Intern Med 2013 ; 158 : 825-30.

7) 日本腎臓学会編．エビデンスに基づくCKD診療ガイドライン2013．東京：東京医学社；2013．

8) 倉林正彦．透析患者における心血管系病変の成因と病態．心臓 2013 ; 45 : 494-501．

9) Thomsen HS, Morcos SK. Contrast media and the kidney : European Society of Urogenital Radiology (ESUR) guidelines. Br J Radiol 2003 ; 76 : 513-8.

10) 日本腎臓学会，日本医学放射線学会，日本循環器学会編．腎障害患者におけるヨード造影剤使用に関するガイドライン2012．東京：東京医学社；2012．

11) Kumar AB, Suneja M. Cardiopulmonary bypass-associated acute kidney injury. Anesthesiology 2011 ; 114 : 964-70.

12) Zacharias M, Mugawar M, Herbison GP, et al. Interventions for protecting renal function in the perioperative period. Cochrane Database Syst Rev 2013 ; 9 : CD003590.

13) Niu ZZ, Wu SM, Sun WY, et al. Perioperative levosimendan therapy is associated with a lower incidence of acute kidney injury after cardiac surgery : a meta-analysis. J Cardiovasc Pharmacol 2014 ; 63 : 107-12.

14) Yoo YC, Shim JK, Song Y, et al. Anesthetics influence the incidence of acute kidney injury following valvular heart surgery. Kidney Int 2014 ; 86 : 414-22.

15) Malhotra P, Mychaskiw G, Rai A. Desflurane versus opioid anesthesia for cardiac shunt procedures in infants with cyantoic congenital heart disease. Anesth Pain Med 2013 ; 3 : 191-7.

16) 坪井栄俊，近藤俊一，廣田　潤．Modified controlled limb reperfusionで救命した腹部大動脈瘤破裂，急性下肢動脈閉塞の1例．日本血管外科学会雑誌 2011 ; 20 : 665-8．

17) 日本循環器学会，日本医学放射線学会，日本胸部外科学会ほか．大動脈瘤・大動脈解離診療ガイドライン（2011年改訂版）．http://www.j-circ.or.jp/guideline/pdf/JCS2011_takamoto_h.pdf

18) Tshomba Y, Kahlberg A, Melissano G, et al. Comparison of renal perfusion solutions during thoracoabdominal aortic aneurysm repair. J Vasc Surg 2014 ; 59 : 623-33.

19) Mao H, Katz N, Ariyanon W, et al. Cardiac surgery-associated acute kidney injury. Cardiorenal Med 2013 ; 3 : 178-99.

20) Karvellas CJ, Farhat MR, Sajjad I, et al. A comparison of early versus late initiation of renal replacement therapy in critically ill patients with acute kidney injury : a systematic review and meta-analysis. Crit Care 2011 ; 15 : R72.

（片山　勝之）

IV. 危機管理

8 中枢神経系管理

> **重要ポイント**
> - 周術期の中枢神経障害としては脳梗塞，術後認知機能障害，脊髄虚血による対麻痺などがある。
> - 年齢や性別のほか，糖尿病や腎不全，大動脈粥腫の存在など高リスク患者を術前から把握することが重要である。
> - 中枢神経障害を軽減させる薬物や対策方法がいくつか報告されているが，単独で有効なものは少ないため，総合的な評価と対策が必要である。

はじめに

　周術期の脳梗塞，術後認知機能障害（postoperative cognitive dysfunction：POCD），脊髄虚血はいずれも患者の日常生活を損なうばかりでなく院内死亡率を上昇させ，5年生存率を低下させる要因であることが判明している。近年，質の高い研究により有効なストラテジーが明らかになってきている。それらの多くは術中に介入するものも多いため，麻酔科医も習熟する必要がある。

心臓外科手術の脳保護

1 発生頻度

　心臓手術後の脳梗塞の発生頻度については多くの報告が存在するが，1～15%とされている。発生頻度に差を認めることは，①対象術式，②対象患者，③脳梗塞の定義，などに起因すると考えられる。

　対象術式の変遷としては，1990年代は冠動脈バイパス術（coronary artery bypass grafting：CABG）が盛んであったのに対し，最近は弁膜症，大血管手術が増加している。また，経カテーテル大動脈弁留置術（transcatheter aortic-valve implantation：TAVI），低侵襲心臓手術（MICS），オフポンプ冠動脈バイパス術（off-pump coronary artery bypass：OPCAB）など術式も豊富である．これに対して対象患者は，以前は手術適応がなかった高齢者や低左心機能患者など高リスク患者を含むようになってきている．研究に含まれる脳梗塞の定義も変化してきている．以前は明らかな神経脱落症状を脳梗塞として定義していたが，最近はMRIなどによる"silent stroke"を含めることも多い．

　上記により研究年代ごとに脳梗塞の発症率に差を認めるものの，最新の報告では，症候性脳梗塞は，CABGで1.0～3.8％，大動脈弁置換術で1.9～4.8％，僧帽弁形成術で0.8％，僧帽弁置換術で3.0～8.8％，OPCABで1.9％と報告されている[1)2)]．また，術式が複雑になるにつれ，脳梗塞の発症リスクが高くなる傾向がある[1)]．

　一方，POCDは術後に発生する記銘力の低下，空間認知機能障害などの高次機能障害であり，心臓血管外科術後の退院時の頻度は30～80％とされる[3)]．心臓血管外科後にPOCDが多い理由としては，人工心肺や術野由来の空気など微小塞栓が原因として考えられてきたが，人工心肺を用いないことによりPOCDが低下することを示せた論文は存在せず，より複雑なメカニズムの関与が指摘されている．

　心臓外科術後のPOCDも脳梗塞と同様に，①研究デザイン，②定義，③評価のタイミング，④フォローアップ期間，⑤測定方法などにより大きな差を認める．

2 リスク因子

　心臓外科術後の脳梗塞のリスク因子として報告されているものには，術前の年齢，性別（女性＞男性），遺伝，糖尿病，高血圧，腎不全，心筋梗塞の既往，脳梗塞の既往，心臓手術の既往，閉塞性動脈硬化症，低左心室機能，上行大動脈のプラークもしくは石灰化が挙げられる．術中・術後因子としては，緊急手術，人工心肺時間（＞2時間），輸血，腎代替療法，術後新規発症の心房細動，周術期の感染症などがある[2)]．

　冠動脈疾患を有する患者は全身性に動脈硬化を認める場合が多く，頸動脈狭窄を合併する頻度が高い．術前に認められる頸動脈狭窄を脳保護の観点から先行して治療するか否かについては多くの議論があるものの，現在では両側の高度狭窄病変以外は治療しない方針が主流である．

　アメリカ心臓協会（AHA）など14の関連学会による2012年のガイドライン[4)]では，待機的CABG前には超音波検査によるスクリーニングを65歳以上の患者，左主幹部病変，末梢動脈疾患（PAD），喫煙歴のある患者，脳梗塞もしくは一過性脳虚血発作（transient ischemic attack：TIA）のある患者，頸動脈雑音を聴取する患者で推奨している（Class 2a）．また，内頸動脈内膜切除術（CEA）は80％以上の狭窄を認める患者が6カ月以内に両側狭窄によると考えられる眼症状もしくは脳虚血症状を呈した場合に推奨している（Class 2a）．症状がない患者では，狭窄が高度であっても治療が有効であるかは不明である．Liら[5)]は，4,335人のCABG患者を後方視的に検討したところ，多くは頸動脈狭窄と無関係であり，脳梗塞を発症した76人の患者のうち4人でのみ患側の頸動脈が責任病変であった．

　一方で，POCDのリスク因子（術前の因子）は，年齢，脳血管疾患の既往，心血管疾患の既往，アルコール依存，教育レベル，非心臓手術において頸動脈狭窄の有無など

が挙げられている[6]。特に年齢は重要な因子であり、年齢別にPOCDの発症率を検討した研究では、退院時に36.6％（18〜39歳）、30.4％（40〜59歳）、41.4％（60歳以上）と差を認め、その後のフォローアップでも年齢が高い群ほど改善率が低いことが知られている[7]。手術中・手術後のリスク因子としては、長時間手術やカテコールアミンの使用が挙げられる[8]。

3 心臓手術中の脳保護

術中の脳保護戦略は、①塞栓源となる物質を減少させる、②低灌流を避ける、③虚血に対する耐性を獲得させる、の3点が重要である。また、人工心肺前後の術中管理ばかりでなく、周術期のどのタイミングでも脳梗塞は発生しうることを念頭に置いて、術前・術後にも注意を払う必要がある。

a. アテローム性動脈硬化

上行・弓部大動脈内のプラークは、送血管挿入、大動脈遮断、人工心肺からの送血など多くの状況で破綻し、塞栓源となる危険性がある。人工心肺を用いる472人の患者に人工心肺前後で大動脈エコー（epiaortic echo）を実施したところ、3.4％の患者において送血によりプラークの破綻を認めた。そのため、プラークの存在部位の同定は脳梗塞予防において重要となる。

プラークは大きさや性状から多くの分類法が提唱されているが、術後脳梗塞との相関でより優位な分類法というものは存在しない。1991年にKatzら[8]は5段階のスケールでプラークを分類し、Grade 5（可動性のあるプラーク）および弓部大動脈のプラークは脳梗塞のリスクを上昇させると報告している。

術中のプラークの検出と監視は、経食道心エコー法（transesophageal echocardiography：TEE）および大動脈エコーを用いることで詳細に可能である。術者による触診は、TEEおよび大動脈エコーで検出可能な石灰化・プラークのうち約20％しか検出しないとする報告もあり、注意が必要である[9]。大動脈エコーは胸骨正中切開による手術時に上行〜弓部大動脈の観察に優れるが、下行大動脈など術野からアクセスできない場所はTEEのほうが描出に優れている。TEEは、遠位上行大動脈から近位弓部大動脈が気管と重なってblind zoneになるため、描出が困難である。非侵襲的で簡便であるため、多くのガイドラインで大動脈エコーの使用が推奨されている[2]。TEEおよび大動脈エコーの使用が脳梗塞発症率や死亡率など臨床的アウトカムに影響を与えるか否かについては現在明確なエビデンスがないものの、TEEおよび大動脈エコーの使用により経頭蓋ドプラーで検出されるembolic signalsを減少させ、神経学的予後を改善させるとする報告が存在する。

一方で、下行大動脈内に存在するプラークと脳梗塞との関連を示せた論文は存在しない。ただし、大腿動脈送血など逆行性送血の場合、プラークの破綻が脳梗塞の因子となりうる可能性があるので注意が必要である。また、下行大動脈内のプラークの存在は、上行大動脈・弓部大動脈内のプラークの存在を示唆するため、ほかの部位の検索が重要

8. 中枢神経系管理

表 プラークの破綻を避けるために採用される代替法

対象術式	代替法	特徴/問題点
冠動脈バイパス術	off-pump 手術	・ハートポジショナーなどの器具の改良により成績が向上している ・人工心肺関連の出血，炎症，塞栓などを回避できる ・弁膜症など人工心肺を用いる追加の手術ができない ・手技の難易度が上昇する ・脳梗塞を減少させる明確なエビデンスに欠ける
	single cross clamp technique	・中枢側吻合時に partial clamp を用いることなく，1回の大動脈遮断で末梢側・中枢側を吻合する方法 ・脳梗塞を減少させるかは不明。多くの小規模な研究では脳梗塞を低下させる傾向を認めるものの，1編のレビューでは single cross clamp の優位性が確認できなかった ・S-100 など脳障害に関連したマーカーの低下を認める ・大動脈遮断時間が長くなる ・神経学的所見（術後認知機能障害）を減少させたとする非ランダム化試験報告がある
	グラフトの選択	・両側の内胸動脈をグラフトとして使用することで中枢側吻合を避ける ・縦隔炎発症のリスクが高まる ・大伏在静脈などに比べて長期的な開存率，生命予後が良い
	心室細動下手術	・大動脈遮断が回避できる ・低体温による合併症の増加（出血，感染，炎症反応など） ・心室細動を誘発できない場合は rapid pacing などの併用が必要となる
すべて	送血場所の変更	・腋窩動脈，大腿動脈などをカニュレーションサイトとして選択 ・非生理的な逆行性送血となる ・大動脈ほど流量が確保できない場合がある

である。プラークや石灰化を認めた際，その部位を避けて手術を行うことが重要である。びまん性にアテローム性動脈硬化が発生している患者では，手術自体が困難となる場合もある。送血時のプラークの破綻と脳血管への流入を防止するために，フィルター付きの送血管など工夫されたデバイスが出ているものの，優位性を示せたものは存在しない。一般的に石灰化やプラークを避けるために採用される代替法とその注意点を表に示した。

b. 微小塞栓源対策

大動脈プラークなど比較的大きな物質は脳梗塞の原因になるのに対して，小さな物質による塞栓は微小塞栓を引き起こして POCD の一因となる。これらの微小塞栓源には，人工心肺と血液の相互作用によって発生する①血小板-フィブリン凝集塊，②術野から直接体内へと取り込まれる空気，③術野の吸引により生じる脂肪塊，④貯血槽（リザーバー）への薬物投与により生じる空気などが存在する。リザーバーや人工肺，動脈フィ

ルターはある程度これらの塞栓源を除去するものの，フィルターよりも細かい物質は通過してしまうことに注意が必要である。

術野から直接体内へと入る空気を予防する方法としては二酸化炭素充填がある。二酸化炭素は空気よりも血液に対する溶解度が高く吸収されるため，術野に二酸化炭素を吹送して空気を二酸化炭素で置換することで，塞栓の吸収を期待することができる。Svenarudら[10]は，二酸化炭素を術野に吹送する群と二酸化炭素充填を用いない対照群の2群に分類し，TEEで検出可能な空気を検索したところ，二酸化炭素を用いた群は対照群に比べて検出可能な空気が少なかった。ただし，この研究では脳梗塞など臨床的アウトカムでは差を認めなかった。術野の吸引による塞栓物質を減少させる方法としては，すべての吸引血を自己血回収装置で処理する方法がある。ただし，この方法は赤血球のみを回収し，凝固因子やアルブミンなどのタンパク質を減少させるため注意が必要である。自己血回収装置の使用に関して，神経学的予後を改善するか否かは両論あり結論に至ってない。

人工心肺装置のリザーバー内への薬物投与も空気の混入を生じ，問題となることがある。Borgerら[11]は，待機的CABG患者をリザーバー内への薬物投与回数によって2群に分類し，術後3カ月後の認知機能検査を実施したところ，薬物投与が多い群で有意にPOCDが多いことを報告している。ただし，薬物投与が多い群では人工心肺時間も有意に長く，人工心肺時間を調整したところ薬物投与群ではPOCDの発生率が高い傾向は残るものの，統計学的な有意差は存在しなかった。

c. 人工心肺中の灌流圧

適切な脳灌流圧の維持は，心拍動下・人工心肺下ともに脳保護において重要な因子である。自己調節能（autoregulation）の下限値（lower limit of autoregulation：LLA）を下回らない灌流圧で送血することにより脳血流を一定に保ち，虚血に陥るのを予防できる。しかし，LLAは43〜90 mmHgと個々の患者で大きく異なるため注意が必要である。

Joshiら[12]は，年齢や合併症，術前の血圧などの患者背景から推測するLLAは不正確であり，赤外線酸素モニター装置などで検出される限界値と大きく乖離することを示している。また，Goldら[13]は，平均動脈圧（mean arterial pressure：MAP）を80〜100 mmHgに維持した群と50〜60 mmHgで管理した群で術後の合併症を比較したところ，高灌流圧群のほうが術後心筋梗塞や脳梗塞の発症率が有意に低いことを示している。

POCDと人工心肺中の灌流圧との関連も指摘されている。Siepeら[14]は，人工心肺中に灌流圧を80〜90 mmHgに維持する群と60〜70 mmHgに維持する群に無作為的に振り分けて術後 mini mental state examination（MMSE）のスコアを比較したところ，高い灌流圧群のほうでMMSEスコアが高かった。

d. 体温管理

低体温は脳代謝率を1℃につき6〜7％低下させ，グルタミン酸放出抑制やカルシウムイオン流入抑制などにより脳保護的に働く。心肺停止症例で低体温療法が臨床的に有

効であることが示されてきたが，人工心肺中の低体温が脳のみならず臓器保護に有効であることを明確に示せた研究は存在しない。

　CABGを対象とした大規模ランダム化比較試験（randomized controlled trial：RCT）のシステマチックレビューでHammonら[15]は，低体温群で脳梗塞の発生率は低い傾向を示したものの有意な差を認めなかった（OR：0.68, CI：0.43-1.05）と報告している。人工心肺中の低体温の優位性が示せない一因として，復温中の高体温が指摘されている。復温中にモニタリングされる鼻腔温や鼓膜温などは，大動脈温や脳温に比べて復温が緩徐であるため，これらが目標温度に達したとき，脳温はより高い可能性がある。Grigoreら[16]は，165名のCABG患者を対象に鼻腔温と送血温の差を2℃以内に保った群（緩徐復温群）と2℃以上の差で復温した従来群を比較したところ，6週間後の認知機能に有意な差を認めたと報告している。また，CABG患者を対象に術後の体温について行われた研究では，高体温を認めた患者のほうがPOCDの発生率が高いことが判明した[17]。ただし，高体温によりPOCDが引き起こされたのか，炎症反応などの結果として二次性に体温が上昇したのか，解釈は慎重に行われるべきである。

e. 血糖管理

　高血糖は，脳梗塞後には非糖尿病患者の1/3で，糖尿病患者のほぼ全症例で認められる。脳梗塞発症24時間後の持続する高血糖は梗塞領域拡大の独立因子であるが，心臓手術中の血糖管理が神経学的予後を改善するか否かは不明である。

　CABG患者525人を対象に，術中の最高血糖値が200 mg/dl以上であった群とそれ以下に維持された群で2群に分類した研究では，多重ロジスティック回帰分析の結果，非糖尿病患者は6週間後のPOCDの発症率が高血糖群で有意に高かった。しかし，同研究で糖尿病患者では6週間後のPOCDの発症率に影響は見られなかった[18]。同様に，非糖尿病患者の人工心肺症例を対象としたプラセボ対照二重盲検比較試験で，血糖値が100 mg/dlを超えたときにインスリンもしくはプラセボを投与された場合においては，両群で術後の神経学的所見に差を認めない結果となった[19]。

　集中治療領域では，厳密な血糖管理は低血糖の頻度を増加させ，かえって予後を悪化させることが知られている[20]。心臓外科の周術期においても，厳密な血糖管理は予後の悪化を招く可能性があるため，頻回のモニタリングを実施するなど慎重な管理が必要である。

f. 人工心肺の代替

(1) オフポンプ冠動脈バイパス術（OPCAB）

　OPCABでは人工心肺を使用しないことにより脳梗塞やPOCDのリスクが低下すると考えられるが，実際にOPCABが臨床的に神経学的予後を改善するかは不明である[21]。

　3,102人のCABG患者を対象としたThe Arterial Revascularization Trial（ART）において，OPCABは43％の症例を占めている。同研究におけるサブ解析では，脳梗塞発症率はオンポンプ冠動脈バイパス術（on-pump CABG：ONCAB），OPCABでそれぞ

れ1.1%, 1.7%と差を認めない結果となっている[22]。一方で, Maruiら[23]は, 経皮的冠動脈インターベンション (percutaneous coronary intervention：PCI), OPCAB, ONCABを傾向スコアを用いて分析したところ, PCIとOPCAB群では脳梗塞発症率に差は認めないものの, ONCAB群では有意に脳梗塞発症率が高いことを示している。

OPCABは人工心肺を用いた場合に比べて技術的に困難であり, 再手術のリスクが上昇するため, その適応は慎重に判断する必要がある。

(2) 経カテーテル大動脈弁留置術 (TAVI)

TAVIは, 本邦では実施可能な施設が現在のところ限定的であるものの, 世界的には2013年に9万症例を超え, 増加の一途をたどっている。高齢者や低左心機能症例など大動脈弁置換術のリスクが高い患者にも適応があるものの, 実施当初より脳梗塞は大きな問題となってきた。

10,037患者を含む53の研究を対象としたメタ解析では, 脳梗塞/TIA発症のリスクは3.3%であった[24]。また, Fairbairnら[25]は, TAVIが施行された患者に対して術前・術後にMRIを施行したところ, 31人中24人で合計131か所の新規梗塞巣を認めたが大部分はsilent strokeであり, 症候性の脳梗塞はそのうち6%で認めた。現時点では, TAVIが人工心肺を避けることにより脳保護的に働くとするエビデンスは存在しない。

g. 薬物

(1) チオペンタール

バルビツレートはγアミノ酪酸 (gamma-aminobutyric acid：GABA)$_A$受容体に結合部位を持ち, クロールイオンチャネルの開口時間を延長することによりGABAの薬理作用を増強して脳代謝を低下させる。当初, 脳代謝の抑制がバルビツレートによる脳保護の主な機序であると考えられていたため, 脳波で群発-抑制交代 (burst and suppression) を認めるまで使用されていた。

最近の研究では, バルビツレートの脳保護効果として脳代謝低下のみならず脳血流の再分布, ナトリウムチャネル抑制, グルタミン酸受容体を介する反応の抑制, 細胞内カルシウムの上昇抑制, フリーラジカル産生抑制などが明らかとなり, 必ずしもburst and suppression doseが必要でないと考えられる。11編の論文を対象としたレビューにおいては, 循環停止時のチオペンタールの使用は低用量でも脳保護に有効であると結論している[26]。

(2) プロポフォール

プロポフォールの脳保護効果のメカニズムについては, 脳代謝抑制のほかにフリーラジカルスカベンジャーとしての作用, GABA$_A$受容体作動性ニューロンの活性化によるグルタミン酸放出抑制などが考えられている。上記作用機序により脳保護的に働く可能性があるものの, プロポフォールと術後の脳梗塞について関連を示せた研究は存在しない。POCDを起こした225人を対象とした研究においては, burst and suppression doseでプロポフォールを術中使用した場合, 2カ月後にはPOCD発生率に差を認めな

(3) リドカイン

リドカインは，グルタミン酸の放出抑制，虚血細胞内でのカルシウム濃度抑制，アポトーシスの抑制により，脳保護的に働くことが基礎実験で報告されている．臨床では，リドカインの使用が脳梗塞を予防もしくは梗塞領域を軽減する明確なエビデンスは存在しない．POCDを検討した研究では，277人の患者を対象としたRCTが存在する．Butterworthら[19]は，周術期にリドカインを48時間持続投与した群とプラセボ群で6週間後と1年後のPOCDについて検討している．この研究では，リドカインは6週間後には脳保護効果は示さなかった．また，二次解析においてリドカインを持続投与すると，糖尿病患者はそれ以外の患者に比べてかえって認知機能が悪化することが示された．さらに，糖尿病患者を除外して検討を行ったところ，リドカインの神経保護効果が6週間後で認められたとしている．

(4) ステロイド

心臓手術中には，術後炎症反応の抑制を目的として高用量のステロイドがしばしば投与される．2012年に発表されたDexamethasone for Cardiac Surgery Trial（DECS Trial）は，主要合併症に対するデキサメタゾンの優位性について示せなかったものの，デキサメタゾンを投与された患者はプラセボ群に比べて入院期間の短縮，感染症発症率の低下，せん妄発生率の低下を認めた[28]．同グループはデキサメタゾンのPOCDに対する影響を調べるために前向き・多施設研究を実施し，デキサメタゾン1 mg/kg群とプラセボ群に振り分けて1カ月後と12カ月後にPOCDの有無を検討した．1カ月後の検査では，プラセボ群でPOCDが多い傾向を認めたものの有意な差を示すまでには至らなかった（relative risk：1.87, 95% CI：0.9-3.88, P＝0.09）．12カ月後には，両群で差を認めなかった[28]．

(5) ミノサイクリン

ミノサイクリンは血液脳関門を容易に通過する抗菌薬である．ミノサイクリンは，細胞内のさまざまなカスケードに作用することにより，抗酸化作用，抗炎症作用，抗アポトーシス作用を有することが示されており，神経保護作用を有するものと考えられている．動物実験では，ミノサイクリンは脳梗塞巣を減少させ，神経学的予後を改善させる．ヒトを用いた臨床研究でも，脳梗塞発症6〜24時間後にミノサイクリン200 mgを5日間経口投与することにより，プラセボ群に比較して神経学的予後が改善した[29]．

(6) スタチン製剤

心臓外科手術では，手術侵襲，人工肺や送脱血管と血液との接触により炎症が起こる．この炎症反応は脳浮腫や過凝固反応を引き起こし，脳梗塞の原因となることが知られている．スタチン製剤は非心臓手術における脳梗塞を減少させることや，心臓手術後における心筋梗塞や腎機能障害などを軽減させることが知られているが，心臓手術において

スタチン製剤が単独で脳梗塞を軽減するかは現在のところ不明である。Bouchardら[30]は，CABG術後の6,813人の患者を後方視的に検討している。同研究では，多変量解析の結果，β遮断薬とスタチン製剤の併用が脳梗塞を軽減させたと報告している（OR：0.377, CI：0.14-0.97）。

心臓外科手術の脊髄保護

1 脊髄の解剖生理

心臓血管外科術後の脊髄損傷の原因は，解剖学的要因と非解剖学的要因に分類できる。解剖学的要因は，手術手技などにより脊髄栄養血管を遮断することである。非解剖学的要因は，栄養血管自体は正常構造を保っているものの，適切な灌流が得られずに虚血が起こることである。解剖学的要因による脊髄損傷を予防するためには，脊髄を灌流する血管の解剖学的理解と，手術前における重要血管の同定が重要となる。

脊髄は，縦走する左右2本の後脊髄動脈と1本の前脊髄動脈の計3本，そしてそこから派生する動脈から栄養されている。後脊髄動脈が脊髄をほぼ縦走して脊髄の後ろ1/3を栄養するのに対して，前脊髄動脈は分節性に血液供給を行っており脊髄の前2/3を灌流する動脈である。前脊髄動脈は各分節間での連続性に乏しく，また前脊髄動脈と後脊髄動脈は脊髄内で連絡がないため虚血に陥りやすい。前脊髄動脈は分節動脈から分岐する根動脈の枝であるが，数本ある前根髄質動脈の中でも最も太いものをAdamkiewicz動脈と呼び，脊髄下部の1/3を栄養する重要な血管である。Adamkiewicz動脈は，通常は第7肋間動脈から第2腰動脈の間で左側に多く分布し，画像検査で特徴的なヘアピンカーブを描くことが多い。Adamkiewicz動脈は，ほかの前根髄動脈と比較して太いものの，その太さは0.8〜1.3 mmと非常に細く，解剖学的バリエーションも豊富なことから同定困難であることも多い（図）。

また，近年では，術後麻痺が肋間動脈の再建の有無など解剖学的要因に起因するものは約20％であり，約80％は術中の灌流圧など生理学的要因によるところが大きいことが報告されている。Wongkornratら[31]は，術前の患者の状態と術後対麻痺発生頻度を検討している。多重ロジスティック回帰分析で術後対麻痺の発生頻度が上昇したのは，①術前低血圧（収縮期圧90 mmHg未満），②術中低血圧（MAP 60 mmHg未満）であり，適切な灌流圧維持が重要であると結論づけている。そのため，生理的因子についての理解も必須である。

脊髄循環は脳循環と類似しており，灌流圧はMAPと脳脊髄圧（cerebrospinal fluid pressure：CSFP）の差で規定される。また，二酸化炭素応答性も脳循環と同様に存在する。低酸素血症に対しては動脈血酸素分圧（Pa_{O_2}）60 mmHgまでは脊髄血流は一定であるものの，30〜40 mmHgになると約2倍となる。自己調節能に関しては，MAPが60〜120 mmHgの間では一定に維持されるが，脳循環同様に個人差が大きく手術中

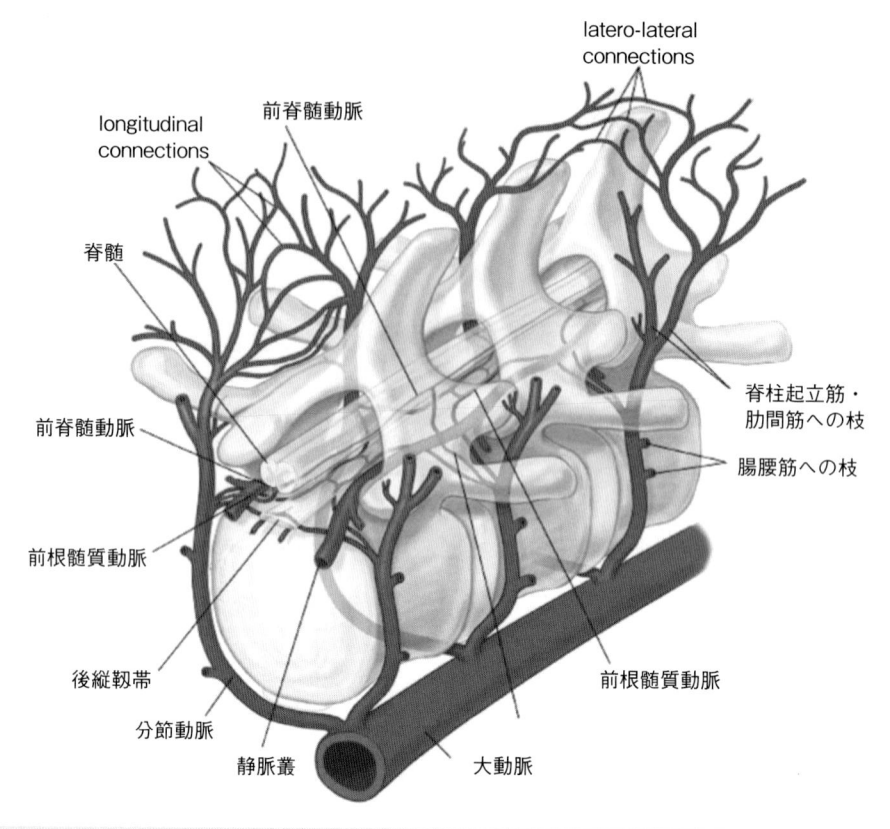

図　脊髄を灌流する血管
(Griepp EB, Di Luozzo G, Schray D, et al. The anatomy of the spinal cord collateral circulation. Ann Cardiothorac Surg 2012；1：350-7 より改変引用)

は注意が必要である。

2 合併症頻度，リスク因子

　脊髄損傷のリスクは1〜32％と報告により大きな差があるものの，経年的には減少傾向にある[32)〜35)]。Pantheeら[32)]は，190編の論文から38,491患者を抽出し，2000年以前，2001〜2007年，2008〜2013年の3期間に分類して検討したところ，脊髄損傷の発生頻度は9％，7％，5.8％と年々減少していた。

　脊髄損傷の報告されている頻度は，対象期間，術式（開胸手術か，ステント手術か），病変の部位など，さまざまな因子により異なる。開胸手術では2.3〜32％の脊髄損傷の頻度が報告されているが，胸部大動脈瘤ステントグラフト内挿術（thoracic endovascular aortic repair：TEVAR）では1〜19％である。ただし，TEVARは開胸手術に比べて年齢が低い，緊急手術が少ないなど背景が異なることも多く，その解釈には注意が必要である。

　開胸手術では病変部位が脊髄損傷の発生頻度に大きく関連する。すなわち，Crawford分類Ⅰ・Ⅱ型はⅢ・Ⅳ型に比べて脊髄損傷の発生頻度が高い傾向を示す。術式の

年代ごとの変遷も考慮に入れる必要がある。従来は大動脈遠位側の灌流を行わず単純に大動脈を遮断する"clamp and sew technique"で行う頻度が高かった。また，2000年以降は画像技術の進歩により術前にAdamkiewicz動脈の同定頻度が高まり，より解剖学的理解が深まるようになった[36]。さらに，運動誘発電位（motor evoked potential：MEP）などモニタリング精度が上昇したことにより，波形変化があった場合に警告を行い，重要血管を術中にも同定することが可能となった。これらの技術的進歩や術式の変化などにより脊髄損傷は年々減少傾向にあるものの，重大な合併症であることに変わりなく，その予防的対策は重要である。

3 術中対策

アメリカ麻酔科学会（ASA），アメリカ胸部外科学会（AATS）など10の関連団体による胸部大動脈疾患の管理・治療についてのガイドラインが2010年に改訂されている[37]。その中で，術中の脊髄保護として肋間動脈再建，遠位側大動脈灌流，体温管理などについて述べられており，項目ごとに推奨度が設定されている。以下，推奨度は上記ガイドラインのものを採用している。

a. 肋間動脈再建

Adamkiewicz動脈は脊髄の1/3を灌流する重要血管であり，その遮断は脊髄損傷と関連すると考えられている。2000年代に入り，ヘリカルCTの普及など画像技術の進歩に伴い，Adamkiewicz動脈の術前同定頻度が高くなり肋間動脈再建が一般的となった[36]。しかし，肋間動脈の再建を行わない場合においても対麻痺が発生しないこともあり，その有用性には疑問が残ることも多かった。最近の研究では，前脊髄動脈に直接的・間接的に流入するcollateral vascular networkの存在が確認され[31]，MEPなどのモニタリングで波形変化を認めた場合のみ再建することが多くなりつつある。

b. 遠位側大動脈灌流（distal aortic perfusion）

下行大動脈人工血管置換術において最も単純な方法は，大動脈遮断時に病変部以遠の灌流を行わない遮断"simple clamp and sew technique"である。大動脈遮断中は血流がなくなるので遮断時間に比例して脊髄損傷の頻度が高くなると考えられるものの，全身ヘパリン化や人工心肺，循環停止など複雑な操作が不要である利点がある。また，clamp and sew techniqueを用いた場合でも，選択的硬膜外冷却（selective epidural cooling）や脳脊髄ドレナージと組み合わせれば脊髄損傷を減少させることが可能であると報告されている。

大動脈遮断時の遠位灌流方法には，① Gottシャント，② partial left heart bypass，③ partial cardiopulmonary bypass，④深低体温循環停止（deep hypothermia circulatory arrest：DHCA）などの方法が存在する。しかしながら，これらの代替法がsimple clamp and sew techniqueに比べて優れていることを示せた研究はなく，低体温や適正な灌流圧の維持など，ほかの脊髄保護戦略との組み合わせが重要である。ガイドラインで

8. 中枢神経系管理

は，術者や麻酔科医，人工心肺技師などが各施設で慣れた方法を採用するのがよいと考えられている（Class 2a）[37]。

c. 脳脊髄ドレナージ

脊髄灌流圧（spinal cord perfusion pressure：SCPP）はMAP−CSFPで規定されるため，SCPPを適正に維持するためにはCSFPを低下させることが重要である。一般的には，CSFPは15 mmHg未満になるように術中からモニタリングされ，術後数日間維持される。しかし，脳脊髄ドレナージと脊髄損傷の関連を検討した初の前向き検討では否定的な結果しか得られず，単独では効果に乏しく，MAPを上げるなどほかの方法との組み合わせが重要であることが示唆された[34]。一方，脳脊髄ドレナージの合併症としては出血やそれに伴う脊髄圧迫などが存在するものの，その頻度はヘパリン化される下行大動脈人工血管置換術においても非常に低く，安全性が確立されているといえる。そのため，脳脊髄ドレナージは，一般的には施行することが推奨される。ガイドライン[37]では唯一のClass 1 evidenceとなっている。

d. 低体温

低体温は，脳と同様に脊髄の代謝を低下させ，グルタミン酸などの興奮性伝達物質を減少させることで保護的に働く。深低体温（15℃）における保護時間は脳と同様60分であり，温度が低いほうがより代謝が抑制されるものの，低温性の組織障害，抗凝固の予想以上の延長や，それに伴う出血のリスクが上昇するため注意が必要である。

Yooら[38]は，212人の胸部下行大動脈瘤・胸腹部大動脈瘤の患者について，プロペンシティスコアマッチングを用いてDHCA群と非DHCA群に分類して検討したところ，脊髄損傷を含む中枢神経系合併症，死亡率，多臓器不全などでは差は認めなかったものの，低心拍出量症候群（low cardiac output syndrome：LOS，OR：1.86，$P = 0.012$），術後の人工呼吸期間（OR：2.33，$P = 0.0004$）はDHCA群で多い結果となった。遠位灌流が確立可能な状況下ではDHCAを避けたほうがよいと考えられている。

ガイドラインでは，中等度低体温が第一選択として推奨されている[37]。また，全身を冷却することなく脊髄を選択的に冷却することにより脊髄の神経保護効果を期待した方法なども報告されている。局所脊髄冷却は，通常は第11〜12胸椎間から硬膜外カテーテルを挿入し，4℃の生理食塩液を灌流させることにより達成される。脳脊髄温は，第3〜4腰椎から温度計付きカテーテルをくも膜下腔に挿入することによりモニタリングする。ただし，この方法はCSFPを潜在的に上昇させる可能性があることに留意するべきである。

e. 薬物

脊髄保護目的で単独もしくは複数の薬物を組み合わせて検討した研究で，有効性が確認されたものは現在のところない。かねてより，メチルプレドニゾロン1 g，フェノバルビタール1 g，マンニトール25 gを静脈内投与するカクテル療法は脊髄損傷を減少させると報告されている。そのほかにも，チオペンタール（burst and suppression 波形が

出る程度），ナロキソン（1 mg/kg/hr），メチルプレドニゾロン（30 mg/kg），マグネシウム（1～2 g），リドカイン（100～200 mg）が臨床的に使用されることが多い。また，近年では，スタチン製剤が脳梗塞の軽減に有効であり虚血耐性を示すことが報告されているが，脊髄に対しても再灌流傷害を軽減することが報告されている。これらの薬物は単独で使用せず，ほかのテクニックと合わせて考慮するべきである。

まとめ

　心臓血管外科手術の脳保護・脊髄保護について述べた。中枢神経保護には種々の方法が報告されているものの，単独で有効性を示せたものは少ない。さまざまなテクニックの組み合わせを個々の患者に応じて選択することが重要である。また，これらの中枢神経保護は麻酔科医単独で実施できるものは少なく，術前から心臓血管外科医や臨床工学技士などの関係スタッフと入念な打ち合わせとディスカッションが重要である。

■参考文献

1) Abah U, Large S. Stroke prevention in cardiac surgery. Interact Cardiovasc Thorac Surg 2012；15：155-7.
2) Glas KE, Swaminathan M, Reeves ST, et al. Guidelines for the performance of a comprehensive intraoperative epiaortic ultrasonographic examination：recommendations of the American Society of Echocardiography and the Society of Cardiovascular Anesthesiologists；endorsed by the Society of Thoracic Surgeons. Anesth Analg 2008；106：1376-84.
3) Bartels K, McDonagh DL, Newman MF, et al. Neurocognitive outcomes after cardiac surgery. Curr Opin Anaesthesiol 2013；26：91-7.
4) Brott TG, Halperin JL, Abbara S, et al. ASA/ACCF/AHA/AANN/AANS/ACR/ASNR/CNS/SAIP/SCAI/SIR/SNIS/SVM/SVS Guideline on the management of patients with extracranial carotid and vertebral artery disease：executive summary：a report of the American College of Cardiology foundation/American Heart Association task force on practice guidelines, and the American Stroke Association, American Association of Neuroscience Nurses, American Association of Neurological Surgeons, American College of Radiology, American Society of Neuroradiology, Congress of Neurological Surgeons, Society of Atherosclerosis Imaging and Prevention, Society for Cardiovascular Angiography and Interventions, Society of Interventional Radiology, Society of NeuroInterventional Surgery, Society for Vascular Medicine, and Society for Vascular Surgery. Developed in collaboration with the American Academy of Neurology and Society of Cardiovascular Computed Tomography. Catheter Cardiovasc Interv 2013；81：E76-123.
5) Li Y, Walicki D, Mathiesen C, et al. Strokes after cardiac surgery and relationship to carotid stenosis. Arch Neurol 2009；66：1091-6.
6) Rundshagen I. Postoperative cognitive dysfunction. Dtsch Arztebl Int 2014；111：119-25.
7) Monk TG, Weldon BC, Garvan CW, et al. Predictors of cognitive dysfunction after major noncardiac surgery. Anesthesiology 2008；108：18-30.
8) Katz ES, Tunick PA, Rusinek H, et al. Protruding aortic atheromas predict stroke in elderly patients undergoing cardiopulmonary bypass：experience with intraoperative transesophageal echocardiography. J Am Coll Cardiol 1992；20：70-7.
9) Bolotin G, Domany Y, de Perini L, et al. Use of intraoperative epiaortic ultrasonography

to delineate aortic atheroma. Chest 2005 ; 127 : 60-5.
10) Svenarud P, Persson M, van der Linden J. Effect of CO_2 insufflation on the number and behavior of air microemboli in open-heart surgery : a randomized clinical trial. Circulation 2004 ; 109 : 1127-32.
11) Borger MA, Peniston CM, Weisel RD, et al. Neuropsychologic impairment after coronary bypass surgery : effect of gaseous microemboli during perfusionist interventions. J Thorac Cardiovasc Surg 2001 ; 121 : 743-9.
12) Joshi B, Ono M, Brown C, et al. Predicting the limits of cerebral autoregulation during cardiopulmonary bypass. Anesth Analg 2012 ; 114 : 503-10.
13) Gold JP, Charlson ME, Williams-Russo P, et al. Improvement of outcomes after coronary artery bypass, a randomized trial comparing intraoperative high versus low mean arterial pressure. J Thorac Cardiovasc Surg 1995 ; 110 : 1302-11.
14) Siepe M, Pfeiffer T, Gieringer A, et al. Increased systemic perfusion pressure during cardiopulmonary bypass is associated with less early postoperative cognitive dysfunction and delirium. Eur J Cardiothorac Surg 2011 ; 40 : 200-7.
15) Hammon JW, Stump DA, Butterworth JF, et al. Coronary artery bypass grafting with single cross-clamp results in fewer persistent neuropsychological deficits than multiple clamp or off-pump coronary artery bypass grafting. Ann Thorac Surg 2007 ; 84 : 1174-8.
16) Grigore AM, Grocott HP, Mathew JP, et al. The rewarming rate and increased peak temperature alter neurocognitive outcome after cardiac surgery. Anesth Analg 2002 ; 94 : 4-10.
17) Grocott HP, Mackensen GB, Grigore AM, et al. Postoperative hyperthermia is associated with cognitive dysfunction after coronary artery bypass graft surgery. Stroke 2002 ; 33 : 537-41.
18) Puskas F, Grocott HP, White WD, et al. Intraoperative hyperglycemia and cognitive decline after CABG. Ann Thorac Surg 2007 ; 84 : 1467-73.
19) Butterworth J, Wagenknecht LE, Legault C, et al. Attempted control of hyperglycemia during cardiopulmonary bypass fails to improve neurologic or neurobehavioral outcomes in patients without diabetes mellitus undergoing coronary artery bypass grafting. J Thorac Cardiovasc Surg 2005 ; 130 : 1319.
20) Finfer S, Liu B, Chittock DR, et al. Hypoglycemia and risk of death in critically ill patients. N Engl J Med 2012 ; 367 : 1108-18.
21) Møller CH, Steinbrüchel DA. Off-pump versus on-pump coronary artery bypass grafting. Curr Cardiol Rep 2014 ; 16 : 455.
22) Taggart DP, Altman DG, Gray AM, et al. Effects of on-pump and off-pump surgery in the Arterial Revascularization Trial. Eur J Cardiothorac Surg 2014. [Epub ahead of print]
23) Marui A, Kimura T, Tanaka S, et al. Comparison of frequency of postoperative stroke in off-pump coronary artery bypass grafting versus on-pump coronary artery bypass grafting versus percutaneous coronary intervention. Am J Cardiol 2012 ; 110 : 1773-8.
24) Eggebrecht H, Schmermund A, Voigtländer T, et al. Risk of stroke after transcatheter aortic valve implantation (TAVI) : a meta-analysis of 10,037 published patients. EuroIntervention 2014 ; 8 : 129-38.
25) Fairbairn TA, Mather AN, Bijsterveld P, et al. Diffusion-weighted MRI determined cerebral embolic infarction following transcatheter aortic valve implantation : assessment of predictive risk factors and the relationship to subsequent health status. Heart 2012 ; 98 : 18-23.
26) Bilotta F, Gelb AW, Stazi E, et al. Pharmacological perioperative brain neuroprotection :

a qualitative review of randomized clinical trials. Br J Anaesth 2013；110：i113-20.
27) Roach GW, Newman MF, Murkin JM, et al. Ineffectiveness of burst suppression therapy in mitigating perioperative cerebrovascular dysfunction. Multicenter Study of Perioperative Ischemia (McSPI) research group. Anesthesiology 1999；90：1255-64.
28) Ottens TH, Dieleman JM, Saüer AM, et al. Effects of dexamethasone on cognitive decline after cardiac surgery：a randomized clinical trial. Anesthesiology 2014；121：492-500.
29) Fan L, Wang TL, Xu YC, et al. Minocycline may be useful to prevent/treat postoperative cognitive decline in elderly patients. Med Hypotheses 2011；76：733-6.
30) Bouchard D, Carrier M, Demers P, et al. Statin in combination with β-blocker therapy reduces postoperative stroke after coronary artery bypass graft surgery. Ann Thorac Surg 2011；91：654-9.
31) Wongkornrat W, Yamamoto S, Sekine Y, et al. Predictors of paraplegia with current thoracoabdominal aortic aneurysm repair. Asian Cardiovasc Thorac Ann 2015；23：406-11.
32) Panthee N, Ono M. Spinal cord injury following thoracic and thoracoabdominal aortic repairs. Asian Cardiovasc Thorac Ann 2015；23：235-46.
33) Acher CW, Wynn M. A modern theory of paraplegia in the treatment of aneurysms of the thoracoabdominal aorta：an analysis of technique specific observed/expected ratios for paralysis. J Vasc Surg 2009 49：1117-24.
34) Khan SN, Stansby G. Cerebrospinal fluid drainage for thoracic and thoracoabdominal aortic aneurysm surgery. Cochrane Database Syst Rev 2012；10：CD003635.
35) Bensley RP, Curran T, Hurks R, et al. Open repair of intact thoracoabdominal aortic aneurysms in the American College of Surgeons national surgical quality improvement program. J Vasc Surg 2013；58：894-900.
36) Takase K, Sawamura Y, Igarashi K, et al. Demonstration of the artery of Adamkiewicz at multi-detector row helical CT. Radiology 2002；223：39-45.
37) 2010 ACCF/AHA/AATS/ACR/ASA/SCA/SCAI/SIR/STS/SVM Guidelines for the diagnosis and management of patients with thoracic aortic disease：executive summary.
38) Yoo JS, Kim JB, Joo Y, et al. Deep hypothermic circulatory arrest versus non-deep hypothermic beating heart strategy in descending thoracic or thoracoabdominal aortic surgery. Eur J Cardiothorac Surg 2014；46：678-84.

(内藤　祐介, 川口　昌彦)

V

機械的循環補助

V. 機械的循環補助

1 人工心肺管理

> **重要ポイント**
> - 人工心肺は非生理的な循環である。
> - 呼吸管理では無気肺の発生に注意する。
> - 全身の酸素需給バランスを維持するように灌流量と灌流圧の管理を行う。
> - 人工心肺中の確実な抗凝固と人工心肺後の止血凝固異常への対応が重要である。
> - 手術の内容を踏まえ，低体温の利点と欠点を考慮して体温管理を行う。

はじめに

　人工心肺とは，生体自身の血行動態を維持できない状態，ないしは一時的に停止しなければならない状態に際して，自己肺と自己心を一時的に代行するために人工の肺や人工の心臓を用い，全身の臓器血流を維持する方法である。具体的には，人工心肺装置を用いて全身臓器に酸素を供給し，心筋保護と心停止を維持し，体温調節や血液の濃縮，電解質補正などを行う。人工心肺における呼吸・循環管理，血液凝固管理，体温管理についての理解を深めることは，体外循環技士との連携を深め，人工心肺の安全管理を高めることにつながる。

人工心肺の構造と機能

　人工心肺は心臓手術において不可欠な補助手段であるが，表1に示すとおり，非生理的な循環であり，生体に対してストレスとなる。

1 血液希釈

　人工心肺の開始に伴い回路充填液が急速に体内に流入し，血液は希釈される。ヘマトクリット（Ht）値が低下することにより血液粘稠度は低下し，微小循環の改善と灌流圧の低下（initial drop）が起こる。しかし，過度のHt値の低下は酸素運搬能の低下を招くため，組織の虚血を起こす危険性がある。低いHt値は死亡率に相関し，高次脳機

表1　人工心肺の非生理的侵襲
・血液希釈
・非拍動流
・血液と人工的異物面への接触
・全身の炎症反応と止血凝固異常
・血球成分の物理的損傷
・低体温
・肺循環系の血流消失
・血流の末梢組織での再分配
・抗凝固薬の使用
・虚血再灌流傷害

能や腎機能の障害に対するリスク因子となる可能性が示唆されている[1)2)]。

2 非拍動性

　人工心肺で用いる血液ポンプにはローラーポンプと遠心ポンプがあり，いずれも非拍動性で，自己心の拍動パターンとは異なり非生理的である。頸動脈狭窄症，脳血管障害，腎機能低下症例では拍動流のほうが望ましいとされており，この場合は拍動流を用いることもあるが，高灌流量・高灌流圧の非拍動流人工心肺で対応することもある。非拍動下に大動脈内バルーンパンピング（intra-aortic balloon pumping：IABP）を駆動させることにより脈圧を発生させることができ，人工心肺中の末梢循環の改善が期待される。

3 炎症反応

　人工心肺では心肺回路という異物に血液が接触するため，補体の活性化が生じ，好中球が活性化されて好中球由来の活性酸素が発生し，全身の炎症反応が起こる。そのため，全身性炎症反応症候群（systemic inflammatory response syndrome：SIRS）の状態となる。

　人工心肺により活性化されたサイトカイン，アラキドン酸代謝物，補体などは人工心肺後の低酸素血症と関連があると考えられ，人工心肺中に持続血液濾過（CHF）を行うことで肺障害を減らすことが期待できる。また，ステロイドには炎症性サイトカインの抑制効果があるとされているが，免疫系や糖代謝への悪影響の報告[3)]もあるため，その使用には注意が必要である。

4 血球成分の物理的損傷

　人工心肺開始とともに，赤血球は主に機械的要因により破壊され，溶血が生じる。溶血により遊離したヘモグロビン（Hb）は，速やかに血液中のハプトグロビン（Hp）と結合して主に肝臓で処理される。血中の遊離Hb濃度が22〜35 mg/dl以上になると尿中にも排泄され，200 mg/dlを超えると腎不全を発症する危険がある。溶血に関係する

因子には，人工心肺回路表面の性状，血液速度，人工肺における高分圧酸素，気泡型人工肺での血液への気泡混入，ローラーポンプによる圧閉，術野での吸引操作などがある。

人工心肺中の呼吸・循環管理

1 呼吸管理

人工心肺中は，人工肺により酸素化と二酸化炭素の排泄が行われるため，基本的に換気の必要はない。しかし，人工心肺後の低酸素血症がしばしば問題となる。人工心肺後の低酸素血症の原因としては，SIRS 以外に無気肺が頻度の高い原因であり，人工心肺を用いた心臓手術の 64％に無気肺が生じるとされている[4]。

人工心肺離脱後の無気肺を予防するために人工心肺中に 5〜10 cmH$_2$O の持続気道陽圧（continuous positive airway pressure：CPAP）をかけたほうがよいとする報告[5]があるが，高い CPAP はベントチューブや逆行性冠灌流カテーテルの挿入などの手術操作の妨げになる，肺損傷，心腔内に空気を吸い込むなどの問題がある。一方，CPAPをかけなくても人工心肺離脱時に十分に肺を拡張させることで（40 cmH$_2$O，15 秒間）無気肺を改善できるとした報告[6]もあり，人工心肺中の CPAP の必要性については結論が出ていない。ただし，離脱前に十分に無気肺を解除することは重要である。

2 循環管理

人工心肺中の灌流量と灌流圧は，患者の状態，術式に加え，低体温や血液希釈の程度を考慮して決定される。成人人工心肺の灌流量は，全身麻酔下の成人の常温での酸素消費量から決定され，2.2〜2.4 l/min/m^2 の灌流指数が必要とされている。この値は Ht 値や体温により調整する必要があり，直腸温で 18〜20℃の超低体温では 40〜60 分の循環停止が可能であり，反対に常温体外循環では血液希釈に伴って人工心肺の灌流量を増加させる必要がある。灌流量が十分であるかは静脈血酸素飽和度（Sv$_{O_2}$）をモニタリングして全身の酸素需給バランスを評価することで判断し，65％以上あれば全身の血液灌流は一応十分と考えられている。しかし，低流量では脳以外の腸管や骨格筋の血流に障害が起こる可能性がある[7]ため注意が必要である。

適切な灌流圧は全身の組織に酸素を適切に供給できる動脈圧であり，灌流圧が 60〜80 mmHg であれば重要臓器の酸素供給に支障はないとされている。これは脳血流が灌流圧 50〜150 mmHg の範囲で自動調節能により一定に保たれることから決定されている。ただし，高齢で動脈硬化や高血圧を合併した症例や糖尿病患者などでは，脳血流の自動調節障害の可能性が高いため，患者の状況に合わせて高め（70 mmHg 以上）の灌流圧を決定するのがよいと思われる。しかし，高い灌流圧は側副血行による術野での出血量の増大をもたらし，血液吸引による血球成分の破壊に関連する。さらに，再灌流後

の虚血心筋の回復に不利であるとした報告[8]があったり，脳浮腫を招くおそれがあるとされていたりすることから，著しい高灌流圧は避けるべきである。

実際の管理では，灌流量をほぼ一定に保ち（2.2～2.4 $l/min/m^2$），血管拡張薬や血管収縮薬を投与して灌流圧を調整する。灌流圧が低い場合は，フェニレフリンを静脈内投与して反応を見る。灌流圧が高い場合は，ニトロプルシドやニトログリセリン，ペルジピンの静脈内投与を行う。高灌流圧が続く場合は，ニトログリセリンの持続投与を行う。

人工心肺における血液凝固管理

1 ヘパリンとプロタミン

人工心肺下では，血液は心肺回路に触れるため凝固機序が活性化される。人工心肺中は，この凝固機序を抑制する必要がある。活性化凝固時間（activated clotting time：ACT）は最も簡便な血液凝固機能の測定法であり，基準値は100～120秒で，人工心肺中のACTの目標値は350～400秒以上とされている。

人工心肺回路内での血液凝固を抑制する目的で，未分画ヘパリンが投与される。未分画ヘパリンは比較的半減期が短く，拮抗薬が存在する利点があるが，血小板凝集作用がありヘパリン起因性の血小板減少症の原因となる。また，抗凝固作用が不安定で個人差が大きい欠点を有する。一方，ヘパリンには，人工心肺中の凝固因子の消費を抑えることで人工心肺離脱後の凝固障害を防止し，出血量を減少させる効果もある[9]。

人工心肺中は，血液希釈や低体温の影響によりACTは延長する可能性がある。しかし，実際にはそれほどACT値は変化せず，一般に問題となることはない。また，血小板数（Plt）の減少もACTを延長させるが，軽度から中等度の血小板減少ではACT値はそれほど変化することはない。ただし，Pltが3～5万以下の場合にはACTは延長する。

人工心肺が止まったら，プロタミンによるヘパリンの中和を行う。ヘパリンの血中半減期を70～120分（用量依存性）と見積もって推定するか，ヘパリン投与量とACT値の用量反応曲線を参考にして循環血液中のヘパリン量を推定し，ヘパリン100単位あたり1～1.3 mgのプロタミンを投与する。プロタミンの過量投与は抗凝固作用や抗血小板作用を示すため注意する。

いったんACTが回復しても，人工心肺離脱後はヘパリンのリバウンドに注意し，ACTを測定してプロタミンの追加投与を行う。ヘパリンリバウンドとは，プロタミン投与後にヘパリン化状態に戻ってしまうことである。プロタミンの半減期はヘパリンに比べて短いため，プロタミンが速やかに血中から消失し，中和されなかったヘパリンの効果が残存するというものである。また，組織に移行したヘパリンが放出されることもリバウンドの原因とされており，ヘパリンは血管の内膜や結合織に貯蔵され，内皮から細網内皮系や血管平滑筋，細胞外液に移行すると考えられている。リバウンドはプロタ

ミン投与後も4〜6時間後まで起きうるため，ACTのモニタリングを行い，必要に応じてプロタミンを投与する。

2 ヘパリン抵抗性

　ヘパリンは，アンチトロンビン-Ⅲ（antithrombin-Ⅲ：ATⅢ）と結合して，その作用を増強することで抗凝固作用を発現する。ヘパリン抵抗性とは，ヘパリンを500単位/kg投与しているにもかかわらずACTが480秒に達しない状態と定義される。多くはヘパリンの追加投与で対応が可能なことが多い。

　ヘパリン抵抗性は，臨床的にはATⅢ活性低下と考えられ，ATⅢ活性が低下している状態ではヘパリンの効果は期待できない。ATⅢの消費の亢進もしくは産生の低下が原因（表2）であり，ATⅢ活性が60％以下になるとヘパリン抵抗性が出現する。トロンビン産生に伴うATⅢ消費とは，損傷部位ではトロンビンが大量に産生され，そのトロンビンを抑制するためにATⅢが消費された状態を指す。術前にヘパリン治療を受けた患者ではATⅢ活性の低下を伴うことが多く，術前にヘパリン投与を受けていた症例でヘパリン投与後のACT値が低い場合は，ヘパリン抵抗性を疑う。ATⅢ活性低下以外に，第Ⅷ因子活性の上昇や血小板機能異常もヘパリン抵抗性の原因となる。ヘパリン抵抗性の対策はATⅢの補充で，ATⅢ製剤を30〜60単位/kg投与し，ヘパリンを追加投与してACTを480秒以上に保つように調節する。新鮮凍結血漿（FFP）の投与でもATⅢ製剤投与と同様の効果が得られる。

3 人工心肺による止血凝固異常と対処

　人工心肺中の機械的な血小板の破壊，低体温，ヘパリン効果の残存やリバウンド，術前投与の抗凝固薬や抗血小板薬の残存効果などが止血凝固異常の原因となる。さらに，

表2　アンチトロンビン（ATⅢ）活性低下の鑑別診断

1. ATⅢの消費亢進
   1) トロンビン産生に伴うATⅢ消費
   ・外傷
   ・敗血症
   ・熱傷
   ・悪性腫瘍
   ・体外循環
   ・播種性血管内凝固症候群
   2) ATⅢの消費・喪失
   ・ヘパリンの術前投与
   ・播種性血管内凝固症候群
   ・ネフローゼ
2. ATⅢの産生低下
   ・先天性の酵素欠損など

血流と心肺回路の接触により凝固因子と血小板が活性化することで，人工心肺で生じる炎症反応と相互に関連して血栓形成性に傾き，血小板や凝固因子が消耗性に減少し，また血小板の機能低下が起こる。

人工心肺は，血栓形成を促進すると同時に線溶系を活性化する。その結果，フィブリンの凝集を阻害し，血小板機能を抑制する。抗プラスミン薬は人工心肺回路による線溶亢進を調節することで止血状態を維持する薬物で，出血量を減少させ，輸血必要量を減少させることが期待できる。出血量を減少させる機序について完全には解明されていないが，①血小板機能の維持，②線溶活性の抑制，③抗炎症作用，が主たる機序と考えられている。

抗プラスミン薬にはアプロチニンとトラネキサム酸があるが，アプロチニンは術後の腎障害，心筋梗塞，脳卒中などの増加[10]や，術後死亡率の増加などの問題[11]が出てきたため，現在は使用が中止されている。トラネキサム酸は古くから用いられている薬物であり，プラスミノゲンと結合してフィブリンとの結合を抑制することで線溶系の活性化を抑制する[12]。術後の痙攣発作と高用量のトラネキサム酸投与の関連が報告[13]されており，トラネキサム酸の最適な投与量は決まっていないが，筆者の施設では人工心肺導入時に 10 mg/kg の 1 回投与を行い，人工心肺中の維持量として 5 mg/kg/hr の持続投与を行っている。

4 ヘパリン起因性血小板減少症

ヘパリン起因性血小板減少症（heparin-induced thrombocytopenia：HIT）はヘパリンを投与された患者の 5〜28％で起こり，ヘパリン投与後に血小板の減少が見られる。Ⅰ型とⅡ型の 2 つのサブタイプがあり，臨床的に問題となるのはⅡ型である。

Ⅰ型は，ヘパリン投与後 2〜3 日後に発症し，Plt の減少は 10〜20％程度で，ヘパリンの継続も可能であり，自然に回復する。ヘパリンによる血小板凝集作用が原因と考えられている。一方，Ⅱ型は，ヘパリン投与後 5〜10 日後に発症し，ヘパリン依存性の抗体〔抗血小板第 4 因子-ヘパリン複合体抗体（HIT 抗体）〕による免疫性の機序により発症する。血管内膜の損傷と補体の活性化により血小板が凝集し，血小板血栓（白色血栓）を形成する。凝固が亢進するため動静脈血栓症が発症し，Plt が 50％程度と高度に減少する。血栓症が約 20％に発症し，死亡率は約 40％とされている。

HIT 抗体は約 50〜85 日で陰性化する一過性の抗体とされ，HIT 抗体が陰性化した後はヘパリンを再使用しても HIT を必ずしも再発しないとされている[14]。このため，Ⅱ型 HIT の既往がある患者が人工心肺を必要とする心臓手術を受ける場合は，HIT 抗体が陰性化するまで待機し，抗体価が陰性化してから人工心肺中のみヘパリンを使用することが推奨されている[15]。

緊急手術の場合は，ヘパリンの代わりに抗トロンビン薬（アルガトロバン，ナファモスタット）を用いることも考慮する。アルガトロバンを使用した報告は散見されるが，アルガトロバンに人工心肺中の抗凝固の適応はなく，拮抗薬が存在しないことから大量出血を来したり，凝固能の回復に長時間を必要としたりする。また，ナファモスタット

単独では，亢進した凝固状態を抑制できないことが多い。このように，抗トロンビン薬を用いた場合の凝固モニタリングについてはまだ問題はあるものの，今後，抗トロンビン薬はⅡ型 HIT 患者の管理のスタンダードとなる可能性がある。

人工心肺における体温管理

1 体温測定部位

体温は測定する部位により，深部温と中枢温，表層温に分けられる。深部温には食道，鼓膜，咽頭の温度が，中枢温としては膀胱と直腸の温度が用いられる。食道温は血液の温度を反映し，鼓膜温や咽頭温は脳の温度を反映するとされ，深部温は人工心肺による冷却や復温に鋭敏に反応する。膀胱温は尿量が多いときには深部温をよく反映するが，直腸温は急激な温度の変化には遅れるため深部温としての信頼性に欠ける。

2 体温管理の目的

人工心肺中は，心筋保護の目的と臓器組織の酸素需要を減少させる目的で低体温が併用される（表3）。低体温では，その温度に応じて人工心肺の灌流量を低下させることが可能となる。

しかし，低体温の短所として，末梢血管抵抗の上昇，血液粘稠度の増加，出血傾向などがある。さらに，20℃前後の高度〜超低体温では細胞膜の変化が起き，イオンバランスの異常や酵素活性の変化によるエネルギーの需要供給の変動，酸素解離曲線の移動による組織への酸素供給の低下が指摘されている[16)17)]。

人工心肺時間が3時間以内であれば直腸温で32〜34℃，人工心肺が3時間を超える場合は26〜28℃，人工心肺が3時間を超え循環停止を併用する場合は20℃前後で管理するのが一般的とされている。

近年は，術後不整脈が少ない，人工心肺後低心拍出量症候群（LOS）の頻度が低いなどの利点のため，多くの施設で低体温を避け，常温もしくは自然に体温が低下するのに任せる（tepid hypothermia）体温管理が行われている。

表3 低体温の分類

軽度低体温	35〜32℃
中等度低体温	32〜28℃
高度低体温	28〜20℃
超低体温	20℃以下

3 pH-stat 法と α-stat 法

　気体が液体に溶解する際には，温度・ガス分圧・溶解度・総量の関係により，液体の温度が変化しても溶解しているガスの総量は変化しないが，温度が上がると気体の溶解度が減少し，その結果としてガス分圧は上昇する。逆に，低体温ではガスの溶解度が増加し，ガス分圧は低下する。

　低体温における酸塩基平衡の管理法にはpH-stat法とα-stat法の2種類があり，人工心肺を使用した心臓手術の初期には，脳血流を増加させることからpH-stat法が管理の主流であった。しかし，最近では，pH-stat法に疑問を呈する施設が増え，逆行性脳灌流や超低体温循環停止，小児などの特別な場合を除いてα-stat法が一般的な管理となっている。

　pH-stat法は，体温が変化してもその温度でのpHを一定に保つ方法で，血液が冷却される場合，動脈血二酸化炭素分圧（Pa_{CO_2}）240 mmHgとpH7.4を保つために二酸化炭素を負荷する。そのため，血液はacidoticとなり，これは代謝を下げる働きがあるため，骨格筋，消化管，中枢神経系などの非活動性組織の活動性を低下させる。一方，心臓や肝臓などの活動性組織では，細胞内からのH^+排泄が障害されて細胞内pHの維持が困難となり，活動性の組織には不利となる。脳の代謝は低下し，活動性を抑えることから脳保護に有用とされる。脳の臓器血流では自己調節機能（autoregulation）が失われるが，二酸化炭素による脳血管拡張作用のため脳血流は増加する。そのため，逆行性脳灌流や超低体温循環停止などではpH-stat法が有用とされている[18]。しかし，順行性脳灌流ではpH-stat法は灌流圧の低下と灌流過剰を招来し，成人症例では微小塞栓が増加し，α-stat法と比べて術後の中枢神経障害が多いとされている[19]。

　α-stat法は，通常の酸塩基平衡の管理方式で，二酸化炭素を負荷せず体温の低下に従ってPa_{CO_2}は低下し，pHは上昇するが，総二酸化炭素量は変化しない。血液ガス分析では37℃換算値を測定するため，補正後のPa_{CO_2}を40 mmHg，pHを7.4に調節する。総二酸化炭素量が変化しないため，結果的に細胞内の電気的中性（細胞内pH）は保たれ，細胞活動を維持するのに有利と考えられ，脳血流の自己調節能は保たれることが知られている[20]。

■参考文献

1) Karkouti K, Djaiani G, Borger MA, et al. Low hematocrit during cardiopulmonary bypass is associated with increased risk of perioperative stroke in cardiac surgery. Ann Thorac Surg 2005 ; 80 : 1381-7.
2) Karkouti K, Beattie WS, Wijeysundera DN, et al. Hemodilution during cardiopulmonary bypass is an independent risk factor for acute renal failure in adult cardiac surgery. J Thorac Cardiovasc Surg 2005 ; 129 : 391-400.
3) Mayumi H, Zhang QW, Nakashima A, et al. Synergistic immunosuppression caused by high-dose methylpredonisolone and cardiopulmonary bypass. Ann Thorac Surg 1997 ; 63 : 129-37.
4) Gale GD, Teasdale SJ, Sanders DE, et al. Pulmonary atelectasis and other respiratory

complications after cardiopulmonary bypass and investigation of aetiological factors. Can Anaesth Soc J 1979 ; 26 : 15-21.

5) Loeckinger A, Kleinsasser A, Lindner KH, et al. Continuous positive airway pressure at 10 cmH$_2$O during cardiopulmonary bypass improves postoperative gas exchange. Anesth Analg 2000 ; 91 : 522-7.

6) Magnusson L, Zemgulis V, Tenling A, et al. Use of a vital capacity maneuver to prevent atelectasis after cardiopulmonary bypass : an experimental study. Anesthesiology 1998 ; 88 : 134-42.

7) Slater JM, Orszulak TA, Cook DJ. Distribution and hierarchy of regional blood flow during hypothermic cardiopulmonary bypass. Ann Thorac Surg 2001 ; 72 : 542-7.

8) Engelman RM, Levitsky S, Wyndham CR. Optimal conditions for reperfusion during cardiopulmonary bypass. Circulation 1977 ; 56 supple Ⅱ : 148-56.

9) Despotis GJ, Joist JH, Hogue CW, et al. The impact of heparin concentration and activated clotting time monitoring on blood conservation. A prospective randomized evaluation in patient undergoing cardiac operation. J Thorac Cardiovasc Surg 1995 ; 110 : 46-54.

10) Mangano DT, Tudor IC, Dietzel C. The risk associated with aprotinin in cardiac surgery. N Engl J Med 2006 ; 354 : 353-65.

11) Schneeweiss S, Seeger JD, Landon J, et al. Aprotini during coronary-artery bypass grafting and risk of death. N Engl J Med 2008 ; 358 : 771-83.

12) Jimenez JJ, Iribarren JL, Lorente L, et al. Tranexamic acid attenuates inflammatory response in cardiopulmonary bypass surgery through blockade of fibrinolysis : a case control study followed by a randomized double-blind controlled trial. Crit Care 2007 ; 11 : R117.

13) Kalavrouziotis D, Voisine P, Mohammadi S, et al. Highdose tranexamic acid is an independent predictor of early seizure after cardiopulmonary bypass. Ann Thorac Surg 2012 ; 93 : 148-54.

14) Wertentin TE, Kelton JG. Temporal aspects of heparin-induced thronbocytopenia. N Engl J Med 2001 ; 34 ; 1286-92.

15) Linkins LA, Dans AL, Moores LK, et al. Treatment and prevention of heprin-induced thrombocytopenia. Antithrombotic therapy and prevention of thrombosis, 9th ed : American College of Chest Physicians evidence-based clinical practice guidelines. Chest 2012 ; 141(2 suppl) : e495S-e530S.

16) Fukumoto K, Takenaka H, Onitsuka T, et al. Effect of hypothermic ischemia and reperfusion on calcium transport by myocardial sarcolemma and sarcoplasmic reticulum. J Mol Cell Cardiol 1991 ; 23 : 525-35.

17) Undar A, Vaughn WK, Calhoon JH. The effects of cardiopulmonary bypass and deep hypothermic circulatory arrest on blood viscoelasticity and cerebral blood flow in a neonatal piglet model. Perfusion 2000 ; 15 : 121-8.

18) Ueno K, Takamoto T, Miyairi T, et al. Arterial blood gas management in retrograde cerebral perfusion : the importance of carbon dioxide. Euro J Cardiothorac Surg 2001 ; 20 : 979-85.

19) Patel RL, Turtle MR, Cgambers DJ, et al. Alpha-stat acid-base regulation during cardiopulmonary bypass improves neuropsychologic outcome in patients undergoing coronary artery bypass grafting. J Thorac Cardiovasc Surg 1996 ; 111 : 1267-79.

20) Murkin JM, Martzke JS, Buchan AM, et al. A randomized study of the influence of perfusion technique and pH management strategy in 316 patients undergoing coronary artery bypass surgery. II. Neurologic and cognitive outcomes. J Thorac Cardiovasc Surg 1995 ; 110 : 349-62.

〈山田　達也〉

V. 機械的循環補助

2 大動脈内バルーンパンピング／左室補助人工心臓

重要ポイント

《大動脈内バルーンパンピング》
- 適正な留置位置を確認する。
- 状況に合わせたトリガの選択をする。
- 十分な効果が得ることができる駆動タイミングに調整する。

《左室補助人工心臓》
- 左室補助人工心臓における血行動態を理解する。
- 右室評価に基づいた駆動調整を行う。
- エコーを用いて右心・左心のバランスを考慮した管理をする。

はじめに

　大動脈内バルーンパンピング（intra-aortic balloon pumping：IABP）は，後述するように非常に汎用性が上がっている。また，左室補助人工心臓（left ventricular assist device：LVAD）に関しても一昔と異なり，さまざまな施設で装着され身近な存在となってきている。患者に対し，その治療手段で改善が見られない場合は，不可逆的な臓器悪化を来す前に，侵襲の増加を恐れず，さらなる積極的補助を考慮する必要がある。そのためにも，おのおのの機器特性，効果，適応範囲を熟知したうえで使用することが重要である。

大動脈内バルーンパンピング（IABP）

　IABPは大動脈内バルーン（intra-aortic balloon）を胸部下行大動脈へ留置し，心電図ないしは動脈圧に同期させてバルーンを収縮・拡張させることで圧力補助を行う装置である。心拍出量を10〜20％程度増加させる。これ以上の血行動態の改善が必要な症例に関しては，経皮的心肺補助（percutaneous cardiopulmonary support：PCPS）などのほかの強力な補助が必要となる。1968年にその有用性が報告されてから[1]，現在では，装置のオートモードの搭載などによる利便性向上，また導入の簡便性から，本邦におい

て年間 20,000 症例以上に使用されている。

1 適応と禁忌

a. 適応

以下に挙げるように、術前〜術後の血行動態の改善および心筋虚血のコントロールに使用される。特に、血行動態が不安定な、人工心肺を使用しない冠動脈バイパス術（CABG）では多用されている。
- 心原性ショック
- 急性心筋梗塞
- 虚血性心疾患
- 高リスク経皮的冠動脈インターベンション（percutaneous coronary intervention：PCI）
- 術後低心拍出量症候群（low cardiac output syndrome：LOS）
- 体外循環離脱困難

b. 適応基準

適応基準としては、以下の例がある。ただし、これはあくまで参考値であり、各施設によりさまざまである。
- 収縮期圧 < 90 mmHg
- 心係数 < 2.2 $l/min/m^2$
- 肺動脈楔入圧（PCWP）> 20 mmHg
- 尿量 < 0.5 $l/kg/hr$

c. 禁忌

- IABPによる負荷増大、物理的危害となりうるもの
- 中等度以上の大動脈弁閉鎖不全（aortic regurgitation：AR）
- 大動脈瘤および大動脈解離
- 腹部大動脈から総腸骨動脈における重篤な石灰化および極度の蛇行
- バルーン刺入部の末梢血管病変

2 構造と機能

a. 構造

バルーン部分の構造は、先端からバルーン部、アウターカテーテル部、清潔保護部、分岐部からなる。インナーカテーテルが内部を開通しており、挿入・留置時のガイドワイヤー、起動時の先端圧（動脈圧）用として使用される。その外部にあるアウターカテー

2. 大動脈内バルーンパンピング／左室補助人工心臓

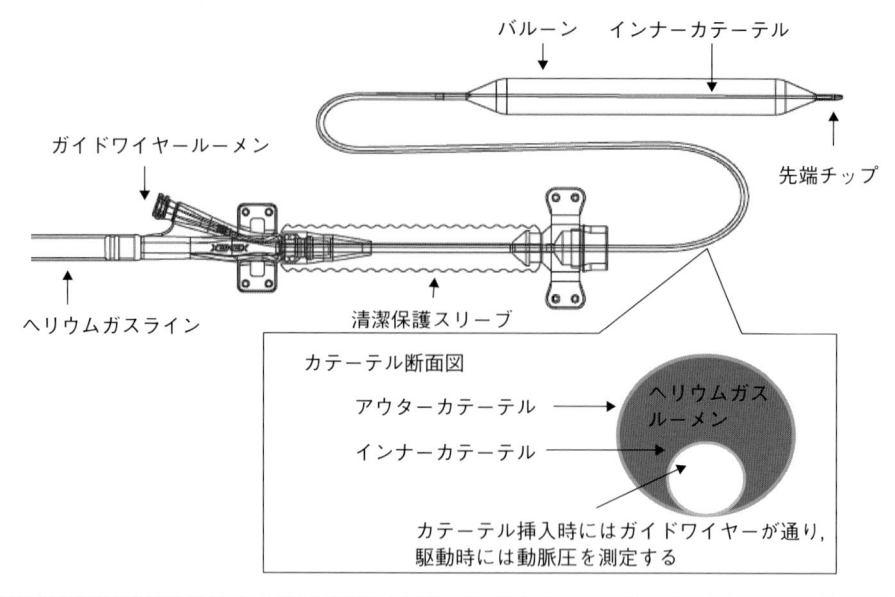

図1 バルーンの構造
提供元：ゼオンメディカル

テルとバルーン部は，駆動ガスであるヘリウムガスが流れる仕組みとなっている（図1）。バルーン容量は25〜40 ml, バルーン長は170〜260 mm, カテーテルサイズは6〜9.5 Frであり，患者の体格に合わせてサイズを選ぶ必要がある。現在は細径化の技術が進み，7 Fr前後が使用されている。

b. 機能

(1) トリガ（同期）方式

IABPの十分な効果を得るためには，適切な駆動タイミングを知って設定することが重要である。心臓のタイミングを検知する方法は，大きく分けて動脈圧トリガと心電図トリガの2通りある。それぞれ，患者自身からトリガ情報の入力を得る方法と患者監視モニターからトリガ情報の入力を得る方法である（図2）。電気メスなどを使用時はノイズによってトリガできなくなるため，動脈圧トリガへの変更が必要となる。同様に，動脈圧トリガでは採血の際にトリガできなくなるので，心電図トリガへの変更が必要となる。最近の装置には，自動的もしくは半自動的に設定してくれる機能が搭載されている。

(2) 効果

効果としては以下のとおりである（図3，図4）。

・systolic unloading：左室収縮の直前にバルーンをデフレート（収縮）させることで，大動脈内圧が低下する。これにより拍出時の心臓の後負荷が減少し，心臓の仕事量および酸素消費量が軽減される。

・diastolic augmentation：心拡張期にバルーンをインフレート（拡張）させることで，

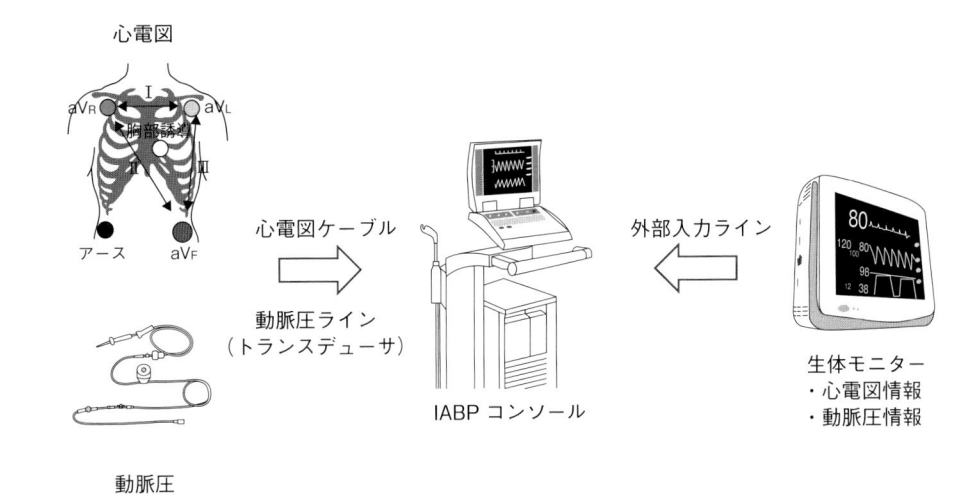

図2 トリガ（同期）方式

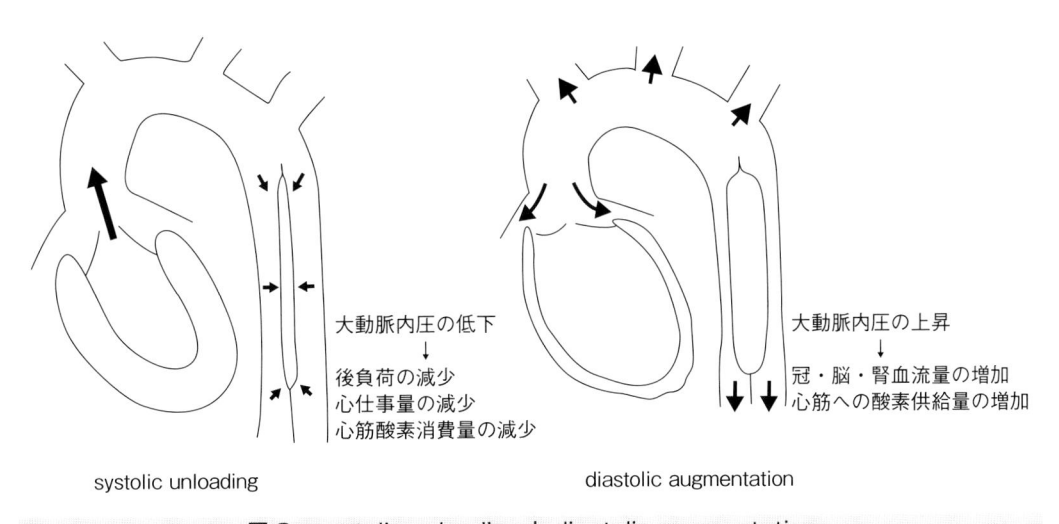

図3 systolic unloading と diastolic augmentation

大動脈内圧が上昇する。これにより冠・脳・腎血流が増加し，心筋への酸素供給量の増加や平均大動脈圧の上昇が期待できる。

3 ブラッドアクセスと留置位置（図5）

　一般的に，大腿動脈から経皮的にアプローチされる。閉塞性動脈硬化症などにより大腿動脈からのアプローチが困難な場合には，上腕動脈や鎖骨下動脈からアプローチする。しかしながら，上腕動脈や鎖骨下動脈からのアプローチに関しては保険適用外となるため注意が必要である。留置位置に関しては，胸部下行大動脈に対してバルーン先端を左鎖骨下直下（1〜2 cm 程度）に調整して留置する。

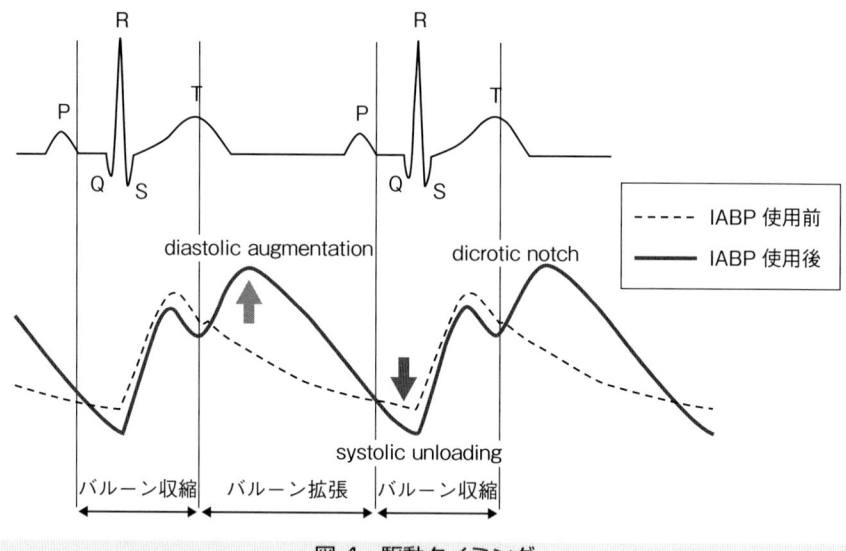

図4 駆動タイミング

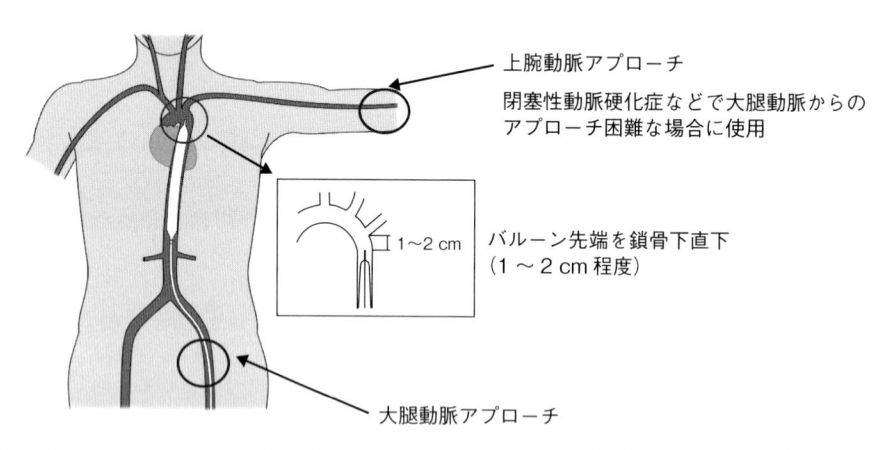

図5 ブラッドアクセスと留置位置

提供元：ゼオンメディカル（一部改変）

4 駆動時の注意

a. 駆動タイミング

図4に示したように，インフレートは大動脈弁閉鎖タイミングであるdicrotic notchに合わせるように調節する。デフレートはバルーン収縮時の拡張期動脈圧が最低値になるように調整する。なお，調節時にはバルーン先端圧を確認しながら2：1駆動にすることで視覚的にタイミングを合わせることが容易である。以下のように，インフレートとデフレートのタイミングを見誤ると，十分な効果を得ることができない。

・早すぎるインフレート：大動脈弁が閉じるよりも早いタイミングでのインフレート

は後負荷の増大，心拍出量の減少を招く。
- 遅すぎるインフレート：大動脈圧が低下してからのインフレートとなり，十分なdiastolic augmentation効果が得られない。
- 早すぎるデフレート：早期にデフレートすると，インフレートにより高めた大動脈圧を維持することなく低下させるため，期待される冠血流量増加が見込めない。
- 遅すぎるデフレート：デフレートが遅くなると収縮期が開始され，systolic unloading効果が見込めない。また，デフレート前ないしはデフレートしきれていない状態の膨らんだバルーンにより後負荷の増大につながる。

b. 有害事象（合併症）

(1) 下肢虚血
カテーテルの細径化により発生頻度は大きく減少した[2]が，バルーン挿入後の下肢冷感や足背動脈の拍動の有無を確認する。

(2) 腹部分枝灌流障害
バルーンサイズの選択によっては，腹腔動脈入口でバルーンがインフレートすることで灌流障害が発生する可能性がある。経食道心エコー法（transesophageal echocardiography：TEE），胸部X線写真などで確実なバルーンの位置を確認する必要がある。

(3) 出血
血小板が減少することが報告されており，IABPないしはPCPSの抗凝固薬の併用により出血する可能性が高くなる。3.1％の患者で出血が問題となり，そのうち0.9％で重篤な出血があったと報告されている。また，持続した出血は貧血や感染へとつながるので注意が必要である[2]。

(4) バルーンリーク
石灰化部位との接触，摩耗やねじれ，屈曲による材質の疲労損傷により起こる。このバルーン穿孔によりバルーン内部への血液の侵入・凝固が起こり，抜去不能となる可能性がある。抜去不能となった場合は外科的処置が必要となる。

(5) 感染
IABPを挿入する患者は基本的に全身状態が悪いこと，無菌操作が十分でない状態で緊急的な導入が多いことから感染のリスクがある。また，持続的な出血などがある場合は，ガーゼ交換や消毒をはじめとした十分な観察の必要がある。

5 今後の展望

IABPは年々進化してきており，細径化は従来8Frが主となっていたが，2000年ごろより7Frが販売開始され，現在では約半数が7Frとなってきており，今後移行して

いくことが予想される。また，6 Fr も販売が開始されており，上腕動脈や鎖骨下アプローチでの使用が可能となっている。

　圧センサーは光ファイバー型がシェアを伸ばしてきており，従来のトランスデューサに比べて信号転送遅延が減少し，鮮明な動脈圧波形を描出することができる。

　バルーン自身もショートバルーンの開発が進んできている。これは体格の小さい日本人に向いており，IABP 使用時に危惧される腹部灌流障害を防ぐことができる。短くすることでバルーン容量が減ることが予想されるが，生産方法の改良でバルーンの厚みを薄くし，径を太くすることで容量を保ち，補助能力を減らさない工夫がなされている。

　IABP の効果そのものについては，Thiele らによる IABP-SHOCK（Intraaortic Balloon Pump in Cardiogenic Shock）II 試験おいて，心原性ショック合併の急性心筋梗塞に対しての 30 日死亡率を改善しない[3]，その追加報告でも 6・12 カ月後においても生存率の改善が見られない[4]と報告している。また，Perera ら[5)6)]による BCIS-1（Balloon Pump-Assisted Coronary Intervention Study）試験においては，高リスク PCI での IABP の選択的使用は 30 日死亡率を低下させないとの報告であった。期待される効果が発揮されるか十分に検討したうえで IABP を使用する必要がある。

左心補助人工心臓（LVAD）

　人工心臓は，重症心不全患者に対して，ポンプ機能の一部もしくは大部分を代行する補助装置である。大別すると，全置換する完全置換型人工心臓（total artifical heart）と自己心を温存して一部を補助する補助人工心臓（ventricular assist device：VAD）がある。本項では，臨床で使用されている LVAD について記載する。

　左室心拍出補助能力は，IABP が 10 〜 20％，PCPS が 60 〜 70％程度とされるが，LVAD は 100％代償することができる。LVAD の効果には，総拍出量（自己左心＋補助流量）の確保とともに，左心室の容量負荷の軽減に伴う左心仕事量の減少効果と，左房圧（left atrial pressure：LAP）の低下による肺うっ血の改善から右心仕事量の減少効果が見込めることがある。

　LVAD 装着後，右心不全による LVAD への血液の充満が不十分な場合に右心補助人工心臓（right ventricular assist device：RVAD）の装着を考慮する。

　2001 年には，REMATCH（Randomized Evaluation of Mechanical Assistance for the Treatment of Congestive Heart Failure）trial によって内科治療に対する LVAD 治療の優位性が示されている[7]。

1 適応と使用目的

　VAD の適応は，以下のとおりである。植え込み型 LVAD に関しては移植への bridge（橋渡し）にのみ使用できる。

・心臓移植適応疾患に対して従来の治療法では救命や延命の期待が見込めないような

高度心不全症例
・開心術後の LOS, 急性心筋梗塞, 劇症型心筋炎など一定期間の循環補助後, 心機能の回復が見込める症例

また, VAD の使用目的は以下のように分類される[8]。
・bridge to transplantation (BTT)：移植までの橋渡しを目的に使用する場合。
・bridge to candidacy (BTC)：VAD 装着後, 腎・肝などの他臓器機能の回復, 回復後の移植適応を見込んで使用する場合。
・bridge to decision (BTD)：心原性ショックとなった重症心不全症例に対し, 移植適応判断ができるまでの救命手段として体外設置型 VAD を使用する場合。
・bridge to bridge (BTB)：体外設置型 VAD 装着後, 移植適応となり, 生活の質 (quality of life：QOL) の向上目的に植え込み型 VAD へ植え替えをする場合。
・bridge to recovery (BTR)：重症心不全患者における心筋の reverse remodeling ないしは自己心の回復を期待して使用する場合。
・destination therapy (DT)：移植適応外の重症心不全患者に対し, LVAD を装着することで予後の改善を図る場合。現在日本において保険適用はされていない。

2 体外設置型左室補助人工心臓 (LVAD) の構造と機能

日本における体外設置型 LVAD は, NIPRO 社製 NIPRO-VAS® (1994 年〜) および ABIOMED 社製 AB5000™ (2014 年〜) が保険適用となっている。NIPRO-VAS® に関しては, 国内において最も経験症例の多い機種であり, 2014 年 10 月までに 1,100 症例以上に使用されている。また, 国内唯一の小児用 VAD として, Berlin Heart 社製 EXCOR® の治験が 2011 年より始められており, 一刻も早い承認が望まれている。これらはすべて拍動流型の人工心臓となっている (図6)。

システム構成は, 血液ポンプと駆動装置 (コンソール) の2つに分かれており, 耐圧性の駆動チューブでつながっている。全種で血液層と空気層に分かれており, ダイアフラム (膜) やサック (袋) よって仕切られ, 流入口と流出口には機械弁ないしはポリウレタン製の弁が逆流防止弁として組み込まれている。

駆動原理は, 空気層側に接続された駆動チューブを通して陽・陰圧を調節することで, ダイアフラムやサックの動きを制御している (図7)。NIPRO-VAS® と EXCOR® に関しては, 拍動数, 収縮期/拡張期割合, 空気層にかける陽・陰圧を調整することで血液層を満たし, 拍出する。AB5000™ に関しては, 空気層にかける陽・陰圧および fill-to-empty mode と呼ばれる血液層が充満すると拍出するというオート機能で調節される。

これらのほか, 最近では短期使用で BTC や BTD を目的に, 血液ポンプ部分に体外循環に用いられる遠心ポンプを用いて体外設置型 VAD として使用されるケースもある。

後述の植え込み型との大きな違いは, 血液ポンプが体外に設置されることにある。上行大動脈に送血カニューレ, 左室心尖部に脱血カニューレが装着される。送・脱血管は体外へと貫通し, 血液ポンプとつながる (図8)。このため, ポンプ内部の観察が可能

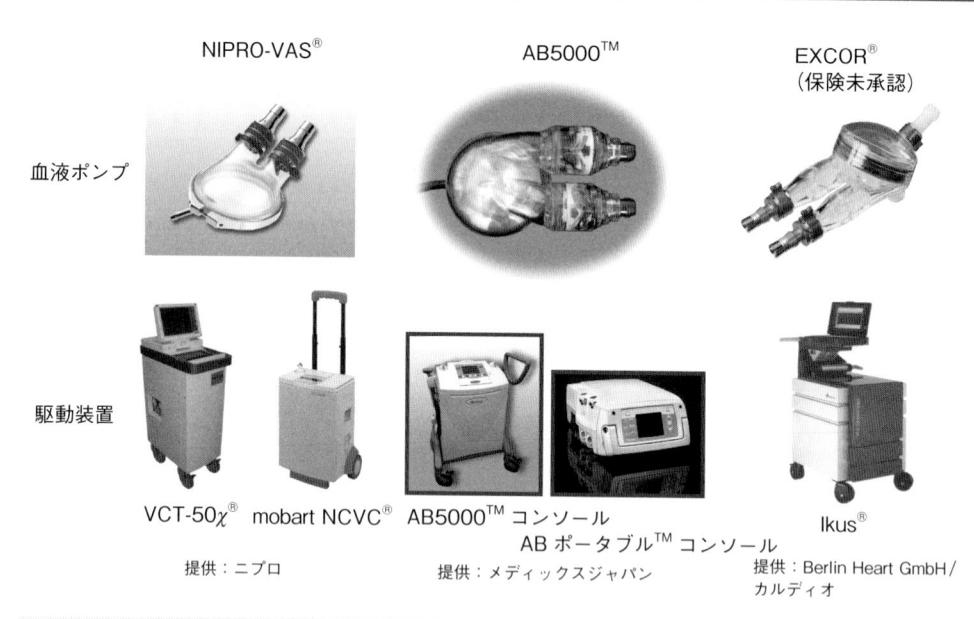

2. 大動脈内バルーンパンピング／左室補助人工心臓

図6 体外設置型補助人工心臓

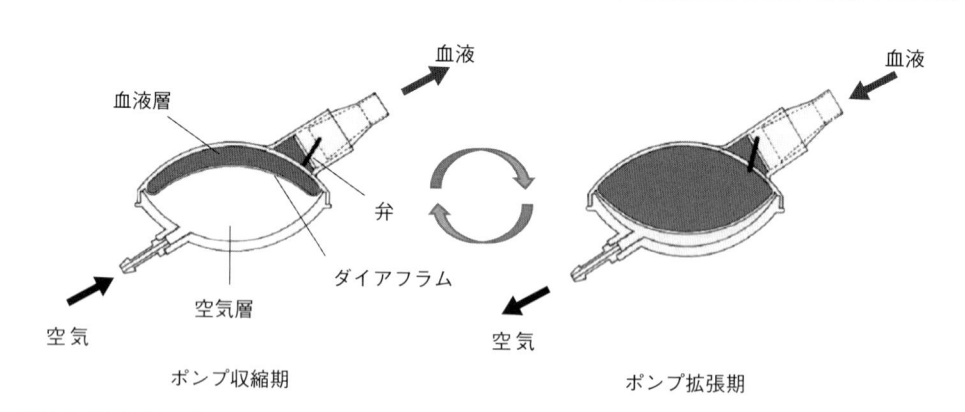

図7 NIPRO-VAS® におけるポンプ駆動原理
提供：ニプロ（一部改変）

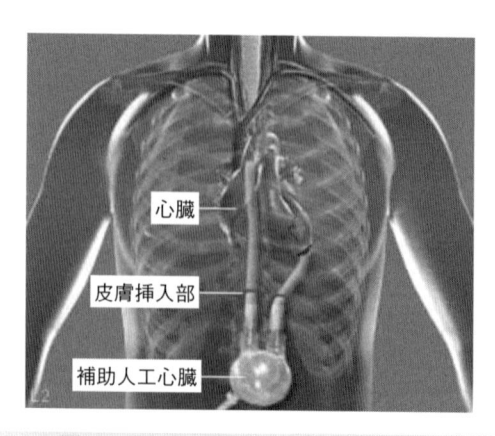

図8 体外設置型補助人工心臓の構成
提供：国立循環器病研究センター

で血栓の評価が容易であり，血液ポンプの交換も開胸手術をすることなく行うことができる。カニューレが体外へ貫通していることから創部感染のリスクは植え込み型より高い。加えて，駆動装置が大型で，院内での歩行やリハビリテーションなど簡単な運動は可能であるが，退院は不可能で病院での療養となる。しかしながら，BTRやBTB，BTDなどさまざまな用途に使用されることや，血液ポンプが体外にあることで比較的体格の小さい症例においても使用可能であることから役割は大きい。値段は植え込み型に比べて安価であり，保険適用下で両心補助ができるのも体外設置型のみである。

3 植え込み型左室補助人工心臓（LVAD）の構造と機能（図9）

植え込み型VADは体内に血液ポンプを設置するもので，駆動装置として遠心ポンプもしくは軸流ポンプを使用しており，定常流となる。2011年よりEVAHEART™，DuraHeart®，2013年よりHeartMateⅡ®，2014年よりJarvik 2000®が日本で保険適用となり，また2014年よりHVAD®の治験が開始されている。

装着時は，EVAHEART™，DuraHeart®，HeartMateⅡ®は左上腹部の腹膜上にポケットを作製・設置する。Jarvik 2000®，HVAD®に関してはポケットを作製する必要がなく，心嚢内に収めることができる（表）。

a. EVAHEART™

遠心ポンプ型LVADで，一定以上の回転数で軸と軸受部分が非接触回転となる動圧軸受タイプである。クールシールシステムと呼ばれる蒸留水が遠心ポンプ軸部分に循環

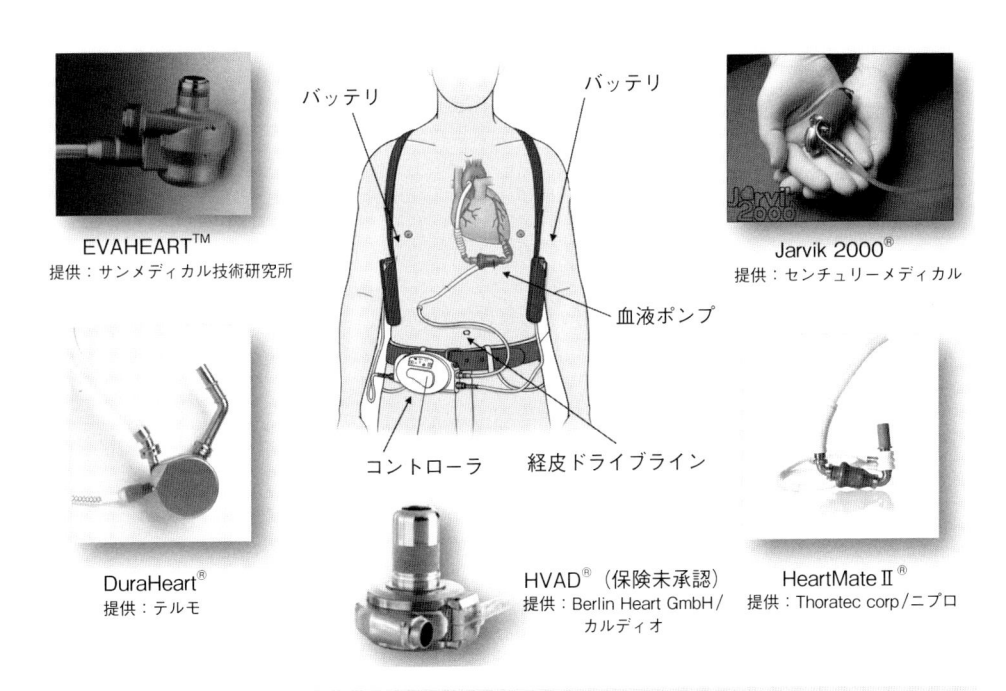

図9 植え込み型左室補助人工心臓の構成と各種ポンプ

2. 大動脈内バルーンパンピング／左室補助人工心臓

表　植え込み型補助人工心臓（一覧）

	EVAHEART™	DuraHeart®	HEART MATE II®	Jarvik 2000®	HVAD®
拍動・連続流	連続流	連続流	連続流	連続流	連続流
血流ポンプ	遠心ポンプ型（動圧軸受）	遠心ポンプ型（磁気浮上型）	軸流型	軸流型	遠心ポンプ型（動圧浮上）
ポンプポケット	必要	必要	必要	必要なし	必要なし
使用域	1,500～2,100 rpm	1,200～2,600 rpm	6,000～15,000 rpm	8,000～12,000 rpm	1,800～4,000 rpm
重量（本体/構成部）	420 g/4.7 kg	540 g/2.5 kg	340 g/1.8 kg	90 g/1.1 kg	160 g/1.4 kg

することで軸–軸受部を非接触とすることや，発生した微小栓子を洗い出し長期耐久性を実現している。

b. DuraHeart®

遠心ポンプ型LVADで，内部のインペラ（羽根車）を磁気浮上させている。このことで軸–軸受部に摩擦がなく，溶血・血栓防止となり，長期耐久性を実現している。磁気浮上に異常が起こった際に，動圧軸受として起動するバックアップ機能を搭載している。

c. HeartMate II®

軸流ポンプ型連続流LVADで，ローター（回転子）を高速回転させることで送血する。現在全世界で最も普及している植え込み型LVADで，2014年10月までに17,000症例以上に使用されている。しかしながら，von Willebrand因子の消費や消化管出血などの合併症も報告もされている[9)~11)]。

d. Jarvik 2000®

軸流ポンプ型LVADで，ローターを高速回転させることで送血する。現在日本において保険使用できる最も小さいLVAD（直径2.5 cm，90 g）である。ほかの人工心臓と異なり，上行大動脈（正中切開）送血と下行大動脈（左開胸）送血を選択することができる。64秒間のうち8秒間は自動的に回転数が低下し，自己心の拍出を促すことで左室・大動脈弁下・基部の血栓形成を防止する機能が備わっている。

e. HVAD®

遠心ポンプ型LVADで，インペラを高速回転させることで送血する。Jarvik 2000®

同様に小さく（直径5 cm, 160 g），また磁気によりインペラの回転を調節し，インペラを動圧浮上させることでポンプ内非接触を実現している。

4 特　徴

　大きな特徴として，血液ポンプの体内設置により体表創部が駆動ケーブルのみとなり，感染のリスクが大きく減少した。また，バッテリー駆動による長時間の非拘束状態での行動が可能となった。これらのことで自宅療養（退院）ができるようになり，患者QOLは格段に向上した。

5 左室補助人工心臓（LVAD）調節上の注意

a. 経食道心エコー法（TEE）の重要性

- LVAD起動時の心室内の残存空気，上行大動脈への送気がないかの確認。
- sucking（過陰圧による脱血管の吸い付き）の有無の確認。
- LVAD送・脱血カニューレの確認：①構造物，血栓による閉塞，②血流速の確認（拍動流では2〜4 m/sec，定常流では1〜2 m/sec），③脱血カニューレが僧帽弁方向に向いているか。
- 起動後，心室中隔の位置確認：①中隔が左室側にシフトしている〔LVAD設定を上げすぎている，過剰容量，肺血管抵抗（pulmonary vascular resistance：PVR）上昇/右室拡大による三尖弁閉鎖不全の増加への危惧，右心不全〕，②中隔が右室側にシフトしている〔LVADの流量が少ない，体血管抵抗（systemic vascular resistance：SVR）上昇〕。
- AR：2/4以上あると無効送血が増加する。
- 心内シャント：心房中隔欠損（ASD），心室中隔欠損（VSD）の有無の確認。加えて，従来まで問題とならなかった卵円孔開存（PFO）などの心内シャントが，LVAD装着による左房負荷軽減により右房圧（RAP）＞LAPとなって大きなシャントとなりうる。

b. 血行動態の理解と推察

　術後植え込み型LVADは，体外設置型と異なり，体内に植え込まれ視覚的判断ができなくなる。また，現在使用されているLVADには拍出量を直接計測するものはない。植え込み型LVADに関しては，コントローラや専用外部モニターに消費電力，回転数，ヘマトクリット（Ht）値などから算出される推定流量がある。しかし，この推定流量は実測値ではなく，消費電力，Ht値などの変動により大きく変わる可能性があり，あくまで補助流量の指標として理解する必要がある。経胸壁心エコー図検査（TTE）や心臓カテーテル検査での右心拍出量を確認することが必要である。LVADにおける血行動態を図10に示す。

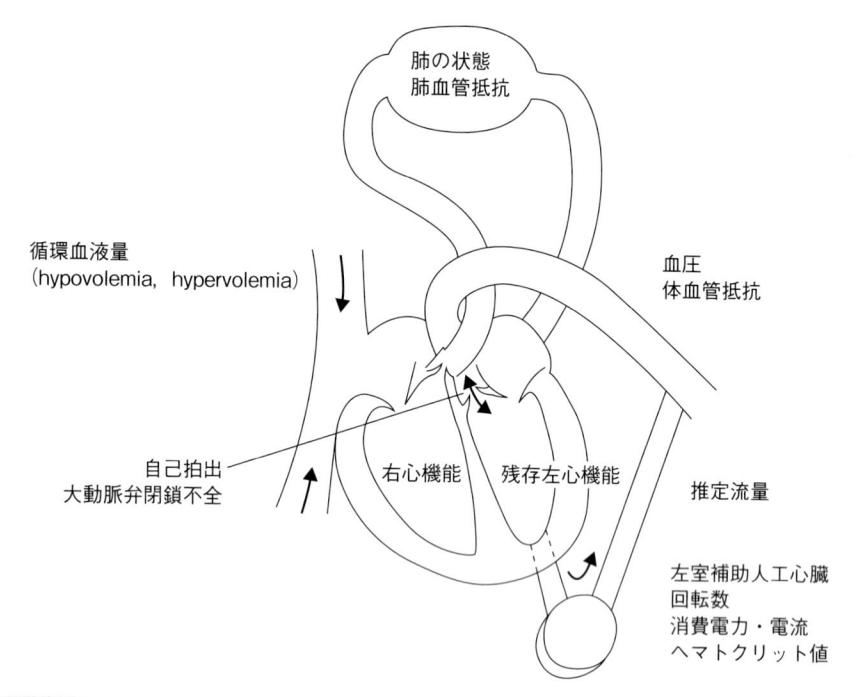

図10 左室補助人工心臓における血行動態

流量減少の要因は以下のとおりである。
- LVAD前負荷の減少：①肺の状態悪化，PVRの上昇，②右心機能の低下，③循環血液量の減少，④脱血カニューレの屈曲・閉塞
- 駆動状況の変化：sucking（過剰なLVAD設定のため，陰圧による脱血カニューレ先端の心臓壁への吸い付き）による脱血不良
- LVAD後負荷の増加：①血圧上昇，②SVRの上昇，③送血カニューレの屈曲・閉塞

6 今後の展望

　植え込み型人工心臓の認可により，患者QOLの向上をはじめ人工心臓を取り巻く環境は大きく変わった。しかしながら，当初の目的である移植の待機期間は従来3年程度であったものが，今ではより遷延傾向にある。
　また，アメリカでは2010年からDTが始まっており，2013年度は1,000症例以上行われている[12]。今後日本でもDTが採用される可能性は十分にあり，VADの担う役割は今以上に重要なものになると予測される。

■参考文献

1) Kantrowitz A, Tjonneland S, Krakauer JS, et al. Mechanical intraaortic cardiac assistance in cardiogenic shock. Hemodynamic effects. Arch Surg 1968；97：1000-4.

2) Cohen M, Ferguson JJ 3rd, Freedman RJ Jr, et al. Comparison of outcomes after 8 vs. 9.5 French size intra-aortic balloon counterpulsation catheters based on 9,332 patients in the prospective Benchmark registry. Catheter Cardiovasc Interv 2002；56：200-6.
3) Thiele H, Zeymer U, Neumann FJ, et al. Intraaortic balloon support for myocardial infarction with cardiogenic shock. N Engl J Med 2012；367：1287-96.
4) Thiele H, Zeymer U, Neumann FJ, et al. Intra-aortic balloon counterpulsation in acute myocardial infarction complicated by cardiogenic shock（IABP-SHOCK II）：final 12 month results of a randomised, open-label trial. Lancet 2013；382：1638-45.
5) Perera D, Stables R, Thomas M, et al. Elective intra-aortic balloon counterpulsation during high-risk percutaneous coronary intervention：a randomized controlled trial. JAMA 2010；304：867-74.
6) Perera D, Stables R, Clayton T, et al. Long-term mortality data from the balloon pump-assisted coronary intervention study（BCIS-1）：a randomized, controlled trial of elective balloon counterpulsation during high-risk percutaneous coronary intervention. Circulation 2013；127：207-12.
7) Rose EA, Gelijns AC, Moskowitz AJ, et al；Randomized Evaluation of Mechanical Assistance for the Treatment of Congestive Heart Failure（REMATCH）Study Group. Long-term mechanical left ventricular assistance for end-stage heart failure. N Engl J Med 2001；345：1435-43.
8) 日本循環器学会，日本心臓血管外科学会，日本胸部外科学会ほか．重症心不全に対する植込型補助人工心臓ガイドライン（2014年更新版）．
http://www.j-circ.or.jp/guideline/pdf/JCS2013_kyo_h.pdf
9) Bunte MC, Blackstone EH, Thuita L, et al. Major bleeding during HeartMate II support. J Am Coll Cardiol 2013；62：2188-96.
10) Klovaite J, Gustafsson F, Mortensen SA, et al. Severely impaired von Willebrand factor-dependent platelet aggregation in patients with a continuous-flow left ventricular assist device（HeartMate II）. J Am Coll Cardiol 2009；53：2162-7.
11) 高山博夫．米国における植込み型補助人工心臓治療の現状．人工臓器 2012；41；90-2.
12) Kirklin JK, Naftel DC, Pagani FD, et al. Sixth INTERMACS annual report：a 10,000 patient database. J Heart Lung Transplant 2014；33：555-64.

〔西岡　宏，大西　佳彦〕

V. 機械的循環補助

3 経皮的心肺補助（PCPS）

重要ポイント

- 経皮的心肺補助を用いた心肺蘇生や重症呼吸不全における V-V ECMO は，世界的に注目されつつある。
- システムの性能向上により，迅速なセットアップと長期使用が可能となった。
- 経皮的心肺補助管理の特徴を理解し，合併症の予防に努めることが肝要である。

はじめに

経皮的心肺補助（percutaneous cardiopulmonary support：PCPS）は，迅速に呼吸・循環の補助が可能で，近年さまざまな領域で使用されている。PCPS 管理中は，心臓や肺，全身状態の回復を見極めることと，合併症の予防に努め，発症時には影響を最小限にすることが重要である。

本項では，PCPS に関する基本的な知識から適応，システムの構造や特徴，そして管理方法とその注意点，有用性について解説する。

概　要

PCPS の定義は，"遠心ポンプと膜型人工肺を用いた閉鎖回路の人工心肺装置により，大腿動静脈経由で心肺補助を行うもの" とされている[1]。世界的には ECMO（extracorporeal membrane oxygenation）と呼ばれることが一般的で，循環補助を目的とする場合に cardiac ECMO，心肺停止による ECMO を用いた蘇生を ECPR（extracorporeal cardiopulmonary resuscitation），重症呼吸不全に対する呼吸補助を respiratory ECMO と呼称している。また，カニューレ挿入部位により veno-arterial ECMO（V-A ECMO），veno-venous ECMO（V-V ECMO）と区別している（図 1）。本項では，循環補助を目的とする V-A ECMO を PCPS と統一する。

PCPS の目的は，重度の心不全や心停止などで呼吸・循環状態が悪化した場合，脳や心臓をはじめとする各臓器の不可逆性虚血障害を防止し，機能不全に陥った心臓および肺の機能を代行して回復を待つことである。

V-A ECMO　　　　　V-V ECMO

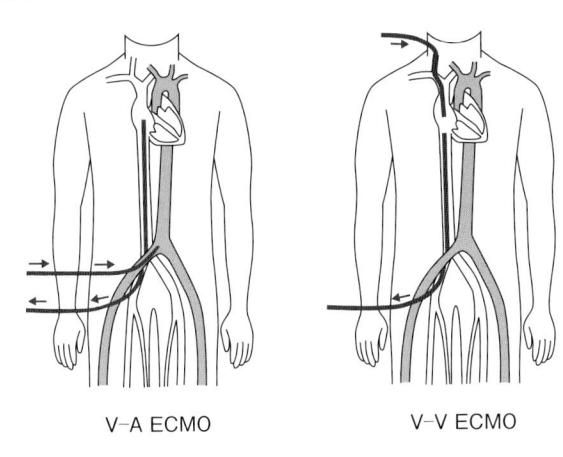

図1　ECMOの比較

適応と禁忌

1 重症心不全および心停止における適応基準

　PCPSの適応や導入基準についての明確なコンセンサスはない。内科的治療で循環の改善が見込めない場合の最終手段として用いることが多い。国際的にECMO症例を集計しているELSO（Extracorporeal Life Support Organization）は，"必ずしもコンセンサスの得られた推奨ではない"としつつも，PCPSの導入基準を示している（表1）[2]。日本循環器学会などの"急性心不全治療ガイドライン"[3]では，New York Heart Association（NYHA）心機能分類 Class IV，収縮期血圧90 mmHg以下，心係数 2.0 l/min/m^{2}以下，肺動脈楔入圧20 mmHg以上を機械的循環補助適応の目安としている。

　病態別の適応は，急性心筋梗塞や劇症型心筋炎，心筋症などによる心原性ショック，院外心停止や致死的不整脈，開心術後における人工心肺離脱困難など，さまざまな心原性疾患がある。さらに，肺塞栓，敗血症性ショック，偶発性低体温症など非心原性疾患にも使用されている。

2 重症呼吸不全における適応基準

　成人の重症呼吸不全における適応について，ELSOガイドライン[2]とBrodieら[4]がまとめた総説を示す（表2）。可逆的な肺傷害であること，肺保護を考慮した人工呼吸器管理ができないこと，発症から1週間以内であること，が適応基準となっている。

3. 経皮的心肺補助（PCPS）

表1　経皮的心肺補助の適応基準（ELSO ガイドライン）

	cardiac ECMO	ECPR
適応	・適切な血管内容量で，低血圧や低心拍出量として現れる不適切な組織灌流 ・容量負荷，強心薬や血管収縮薬，適切に IABP を使用してもショックが持続 原因： 急性心筋梗塞，心筋炎，周術期心筋炎，非代償性慢性心不全，開心術後ショック（敗血症性ショックでは，いくつかのセンターで使用している） 回復までのブリッジ： 急性心筋梗塞再灌流後，心筋炎，開心術後 移植までのブリッジ： 再灌流できない急性心筋梗塞，慢性心不全 植え込み型循環補助： VAD，TAH	AHA における心肺蘇生のガイドラインでは，容易に心肺停止の原因を取り除くことが見込まれ，優れた CPR を実施できた患者においては，ECPR を考慮することを推奨している

IABP：大動脈内バルーンパンピング，VAD：補助人工心臓，TAH：完全置換型人工心臓，AHA：アメリカ心臓協会，CPR：心肺蘇生法
〔Extracorporeal Life Support Organization（ELSO）. Patient specific supplements to the ELSO general guidelines. http://www.elso.med.umich.edu/wordforms/elso pt specific guidelines.pdf より引用〕

3 禁　忌

　一般的な PCPS の禁忌事項は，①長時間経過した心停止で蘇生の可能性が低い，②大動脈解離，③高度の大動脈弁閉鎖不全（AR），④大量出血，⑤凝固異常，⑥脳血管障害，⑦高度の閉塞性動脈硬化症で送血管が挿入できない，などである．これらは PCPS を用いても効果がないと考えられる，もしくは合併症が高率で発生することが予想される症例である．

構造と機能

1 PCPS システム

　システムは，人工肺，遠心ポンプ，送脱血カニューレ，回路より構成される閉鎖回路である．各デバイスが回路で接続されたシステム（プレコネクトタイプ）が販売されており，プライミングに要する時間を短縮するだけでなく，誤接続しないようなフェイルセーフ機構を備える（表3）．

表2 重症呼吸不全におけるECMOの適応基準

1) ELSOガイドライン

適応基準
①予測死亡率が50%以上のときは考慮とし，80%以上のときを適応とする
・死亡予測が50%以上とは，Murray scoreが2〜3かF$_{IO_2}$が90以上の状態でP/F ratio < 150
・死亡予測が80%以上とは，Murray scoreが3〜4かF$_{IO_2}$が90以上の状態でP/F ratio < 80
②喘息やpermissive hypercapniaのためにPa$_{CO_2}$が80 mmHgを超えてしまう場合やPIP < 30 cm H$_2$Oを達成できない場合
③重症なair leakがある場合

除外基準
絶対的な禁忌はなく，それぞれの患者においてリスクとベネフィットを考えなければならない
相対的禁忌
① F$_{IO_2}$ > 90%，PIP > 30 cm H$_2$Oのような人工呼吸設定が7日以上続いている場合
②薬物による免疫不全（好中球数 < 400 μl）
③現在または最近の頭蓋内出血がある場合
注：年齢には禁忌はないが，年齢が上がれば上がるほどリスクも上昇する

2) 総説でまとめたECMOの適応基準

適応
・重度な低酸素血症（改善可能な呼吸不全患者に対して少なくとも6時間はPEEPを15〜20 cm H$_2$OかけてもPa$_{O_2}$/F$_{IO_2}$ < 80となる場合）
・標準的な人工呼吸管理を行ってもpH < 7.15となるような高二酸化炭素血症
・標準的な人工呼吸管理を行ってもプラトー圧が35〜40 cm H$_2$Oを超えてしまう場合

相対的禁忌
・プラトー圧が30 cm H$_2$Oを超える期間が7日を超える場合
・F$_{IO_2}$ > 80%を超える期間が7日を超える場合
・血管確保に制限がある場合
・重度の不可逆的脳障害がある，あるいは治療可能な悪性腫瘍などのECMOを施行するうえでのメリットがない場合

絶対的禁忌
・抗凝固ができない場合

F$_{IO_2}$：吸入気酸素濃度，P/F ratio (Pa$_{O_2}$/F$_{IO_2}$)：動脈血酸素分圧/吸入気酸素濃度，Pa$_{CO_2}$：動脈血二酸化炭素分圧，PIP：最高気道内圧，PEEP：呼気終末陽圧

〔Extracorporeal Life Support Organization (ELSO). Patient specific supplements to the ELSO general guidelines. http://www.elso.med.umich.edu/wordforms/elso pt specific guidelines.pdf / Brodie D, Bacchetta M. Extracorporeal membrane oxygenation for ARDS in adults. N Engl J Med 2011；365：1905-14 より引用〕

2 人工肺

　　現在使用される人工肺は膜型人工肺である。この膜型人工肺は直径0.1 mmほどの中空糸を数千本束ねた構造で，中空糸内部に酸素と空気の混合ガスが流れ，外部に血液が流れる。このガス相に流すガスをスイープガスといい，拡散と溶解によりガス交換が行われる。スイープガスはガスブレンダの吸入気酸素濃度（F$_{IO_2}$）とガス流量で設定する。

3. 経皮的心肺補助（PCPS）

表3 本邦で使用できる経皮的心肺補助システムの比較

	テルモ	泉工医科工業	平和物産		
PCPSシステムの製品名	キャピオックス® EBS-LX	SOLAS	Endumo®-4000N	Endumo®-6000N	Endumo®-6000GP
使用領域	成人用	成人用	成人・小児用	成人用	
人工肺の製品名	キャピオックス® LX	メラNHPエクセランNSH-R	BIOCUBE® 4000	BIOCUBE® 6000	
人工肺膜構造	非対称膜	複合膜	非対称膜		
人工肺膜材質	ポリメチルペンテン	ポリプロピレン＋シリコンコーティング	ポリメチルペンテン		
遠心ポンプ	キャピオックス®遠心ポンプ	メラ遠心ポンプNSH-R	Gyro®	Rotaflow®	Gyro®
最大血流量（l/min）	7	7	7	3	5	5
熱交換器	なし	あり	あり	あり	
充填量（ml）	470	550	563	581	370	480	490
ヘパリンコーティング	なし（Xコーティング）	イオン結合	イオン結合		

	マッケ・ジャパン	平和物産	JMS
PCPSシステムの製品名	HLS SET（Cardiohelp）	Endumo®-2000N	99くん
使用領域	成人用	成人用	小児用	小児用
人工肺の製品名	HLS SET	BIOCUBE® 2000	OXIA IC
人工肺膜構造	非対称膜	非対称膜	多孔質膜
人工肺膜材質	ポリメチルペンテン	ポリメチルペンテン	ポリプロピレン
遠心ポンプ	Rotaflow®	Rotaflow®	MIXFLOW3
最大血流量（l/min）	5	7	1.5	2
熱交換器	あり	あり	あり
充填量（ml）	570	600	180	99
ヘパリンコーティング	共有結合	イオン結合	イオン結合

人工肺出口部の動脈血酸素分圧（Pa_{O_2}）を上昇させるには$F_{I_{O_2}}$を，動脈血二酸化炭素分圧（Pa_{CO_2}）を低下させるにはガス流量を増加させるよう設定する．膜型人工肺の膜構造は均質膜，多孔質膜，非対称膜，複合膜があるが，PCPSで使用する人工肺は耐久性に優れている非対称膜や複合膜を用いることが多い（図2）．

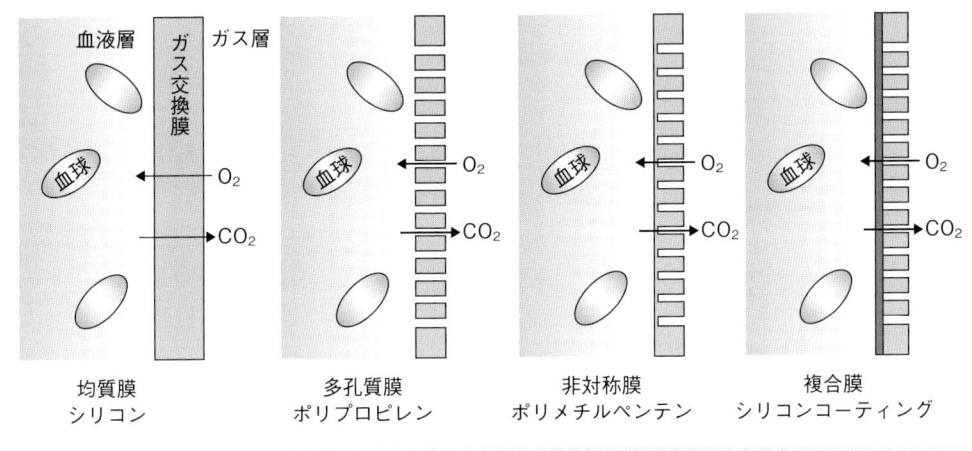

図2 人工肺における膜構造の違い

均質膜　　　　多孔質膜　　　　非対称膜　　　　複合膜
シリコン　　ポリプロピレン　ポリメチルペンテン　シリコンコーティング

3 血液ポンプ

PCPSで使用する遠心ポンプは，ポンプヘッド内部の回転体を高速に回転させ，遠心力を発生させることで脱血および送血する。遠心ポンプの特性として，患者の循環血液量や体血管抵抗（SVR）の変化で同じ回転数でも流量が変化するため，流量計が必須である。低体重の小児では，低流量域の安定性からローラーポンプを使用する場合もある[5]。ローラーポンプは，チューブの復元力を利用して脱血および送血しており，回転数に比例して流量が増加する。脱血不良では，過度の陰圧が発生することにより空気を引き込む可能性や，送血側の回路屈曲により破裂する危険性がある。したがって，脱血と送血の回路内圧を連続的にモニタリングし，異常値ではローラーポンプを自動的に停止する安全機構を備える必要がある。

4 カニューレ

PCPSの最大流量は，大部分が送脱血カニューレサイズにより規定されるので，その選択は重要であり，可能なかぎり太いものを選択することが望ましい。現在，本邦で使用できるカニューレと当院のカニューレサイズ表を示す（表4）。カニューレ挿入方法はSeldinger法，カットダウン，半Seldinger法がある。半Seldinger法とは，皮膚切開による血管露出とSeldinger法による血管刺入を組み合わせた方法で，挿入の確実性や出血を回避する面で優れている。

5 ヘパリンコーティング

PCPSの稼働に際しては抗凝固療法が必須である。しかし，開心術後や長期使用では出血のリスクが増大する。ヘパリン投与量の低減を目的として，血液接触面にヘパリ

ンコーティングが施されている PCPS システムも販売されている。

　ヘパリンコーティングの方法には，イオン結合と共有結合がある。イオン結合は，使用時間に応じてヘパリンを溶出することで強い抗血栓性を得るが，長期間の性能は維持できない。この欠点を改善するために，ヘパリンの溶出を抑えるカップリング剤を使用することで，長期間の性能を有したイオン結合もある[6]。共有結合は，ヘパリン分子を機材表面に付着させることで結合力が強く，安定した抗血栓性を長期に維持することが可能であるが，血液停滞部の抗血栓性はイオン結合に劣る。近年，ヘパリンコーティングは生物由来の材料であることから，ヘパリン起因性血小板減少症（HIT）や供給の面で問題視されており，高分子材料を用いたコーティングが開発されている。

PCPS の開始手順

1) PCPS の導入が決定すれば身長，体重，疾患，患者状態を把握し，カニューレサイズの選択を行う（表4）。
2) ヘパリンを 100 U/kg 投与して活性化凝固時間（activated clotting time：ACT）が 200 秒以上であることを確認する。
3) システムのプライミングを行い，清潔回路を術者に渡す。送脱血カニューレを接続できるように送脱血側を鉗子で遮断し，回路を切断する。
4) 送脱血管のカニュレーションを行う。超音波エコー法や X 線透視下で確認しながら送脱血カニューレの挿入と留置を行う。
5) PCPS システム側の導入準備を行う。①プライミングラインを閉鎖する。プライミングラインを開放している状態で開始すると充填液が投与され，最終的には空気が混入する。②スイープガスを調節する。ガス流量：補助血流量を1:1，F_{IO_2} 100％で開始する。③遠心ポンプの回転数を調節する。遠心ポンプで発生する陽圧が動脈圧より低いと，PCPS の動脈側から静脈側へ血液が逆流する。したがって，遠心ポンプの回転数を上げてから鉗子を外し，目標流量に到達するまで回転数を上昇させる。
6) 開始直後の確認を行う。①目標流量まで確保できていることを確認する。目標流量まで達しない場合は，流量不足の原因が送血側因子によるものか脱血側因子によるものかを判断する。脱血不良は，循環血液量の不足により脱血カニューレのサイドホールが血管壁に付着することで発生する。陰圧を弱めることで解除できるため，流量が増加する回転数まで一時的に下げ，輸液しながら目標流量まで回転数を上げる。それでも改善しない場合はカニューレの位置変更が必要となる。②人工肺の酸素化を確認する。人工肺前後の回路を目視して血液の色が暗赤色から鮮紅色に変化していることを確認する。その後，人工肺出口部の血液を採血して Pa_{O_2} 200〜300 mmHg，Pa_{CO_2} 35〜45 mmHg となるようにスイープガスを調節する。③目標 ACT まで延長していることを確認する。ヘパリンを投与しても ACT が延長しない場合は，アンチトロンビン（antithrombin：ATⅢ）値を確認し，70％以下であれば ATⅢ製剤を投与する。

表4 送脱血カニューレ

1) 本邦で使用できる送脱血カニューレの比較

送血管	テルモ	東洋紡	エドワーズライフサイエンス		メドトロニック
製品名	キャピオックス	PCKC	FEM II	OptiSite	Bio-Medicus
ヘパリンコーティング	なし（Xコーティング）	イオン結合	なし*	なし	共有結合
Fr サイズ（Fr）	13.5, 15, 16.5	14, 16, 18, 20	8, 10, 12, 14	16, 18, 20	16, 18, 20, 22	15, 17, 19, 21
有効長（mm）	150	150	65	150	150	430
サイドホール（個）	0	4	0	2	2	12
コネクターサイズ（inch）	3/8	3/8	1/4	3/8	3/8	3/8
挿入用キット	あり	あり	ダイレーターのみ		あり

脱血管	テルモ	東洋紡	エドワーズライフサイエンス			メドトロニック	
製品名	キャピオックス	PCKC	FEM II	VFEM	クイックドロウ	Bio-Medicus	
ヘパリンコーティング	なし（Xコーティング）	イオン結合	なし*		なし	共有結合	
Fr サイズ（Fr）	18, 19.5, 21	18, 20, 22, 24	8, 10, 12, 14	18, 20, 22, 24, 28	22, 25	15, 17, 19, 21, 23	23, 25, 27, 29
有効長（mm）	500	520	115	550, 650, 680	650	760	
サイドホール（個）	10	70	8	44	15	12	
コネクターサイズ（inch）	3/8	3/8	1/4	3/8	3/8	3/8	1/2
挿入用キット	あり	あり	ダイレーターのみ	あり	あり	なし	

*：製造中止

2) 当施設の送脱血カニューレ表

PCPSの循環に依存するような心停止や心機能低下症例では，ワンサイズアップする場合もある。

体重（kg）	システム	送血管（Fr）	脱血管（Fr）	送血コネクター径(mm)	脱血コネクター径(mm)
<2.5	99くん（5 kg以下）	8	10	6	6
2.5〜4.0			10 or 12		
4.0〜6.0	Endumo-2000N（5 kg以上）	10	12 or 14		
6.0〜14		12	14 or 16		
14〜20		12 or 14	14 o 16	10	10
20〜30	Endumo-4000N	Ao 14 or 16 FA 13.5	16 or 18		
30〜40		Ao 16 or 18 FA 13.5 or 15	16 or 18		
40〜60		16.5	21		
60〜80	Endumo-6000N	18	23		
80＞		21	25		12

PCPS の管理方法

1 循環管理

　PCPS は，右房から脱血させることで右心前負荷を軽減することができる。しかし，大腿動脈から逆行性に送血しているため，左心後負荷は増大する。過剰な流量補助により冠血流量は減少し，左室拡張末期圧（LVEDP）の上昇を招く可能性があるため，全身状態を把握しておく。必要以上に補助流量を上げるべきではない[7]。後負荷軽減と冠血流量増加を目的に，大動脈内バルーンパンピング（IABP）を併用することが一般的である。

　心機能評価は心エコー図検査，動脈圧，呼気終末二酸化炭素濃度（Et_{CO_2}）などで確認する。心エコー図検査により，心機能や壁運動を正確に評価することが可能である。同時に，大動脈開放時間，心臓内血栓の有無を確認する。心臓の拍出がない重度の心機能低下症例においては，遠心ポンプによる定常流のみの動脈圧となり，心機能が回復すれば動脈圧に自己心拍出の波形が現れる。カテコールアミンの使用は，心機能改善を優先し，必要最小限にとどめる。肺動脈カテーテル（スワン・ガンツカテーテル）の心拍出量は，カテーテルに取り付けられたサーマルフィラメントにより血液を温め，右房から肺動脈への血液温度が変化することにより算出している。しかし，PCPS は右房から脱血しているため正確に測定できない。心機能が回復して補助流量が低下すれば信頼度は高まる。

　全身管理としては，平均血圧 50 〜 70 mmHg，混合静脈血酸素飽和度（Sv_{O_2}）60％以上，代謝性アシドーシスおよび乳酸値，尿の流出，膠質浸透圧の維持，水分バランスなどを管理する。

2 呼吸管理

　PCPS 管理中の総拍出量は，PCPS による逆行性送血量と自己心拍出量になる。大動脈内ではこれらの拍出がぶつかり合うか所があり，これを mixing zone と呼ぶ。mixing zone は心機能や PCPS の流量により変化する。自己肺でガス交換した血液は心機能の程度により冠動脈や脳に流れるため，呼吸不全を合併している場合は酸素化が不十分になる危険性がある。

　自己肺によるガス交換を評価するために右手にパルスオキシメータを装着し，右橈骨動脈で動脈圧をモニタリングすることにより血液ガスも測定できる。右橈骨動脈と人工肺出口部から血液ガスを同時に測定することにより，右橈骨動脈の酸素化を調節する場合は人工呼吸器，人工肺の酸素化を調節する場合はスイープガスとなる。人工呼吸器による血液ガスの調節が困難で心機能が回復していなければ，大腿動脈へ送血する回路を分岐して，右内頸静脈へカニューレを追加して動脈血を送血する V-A＋V bypass を考

慮する。心機能が回復していればV-V ECMOへ移行する。

3 離脱方法

　心機能の回復に伴い徐々に補助流量を減少させ，スイープガスも同時に下げる。補助流量を下げるとPCPSシステム内の血栓形成が危惧されるため，1 l/min程度まで減少できればACTを250秒程度まで上昇させる。1 l/minからさらに下げる場合は，人工肺出口側の回路を鉗子で狭窄させ，回転数を維持して流量を減少させる。血行動態が問題なければ，鉗子で回路を閉鎖して血流を停止する。離脱した後に血行動態が悪化すればPCPSを再導入しなければならないが，血流停止によるシステム内および送脱血カニューレの血栓形成が危惧される。

　われわれの施設では，このような血栓形成を防止するため，人工肺出口と遠心ポンプ入口の側枝にチューブを接続してbypassラインを設け，鉗子で送脱血カニューレ側を遮断しても人工肺と遠心ポンプの血液が継続するように工夫している。また，送脱血側回路を切断した後，システムはコネクターを接続して再循環させ，送脱血カニューレはルアーコネクターの側枝からヘパリン生食で置換して待機することで，再導入する場合もシステムやカニューレをそのまま使用することができる（図3）。

V-V ECMOの管理方法

1 施行方法と注意点

　重症呼吸不全のECMOは，血行動態に問題なければV-V ECMOを選択し，心機能低下を伴う場合はV-A ECMOを考慮する。V-V ECMOのカニューレ挿入部は右内頸静脈と大腿静脈となり，カニューレ先端の留置位置は一般的に右房，上大静脈，下大静脈の選択となる。ECMOシステムより送血された酸素化血の一部が再度脱血カニューレよりECMOシステムに回収される再循環（リサーキュレーション）現象に注意が必要である。再循環の量が多い場合は，酸素飽和度の低い血液が右心より拍出され，補助効果が低下する。

　再循環率の計算式は，以下のとおりである。

　　脱血側酸素飽和度－患者側静脈血酸素飽和度／送血側酸素飽和度－患者側静脈血酸素飽和度

　上式における患者側静脈血酸素飽和度は，酸素化された血液が肺動脈へ流入するため，肺動脈カテーテルの$S_{v_{O_2}}$で代用することができない。この患者側静脈血酸素飽和度は中心静脈カテーテルか血液浄化療法で用いるクイントンカテーテル（大腿静脈）から採

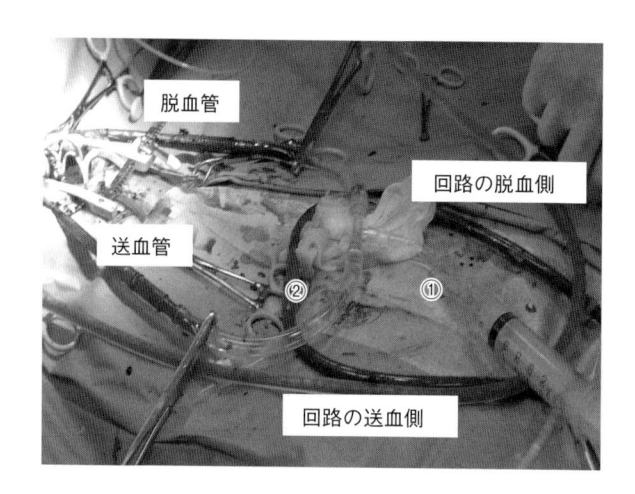

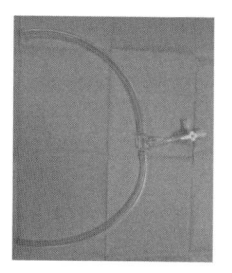

3. 経皮的心肺補助（PCPS）

図3　離脱時の工夫

1. 血流停止後に送脱血カニューレコネクター部の回路を切断。
2. 送脱血カニューレのコネクターと①を接続して、ルアーコネクターの側枝からヘパリン生食をシリンジで置換。
3. 切断した送脱血回路を②のコネクターと接続してシステムを循環。

① ルアーコネクターと回路
② コネクター

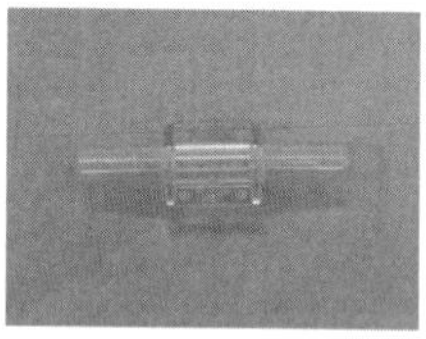

血して評価する。中心静脈カテーテルは、エドワーズライフサイエンス社製プリセップ®CV オキシメトリーカテーテルを用いることで、経時的に中心静脈血酸素飽和度（Scv_{O_2}）を測定することができる。再循環率が増加する原因は、カニューレ先端の留置位置が近いことや ECMO 補助流量が多いこと、心拍出量が減少していることが考えられる。

Karolinska 大学 ECMO センターでは、脱血カニューレを右内頸静脈から挿入し、先端を右房に留置、送血カニューレは大腿静脈から挿入している。再循環率が高い反面、脱血不良が起こりにくい利点がある。ELSO のガイドラインでは、脱血カニューレを大腿静脈から下大静脈へ留置しての右内頸静脈送血が推奨されている[2]。

2 管理と離脱方法

V-V ECMO の目的は、できるかぎり人工呼吸器設定を下げて肺を保護することである。人工呼吸器の設定は、① F_{IO_2} < 40%、②呼吸回数 < 10 回/min、③プラトー圧 < 25 cmH$_2$O、④呼気終末陽圧（PEEP）8～15 cmH$_2$O、を目安としている。これらの人工呼吸器設定を目標とする ECMO 管理は、補助流量 60～80 ml/kg/min、人工肺出口部の Pa_{O_2} 300～400 mmHg、Pa_{CO_2} 35 mmHg 前後に調整し、リサーキュレーション率の推移を把握することも重要である。患者側は Pa_{O_2} 60 mmHg 前後〔動脈血酸素飽和度（Sa_{O_2}）90% 前後〕、Pa_{CO_2} 50～60 mmHg 前後、pH7.2 程度まで許容して、上記で示した①～④の人工呼吸器設定を目標とする。ただし、どの程度の人工呼吸器設定が最も適しているかは今のところ不明である。また、冠動脈疾患や脳梗塞などの疾患を伴う場合

は，この目標値では低すぎる可能性があるため注意が必要である。

V-V ECMO の離脱方法は，スイープガスの流量と F_{IO_2} を徐々に低下させ，患者の呼吸状態を把握し，それに応じた人工呼吸器設定を行う。離脱できないと判断した場合は，再度ガス流量と F_{IO_2} を設定する。補助流量は，血栓形成予防のために 2 l/min 程度で循環させ，最終的に停止する。

使用上の注意

PCPS に起因する合併症の発生を未然に防ぎ，発生した場合も早期発見およびその治療が重要であることはいうまでもない。重症呼吸不全では 1 カ月以上の管理が必要になる症例もあり，安定した管理が治療成績に直結する。

抗凝固療法は，ヘパリンコーティングであれば ACT 150 ～ 200 秒，活性化部分トロンボプラスチン時間（APTT）50 ～ 60 秒で管理することが一般的である。しかし，これらの値でも出血が増悪することもあれば，システム内に血栓を形成することで塞栓症の発生率が増加することもある[8]。出血については，どの部位からどの程度の量なのか，外科的処置は必要か，抗凝固薬を減量できるのか，適切に血液製剤を投与しているのか，システム内の血栓形成の程度はどうか，などの観察が必要である。

ヘパリン投与量は 20 ～ 70 U/kg/hr と幅が広い[9]。これは ATⅢの低下（肝機能低下や血液希釈）やヘパリン感受性の個人差などさまざまな原因が関係しているため，総合的に判断する必要がある。抗凝固モニタリングとしてトロンボエラストグラムや抗 Xa 活性の測定により，血液製剤の減量や出血性合併症の減少，システムの血栓形成の予防が認められ，長期管理が可能であったとする報告[10]もあるため，本邦でも標準的な検査になることが望まれる。

長期間の ECMO 管理でデバイスの機能劣化を認めれば交換が必要となるため，その評価は重要である。人工肺の性能を評価するには，ウェットラングと血漿リークの発生を理解することである。ウェットラングは，人工肺に供給するスイープガスが室温から血液温度まで加温され，ガス相出口付近で再び室温まで冷却されることで結露水が発生することである。血漿リークは，人工肺の膜には微小な孔が空いているものの表面張力により血漿成分は漏れないが，長時間の使用によりタンパクが膜に付着することで表面張力を失い，血漿成分が微小孔より漏出することで発生する。結露水や血漿はガス相出口部を閉塞させ，人工肺の有効膜面積を減少させるのでガス交換能が悪化する。ガス交換能の低下を改善する目的で，スイープガスを一時的に上昇させることで人工肺ガス相出口部に蓄積した結露水や血漿を除去するガスフラッシュを行う必要がある。われわれの施設では，人工肺ガス相入口圧を測定しながら，10 l/min，10 秒間のガスフラッシュを施行している[11]。また，ウェットラング防止目的に，ガス相出口部分を温風で温め，結露水の発生を抑制する方法もある[12]。血漿リークが発生すれば，その変化は不可逆的であり，さらなるガス交換能低下を招くため，人工肺の交換を考慮する必要がある。

大腿動脈に過大な送血カニューレを挿入した場合，下肢虚血が生じることがある。下肢

虚血の評価方法は，末梢側下肢の色調変化の確認や足背動脈などの触知による。重度の心機能低下時は拍動流でないため，血流が確認できない場合もあり，必要に応じてドプラー法を用いて聴取する。下肢虚血が進行している場合は，浅大腿動脈末梢側にシースもしくは留置針を挿入して，PCPS送血側の側枝より延長チューブを接続し，送血する[13]。

有用性

ELSOは，前述のように国際的にECMO症例を集計している組織である。2013年7月までに53,668症例（新生児32,656症例，小児14,260症例，成人8,752症例）が登録されている[14]。

本邦の症例数は，PCPS研究会[1]と日本循環器学会[15]の調査から推測できる。PCPS研究会が行った2009～2012年のアンケート調査では，施行数が7,557症例で，その内訳は急性心肺不全2,883症例（38％），救命領域2,611症例（35％），開心術後1,069症例（14％），経皮的冠動脈インターベンション（percutaneous coronary intervention：PCI）のサポート448症例（6％），肺気管支475症例（6％），そのほか71症例（1％）であり，心肺停止によるECPRが最も多い結果となっている。日本循環器学会による2012年の調査では，PCPS施行数は4,937症例であり，年々増加傾向である。

本邦で最も症例数が多いECPRは，心肺蘇生に反応しない心停止症例において，プライミングが簡便で経皮的に送脱血管が挿入可能であるPCPSとして普及したが，生存率向上を示す十分なエビデンスはなかった。2008年のChenらの報告[16]では，成人の院内心停止に対するECPRの有効性が初めて示された。2010年にはアメリカ心臓協会（AHA）/国際蘇生連絡協議会（ILCOR）の国際ガイドライン[17]が改訂され，ECPRはその原因が治癒可能な場合，もしくは心臓移植や血行再建術により修復可能な場合は考慮してもよいとなった（Class Ⅱb）。本邦で実施された院外心停止の心室細動に対するECPRの有効性を検討した研究では，標準的治療と比較してECPR群の神経学的予後が有意に優れることが示された。ECPRに加えて，低体温療法の併用，PCIなどの複合的治療が転帰改善につながっている[18]。

ELSOの報告では，新生児のrespiratory ECMOが26,583症例と全症例数の約半数を占めている。1976年に最初の救命例が報告[19]されてから，1980年代に入って胎便吸引症候群や横隔膜ヘルニアなどの呼吸不全症例に普及した[20]。その後，イギリスでは1996年に大規模な無作為試験[21]を実施，新生児重症呼吸不全に対するレビューが2008年に報告され[22]，可逆的と思われる重症呼吸不全は生存率を改善させると結論づけられた。近年では，人工呼吸器管理の向上や一酸化窒素（NO）療法により症例数は減少傾向にある。

成人の重症呼吸不全によるECMOは，2009年にCESAR trial[23]の結果とH_1N_1インフルエンザのパンデミックに対する有効性[24]が報告され注目されている。1979年に実施されたECMOの臨床試験[25]では生存率を改善させることはできず，その後の臨床研究[26)27]でも明らかな有用性を示すことはできなかった。その後，肺保護戦略の概念[28]が

生まれ，人工呼吸管理の重要性が示され，最終的には CESAR trial で有効性が初めて証明された．ECMO は，人工呼吸器設定を可能なかぎり低下させる，いわゆる "lung rest" を有効に発揮する究極の補助手段である．2011 年には急性呼吸窮迫症候群（acute respiratory distress syndrome：ARDS）の定義が改訂され，重症 ARDS に対する治療の選択肢として ECMO が加えられている[29]．

まとめ

PCPS は侵襲性の高い装置であるが，管理中の特徴を理解し，その間に各臓器の回復状況を見極め，合併症を来さずに管理することが重要である．本邦からも心停止における ECPR の有用性が報告されているが，その効果は限定的といわざるをえず，エビデンスは十分とはいえない．重症呼吸不全における V-V ECMO も今後一つの治療手段となり，本邦における ECMO 成績の向上に結びつくことが期待される．

■参考文献

1) PCPS 研究会．PCPS の概要．
   http://www2.convention.co.jp/pcps/
2) Extracorporeal Life Support Organization (ELSO). Patient Specific Supplements to the ELSO General Guidelines.
   http://www.elso.med.umich.edu/wordforms/elso pt specific guidelines.pdf
3) 日本循環器学会，日本胸部外科学会，日本高血圧学会ほか．急性心不全治療ガイドライン（2011 年改訂版）．
   http://www.j-circ.or.jp/guideline/pdf/JCS2011_izumi_h.pdf
4) Brodie D, Bacchetta M. Extracorporeal membrane oxygenation for ARDS in adults. N Engl J Med 2011；365：1905-14.
5) Barrett CS, Jaggers JJ, Cook EF, et al. Outcomes of neonates undergoing extracorporeal membrane oxygenation support using centrifugal versus roller blood pumps. Ann Thorac Surg 2012；94：1635-41.
6) 佐藤正喜，柏原　進，田中秀典ほか．新しく開発したヘパリン化材料の抗血栓性評価．人工臓器 1999；28：502-8.
7) Kato J, Seo T, Ando H, et al. Coronary arterial perfusion during venoarterial extracorporeal membrane oxygenation. J Thorac Cardiovasc Surg 1996；111：630-6.
8) Rastan AJ, Lachmann N, Walther T, et al. Autopsy findings in patients on postcardiotomy extracorporeal membrane oxygenation (ECMO). Int J Artif Organs 2006；29：1121-31.
9) Oliver WC. Anticoagulation and coagulation management for ECMO. Semin Cardiothorac Vasc Anesth 2009；13：154-75.
10) Northrop MS, Sidonio RF, Phillips SE, et al. The use of an extracorporeal membrane oxygenation anticoagulation laboratory protocol is associated with decreased blood product use, decreased hemorrhagic complications, and increased circuit life. Pediatr Crit Care Med 2015；16：66-74.
11) 西垣孝行，林　輝行，吉田幸太郎ほか．臨床の補助循環管理における人工肺ガス相入口圧測定の有用性の検討．体外循環技術 2011；38：8-13.
12) 安野　誠，戸田久美子，前田　恒ほか．PCPS の新たな結露対策について．体外循環技術 2010；37：436-9.

13) Madershahian N, Nagib R, Wippermann J, et al. A simple technique of distal limb perfusion during prolonged femoro-femoral cannulation. J Card Surg 2006 ; 21 : 168-9.
14) Paden ML, Rycus PT, Thiagarajan RR ; ELSO Registry. Update and outcomes in extracorporeal life support. Semin Perinatol 2014 ; 38 : 65-70.
15) 日本循環器学会. 循環器疾患診療実態調査 2012 年報告書.
http://www.j-circ.or.jp/jittai_chosa/jittai_chosa2012web.pdf
16) Chen YS, Lin JW, Yu HY, et al. Cardiopulmonary resuscitation with assisted extracorporeal life-support versus conventional cardiopulmonary resuscitation in adults with in-hospital cardiac arrest : an observational study and propensity analysis. Lancet 2008 ; 372 : 554-61.
17) Cave DM, Gazmuri RJ, Otto CW, et al. Part 7 : CPR techniques and devices : 2010 American Heart Association guidelines for cardiopulmonary resuscitation and emergency cardiovascular care. Circulation 2010 ; 122 (18 suppl 3) : S720-8.
18) SAVE-J Study Group, Sakamoto T, Morimura N, et al. Extracorporeal cardiopulmonary resuscitation versus conventional cardiopulmonary resuscitation in adults with out-of-hospital cardiac arrest : a prospective observational study. Resuscitation 2014 ; 85 : 762-8.
19) Bartlett RH, Gazzaniga AB, Jefferies MR, et al. Extracorporeal membrane oxygenation (ECMO) cardiopulmonary support in infancy. Trans Am Soc Artif Intern Organs 1976 ; 22 : 80-93.
20) Toomasian JM, Snedecor SM, Cornell RG, et al. National experience with extracorporeal membrane oxygenation for newborn respiratory failure. Data from 715 cases. ASAIO Trans 1988 ; 34 : 140-7.
21) UK Collaborative ECMO Trail Group. UK collaborative randomised trial of neonatal extracorporeal membrane oxygenation. Lancet 1996 ; 348 : 75-82.
22) Mugford M, Elbourne D, Field D. Extracorporeal membrane oxygenation for severe respiratory failure in newborn infants. Cochrane Database Syst Rev 2008 ; 16 : CD001340.
23) Peek GJ, Mugford M, Tiruvoipati R et al. Efficacy and economic assessment of conventional ventilatory support versus extracorporeal membrane oxygenation for severe adult respiratory failure (CESAR) : a multicentre randomised controlled trial. Lancet 2009 ; 374 : 1351-63.
24) Davies A, Jones D, Bailey M, et al. Extracorporeal membrane oxygenation for 2009 influenza A (H_1N_1) acute respiratory distress syndrome. JAMA 2009 ; 302 : 1888-95.
25) Zapol WM, Snider MT, Hill JD, et al. Extracorporeal membrane oxygenation in severe acute respiratory failure. A randomized prospective study. JAMA 1979 ; 242 : 2193-6.
26) Gattinoni L, Pesenti A, Mascheroni D, et al. Low-frequency positive-pressure ventilation with extracorporeal CO_2 removal in severe acute respiratory failure. JAMA 1986 ; 256 : 881-6.
27) Morris AH, Wallace CJ, Menlove RL, et al. Randomized clinical trial of pressure-controlled inverse ratio ventilation and extracorporeal CO_2 removal for adult respiratory distress syndrome. Am J Respir Crit Care Med 1994 ; 149 : 295-305.
28) The Acute Respiratory Distress Syndrome Network. Ventilation with lower tidal volumes as compared with traditional tidal volumes for acute lung injury and the acute respiratory distress syndrome. N Engl J Med 2000 ; 342 : 1301-8.
29) Ferguson ND, Fan E, Camporota L, et al. The Berlin definition of ARDS : an expanded rationale, justification, and supplementary material. Intensive Care Med 2012 ; 38 : 1573-82.

(吉田幸太郎, 大西　佳彦)

V. 機械的循環補助

4 不整脈に対するデバイス（ペースメーカなど）

> **重要ポイント**
> - 現在不整脈に対して臨床応用されているデバイスは、ペースメーカ、植え込み型除細動器、心臓再同期療法、両室ペーシング機能付き植え込み型除細動器がある。
> - ペースメーカは徐脈治療、植え込み型除細動器は頻脈治療、心臓再同期療法は心不全治療のデバイスであり、それぞれの機器の適応と機能は理解しておきたい。
> - これらの機器は、手術室で使用される麻酔器、人工心肺装置、心電図モニター、パルスオキシメーターなどのさまざまな機器からの電磁波障害を受ける可能性がある。

はじめに

現在臨床で使用される不整脈に対するデバイスとして、ペースメーカのほかに植え込み型除細動器（implantable cardioverter-defibrillator：ICD）と心臓再同期療法（cardiac resynchronization therapy：CRT）が挙げられる。さらに、ICDとCRTの機能を持つ両室ペーシング機能付き植え込み型除細動器（cardiac resynchronization therapy-defibrillator：CRT-D）がある。それぞれの機能は後述するが、ペースメーカは徐脈治療、ICDは頻脈治療、CRTは心不全治療のデバイスである（図1）。

ペースメーカ

1 植え込み型ペースメーカ

主に洞不全症候群、完全房室ブロック、二枝および三枝ブロック、徐脈性心房細動などが対象となる。心室レートが40 beats/min以下では、易疲労性、脳血流の不足によるAdams-Stokes発作、さらには死の危険も伴う。ペースメーカの適応は、日本循環器学会などの合同研究班による"不整脈の非薬物治療ガイドライン（2011年改訂版）"に従うことが適切である。一例として、洞不全症候群および房室ブロックにおけるペースメーカの適応を表1[1)]、表2[1)]に示す。

4. 不整脈に対するデバイス（ペースメーカなど）

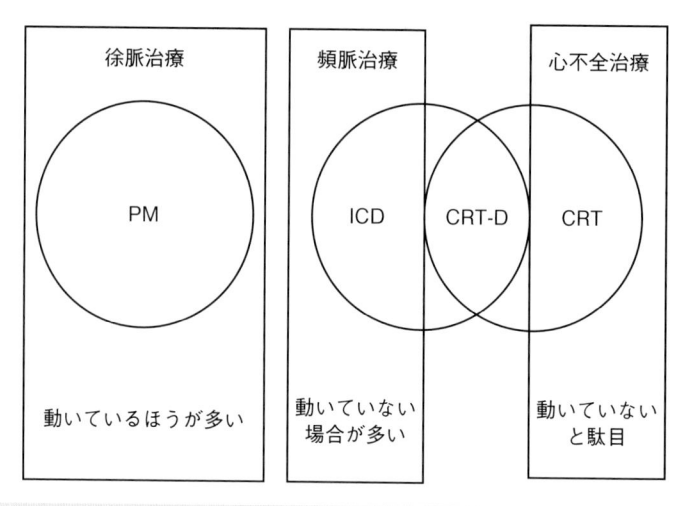

図1 不整脈デバイス治療の考え方

（徐脈治療）PM　動いているほうが多い
（頻脈治療）ICD　動いていない場合が多い
CRT-D
（心不全治療）CRT　動いていないと駄目

PM：ペースメーカ，ICD：植え込み型除細動器，CRT-D：両室ペーシング機能付き植え込み型除細動器，CRT：心臓再同期療法

表1　洞不全症候群に対するペースメーカの適応

Class I	1. 失神，痙攣，眼前暗黒感，めまい，息切れ，易疲労感などの症状あるいは心不全があり，それが洞結節機能低下に基づく徐脈，洞房ブロック，洞停止あるいは運動時の心拍応答不全によるものであることが確認された場合。それが長期間の必要不可欠な薬物投与による場合を含む。
Class IIa	1. 上記の症状があるが，徐脈や心停止との関連が明確でない場合 2. 徐脈頻脈症候群で，頻脈に対して必要不可欠な薬物により徐脈を来す場合
Class IIb	1. 症状のない洞房ブロックや洞停止

〔参考〕Class I：有益であるという根拠があり，適応であることが一般に同意されている
　　　　Class IIa：有益であるという意見が多いもの
　　　　Class IIb：有益であるという意見が少ないもの

〔日本循環器学会，日本胸部外科学会，日本人工臓器学会ほか．不整脈の非薬物治療ガイドライン（2011年改訂版）．http://www.j-circ.or.jp/guideline/pdf/JCS2011_okumura_h.pdf より引用〕

a. 本体（図2）

本体は頑丈なチタンケースに密閉され，内部は電池と電気刺激を発生させる発信器と制御装置からなる。電池が消耗すると機能が失われるが，電池のみを交換することは不可能で，本体ごとの交換が必要である。本体は左鎖骨より数cm下位の皮下にポケットを作製して植え込む。

b. リード：心内膜（スクリュー，タイン）および心外膜

リードは電極と電線からなり，リードは2本で右房と右室に取り付ける。本体から心臓に刺激信号を送るとともに，心臓からの電気信号を本体に伝達する。通常は左鎖骨下静脈より挿入する。構造的な区別として単極電極・双極電極があり，それぞれに長所・短所がある（表3）。

表2 房室ブロックに対するペースメーカの適応

Class I	1. 徐脈による明らかな臨床症状を有する第2度，高度，第3度房室ブロック 2. 高度または第3度房室ブロックで以下のいずれかを伴う場合 　①投与不可欠な薬物によるもの 　②改善の予測が不可能な術後房室ブロック 　③房室接合部のカテーテルアブレーション後 　④進行性神経筋疾患に伴う房室ブロック 　⑤覚醒時に著明な徐脈や長時間の心停止を示すもの
Class IIa	1. 症状のない高度または第3度房室結節内ブロック 2. 症状のない第2度，高度，第3度房室ブロックで以下のいずれかを伴う場合 　①ブロック部位が His 束内または His 束下のもの 　②徐脈による進行性の心拡大を伴うもの 　③運動または硫酸アトロピン負荷で伝導が不変もしくは悪化するもの 3. 徐脈によると思われる症状があり，ほかに原因のない第1度房室ブロックで，ブロック部位が His 束内または His 束下のもの
Class IIb	1. 至適房室間隔設定により血行動態の改善が期待できる心不全を伴う第1度房室ブロック

〔参考〕Class I ：有益であるという根拠があり，適応であることが一般に同意されている
　　　Class IIa：有益であるという意見が多いもの
　　　Class IIb：有益であるという意見が少ないもの

〔日本循環器学会，日本胸部外科学会，日本人工臓器学会ほか．不整脈の非薬物治療ガイドライン（2011年改訂版）．http://www.j-circ.or.jp/guideline/pdf/JCS2011_okumura_h.pdf より引用〕

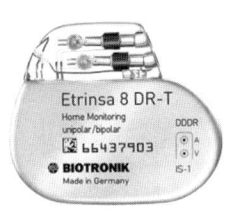

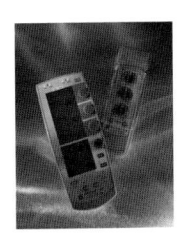

ペースメーカ本体　　　一時的ペースメーカ

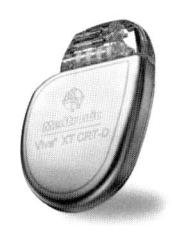

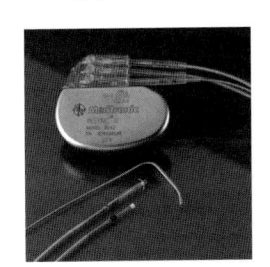

ICD 本体　　　CRT デバイス本体とリード

図2　不整脈デバイス

　心内膜電極には，電極の先端に槍状の突起が付いたタイン型とねじ込み式のスクリュー型がある（図3）。心外膜電極には従来は単極電極をそれぞれ縫い付ける双極電極が用いられていたが，最近はスクリュー型の双極電極が普及し，装着時間が短縮した（図3）。

4. 不整脈に対するデバイス（ペースメーカなど）

表3 単極電極・双極電極の特徴

	単極電極	双極電極
構造，耐久性	単純，耐久性に優れる	複雑，耐久性に多少問題あり
筋攣縮の発生	起こしやすい	起こしにくい
筋電位や外部からの電気的雑音による影響	受けやすい	受けにくい
リードの修復	可能	困難
心電図によるスパイクの認識	大きく，認識しやすい	小さく，認識しにくい

スクリュー　　　　　　　　タインド

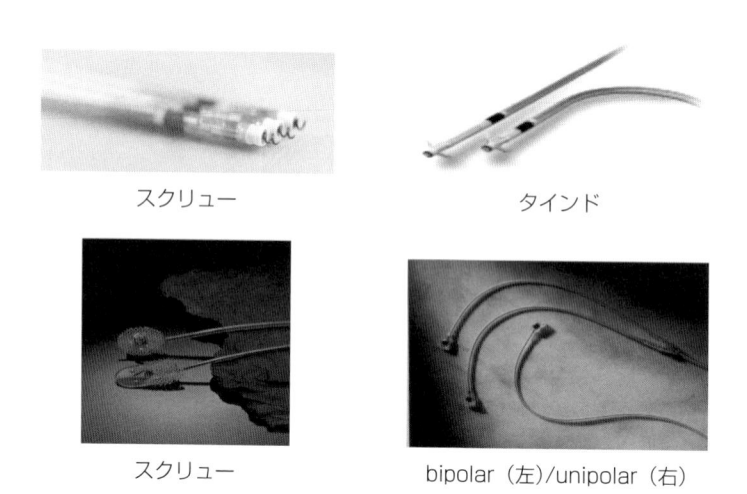

スクリュー　　　　　　　　bipolar（左）/unipolar（右）

図3 リード

上段は心内膜リード，下段は心外膜リード。

2 体外式ペースメーカ

a. 本体（図2）

本体には single タイプと dual タイプがある。9Vの乾電池を使用し，最高出力で使用時は3日に1回は電池交換を要する。

b. リード

心内膜電極には一時的ペーシングカテーテルを用いる。内頸静脈，鎖骨下静脈，大腿静脈に穿刺法でシース留置後，ペーシングカテーテルを留置する。先端のバルーンを膨らませて心内膜に誘導するが，この手技は肺動脈カテーテル（スワン・ガンツカテーテル）と同様である。カテーテル先端は固定されないため不安定なままだが，ペーシングやセンシングの閾値は植え込み型リードと変わらない値が得られる。

心外膜電極には，電極を心筋に装着後，針を除去してアンカーで引っかける心外膜リードを使用する（図4）。心臓手術後の留置であるため心筋浮腫の可能性があるうえ，心肥大を併せ持つ患者では閾値が高いことが多い。また，冠動脈を損傷させると出血を招

V. 機械的循環補助

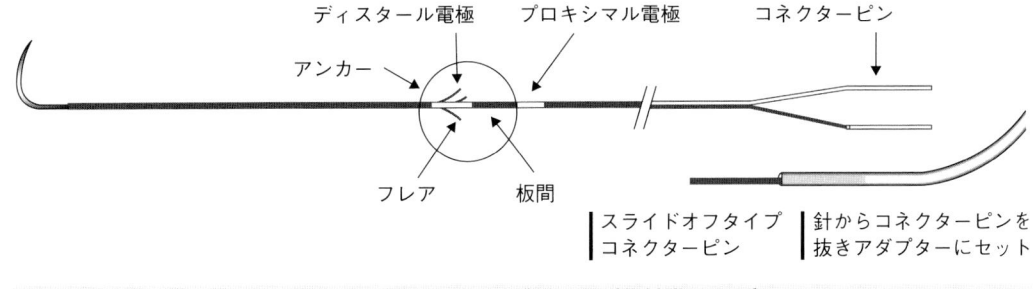

図中ラベル: ディスタール電極、プロキシマル電極、コネクターピン、アンカー、フレア、板間、スライドオフタイプコネクターピン、針からコネクターピンを抜きアダプターにセット

図4 一時的ペーシングリード（心外膜リード）

く。一時的な装着リードであり，カテーテル感染やリード感染を考慮して1週間程度で入替・抜去の必要がある。

3 モード

ペースメーカのモード表示としてはICHD（Inter-Society Commission for Heart Disease Resource）コードが一般的である（図5）。この表記方法のほかにNASPE（North American Society of Pacing and Electrophysiology）/BPEG（British Pacing and Electrophysiology）のペーシングコードがある。

いずれも5文字の表記で，最初の3文字はまったく同じであるが，後の2文字が若干異なる。元来は最初の3文字でペースメーカ機能を表していたが，その後ペースメーカに機能が付加されたため3文字表記では不十分となり，5文字を用いることとなった。4文字目がレートレスポンス機能（後述）を示すことはいずれの表記方法でも同じだが，ICHDはそれを詳しく表しているのに対して，NASPE/BPEGではその有無のみという単純な記述にとどめている。5文字目はいずれも抗頻拍機能（後述）を示すが，その表現方法が異なる。ただ，抗頻拍機能は本来ペースメーカになく，ICDの機能である。ICDが，単なる除細動だけでなく，ペーシング機能も有するがゆえに5番目の文字が生じた。そのため，ペースメーカの機能のみ表すには5番目の文字は不要で4文字で表現できる。現実的には基本的なペースメーカの機能は最初の3文字で事足りるので，現在でも臨床では最初の3文字表記でペースメーカの機能を示すのが一般的で，4番目や5番目の文字には言及しない。本項でも最初の3文字を用いてペースメーカの基本的な機能を述べる。

最初の1文字目はペースする部位（心房か心室か両方か）を，2文字目は感知する部位（心房か心室か両方か），そして3文字目はペースメーカの反応様式（抑制か同期か両方か，あるいは反応なし）を示す。以下に具体的なペーシングモードを挙げる。

a. AAI

房室伝導障害のない症例に対して心房ペーシングを行う場合に用いる。センシングおよびペーシングは心房のみで行う。ペースメーカは一定の時間間隔で信号を発するが，それより早く心房が電気信号を発するとペースメーカによる刺激は抑制される。また，

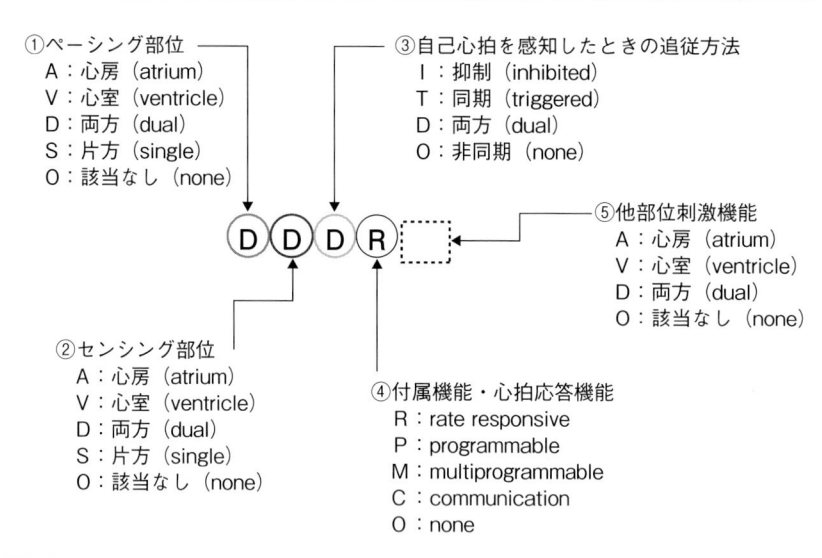

4. 不整脈に対するデバイス（ペースメーカなど）

①ペーシング部位
　A：心房（atrium）
　V：心室（ventricle）
　D：両方（dual）
　S：片方（single）
　O：該当なし（none）

③自己心拍を感知したときの追従方法
　I：抑制（inhibited）
　T：同期（triggered）
　D：両方（dual）
　O：非同期（none）

⑤他部位刺激機能
　A：心房（atrium）
　V：心室（ventricle）
　D：両方（dual）
　O：該当なし（none）

D　D　D　R　[　]

②センシング部位
　A：心房（atrium）
　V：心室（ventricle）
　D：両方（dual）
　S：片方（single）
　O：該当なし（none）

④付属機能・心拍応答機能
　R：rate responsive
　P：programmable
　M：multiprogrammable
　C：communication
　O：none

図5　ICHD（Inter-Society Commission for Heart Disease Resource）コード

自発的な信号が発せられた後，一定の時間が経てばペースメーカは信号を発してペースメーカとして機能する。

b. VVI

心房ペーシングが不要もしくは不適切と判断された患者に対して心室ペーシングを行う場合に用いる。センシングおよびペーシングは心室のみである。AAI同様にペースメーカは一定の時間間隔で信号を発し，それより早く心室が電気信号を発するとペースメーカによる刺激は抑制される。心房と心室の生理的伝導はないが，血行動態に直接反映する心室駆出を得られる。

c. DDD

心房・心室，いずれでもセンシングおよびペーシングを行える。伝導障害全般に対応できるため，安全かつ一般的な使用様式である。房室結節における伝導の遅延（AV delayと呼ぶ）を考慮して，ペースメーカに房室結節における伝導時間を設定することで協調性のある生理的なペーシングを行う。心房の電気信号（ペースメーカによる刺激あるいは自発的収縮のセンシング）があってから，設定されたAV delay後に心室への電気刺激を起こすが，その前に自発的に心室の収縮が起きた場合はそれをセンシングし，ペースメーカは抑制される。

なお，DDDペースメーカでは，心室ペーシングをして逆行性室房伝導の有無を確認する必要がある。もし，逆行性室房伝導があると，心室ペーシングに続いて心房が興奮し，これをペースメーカが感知するとAV delay後に再度心室刺激を行うことを繰り返し，いわゆるpacemaker mediated tachycardiaを生じる。

d. VDD

心房・心室センシングができるが，心室のみでペーシングを行う様式。心房でセンシングをして，設定されたAV delayの後，心室の電気刺激を同期あるいは抑制させる。ペーシングが作動する際はVVIと変わらない。現在では第一選択となるモードではないが，このモードの利点はペーシングリードが1本で済む点で，従来はその利点ゆえに使用された。

e. DDI

心房・心室にセンシングおよびペーシングを行う。心房センシングレートより早い心房の自発的な収縮に対して心室ペーシングは行わないのが特徴のモードである。心房ペーシング後は，AV delayの後に心室の電気刺激を同期あるいは抑制させる。

f. AOO，VOO，DOO

プログラムされた基本レートで心房・心室をペーシングする。センシングイベントがあってもペーシングの抑制はない。

g. OAO，OVO，ODO（offモード）

センシングはするがペーシングはされない。Holter心電図機能でありリズムを観察することができるが，この機能を搭載しない機種は多い。

4 ペースメーカが有するそのほかの機能

最初の3文字で表現される機能がペースメーカの基本的な機能であるが，現在のペースメーカはほかに多くの機能が付加されている。

a. レートレスポンス機能

患者の活動度を各種センサーで測定し，心拍数を上昇させる機能をいう。センサーには以下の2種類がある。

(1) 活動センサー

本体内に搭載された活動センサーが振動をモニタリングして患者の活動レベルを把握する機能である。センサーが振動を検知すると運動をしていると判断し，設定された脈拍数まで脈拍を上昇させ，センサーの振動が検知できなくなると徐々に下限脈拍数まで下げる。これにより患者活動性に適した脈拍となる。

(2) 分時換気量センサー

本体とリード電極間隔を計測して換気量・呼吸数を換算する機能で，これで心拍数を調整する。これによりバイタルサインを反映した生理的な脈拍数が得られる。

b. モードスイッチ機能

DDDモードの患者に心房頻拍が起こると，DDDからDDIへ自動的に変更する機能のことをいう。これをセンシングしてペースメーカが心室をペーシングすることを予防する。

c. 心室自己脈優先機能

房室伝導時間が延長している洞不全症候群にDDDモードを適用した場合，AV delayの時間設定が患者本来の房室伝導時間より短いと不要な心室ペーシングを行ってしまうことになる。この場合，電池消耗を早めるだけでなく，右室に留置されたリードからのペーシングにより左室の同期不全を来すことで，左室収縮のタイミングのずれ（dyssynchrony）から長期的には心不全を発症する例が存在する。つまり，できるだけ自己心拍に委ね，ペーシングは最小限にとどめるのが長期的には望ましい。そのためにDDDモード下でAV delayを自動的に延長する機能である。通常はAAIモードで作動し，房室ブロックが生じたと判断したときのみDDDモードに切り替わる。いくつかのプログラムがあるが，代表的なものとして（Managed Ventricular Pacing：MVP®）がある。

d. 自動閾値計測機能

設定された時間ごとに自動で閾値測定し，出力を変更する機能である。閾値変動で高出力を要する場合に自動で設定を変更し，必要最小限の出力で確実なペーシングをするとともに電池寿命を延長させる。

植え込み型除細動器（ICD）

ICDは，致死的頻脈性不整脈，すなわち心室細動や持続性心室頻拍による心臓性突然死を予防するために電気的除細動や抗頻拍ペーシングを行うが，頻拍を予防・治療はしない。植え込み後，一度も作動しないこともある（これは患者には幸福なこと）。最大のメリットは患者が突然死という恐怖から解放されることで，さらに徐脈性不整脈に対してペーシングを行うペースメーカ機能も搭載されている。

1 構 成（図2）

心房リード，ICDリード，ICD本体からなる。基本構造はペースメーカとほぼ同様であるが，ペースメーカより高出力で電池容量もサイズも大きい。リードはショックコイルと呼ばれ，除細動を行うための電気コイルが巻き付けてある。

2 適　応

　ICD の適応については，過去に心肺停止や持続性心室頻拍，心室細動の心電図が記録されている場合に対する適応（二次予防）と，二次予防で見られるような明確な致死性不整脈の既往はないが，心室頻拍が非持続性である場合，失神を認めるが心電図で不整脈が記録されていない場合，あるいは低心機能のために突然死や不整脈死のリスクが高い場合などに対する適応（一次予防）がある．特に，致死性不整脈の既往のない低心機能患者では低心機能が突然死のリスク因子であり，これを ICD で予防することでアミオダロンなどの薬物療法より予後の改善が得られるとのデータがある[2)3)]．今後も予防的な ICD 植え込み患者が増加するだろう．

3 機　能

a. 不整脈治療機能

　電気的除細動として cardiovarsion と defibrillation を有する．この 2 つはいずれも日本語では除細動だが，厳密には異なる．
　cardiovarsion は，単形性心室頻拍などに対して R 波同期で通電する除細動機能で，通常 10 J 程度の低出力から設定する．通電により心機能の低下を招く可能性があるうえ，低出力であるが激しい痛みを伴い患者負担も大きい．
　defibrillation は，心室細動や多形性心室頻拍などでは R 波同期が困難なため非同期で通電し，早く確実に不整脈を停止させる機能である．通常設定できる最大出力で複数回設定するため，意識下では激しい痛みと衝撃を伴う．

b. オートセンシング機能（自動感度調整機能）

　心室細動では心内電位が 0.5 mV 程度と低電位のため，センシング不全を起こしやすい．一方で，正常調律時では 0〜1 mV 程度である T 波のオーバーセンスによる R 波と T 波のダブルカウントを回避したい．そのために ICD ではセンシング感度を自動で変更させる機能が搭載されており，1 心拍ごとにセンシング感度を設けることで低電位不整脈時のセンシング不全を予防できる．

c. 抗頻拍ペーシング（anti-tachycardia pacing）

　血行動態が破綻していない心室頻拍（上室性にも応用可能）に対する治療法である．患者の頻拍脈拍より速いペーシングをすることで頻拍を停止させる．治療までの時間が短く，痛みを伴わないことが多いことから ICD 治療では第一選択とされる．

d. ペースメーカ機能

　ICD には通常のペースメーカ機能も搭載されているため，徐脈性不整脈にも対応し

ている。電気的除細動（ショック作動）後は徐脈を認めることがあるため，ペースメーカの機能で一時的にペーシングを行うように設定される。

心臓再同期療法（CRT）

　正常心臓では，房室結節を通過した電気的興奮は左右の脚とPurkinje線維を介して速やかに左右の心室全体に広がり，心室筋全体が同期して収縮する。心不全患者では心室内伝導障害の合併が見られ，心室内伝導障害は心不全患者の予後不良のリスク因子である。心室筋内の伝導時間が遅延して左脚ブロックやQRS幅の拡大を呈する場合には，左室収縮のタイミングのずれ（dyssynchrony）が出現し，左右心室の正常な心収縮の同期が得られない。残念ながら，これを正す薬物はない。また，通常のペースメーカでは右室をペーシングし，脚を介さず心室筋を比較的ゆっくりと電気的興奮が伝搬するため，左心室側壁の収縮が遅れる。これにより心室の同期障害が出現するため，心機能低下患者では心機能の低下を助長する可能性がある。

　そこで，CRTは右室（心室中隔）と左室（左室自由壁）に留置したリードから同時または任意で時間差を設けてペーシングをすることで，dyssynchronyを極力解消して再同期化を図り，心不全悪化を防止するのみならず，その予後を改善させる。

1 構　成（図2）

　基本構造はペースメーカ本体とほぼ同様だが，リードは3本になる〔右房，右室，左室（冠静脈洞経由）〕。

2 適　応

　"不整脈の非薬物治療ガイドライン（2011年改訂版）"が示す適応を表4[1]に挙げる。

3 機　能

　CRTには，ペーシング機能のみを持つ両室ペースメーカ（cardiac resynchronization therapy-pacemaker：CRT-P）と，ICD機能を併せ持つCRT-Dがある。CRT適応となる症例は低心機能であるため，ほとんどすべての症例でICD適応となることから，CRT-Dが用いられることが多い。以下にCRTが本来有する機能について述べる。

a.　AV delay

　CRTでは両室を任意のタイミングでペーシングするために，自己房室伝導時間より短めのAV delayを設ける必要がある。ペースメーカのAV delayが150～200 msecに対して，CRTでは100～130 msecであることが多い。

表4　心臓再同期療法の適応

Class I	1.	最適の薬物治療でもNYHAクラスⅢまたは通院可能な程度のクラスⅣの慢性心不全を呈し，左室駆出率35％以下，QRS幅120 msec以上で，洞調律の場合
Class Ⅱa	1.	最適の薬物治療でもNYHAクラスⅢまたは通院可能な程度のクラスⅣの慢性心不全を呈し，左室駆出率35％以下，QRS幅120 msec以上で，心房細動を有する場合
	2.	最適の薬物治療でもNYHAクラスⅢまたは通院可能な程度のクラスⅣの慢性心不全を呈し，左室駆出率35％以下で，徐脈に対してペースメーカが植え込まれ，または予定され，高頻度に心室ペーシングに依存するかまたはそれが予想される場合
Class Ⅱb	1.	最適の薬物治療でもNYHAクラスⅡの慢性心不全を呈し，左室駆出率35％以下で，徐脈に対してペースメーカの植え込みが予定され，高頻度に心室ペーシングに依存することが予想される場合
Class Ⅲ	1.	左室駆出率は低下しているが無症状で，徐脈に対するペースメーカの適応がない場合
	2.	心不全以外の慢性疾患により身体機能が制限されたり，余命が12カ月以上期待できない場合＊ペーシング機能のみのCRT

NYHA : New York Heart Association

〔参考〕　Class I ：有益であるという根拠があり，適応であることが一般に同意されている
　　　　Class Ⅱa：有益であるという意見が多いもの
　　　　Class Ⅱb：有益であるという意見が少ないもの
　　　　Class Ⅲ ：有益でないまたは有害であり，適応でないことで意見が一致している

〔日本循環器学会，日本胸部外科学会，日本人工臓器学会ほか．不整脈の非薬物治療ガイドライン（2011年改訂版）．http://www.j-circ.or.jp/guideline/pdf/JCS2011_okumura_h.pdf より引用〕

b.　VV delay

CRTでは両室を任意のタイミングでペーシングするために，同時，あるいは左室→右室，右室→左室といった心室間でも時間差を設ける。

c.　VSR・BiVトリガ

CRTを植え込んでいる患者で心室に自己心拍が生じたとき，これを感知して両室ペーシングを起こさないと，左室の収縮が遅れて心室の同期性が失われる。そこで，自己心拍が生じたらそれを検知し，強制的に左室ペーシングを行うことで有効な両室ペーシングを維持する機能である。

d.　胸郭インピーダンス機能

胸郭インピーダンスは，肺のうっ血の有無によって変化する。デバイスと右室のショックコイルリードとの間で生体抵抗値（胸郭内インピーダンス）を測定し，肺水腫や肺うっ血によって変化する胸郭インピーダンスをモニタリングすることで，心不全の徴候を早期に発見する機能である。

デバイスと電磁波障害

1 電磁波障害

　電磁波によりペースメーカの機能が阻害されることを電磁波障害（electro-magnetic interference：EMI）という．EMI は，ペースメーカより ICD や CRT-D のほうが影響を受けやすい．手術室で使用される ME 機器は多種多様で，麻酔器，人工心肺装置，大動脈内バルーンパンピング（IABP），心電図モニタ，自動血圧計，パルスオキシメータ，輸液ポンプ，シリンジポンプ，電気メスなど限りがない．この中でも電気メスは使用頻度が高いうえ，ペースメーカや ICD・CRT-D 本体に直接影響を及ぼすと同時に血行動態変動につながるため，使用に注意が必要となる．特に注意が必要な機器または禁忌とされる機器を表5に挙げる．

2 誤作動の影響を抑制する機能

　デバイスの中には誤作動を回避する機能を有するものがある．以下に，その例を挙げる．

a. ノイズリバージョン機能，ノイズレスポンス機能

　連続した不応期内センスを感知した場合に，任意で基本レートかセンサーレートでペーシングを行う機能である．電気メスや強磁場などによる EMI の影響でノイズが不応期内でセンスされると，ペーシングが抑制され，基本レートでの作動を得られなくなり徐脈になることがある，これを回避するために，任意でセンシングがあってもペーシングが行われるようにすることができる．

表5　不整脈デバイスに対して禁忌または注意が必要な機器と対策

- MRI*
- 高気圧酸素治療装置：使用が避けられない場合は 1.5 気圧（相対）以内で使用
- 放射線治療装置
- 除細動装置：パドルで本体を挟まない
- 電気メス：単極型より双極型電気メスのほうが安全，超音波メスは安全性が高い
- ジアテルミ
- 経皮的電気神経刺激装置（TENS）
- 体外衝撃波腎尿管破石装置（ESWL）：衝撃波の焦点から本体を十分に離す
- そのほか：高エネルギーを照射・通電する機器

　＊：MRI で使用可能なペースメーカもある．

b. ノイズモード

リード断線やEMIによるノイズと判断した場合に，任意でVOOやDOOなどの固定モードに変更し，徐脈を回避する機能である。

デバイス装着患者の生活指導

携帯電話やスマートフォンは今ではほとんど気にせず使用可能であるが，100％安全とはいえないので，最低15 cm離すように指導する。一般の電気機器は，漏電がなければほとんど問題ない。最近普及しているIH機器は電磁波を用いるため危険であり，最低50 cmは離す。電気風呂や低周波治療器は直接電気を流すため危険である。

車の運転は，ペースメーカの場合は問題ないが，ICDおよびCRTでは原則禁止である。ただし，植え込みから6カ月以上経過して作動や意識消失がなければ許可される場合がある。

仕事については，工場業務では電磁干渉の可能性が増すので，周辺の環境をよく理解する必要がある。また，力仕事はリード断線のリスクがあるため，避けるのが望ましい。

さらに，生活圏に発電所やレーダー施設があるかどうかも調べておかねばならない。

体外ペーシング（図6）

電気的除細動器から経皮的に体外ペーシングを行うことができる。DCパッドを装着し，体外ペーシング機能を選択することでデマンド（VVI）か固定（VOO）で経皮的ペーシングを行う。装着したパッドから心電図を誘導し，QRSに同期したペーシングをしたり非同期で出力を行ったりする。出力強度や脈拍数は任意で設定する。通電には痛みを伴い，上肢の筋収縮で心拍ごとに体動が起こる。

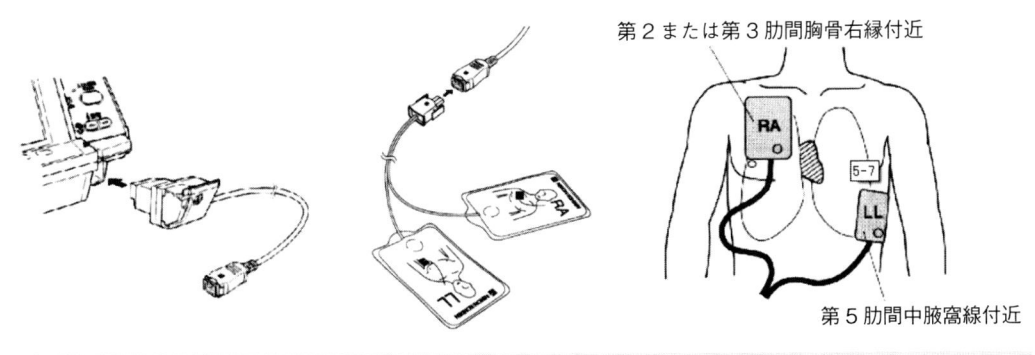

図6 体外ペーシングのセッティング（左）とパドル装着部位（右）

4. 不整脈に対するデバイス（ペースメーカなど）

■参考文献

1) 日本循環器学会，日本胸部外科学会，日本人工臓器学会ほか．不整脈の非薬物治療ガイドライン（2011年改訂版）．
http://www.j-circ.or.jp/guideline/pdf/JCS2011_okumura_h.pdf
2) Moss AJ, Zareba W, Hall WJ, et al. Prophylactic implantation of a defibrillator in patients with myocardial infarction and reduced ejection fraction. N Engl J Med 2002；346：877-83.
3) Bardy GH, Lee KL, Mark DB, et al. Amiodarone or an implantable cardioverter-defibrillator for congestive heart failure. N Engl J Med 2005；352：225-37.

（室井　量子，三原　幸雄，林　行雄）

VI

術後管理

VI. 術後管理

1 術後鎮静

重要ポイント

- 心臓外科術後は血行動態が不安定なことも多く，使用する鎮静薬の特性を熟知すべきである。
- 人工呼吸中の鎮静は浅めを基本とし，RASS $-2 \sim 0$ または SAS $3 \sim 4$ で管理する。
- 人工呼吸中の患者の苦痛を理解し，無駄な人工呼吸をしないように努める。

はじめに

心臓外科手術後は，手術室抜管をしなければ，そのほとんどの症例で ICU 管理となる。ICU においてもしばらくの時間，患者は人工呼吸管理となる。fast track cardiac anesthesia（FTCA）と呼ばれる，比較的早期に人工呼吸を終了する周術期管理が多くの施設で行われている現在，術後鎮静として次のアプローチが考慮される。

① 術後長期人工呼吸となった場合の人工呼吸中の鎮静
② 通常の手術後の人工呼吸を施行し，覚醒とともに抜管を行う場合の人工呼吸中の鎮静
③ 人工呼吸後の患者の ICU での鎮静〔非侵襲的人工呼吸（noninvasive positive ventilation：NIV）を含む）〕

本項では，主に①②の成人患者の人工呼吸中の鎮静を中心に解説する。

われわれがまず認識すべきは，気管挿管下に管理されている患者の苦痛やストレスである。心臓外科手術を受けた患者において人工呼吸の記憶は術後のうつ状態と関連し[1]，また ICU 患者は挿管下の人工呼吸管理を苦痛と感じ，その後もその記憶をストレスとして感じている[2]ことである。医療従事者であれば気管挿管された患者の苦痛やストレスを理解するのは容易であろう。端的に言えば，気管チューブは苦痛を生むのである。

現在，さまざまな医学領域においてガイドラインが世に出てきている。集中治療・人工呼吸という医療行為に関して，2007 年に日本呼吸療法医学会から"人工呼吸中の鎮静のためのガイドライン"[3]，2013 年にアメリカ集中治療医学会から"成人 ICU 患者の疼痛，不穏およびせん妄の管理に関する臨床ガイドライン〔Clinical Practice Guidelines for the Management of Pain, Agitation, and Delirium in Adult Patients in the Intensive Care Unit（PAD ガイドライン）］"[4]が発表された。さらに，PAD ガイドラインを日本の医療環境に適合させて改編した"日本版・集中治療室における成人重症患者に対する痛み・不穏・せん妄管理のための臨床ガイドライン（JPAD ガイドライン）"[5]が日本集中治療医学会から 2014 年に発表されている。

　これらのガイドラインの中で具体的な鎮痛・鎮静の方法，せん妄に対するマネジメントが詳細に述べられているが，共通して根底にある概念は，従来の"われわれがどうあるべきか"という医療従事者中心の治療から，"目の前にいる患者がどうあるべきか"という患者中心の治療へ目を向けたものであると筆者は考える。

心臓外科手術後の鎮静の特徴

　心臓外科手術後の鎮静の特徴を考えてみる。
　単純に鎮静だけを目的をせず，その間に積極的な呼吸・循環の管理が必要となる。すなわち，鎮静の目的が呼吸・循環の治療や立て直しのためであることが多い。
　また，鎮静深度や使用薬物により血行動態が変化し，鎮静薬の循環に及ぼす影響が大きいことが多い。他科の鎮静も例外ではないが，特に心臓外科術後の患者は心機能や血管内血液容量，血管抵抗が鎮静薬に影響を受けやすく，鎮静薬の増減による血行動態の変化を予測しなければならない。逆に，その特性を利用して血行動態管理を行うことも可能となる。
　さらに，経皮的心肺補助（percutaneous cardiopulmonary support：PCPS）や大動脈内バルーンパンピング（intra-aortic balloon pumping：IABP）導入初期などのように，患者の動きを少なくするための鎮静も時として行われる。一般的に，患者を医療従事者の都合で一方的に不動にしてベッドに固定するのは不適切ではあるが，PCPS や IABP など大きな体動が患者の不利益となる可能性が高い場合には，ある程度の鎮静が必要となる。大事なことは，患者を不動にさせることが患者の強いストレスとならないような鎮静を行うことである。

鎮静薬の種類

　わが国で行われたアンケート調査[6]によると，気管挿管・気管切開患者の鎮静は，プロポフォール＞ミダゾラム＞デクスメデトミジン（dexmedetomidine：DEX）の頻度順で行われている。この 3 種類が単独もしくは併用で，鎮静のために投与されていると考えられる。表 1[5]に各鎮静薬の投与方法を示す。

表1 ミダゾラム，プロポフォール，デクスメデトミジンの投与方法

薬物名	発現時間	初回投与量	維持用量	肝機能障害例	腎機能障害例	留意点
ミダゾラム	2〜5分	0.03 mg/kgを1分以上かけて	0.02〜0.18 mg/kg/hr	肝硬変で50%減	CCr＜10 ml/min, 透析患者で半減	呼吸抑制 低血圧
プロポフォール	1〜2分	0.3 mg/kg/hrを5分間	0.3〜3 mg/kg/hr	肝機能正常者と同じ	腎機能正常者と同じ	呼吸抑制 低血圧 膵炎 アレルギーなど
デクスメデトミジン	5〜10分	0.2〜0.7 µg/kg/hr	0.2〜0.7 µg/kg/hr	全身状態を見ながら減速	全身状態を見ながら減速	徐脈 低血圧

CCr：クレアチニンクリアランス
（日本集中治療医学会 J-PAD 作成委員会．日本版・集中治療室における成人重症患者に対する痛み・不穏・せん妄管理のための臨床ガイドライン．日集中医誌 2014；21：539-79 より改変引用）

1 ミダゾラム

　ミダゾラムは，中枢神経系における抑制系神経伝達物質であるγアミノ酪酸（γ-aminobutyric acid：GABA）の受容体を賦活することにより鎮静効果を発揮する。ミダゾラムはベンゾジアゼピン受容体に働き，ベンゾジアゼピン受容体とGABA$_A$受容体との相互作用によりGABAのGABA$_A$受容体への親和性が高まり，間接的にGABAの作用が増強されることにより作用を発現する。鎮静・催眠・抗痙攣・抗不安・健忘作用があるが，鎮痛作用はない。大量投与で冠動脈拡張作用と筋弛緩作用がある。

2 プロポフォール

　プロポフォールは，GABA$_A$，グリシン，ニコチン，M$_1$ムスカリン受容体を含む多数の受容体に結合して神経伝達を抑制する。プロポフォールは鎮静・催眠・抗痙攣・抗不安・健忘・制吐作用があるが，ミダゾラムと同様に鎮痛作用はない。健忘作用はミダゾラムより弱いとされている。プロポフォールの特徴として覚醒が速やかであり，神経学的評価を必要とする場合や後述する鎮静中断の実施に有利である。
　また，プロポフォールを長期高用量使用した場合にプロポフォール注入症候群（propofol infusion syndrome：PRIS）と呼ばれる治療抵抗性の突然の徐脈，脂質異常症，肝肥大または脂肪肝，強度代謝性アシドーシス，横紋筋融解やミオグロビン尿症といった筋肉症状などを主徴とした症状が出現することがある。先駆症状としてBrugada様心電図（右脚ブロック，V$_1$〜V$_3$誘導でcoved型のST上昇）の報告もあり，投与患者の生化学検査や心電図には注意を要する。PRISは死亡率が高く，これが疑われた場合にはプロポフォールの投与を中止し，必要あれば血液浄化を行う[7]。

3 デクスメデトミジン

　DEX は α_2 アドレナリン受容体のアゴニストであり，脳橋背外側にある青斑核 α_{2A} 受容体に作用し，また脊髄後角に対する下行性疼痛抑制系に関与して鎮静効果を発揮する。血行動態に関しては，延髄弧束核の α_{2A} 受容体を介する交感神経系抑制作用と同時に，末梢血管の平滑筋の α_{2B} 受容体を介した血管収縮作用も有する。このため，DEX は，α_{2A} 受容体を介した徐脈や血圧の低下と，α_{2B} 受容体を介した血圧上昇というように，血行動態に対して2つの異なった反応を及ぼす。DEX を投与した場合，血圧や心拍数の変化は交感神経系の緊張度と投与速度によって患者ごとに違うことをよく経験する。DEX を初期投与中に多く経験される心拍数減少や一過性の血圧上昇は，血管平滑筋 α_{2B} 受容体を介した血管収縮作用によるものである。ある程度患者も鎮静され，低用量で維持する場合には，主に孤束核に分布している α_{2A} 受容体を介した交感神経系遮断作用や副交感神経活動の増加により，血圧低下や心拍数減少が出現することが多い。

　20 年ほど前の心臓外科周術期管理は"いかに心臓にムチを入れて血行動態を保たせるか"といった管理であったが，"いかに心臓を休ませ，リラックスさせるか"を主題とする現在の管理では，DEX の交感神経系抑制作用は有用であろう。DEX は鎮痛・鎮静・交感神経抑制作用を持つが，抗痙攣作用はない。また，呼吸抑制が少ないのが特徴で，せん妄発症もミダゾラムやプロポフォールよりも少ないとする報告が多い[8)9)]。鎮痛作用は DEX 単独使用では弱いが，麻薬などとの併用でその使用量を減量できる。DEX の鎮静の特性として，声かけなどの刺激を加えなければ傾眠レベルまで鎮静され，刺激を加えると覚醒させることが可能となる[10)]。また，用量依存的に体温調節機能を抑制するため，術後のシバリング発現を抑制し，心負荷や心筋酸素消費量を減少させることができる[11)]。

鎮静の評価

　PAD ガイドラインおよび JPAD ガイドラインでも"浅めの鎮静"が推奨されている。これは，1日1回鎮静薬の投与を中止して患者を覚醒させたほうが臨床的アウトカムを改善する（人工呼吸器装着期間の短縮，ICU 在室期間の短縮など）という報告[12)]に端を発している。それまで，いわば人工呼吸の付随的な医療行為と思われていた鎮静の仕方で，患者の予後が違ってくるという画期的な報告であった。

　その後，"浅めの鎮静"が患者予後を改善し，せん妄発生率を低下させるとの報告[13)]もなされた。例えば，頻脈や高血圧は心筋虚血を惹起するから循環作動薬を使用して，それなりの血行動態で患者を管理する。言われるまでもなく当然のことである。心拍数を 100 beats/min 以下に，収縮期血圧は 140 mmHg 以下を目標にするといった医療行為のように鎮静深度も数値化され，目標値に向けて管理することが患者の予後に影響するというわけである。

それでは，鎮静の評価をどのようにすべきだろうか．以前は Ramsay Scale が多用されていたが，現在では，よりエビデンスに裏打ちされた Richmond Agitation-Sedation Scale (RASS) や Sedation-Agitation Scale (SAS) が推奨されている（表2[14]，表3[15]）．毎日の鎮静中断，あるいは RASS −2〜0 または SAS 3〜4 を目標とした浅い鎮静をしていく．

表2 Richmond Agitation-Sedation Scale (RASS)

スコア	用語	患者の状態
＋4	好戦的な	明らかに好戦的な，暴力的な，スタッフに対する差し迫った危険
＋3	非常に興奮した	チューブ類またはカテーテル類を自己抜去；攻撃的な
＋2	興奮した	頻繁な非意図的な運動，人工呼吸器ファイティング
＋1	落ち着きのない	不安で絶えずそわそわしている，しかし動きは攻撃的でも活発でもない
0	意識清明な，落ち着いている	
−1	傾眠状態	完全に清明ではないが，呼びかけに10秒以上の開眼およびアイコンタクトで応答する
−2	軽い鎮静状態	呼びかけに10秒未満のアイコンタクトで応答
−3	中等度鎮静状態	呼びかけに動きまたは開眼で応答するがアイコンタクトなし
−4	深い鎮静状態	呼びかけに無反応しかし，身体刺激で動きまたは開眼
−5	昏睡	呼びかけにも身体刺激にも無反応

(Sessler CN, Gosnell MS, Grap MJ, et al. The Richmond Agitation-Sedation Scale：validity and reliability in adult intensive care unit patients. Am J Respir Crit Care Med 2002；166：1338-44 より和訳して引用)

表3 Sedation-Agitation Scale (SAS)

スコア	用語	患者の状態
7	緊急不穏状態	気管チューブを引っ張る．カテーテルを引き抜く．ベッド柵を越える．医療スタッフに暴力を振るう．ベッドの端から端へ移動する．
6	高度不穏状態	度重なる注意にもかかわらず不穏がある．身体の抑制が必要．気管チューブを噛む．
5	不穏状態	不安あるいは軽度不穏．座ろうとするが注意すれば鎮静化する．
4	平静で協力的	平静．容易に覚醒し，命令に従う．
3	鎮静状態	覚醒困難．声をかけるか軽くゆすると覚醒するが，再び眠る．簡単な命令に従う．
2	高度鎮静状態	身体刺激で覚醒．意思疎通は不可能．命令に従わない．自発運動はある．
1	覚醒状態	強い刺激によってわずかに反応する．あるいは反応しない．意思疎通は不可能．命令に従わない．

(Riker RR, Picard JT, Fraser GL. Prospective evaluation of the Sedation-Agitation Scale for adult critically ill patients. Crit Care Med 1999；27：1325-9 より和訳して引用)

鎮静の実際

1 術後長期人工呼吸となった場合の人工呼吸中の鎮静

　PADガイドラインおよびJPADガイドラインは長期の人工呼吸中の鎮静についてのガイドラインと考えられるので，これらは心臓術後にも当てはまると思われる．以下にJPADガイドラインの要点を挙げる．

- 人工呼吸管理中の成人患者では，鎮痛を優先に行う鎮静法（analgesia-first sedation）を行うことが推奨される．
- 浅い鎮静深度を維持することにより，人工呼吸期間やICU入室期間の短縮など，患者アウトカムが改善する．浅い鎮静深度を維持することにより患者のストレス反応を増加させるかもしれないが，心筋虚血の頻度が増加することはない．
- ミダゾラムを使用した場合，ほかの鎮静薬に比べて人工呼吸時間が延長する．DEXを用いると人工呼吸時間が短くなる．長期の人工呼吸にはDEXやプロポフォールを第一選択とする．また，ミダゾラムはせん妄発生率も高いとされている．ミダゾラムは，不穏の管理，強い不安，痙攣，アルコールやベンゾジアゼピン離脱の治療ならびに深鎮静，健忘，そのほかの鎮静薬の減量が必要なときに使用する．ミダゾラムは血圧低下作用が少ないため，血行動態の不安定な患者に使用される．
- DEXとプロポフォールでは，人工呼吸時間，ICU滞在時間，入院期間に差はない．DEXは鎮静深度が浅い場合があるが，不穏やせん妄を減少させる可能性がある．

　心臓外科手術後の長期人工呼吸となる患者は，端的にいえば"まだ覚ませない"のである．覚ませない原因としては，①低血圧や低心拍出量状態，不整脈などで血行動態が安定しない，②IABPやPCPSが挿入され体動が危険である，③肺での酸素化が悪い，④水分バランスがプラスに大きく傾き，抜管後のrefillingが想定される，⑤長期人工呼吸とはなりづらいが，止血が不十分で今後大量の輸血を必要とする，もしくは再手術を待機しなければならない，などが挙げられよう．

　JPADガイドラインに述べられている事項は，麻酔・集中治療領域を専門にしている医療従事者として，感覚的に賛同できるものであると思う．当院でも，術後数時間で覚醒させず数日内に覚醒を予定している症例では，プロポフォールを使用している．長期，もしくはいつ覚醒させられるか分からない症例では，プロポフォールは水分バランスの面からも時間水分負荷量が多いことやPRISへの懸念もあるため，ミダゾラムを使用している．また，ミダゾラムで鎮静した場合は，覚醒させるときにはいったん投与を中止し，覚醒後に神経学的な検査を済ませ，抜管までDEXを投与するようにしている．

　2007年の日本呼吸療法医学会の"人工呼吸中の鎮静のためのガイドライン"[3]では，人工呼吸中の筋弛緩薬の使用について，"人工呼吸中には，筋弛緩薬はできるだけ使用

しない。しかし体動により呼吸・循環動態が悪化する場合や，患者の安全が確保できないと判断された場合，また通常とは異なる換気様式を用いる場合（例，低1回換気量戦略，高二酸化炭素許容換気，高頻度振動換気時など）に限っては，適切な鎮静薬を併用したうえで筋弛緩薬を使用してもよい"と述べられている。実際に多くの施設で，呼吸管理に難渋している場合を除き，心臓術後には自発呼吸で管理されていることと思われる。筋弛緩薬を投与する場合には，鎮静薬ではなく催眠薬であるプロポフォールやミダゾラムが投与されるべきである。

近年，DEXを心臓外科周術期に使用することの有用性を示した報告が多く見られる。Jiら[16]は，心臓手術において人工心肺後からICU入室24時間までDEXを投与すると，院内死亡率，術後30日死亡率，術後1年死亡率，せん妄発生率を減少させると報告した。また，Turanら[17]は，心臓外科術後にDEXを鎮静薬として用いると術後72時間までの心房性不整脈を減少させると報告している。術後の心房細動発生は交感神経系の緊張が関与すると考えられ，交感神経系を抑制するDEXが心房細動を予防する可能性は理解しやすい。ただし，Aiら[18]は，肺外科手術においてではあるがDEX投与（術中のみ使用）は心房細動の発生率を減少させなかったと報告しており，心臓外科での心房細動の発生率に対するDEXの影響に関しては，さらなる報告を待つべきであろう。

2 通常の手術後の人工呼吸を施行し，覚醒とともに抜管を行う場合の人工呼吸中の鎮静

手術室抜管をしないかぎり，ICUおける人工呼吸時間は覚醒を待つ時間であるとともに，術後患者観察の時間である。

心臓外科手術の麻酔方法は多岐にわたるが，レミフェンタニルを主体とした症例で，術後数時間の人工呼吸を続ける場合にはなんらかの鎮静が必要となる。ある程度の量のフェンタニルを使用した場合には，ただ単に覚醒を待つことも可能であろう。いずれにせよ，患者の覚醒の仕方が重要であり，覚醒時に恐怖や痛み，ストレスを感じさせてはならない。

当院では，レミフェンタニルとセボフルランを主に麻酔薬として使用しており，手術終盤でフェンタニルもしくはブプレノルフィンを投与し，ICUで術後覚醒までDEXのみを鎮静薬として用い，DEXは翌朝まで投与している。また，DEXを使用して外科手術管理としては十分に安全に管理され，覚醒を待つ症例では，いったんDEXを中止し，覚醒・抜管後にDEXを翌朝まで再投与している。

以前当院で行った調査で，DEXを中止せず覚醒した群と，いったんDEXを中止して覚醒した群の比較では，DEX中止群で抜管時の記憶がある症例が多かったものの，抜管時の苦痛（visual analogue scaleで評価）には差は認められなかった。いずれの症例でも抜管時の苦痛は2/10点ほどであり，さほどの苦痛はなかったと考えられた。ICUでの記憶はストレスの記憶として残ることが多く，患者の立場に立った鎮静が求められる。

3 非侵襲的人工呼吸（NIV）中の鎮静

NIV中の鎮静について，JPADガイドラインでは以下のように述べられている。

- 痛みを有する非挿管患者では，痛みのレベルを評価して適切な対策を行うことを推奨する。
- 非挿管患者に対する鎮痛・鎮静薬のルーチン使用を推奨する根拠はない。
- 非挿管患者において持続的な鎮静を行う場合は，十分なモニタリングと鎮静深度の評価を行い，必要最低限の鎮静深度と鎮静時間にとどめることを提案する。

心臓外科術後のNIVのエビデンスはいまだ確立されていないが，術後にNIVを実施する場合は，早期抜管の補助的療法，無気肺の予防もしくは治療として，あるいは術後に発症した呼吸不全に対して行われることが多いと考える。特に術後の呼吸不全に用いられる場合は，患者が不穏となっている可能性もあり，そのような場合には適切な鎮静が求められよう。DEXでは意識の確認も可能であり，また気道反射も比較的保たれるため，NIV中の鎮静には適していると考える。

まとめ

気管挿管下の人工呼吸中の患者のストレスは計り知れないものがある。人工呼吸患者の80%がせん妄状態となり，せん妄自体が1年後の生存率まで下げてしまうという[19]。人工呼吸中の鎮静がせん妄を改善もしくは予防するかどうか，十分なエビデンスを得るには至っていない。ただ，浅めの鎮静がせん妄発生率を低下させる可能性は高いとされ，人工呼吸中の鎮静状態は独立した患者予後決定因子である可能性が高い。また，心臓外科手術が無事に終わっても，社会復帰したときに挿管されていた記憶，ICUでの記憶が影を落としてはならない。常に患者のストレスを観察・評価し，その変化に迅速に対応していくべきである。

■参考文献

1) Silbert BS, Santamaria JD, Kelly WJ, et al. Early extubation after cardiac surgery : emotional status in the early postoperative period. J Cardiothorac Vasc Anesth 2001 ; 15 : 439-44.
2) Rotondi AJ, Chelluri L, Sirio C, et al. Patients' recollections of stressful experiences while receiving prolonged mechanical ventilation in an intensive care unit. Crit Care Med 2002 ; 30 : 746-52.
3) 日本呼吸療法医学会人工呼吸中の鎮静ガイドライン作成委員会．人工呼吸中の鎮静ガイドライン．人工呼吸 2007 ; 24 : 146-67.
4) Barr J, Fraser GL, Puntillo K, et al. Clinical practice guidelines for the management of pain, agitation, and delirium in adult patients in the intensive care unit. Crit Care Med

2013 ; 41 : 263-306.
5) 日本集中治療医学会 J-PAD 作成委員会. 日本版・集中治療室における成人重症患者に対する痛み・不穏・せん妄管理のための臨床ガイドライン. 日集中医誌 2014 ; 21 : 539-79.
6) 日本集中治療医学会規格・安全対策委員会, 日本集中治療医学会看護部会. ICU における鎮痛・鎮静に関するアンケート調査. 日集中医誌 2012 ; 19 : 99-106.
7) Kam PC, Cardone D. Propofol infusion syndrome. Anaesthesia 2007 ; 62 : 690-701.
8) Triltsch AE, Welte M, von Homeyer P, et al. Bispectral index-guided sedation with dexmedetomidine in intensive care : a prospective, randomized, double blind, placebo-controlled phase II study. Crit Care Med 2002 ; 30 : 1007-14.
9) Belleville JP, Ward DS, Bloor BC, et al. Effects of intravenous dexmedetomidine in humans. II. Hemodynamic changes. Anesthesiology 1992 ; 77 : 1125-33.
10) Hall JE, Uhrich TD, Barney JA, et al. Sedative, amnestic, and analgesic properties of small-dose dexmedetomidine infusions. Anesth Analg 2000 ; 90 : 699-705.
11) Talke P, Tayefeh E, Sessler DI, et al. Dexmedetomidine does not alter the sweating threshold, but comparably and linearly decreases the vasoconstriction and shivering thresholds. Anesthesiology 1997 ; 87 : 835-41.
12) Kress JP, Pohlman AS, O'Connor MF, et al. Interruption of sedative infusions in critically ill patients undergoing mechanical ventilation. N Engl J Med 2000 ; 342 : 1471-7.
13) Arias-Rivera S, Sánchez-Sánchez Mdel M, Santos-Díaz R, et al. Effect of a nursing-implemented sedation protocol on weaning outcome. Crit Care Med 2008 ; 36 : 2054-60.
14) Sessler CN, Gosnell MS, Grap MJ, et al. The Richmond agitation-sedation scale : validity and reliability in adult intensive care unit patients. Am J Respir Crit Care Med 2002 ; 166 : 1338-44.
15) Riker RR, Picard JT, Fraser GL. Prospective evaluation of the sedation-agitation scale for adult critically ill patients. Crit Care Med 1999 ; 27 : 1325-9.
16) Ji F, Li Z, Nguyen H, et al. Perioperative dexmedetomidine improves outcomes of cardiac surgery. Circulation 2013 ; 128 : 1576-84.
17) Turan A, Bashour CA, You J, et al. Dexmedetomidine sedation after cardiac surgery decreases atrial arrhythmias. J Clin Anesth 2014 ; 26 : 634-42.
18) Ai D, Xu G, Feng L, et al. Dexmedetomidine does not reduce atrial fibrillation after lung cancer surgery. J Cardiothorac Vasc Anesth 2015 ; 29 : 396-401.
19) EW Ely, Shintani A, Truman B, et al. Delirium as a predictor of mortality in mechanically ventilated patients in the intensive care unit. JAMA 2004 ; 291 : 1753-62.

(池崎　弘之)

VI. 術後管理

2 術後鎮痛

重要ポイント

- 術後痛はさまざまな内分泌系を賦活化することで生体変化を生じさせる。
- 術後痛によって生じる生体変化のうち代表的なものは，頻脈，高血圧，酸素消費量の増大である。
- 術後に生じる痛みは十分に治療されていないことが多い。
- 心臓術後患者の痛みを認知し，適切な鎮痛処置を行うことは重要である。

はじめに

　術後痛は，さまざまな生体防御反応を惹起する[1]。術後痛が惹起する内分泌系は多岐にわたる（表1）。これらの内分泌系が賦活化することが，術後痛によって生体変化の生じる一因と考えられている。心臓血管術後患者を管理する医師は，これらの変化が術後痛によって生じうることを認知したうえで術後管理に当たる必要がある。

　生体防御反応は心臓術後患者の安全な周術期管理を不利にするため，術後痛管理は，痛みのコントロールという観点だけでなく，安全な周術期循環管理の観点からも重要である。

術後痛によるアドレナリン，ノルアドレナリンの分泌増加 —— 交感神経-副腎髄質系の活性化

　術後痛は，求心性に交感神経系を賦活化させ，副腎髄質のクロマチン細胞からアドレナリン，ノルアドレナリンを血中に放出させる。

表1　術後痛で惹起される代表的内分泌系

- 副腎皮質刺激ホルモン，コルチゾール
- カテコールアミン：交感神経-副腎髄質系
- バソプレシン
- レニン・アンギオテンシン・アルドステロン系
- 成長ホルモン
- グルカゴン

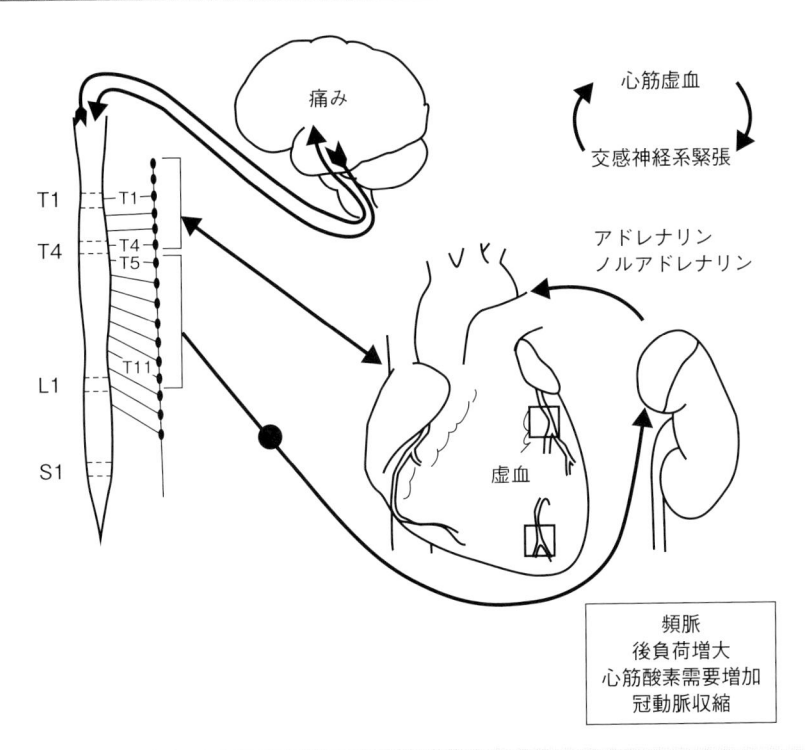

図1 術後痛が心筋虚血を生じさせるメカニズム
(Liu S, Carpenter RL, Neal JM. Epidural anesthesia and analgesia. Their role in postoperative outcome. Anesthesiology 1995 ; 82 : 1474-506 より引用)

アドレナリンの分泌は副腎髄質から,ノルアドレナリンはそのほかに交感神経終末からも分泌される。これらカテコールアミン類の分泌は血圧や心拍数を上昇させ,後負荷増大・酸素需要増加を引き起こす[2](図1[3])。

術後痛によるバソプレシン分泌増加

術後痛が存在すると,下垂体後葉からバソプレシンの分泌が亢進する。バソプレシンは,遠位尿細管・集合管における水の再吸収を促進させ,抗利尿作用を呈する。術後に見られる尿量減少は,腎前性あるいは腎性の腎機能低下によるものと,ストレス反応による水再吸収の増加によるものに大別される。

また,術後痛によるバソプレシン分泌亢進は,腸管平滑筋に直接作用してこれを収縮させ,腹部内臓の細動脈を収縮させ,門脈血流量を減少させる。

術後痛によるレニン・アンギオテンシン・アルドステロン系の活性化

術後痛はレニン・アンギオテンシン・アルドステロン系(renin-angiotensin-aldosterone system：RAAS）も亢進させうる。RAASの亢進は，血管収縮作用により血圧を上昇させ，後負荷増大を生じさせうる。また，尿細管でNa$^+$，Cl$^-$再吸収が亢進する。

術後痛によって生じる代謝反応

表1に示した術後痛によって生じる内分泌系の変化は，以下のようにさまざまな代謝変化を引き起こす（表2）。

1 頻脈，高血圧

痛みによる交感神経系の亢進，カテコールアミン・バソプレシン・RAAS・成長ホルモン・グルカゴンの分泌増加などにより，末梢血管抵抗増大や心収縮性増加，心拍数増加，冠動脈収縮が生じる。頻脈や後負荷の増大は，心筋虚血を誘導する一因となる[4]（図1[3]）。

2 酸素消費量の増加

術後痛による交感神経系亢進やカテコールアミン分泌増加などにより，酸素消費量は増加する。また，食欲が低下してエネルギー摂取量は低下する。この負の需給バランスは，術後痛によって惹起される異化亢進による内因性エネルギー供給によって補われる。

3 水分・電解質代謝

痛みにより，下垂体後葉から抗利尿ホルモンの分泌が亢進し，RAASが惹起されるため，腎尿細管でのNa$^+$と水の再吸収が促進される。このため水・ナトリウムの体内貯留傾向が出現し，尿量は減少する。

表2　術後痛で惹起される代謝変化

・頻脈，高血圧
・酸素消費量の増加
・高血糖
・タンパク代謝（異化亢進）
・脂質代謝（遊離脂肪酸増加）
・Na$^+$と水の再吸収促進
・凝固系亢進
・消化管機能低下

4 凝固系亢進

カテコールアミンの分泌促進は，α作用を介して血小板凝集を亢進させる。術後痛存在下における肝臓異化亢進時には，凝固系の抑制因子であるアンチトロンビン（AT）Ⅲ，プロテインC，プロテインSの産生が減少し，さらに凝固系が亢進する[5]。

痛みが創傷治癒や免疫系に与える影響

痛みによってカテコールアミンの分泌が促進されると，血管収縮により組織血流が低下し，組織への酸素供給量が減少する[6]。この酸素供給量の減少や前述した異化の亢進は，創傷治癒を遅延させ，創部感染のリスクを増大させる。痛みは，ナチュラルキラー細胞の活性[7,8]，細胞傷害性T細胞の細胞数，好中球貪食活性を低下させる[9]。

ICUでの痛みが精神に与える影響

ICUで治療を受ける患者は，回復後に不安や心的外傷後ストレス障害（posttraumatic stress disorder：PTSD）を生じる[10]。また，これらの精神障害に罹患することは，回復後の生活の満足度の低下に有意に関与する[11]。ICUで治療を受けた患者におけるPTSDの発生には，痛みの記憶があることが有意に独立して関連していた（調整オッズ比1.46，P = 0.025[12]，表3）。集中治療期間に患者が痛みを感じることは，長期的な悪影響を及ぼす可能性あるといえる。

痛みの種類

術後に生じる痛みにはさまざまなものがある。特に術直後に生じる痛みは，安静時でも生じる痛みと処置によって生じる痛み（穿刺・創部処置・気管切開などの外科的処置，体位変換，吸引など）に大別される[13～17]。

Chanquesら[18]は，ICU患者230名のうち，約半数の118名が安静時にも痛みを感じ

表3 集中治療管理後の心的外傷後ストレス障害発生に関与する因子

	調整オッズ比	P値
高学歴	0.38	0.038
性格特性（楽観的）	0.91	0.029
痛みの記憶	1.46	0.025
ICUでの記憶	6.61	0.017

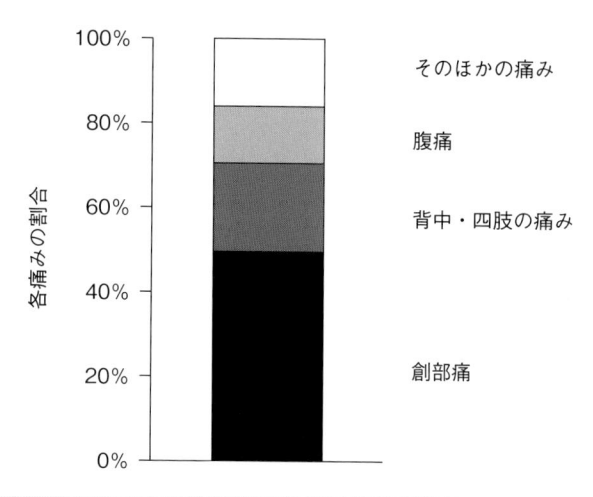

図2 術後患者の安静時痛の種類

(Chanques G, Sebbane M, Barbotte E, et al. A prospective study of pain at rest : incidence and characteristics of an unrecognized symptom in surgical and trauma versus medical intensive care unit patients. Anesthesiology 2007 ; 107 : 858-60 より引用)

ていることを報告した。図2[18]は，術後患者の安静時痛の種類を示している。創部痛が主体であるが，背部痛や足の痛み，腹痛も生じている。冠動脈バイパス術（CABG）において内胸動脈グラフトを使用した患者[19]や肋骨骨折を来した患者は術後痛が強い[20]。

心臓術後患者の痛みは認知され，コントロールされているか？

前述のように，心臓術後患者の痛みを認知して適切にコントロールすることは，全身管理を行ううえでも長期予後を改善するためにも重要である可能性がある。

Schellingら[21]の報告では，心臓血管外科手術患者を対象に術後1週間目の時点で調査すると，82％の患者がICUでの治療中の最もつらい記憶は痛みであると答えた。ICU退室後6カ月目に調査すると，38％の患者がICUでの治療中の最もつらい記憶は痛みであると答えた。

前述のように術後患者の痛みはさまざまであるが，処置に伴う痛みで頻度が高いものは人工呼吸患者の気管チューブを介した吸引と体位変換とされている。たとえ持続的にオピオイドが使用されていたとしても処置により痛みを感じる患者は多く，処置に伴う痛みに関して鎮痛が必要と考えられる。

しかし，実際には，処置時の痛みを考慮しているのは全体の約1/3であり，鎮痛処置が行われているのは約20％程度にすぎないとPayenら[22]は報告している（図3）。心臓血管外科手術患者においても，外科手術，咳嗽，呼吸ケアの処置，体動に伴う痛みが高頻度に見られ，十分に治療されていないことが報告されている[23,24]。心臓血管外科手術患者では痛みを評価し，治療を行わなければならない。

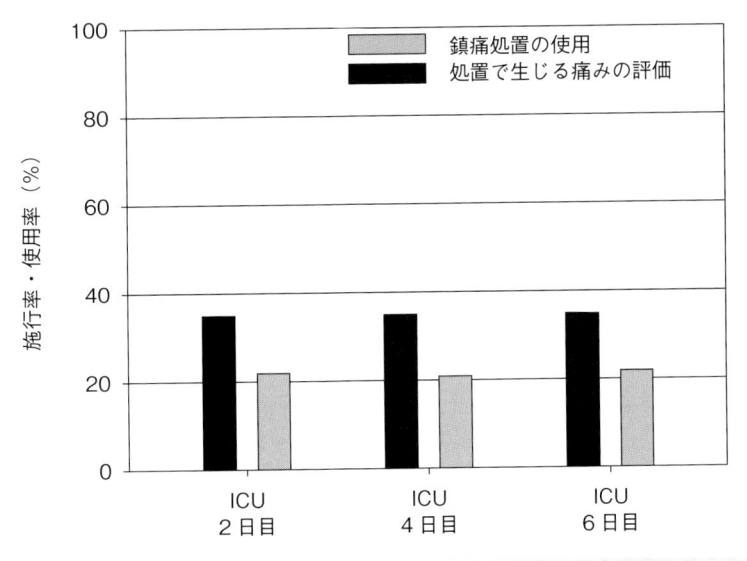

図3 ICUでの処置で生じる痛みの評価施行率と鎮痛処置使用率
(Payen JF, Chanques G, Mantz J, et al. Current practices in sedation and analgesia for mechanically ventilated critically ill patients : a prospective multicenter patient-based study. Anesthesiology 2007 ; 106 : 687-95 より引用)

術後鎮痛法

　多くの施設では，オピオイドの静脈投与による自己調節鎮痛法（patient-controlled analgesia：PCA）あるいは持続静脈投与が使用されている。オピオイドの副作用である呼吸抑制，悪心・嘔吐，尿閉，腸管機能低下を防ぐために，multimodal 鎮痛を選択されることが多い。アセトアミノフェンの併用は，心臓血管外科術後患者における術後の痛みに対して安全かつ有効であることが示されており，より有効な術後鎮痛が可能になると思われる[25)26)]。そのほかにも，デクスメデトミジンの併用投与，クロニジンやケタミン，ガバペンチンの併用の有効性が検討されている。

　心臓大血管手術後患者の術後鎮痛法として，創部への局所麻酔薬の浸潤[27)]や paravertebral blocks[28)]，胸部硬膜外鎮痛の併用が，痛みの緩和や麻薬使用量減少に有効であることが示されている。しかし，これらの方法の安全性や有効性の評価は今後の課題である。

まとめ―心臓術後患者の術後の痛み―

　心臓術後患者の痛みは，内分泌系・交感神経系を賦活し，代謝系から免疫系に至るまで多彩な影響を与える。また，術後の痛みは多彩であり，その痛みを訴えることができない場合が多い。痛みのアセスメントはいまだに適切に行われていない施設も多く，そのため処置に伴う痛みに対して適切な鎮痛が行われていない可能性もある。

2. 術後鎮痛

　心臓術後患者の痛みを認知し，生体に与える影響を理解し，適切なアセスメントと鎮痛処置を行うことで，心臓術後の管理の質が向上することが期待される．

■参考文献

1) Woolf CJ, Salter MW. Neuronal plasticity : increasing the gain in pain. Science 2000 ; 288 : 1765-9.
2) Heusch G, Deussen A, Thamer V. Cardiac sympathetic nerve activity and progressive vasoconstriction distal to coronary stenoses : feed-back aggravation of myocardial ischemia. J Auton Nerv Syst 1985 ; 13 : 311-26.
3) Liu S, Carpenter RL, Neal JM. Epidural anesthesia and analgesia. Their role in postoperative outcome. Anesthesiology 1995 ; 82 : 1474-506.
4) Landesberg G, Beattie WS, Mosseri M, et al. Perioperative myocardial infarction. Circulation 2009 ; 119 : 2936-44.
5) Tuman KJ, McCarthy RJ, March RJ, et al. Effects of epidural anesthesia and analgesia on coagulation and outcome after major vascular surgery. Anesth Analg 1991 ; 73 : 696-704.
6) Akca O, Melischek M, Scheck T, et al. Postoperative pain and subcutaneous oxygen tension. Lancet 1999 ; 354 : 41-2.
7) Beilin B, Shavit Y, Hart J, et al. Effects of anesthesia based on large versus small doses of fentanyl on natural killer cell cytotoxicity in the perioperative period. Anesth Analg 1996 ; 82 : 492-7.
8) Pollock RE, Lotzova E, Stanford SD. Mechanism of surgical stress impairment of human perioperative natural killer cell cytotoxicity. Arch Surg 1991 ; 126 : 338-42.
9) Peterson PK, Chao CC, Molitor T, et al. Stress and pathogenesis of infectious disease. Rev Infect Dis 1991 ; 13 : 710-20.
10) Davydow DS, Gifford JM, Desai SV, et al. Posttraumatic stress disorder in general intensive care unit survivors : a systematic review. Gen Hosp Psychiatry 2008 ; 30 : 421-34.
11) Horowitz M, Wilner N, Alvarez W. Impact of event scale : a measure of subjective stress. Psychosom Med 1979 ; 41 : 209-18.
12) Myhren H, Ekeberg O, Toien K, et al. Posttraumatic stress, anxiety and depression symptoms in patients during the first year post intensive care unit discharge. Crit Care 2010 ; 14 : R14.
13) Stotts NA, Puntillo K, Bonham Morris A, et al. Wound care pain in hospitalized adult patients. Heart Lung 2004 ; 33 : 321-32.
14) Arroyo-Novoa CM, Figueroa-Ramos MI, Puntillo KA, et al. Pain related to tracheal suctioning in awake acutely and critically ill adults : a descriptive study. Intensive Crit Care Nurs 2008 ; 24 : 20-7.
15) Puntillo K, Ley SJ. Appropriately timed analgesics control pain due to chest tube removal. Am J Crit Care 2004 ; 13 : 292-301.
16) Puntillo KA, White C, Morris AB, et al. Patients' perceptions and responses to procedural pain : results from Thunder Project II. Am J Crit Care 2001 ; 10 : 238-51.
17) Puntillo KA. Dimensions of procedural pain and its analgesic management in critically ill surgical patients. Am J Crit Care 1994 ; 3 : 116-22.
18) Chanques G, Sebbane M, Barbotte E, et al. A prospective study of pain at rest : incidence and characteristics of an unrecognized symptom in surgical and trauma versus medical intensive care unit patients. Anesthesiology 2007 ; 107 : 858-60.
19) Meehan DA, McRae ME, Rourke DA, et al. Analgesic administration, pain intensity, and

patient satisfaction in cardiac surgical patients. Am J Crit Care 1995 ; 4 : 435-42.
20) Ziyaeifard M, Azarfarin R, Golzari SE. A review of current analgesic techniques in cardiac surgery. Is epidural worth it? J Cardiovasc Thorac Res 2014 ; 6 : 133-40.
21) Schelling G, Richter M, Roozendaal B, et al. Exposure to high stress in the intensive care unit may have negative effects on health-related quality-of-life outcomes after cardiac surgery. Crit Care Med 2003 ; 31 : 1971-80.
22) Payen JF, Chanques G, Mantz J, et al. Current practices in sedation and analgesia for mechanically ventilated critically ill patients : a prospective multicenter patient-based study. Anesthesiology 2007 ; 106 : 687-95.
23) Yorke J, Wallis M, McLean B. Patients' perceptions of pain management after cardiac surgery in an Australian critical care unit. Heart Lung 2004 ; 33 : 33-41.
24) Milgrom LB, Brooks JA, Qi R, et al. Pain levels experienced with activities after cardiac surgery. Am J Crit Care 2004 ; 13 : 116-25.
25) Memis D, Inal MT, Kavalci G, et al. Intravenous paracetamol reduced the use of opioids, extubation time, and opioid-related adverse effects after major surgery in intensive care unit. J Crit Care 2010 ; 25 : 458-62.
26) Pettersson PH, Jakobsson J, Owall A. Intravenous acetaminophen reduced the use of opioids compared with oral administration after coronary artery bypass grafting. J Cardiothorac Vasc Anesth 2005 ; 19 : 306-9.
27) Karagoz HY, Sonmez B, Bakkaloglu B, et al. Coronary artery bypass grafting in the conscious patient without endotracheal general anesthesia. Ann Thorac Surg 2000 ; 70 : 91-6.
28) Olivier JF, Bracco D, Nguyen P, et al. A novel approach for pain management in cardiac surgery via median sternotomy : bilateral single-shot paravertebral blocks. Heart Surg Forum 2007 ; 10 : E357-62.

〈江木　盛時, 中馬理一郎〉

VI. 術後管理

3 心臓リハビリテーション

重要ポイント
- 一般のリハビリテーションと比較して，心臓リハビリテーション実施施設は少ない。
- 患者の高齢化に伴い併存疾患を有する患者が多く，理学療法士の関与で術後患者の早期離床を図ることができる。
- 虚血性心疾患，弁膜症，心不全合併症例では病態が異なり，それぞれに対応が必要である。

はじめに

　心臓リハビリテーションは，厚生労働省が推進する4疾患・5事業（がん，脳卒中，急性心筋梗塞，糖尿病の4疾患，救急医療，災害時における医療，へき地の医療，周産期医療，小児医療の5事業）に含まれる心筋梗塞の治療と再発予防に関わる重要な要素である。

　心疾患に対するリハビリテーションは昭和63年に設けられた心疾患理学療法料から，平成4年の心疾患リハビリテーション料，平成18年の心大血管疾患リハビリテーション料と保険診療で行えるようになっている。診療行為小分類のデータから実施回数を調べると，当初より増加して最近では月12,000～13,000回に達している。

　一方，心臓リハビリテーション施設認定施設数は徐々に増加しているものの脳血管疾患や運動器などのリハビリテーション実施機関と比較するとまだまだ少なく，心大血管疾患リハビリテーション料はリハビリテーション科全体で1％を占める程度であるという。心大血管疾患リハビリテーション料を取って実施するためには（施設認定を受けるためには），心大血管疾患リハビリテーション料Iでは，施設として専用の機能訓練室（病院は30 m^{2}以上）があること，循環器科または心臓血管外科の医師が常勤していること（1名は専任），専従の常勤理学療法士および常勤看護師が合わせて2名以上いることなどが条件になっている。

　当院の心臓リハビリテーションは当初，循環器内科医と看護師，トレーナーで行われていたが，合併症や併存疾患を有するさまざまな患者に対応するために，従来は脳血管疾患リハビリテーションなどに従事していた理学療法士を指導してハートセンター（ICUあるいはCCU）に派遣し，循環器内科医の指導の下に心臓リハビリテーションを行っている。

心臓手術後の心臓リハビリテーションで用いられる運動療法の効果

心臓リハビリテーションで実施される運動療法の効果は，表1[1]に示すように多岐にわたっている．心臓外科手術後のリハビリテーションについても，表2[1]に示すように高いエビデンスが報告されている．

リハビリテーション進行スケジュール

心筋梗塞発症あるいは手術後の心臓リハビリテーションのスケジュールは，第Ⅰ相（急性期，ICUあるいはCCUで実施），第Ⅱ相（前期回復期，一般循環器病棟と後期回復期，外来あるいは通院リハビリテーションで実施），第Ⅲ相（地域の運動施設で実施）に分けられている（表3）[1]．

1 第Ⅰ相（急性期）

術後の過剰な安静は身体的なデコンディショニング（deconditioning）を招く可能性があり，また術後の合併症の発症を助長する．このため，術後の急性期心臓リハビリテーションでは血行動態の安定化に伴って早期に離床を進めている．また，冠動脈疾患に関連する開胸術後の症例では，二次予防に向けた教育プログラムも実施される．

a. 離床開始基準

表4[1]に掲げたような基準がクリアされれば離床を開始する．

b. ステップアップ基準

離床後は，自覚症状，呼吸回数，心電図変化，血圧，心拍数などを観察しながら表5[1]に示すような所見がない場合に，進行表（表6）[1]に沿って負荷を増加する．最近の手術の低侵襲化に伴って，①手術当日：人工呼吸器の離脱，②手術後1日：立位および歩行開始，③手術後4～5日：病棟内歩行自立，が目安となる（表7）[1]．

さらに，オフポンプCABG（off-pump coronary artery bypass：OPCAB）やステントグラフトを使ったハイブリッド手術などでは，手術翌日に点滴や膀胱留置カテーテルを抜去して歩行を実施し早期の退院を目指すfast track recoveryプログラムが実施されている．

一般的に，運動療法を実施する場合，心肺運動負荷試験（cardiopulmonary exercise testing：CPX）が行われ，目標心拍数や負荷量の決定がなされる．

c. リハビリテーション進行遅延の理由

心筋梗塞後と異なり，全身麻酔，人工呼吸器管理，人工心肺による全身性炎症，術後

3. 心臓リハビリテーション

表1 運動療法の身体的効果

項　目	内　容	ランク
運動耐容能	最高酸素摂取量増加	A
	嫌気性代謝閾値増加	A
症状	心筋虚血閾値の上昇による狭心症発作の軽減	A
	同一労作時の心不全症状の軽減	A
呼吸	最大下同一負荷強度での換気量減少	A
心臓	最大下同一負荷強度での心拍数減少	A
	最大下同一負荷強度での心仕事量（心臓二重積）現象	A
	左室リモデリングの抑制	A
	左室収縮機能を増悪せず	A
	左室拡張機能改善	B
	心筋代謝改善	B
冠動脈	冠狭窄病変の進展抑制	A
	心筋灌流の改善	B
	冠動脈血管内皮依存性，非依存性拡張反応の改善	B
中心循環	最大動脈酸素較差の増大	B
末梢循環	安静時，運動時の総末梢血管抵抗減少	B
	末梢動脈血管内皮機能の改善	B
炎症性指標	CRP，炎症性サイトカインの減少	B
骨格筋	ミトコンドリアの増加	B
	骨格筋酸化酵素活性の増大	B
	骨格筋毛細管密度の増加	B
	Ⅱ型からⅠ型への筋線維型の変換	B
冠危険因子	収縮期血圧の低下	A
	HDLコレステロール増加，中性脂肪減少	A
	喫煙率減少	A
自律神経	交感神経緊張の低下	A
	副交感神経緊張亢進	B
	圧受容体反射感受性の改善	B
血液	血小板凝集能低下	B
	血液凝固能低下	B
予後	冠動脈性事故発生率の減少	A
	心不全増悪による入院の減少	A（CAD）
	生命予後の改善（全死亡，心臓死の減少）	A（CAD）

A：証拠が十分であるもの，B：報告の質は高いが報告数が十分でないもの
CAD：冠動脈疾患

〔日本循環器学会，日本冠疾患学会，日本胸部外科学会ほか．心血管疾患におけるリハビリテーションに関するガイドライン（2012年改訂版）．http://www.j-circ.or.jp/guideline/pdf/JCS2012_nohara_h.pdf より改変引用〕

表2 心臓外科手術後のリハビリテーションに関するエビデンス

クラスⅠ（手技・治療が有益・有用・有効であることに関して複数の多施設無作為介入臨床試験で証明されている）
1. 冠動脈バイパス術後患者への自覚症状と運動耐容能の改善および冠危険因子の是正に有効であるため推奨される（エビデンスレベル A）
2. 弁膜症術後患者の自覚症状および運動耐容能の改善を目的とした運動療法の実施は推奨される（エビデンスレベル A）

クラスⅡa（少数の多施設無作為介入試験の結果が有益性・有用性・有効性を示すもの）
具体的（実態）
1. 心臓外科手術後は，可及的早期に離床を進めることは妥当である（エビデンスレベル B）
2. 心臓手術後は嚥下障害の発症に注意が必要である（エビデンスレベル B）
3. 心臓術後患者において，正当な理由なくして身体活動や胸帯などにより胸郭運動を制限することは運動耐容能の回復を妨げ，合併症の発生を助長する可能性がある（エビデンスレベル C）
4. 禁忌に該当しない限り，すべての心臓術後患者への運動耐容能改善やQOL改善および心事故減少効果を目的とした運動療法の実施は妥当である。なお心機能，運動器に問題のある症例に関しては病態を勘案し個別に対応する（エビデンスレベル B）

クラスⅡb（多施設無作為介入臨床試験の結果が必ずしも有益性・有用性・有効性を示すとは確証できないもの）
1. 心臓外科手術後の呼吸器合併症予防のためのインセンティブスパイロメータの使用を考慮する（エビデンスレベル B）

エビデンスレベル A：400例以上の症例を対象とした複数の多施設無作為介入臨床試験で実証された，あるいはメタ分析で実証されたもの。
エビデンスレベル B：400例以下の症例を対象とした多施設無作為介入臨床試験，よくデザインされた比較検討試験，大規模コホート試験などで実証されたもの。
エビデンスレベル C：無作為介入試験はないが，専門医の意見が一致しているもの。
〔日本循環器学会，日本冠疾患学会，日本胸部外科学会ほか．心血管疾患におけるリハビリテーションに関するガイドライン（2012年改訂版）．http://www.j-circ.or.jp/guideline/pdf/JCS2012_nohara_h.pdf より改変引用〕

の低心拍出量症候群（LOS），出血，感染，ポジティブ水分バランスなど，心臓外科手術に伴う独特の影響を考慮する必要がある。

遅延の理由として，心臓由来の遅延以外に，術前からの活動性の低下，不整脈，中枢神経系障害，腎機能障害などが挙げられる。また，患者の高齢化に呼応して，糖尿病，高血圧，腎不全，肺疾患など併存疾患の存在も重要な遅延要因になっている。このような困難症例に関する心臓リハビリテーションについて，当院の対応を後述する。

d. 嚥下障害と呼吸器合併症

心臓手術後の反回神経麻痺，気管チューブによる舌・口蓋・咽頭・喉頭・声帯の浮腫や潰瘍形成，挿管治療中の沈静や安静に伴う摂食嚥下器官の廃用が原因といわれる。心臓手術後の患者の3～51%に嚥下障害が生じたとする報告がある。

開心術後は，胸骨切開による物理的・心理的な胸郭運動の制限が見られる。平均肺活量が手術後1日目では約48%に低下し，1週間後でも72%程度しか回復しないという報告がある。

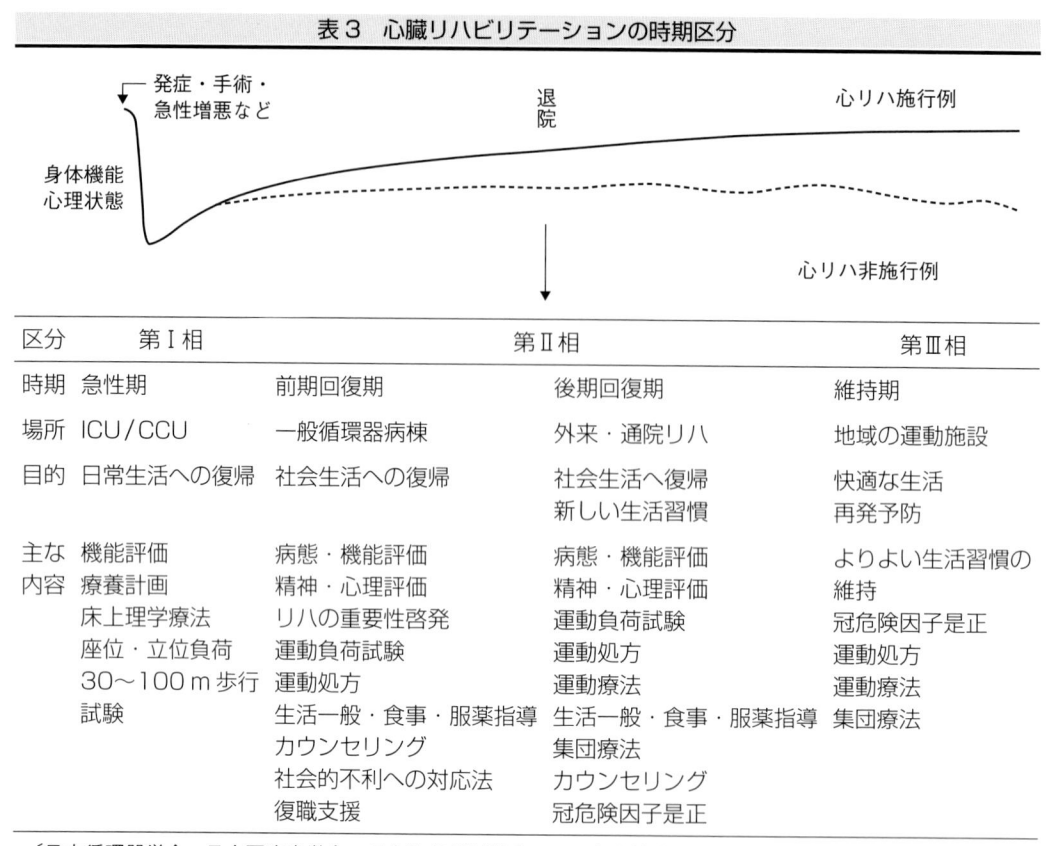

3. 心臓リハビリテーション

表3 心臓リハビリテーションの時期区分

[グラフ：発症・手術・急性増悪など → 退院 → 心リハ施行例／心リハ非施行例、縦軸：身体機能・心理状態]

区分	第Ⅰ相	第Ⅱ相		第Ⅲ相
時期	急性期	前期回復期	後期回復期	維持期
場所	ICU／CCU	一般循環器病棟	外来・通院リハ	地域の運動施設
目的	日常生活への復帰	社会生活への復帰	社会生活へ復帰 新しい生活習慣	快適な生活 再発予防
主な内容	機能評価 療養計画 床上理学療法 座位・立位負荷 30～100m歩行試験	病態・機能評価 精神・心理評価 リハの重要性啓発 運動負荷試験 運動処方 生活一般・食事・服薬指導 カウンセリング 社会的不利への対応法 復職支援	病態・機能評価 精神・心理評価 運動負荷試験 運動処方 運動療法 生活一般・食事・服薬指導 集団療法 カウンセリング 冠危険因子是正	よりよい生活習慣の維持 冠危険因子是正 運動処方 運動療法 集団療法

〔日本循環器学会，日本冠疾患学会，日本胸部外科学会ほか．心血管疾患におけるリハビリテーションに関するガイドライン（2012年改訂版）．http://www.j-circ.or.jp/guideline/pdf/JCS2012_nohara_h.pdf より引用〕

表4 心臓外科手術後の離床開始基準

以下の内容が否定されれば離床が開始できる

1. 低（心）拍出量症候群（Low Output Syndrome：LOS）により
   ① 人工呼吸器，IABP，PCPSなどの生命維持装置が装着されている
   ② ノルアドレナリンやカテコールアミン製剤など強心薬が大量に投与されている
   ③（強心薬を投与しても）収縮期血圧80～90mmHg以下
   ④ 四肢冷感，チアノーゼを認める
   ⑤ 代謝性アシドーシス
   ⑥ 尿量：時間尿が0.5～1.0ml/kg/hr以下が2時間以上続いている
2. スワン・ガンツカテーテルが挿入されている
3. 安静時心拍数が120bpm以上
4. 血圧が不安定（体位交換だけで低血圧症状が出る）
5. 血行動態の安定しない不整脈（新たに発生した心房細動，Lown Ⅳb 以上のPVC）
6. 安静時に呼吸困難や頻呼吸（呼吸回数30回/分未満）
7. 術後出血傾向が続いている

〔日本循環器学会，日本冠疾患学会，日本胸部外科学会ほか．心血管疾患におけるリハビリテーションに関するガイドライン（2012年改訂版）．http://www.j-circ.or.jp/guideline/pdf/JCS2012_nohara_h.pdf より引用〕

表5　ステップアップのための運動負荷試験判定基準

1. 胸痛，強い息切れ，強い疲労感（Borg 指数＞13），めまい，ふらつき，下肢痛がない
2. 他覚的にチアノーゼ，顔面蒼白，冷汗が認められない
3. 頻呼吸（30回/分以上）を認めない
4. 運動による不整脈の増加や心房細動へのリズム変化がない
5. 運動による虚血性心電図変化がない
6. 運動による過度の血圧変化がない
7. 運動で心拍数が 30 bpm 以上増加しない
8. 運動により酸素飽和度が 90％以下に低下しない

〔日本循環器学会，日本冠疾患学会，日本胸部外科学会ほか．心血管疾患におけるリハビリテーションに関するガイドライン（2012年改訂版）．http://www.j-circ.or.jp/guideline/pdf/JCS2012_nohara_h.pdf より引用〕

表6　心臓外科手術後の標準的介入

ステージ	病日	実施内容
A	術当日の夜	1. 血管作動薬離脱 2. 呼吸器離脱，抜管 3. 経鼻胃チューブ抜去 4. 肺動脈カテーテル，動脈ライン抜去 5. ベッドから起き上がり，椅子に座る 6. β遮断薬やアスピリンを開始
B	手術後1日目	1. 胸腔ドレーンの抜去（ドレナージが少なくなれば） 2. 病棟に移動：心電図モニタや酸素飽和度計を72時間装着 3. ベッドから起き上がり，歩行 4. 食事をとる 5. 膀胱留置カテーテルを抜去 6. 弁置換患者にはワルファリンを開始
C	手術後2〜3日目	1. 胸腔ドレーンの抜去（ドレナージが少なくなれば） 2. 抗菌薬を中止（48時間後） 3. 十分に栄養が摂れるように食事をとる 4. 活動性を上げる 5. 術前の体重を目指し利尿薬は続ける 6. 自宅での医療サービスやリハビリテーションのための計画を立て始める
D	手術後3〜4日目	1. 退院前の検査データを集める（ヘマトクリット値，電解質，BUN，クレアチニン，胸部X線写真，心電図など） 2. ペーシングワイヤを抜去 3. 退院場所を評価する（自宅かリハビリ施設か） 4. 退院指導を始める
E	手術後4〜5日目	1. 機械弁の患者にヘパリンを考慮する 2. 退院時の投薬を注意深く再検討し，患者や家族に指導する 3. 自宅またはリハビリ施設へ退院

〔日本循環器学会，日本冠疾患学会，日本胸部外科学会ほか．心血管疾患におけるリハビリテーションに関するガイドライン（2012年改訂版）．http://www.j-circ.or.jp/guideline/pdf/JCS2012_nohara_h.pdf より引用〕

表7 冠動脈バイパス術後のクリニカルパス

	術前	手術当日	術後1日目	術後2〜3日目	術後4〜5日目
心血管系	・両側の血圧測定 ・身長, 体重 ・酸素飽和度	・モニター&治療：シバリング, 出血, 不整脈, 血行動態 ・薬物療法（術後8時間で開始）：アスピリン, メトプロロール	・2時間ごとにバイタルサイン ・テレメトリー心電図 ・中心静脈, 動脈ライン抜去 ・薬物療法：硫酸マグネシウム2g	・4〜8時間ごとにバイタルサイン ・テレメトリー心電図	・退院前にバイタルサイン ・ペーシングワイヤの抜去
呼吸器系	・橈骨動脈で動脈血液ガスの測定（酸素飽和度90%以下の場合） ・慢性閉塞性肺疾患には呼吸機能検査	・12時間以内に呼吸器離脱 ・起きていれば1時間ごとにインセンティブスパイロメトリ	・40%フェイスマスクまたは鼻腔カニューレ ・起きていれば1時間ごとにインセンティブスパイロメトリ ・傷を押さえて咳	・酸素飽和度が95%を下らないように鼻腔カニューレ2〜4 l/min ・起きていれば1時間ごとにインセンティブスパイロメトリ ・傷を押さえて咳	・ルームエア
水分&電解質		・1時間ごとのインアウトの確認 ・1 ml/kg/hr以上の尿量	・体重測定 ・2時間ごとインアウトの確認 ・フロセミド静注	・体重測定 ・シフトごとのインアウトの確認 ・フロセミド静注	・体重測定 ・フロセミド静注/術前の体重に戻るまで経口
創&ドレーン	・抗菌性, 殺菌作用のある石鹸でシャワー	・合成皮膚表面接着剤を使用しなければ, 手術室で包帯12時間 ・胸腔ドレナージの管理と監視	・ポビドンヨードと乾燥滅菌包帯：ペーシングワイヤの場所や創を拭く ・ここ8時間で100 ml以下の廃液ならば胸腔ドレーンを抜去	・ポビドンヨードと乾燥滅菌包帯：ペーシングワイヤの場所や傷を拭く	・傷を空気に開放する
痛みのコントロール		・持続的にまたは低用量モルヒネ急速静注 ・非ステロイド性抗炎症薬投与	・静注→患者自己調節鎮痛, モルヒネ ・静注→ケトラクトロメタミン（日本未発売）	・オピオイド性鎮痛薬またはアセトアミノフェン系	・オピオイド性鎮痛薬またはアセトアミノフェン系
栄養	・経口摂取禁止（午前0時以降）	・経口摂取禁止 ・経鼻胃管の低圧吸引	・経鼻胃管抜去 ・水分摂取	・高カロリー, 高タンパク, 塩分制限食に変更 ・糖尿病者は食前血糖値測定	・食事の増量
活動	・歩行	・抜管後, 椅子に座ってベッドから離れる1回	・8時間ごと椅子に座ってベッドから離れる	・監視下で室内歩行3回, その後廊下歩行4回	・廊下歩行6回, 12段の階段1回
検査	・胸部X線写真, 心電図, 部分トロンボプラスチン時間, プロトロンビン時間, 全血球計算, 血小板数, 生化学, 呼吸器能検査, 尿検査	・ICU到着しだい：胸部X線写真, 心電図, 全血球計算, K⁺, 血液ガス測定 ・出血があれば：PT-INR, 部分トロンボプラスチン時間, ヘマトクリット値, 血小板数 ・K⁺測定追加4時間ごと3回	・胸腔ドレーンを抜去後, 胸部X線写真 ・生化学, 全血球計算 ・PT-INR（ワルファリン投与例）	・K⁺測定（フロセミド投与中） ・PT-INR（ワルファリン投与例） ・部分トロンボプラスチン時間（ヘパリン投与例）	・退院前日：胸部X線写真, 心電図, 全血球計算, 生化学 ・心エコー図検査（弁膜症患者）
抗凝固療法	・手術4日前にはワルファリンを止める		・ワルファリン（弁膜症患者）	・ワルファリン（弁膜症患者）	・機械弁の患者のPT-INRが必要量以下の場合, ヘパリン開始
退院計画	・自宅の評価	・自宅の状況を再評価		・退院計画者とともに, ケアチーム内で退院計画状況を話し合う	・内服薬の最終確認, 訪問看護のフォローアップ, クリニックや病院のフォローアップ
教育		・ビデオ, クリニカルパス, 絶飲食, シャワー指導, インセンティブスパイロメトリ			・患者と患者家族には退院ビデオを見せる, または退院クラスに参加させる ・栄養指導 ・服薬指導

〔日本循環器学会, 日本冠疾患学会, 日本胸部外科学会ほか. 心血管疾患におけるリハビリテーションに関するガイドライン（2012年改訂版）. http://www.j-circ.or.jp/guideline/pdf/JCS2012_nohara_h.pdf より引用〕

胸帯は，胸郭コンプライアンスを減少させ，肺活量や1秒率を減少させるため，また，無気肺を助長することから，痛みの激しい場合を除いて使用は推奨されていない。

2 第Ⅱ相以降（回復期以降）

開心術後の経過は，心筋梗塞後の心臓リハビリテーションと必ずしも一致しない。開心術の基礎疾患が冠動脈疾患であれば，危険因子是正のための二次予防を目的とする教育が中心になる。この時期の運動療法の効果には，表8，図1に示すようなものがある。

a. 運動療法の方法

歩行が30〜200 m可能になった術後4〜10日後にCPXを実施して，その後はこのデータに基づいた有酸素運動を実施することになる。

有酸素運動から無気的代謝が始まる直前の運動強度が嫌気性代謝閾値（anaerobic threshold：AT）であるが，これを一般的には有酸素運動の目標とする。ATは呼気ガス分析によって測定するが，次のような徴候が見られたらATレベル以下に運動強度を下げる必要がある。ATは最大運動能力の50〜65％，Borg指数では11〜13（楽である〜ややつらい）に相当するとされる。

・CPXができない場合：デコンディショニングが強い症例，心不全合併症例ではCPXができないことがある。その場合はBorg指数11〜13を目安として，十分なモニタリングの下に運動を実施する。
・呼気ガス分析ができない場合：運動負荷心電図検査を行って運動処方をすることができる。通常はCPXによって得られた最大心拍数の65〜80％を負荷強度とする。

表8 運動療法の効果

1. 運動耐容能の改善：冠動脈バイパス術後の症例では運動療法によって最大酸素摂取量（VO_2），心拍数，$^{201}T_1$の取り込み，換気量-二酸化炭素排出量関係および最高酸素脈が改善する。弁膜症術後患者でも運動耐容能の改善が指摘されている。
2. 冠危険因子の是正：収縮期および拡張期血圧，喫煙率，中性脂肪，高比重リポタンパク（HDL）コレステロール，総コレステロール，血糖値・インスリン抵抗性など冠危険因子を改善する。
3. 自律神経活性の改善：交感神経系活動の上昇は，血圧・心拍数増加による心筋酸素摂取量の増大，血小板機能の活性化，血管過収縮による前負荷および後負荷の増大をもたらす。また，副交感神経系活性の低下と相まって不整脈の発生が増加する。運動療法は，この自律神経活性を改善する。
4. 心機能および末梢機能の改善：1回拍出量および心拍出量を増加させる。
5. グラフト開存率の向上：運動療法により開存率が17％増加するとの報告がある。
6. 呼吸に対する効果：運動中の心拍出量増加を介して運動時の換気亢進を改善する。
7. QOLの改善：種々のQOL尺度の改善が報告されている。
8. 精神面への効果：不安感を改善させる。
9. 再入院率および医療費の減少
10. 予後の改善：冠危険因子是正の教育，栄養指導，運動療法などからなる包括的プログラムにより，10年後の無事故生存率は心臓リハビリテーション群で有意に低下していた。

3. 心臓リハビリテーション

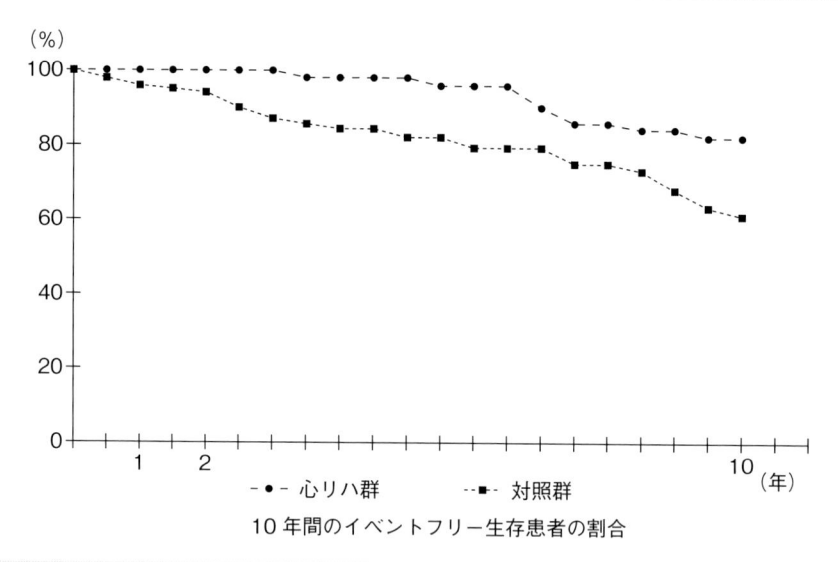

図1 冠動脈バイパス術後10年後の無事故生存率の群間比較
〔日本循環器学会,日本冠疾患学会,日本胸部外科学会ほか.心血管疾患におけるリハビリテーションに関するガイドライン(2012年改訂版). http://www.j-circ.or.jp/guideline/pdf/JCS2012_nohara_h.pdf より引用〕

また,適切にCPXができない場合は,Karvonenの式を用いて計算する。

〔Karvonenの式〕
目標心拍数＝(最大心拍数−安静時心拍数)×k＋安静時心拍数
$k = 0.5 \sim 0.7$
最大心拍数＝220−年齢(歳)

一方,開心術後は交感神経系の活動が亢進,副交感神経系活性が低下しているため,安静時から頻脈で運動中の心拍数増加が少なく,心拍応答不全を呈することがある。また,β遮断薬,ジルチアゼム,ベラパミル服用中の患者は,運動に対する心拍応答が低下しているので注意が必要である。

b. 運動療法の阻害因子

心房細動などの不整脈と脳血管障害,左心不全が原因となることが多い。

c. 原疾患による対応の相違

冠動脈疾患後の心臓リハビリテーションと弁膜症,心不全合併症例では病態が異なり,個々の病態に合わせたリハビリテーションを実施する必要がある。その特徴を表9[1]に示す。

心臓リハビリテーションのどの相においても,運動によって出現する狭心症,不整脈,血圧低下などはリスクの高いことを示す証拠であり,注意を要する(表10)[2]。

表9 原疾患および術式による心臓リハビリテーションの特徴

	心筋梗塞	バイパス術後	弁膜症術後	慢性心不全
罹病期間	短い	比較的短い	長い	長い
デコンディショニング	軽度	中等度	高度	高度
心不全の頻度	やや多い	少ない	多い	全例
心房細動例	普通	術後早期は多い	多い	やや多い
嫌気性代謝閾値(手術・発症前)	正常	ほぼ正常	低下	低下
心機能(前に比し)	低下	不変～改善	改善	不変
リハへの積極性	積極的	積極的	消極的	消極的
目標	再発予防	再発予防 グラフト開存	心不全改善 運動能改善	心不全改善 運動能改善
留意点	リモデリング 虚血・不整脈	手術創 虚血・不整脈	手術創・感染 抗凝固療法	心機能悪化 不整脈

〔日本循環器学会, 日本冠疾患学会, 日本胸部外科学会ほか. 心血管疾患におけるリハビリテーションに関するガイドライン(2012年改訂版). http://www.j-circ.or.jp/guideline/pdf/JCS2012_nohara_h.pdf より引用〕

表10 心臓リハビリテーションにおける高リスク患者

虚血性リスク
- 手術後の狭心症
- 左室駆出率(LVEF) < 35%
- NYHA分類クラスⅢあるいはⅣの慢性心不全
- 術後の心室頻拍(ventricular tachycardia or fibrillation)
- 運動で収縮期血圧が10ポイント以上低下する患者
- 運動による心室変異:心室性不整脈(ventricular ectopy)
- 自己モニターのできない患者(認知機能低下など)
- 運動に伴う心筋虚血

不整脈のリスク
- 6週以内の急性期の心筋梗塞
- 狭心痛あるいは運動負荷で心筋虚血の存在
- 著明な左心不全:LVEF < 30%
- 心室頻脈が持続した既往
- 生命の危機をもたらす上室性不整脈の既往
- 内科治療でいまだに安定していない突然死に至る可能性のある疾患の既往 or 突然死に至る疾患の既往
- 植え込み型除細動器(ICD)を植え込んだ患者の治療開始
- 心拍適応型心臓ペースメーカを植え込んだ患者の治療開始

(Bartels M. Cardiac rehabilitation. In: Frontera WR, editor. DeLisa's physical medicine and rehabilitation: principles and practice. 5th ed. Philadelphia: Lippincott Williams & Wilkins; 2010. p.1075-95 より改変引用)

当院での対応方法

開胸術後の患者のうち年齢が70歳以上の症例では，離床時期が遅れる傾向が見られた。このため，理学療法士をICU・CCUに配置して術後早期から介入している。

1 対　象

2013年に心臓血管外科で手術を受けた730症例中，成人は629人であった。そのうち，虚血性心疾患172症例，弁膜症244症例，大動脈疾患99症例，そのほか114症例の中から70歳以上207症例（男性143症例，女性64症例，平均年齢77歳）について理学療法士が術直後から介入を行った。理学療法士介入の207症例の原因疾患の内訳は，冠動脈疾患64症例，心筋梗塞14症例，弁膜症102症例，大動脈疾患19症例，そのほか8症例であった。

2 方法の簡単な紹介

先に述べた術後の心臓リハビリテーションプロトコールに従って，術翌日に床上の訓練を開始し，自覚症状，心電図，血圧，心拍数などに問題がなければ離床・歩行開始を術後1日目で実施した。術後2日目には病棟内歩行，それ以降は歩行・運動耐久性訓練を有酸素運動療法として実施した（図2）。

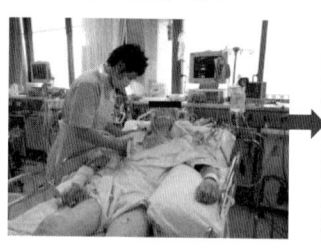

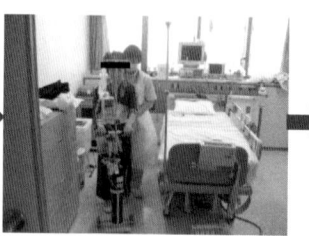

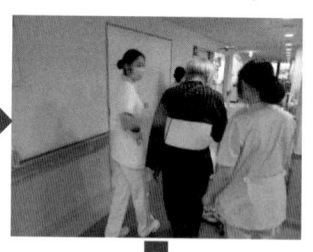

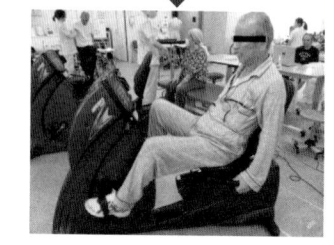

図2　通常の開胸術後の心臓リハビリテーションの経過

介入
・術後翌日に床上から開始
・バイタルサインに問題なければ，歩行・運動負荷を増やす訓練を開始する

3 効　果

　前述のとおり，70歳以上の開胸術後患者に対して，術直後から理学療法士が介入して離床を促進する訓練を行っている．また，70歳以下の患者，特に合併症を持たない患者の場合は，看護師の介助による離床後，トレーナーの介入による運動療法を実施して退院している．このような症例の平均在院日数は，OPCAB後の患者では12日，単弁の弁膜症術後では14.7日，大動脈疾患では15.1日であった．一方，70歳以上の高齢者の場合，理学療法士が介入した結果，OPCAB後患者では16.1日，単弁の弁膜症術後患者では18.4日，大動脈疾患術後では18日であった．いずれも一般的な開胸手術後の患者より3～4日，退院まで長くかかっていた．術後端坐位開始までは1.36日，歩行開始までは1.76日であった．

4 課　題

　心臓リハビリテーションでは，運動療法以外にリスク因子を是正するための教育プログラムの重要性も指摘されている．当院の心臓リハビリテーションでは，年齢が若く理学療法士が関与しない開胸術後の患者群と，高齢，あるいは脳卒中後遺症，心不全，腎不全など併存疾患があり理学療法士が介入している群とがある．いずれの群においても，退院後の継続的な運動療法を提供するためのプログラムについて，さらに医師，看護師（病棟・外来），トレーナー，理学療法士，薬剤師，管理栄養士など多職種を交えた連携を遂行する必要がある．

■参考文献

1) 日本循環器学会, 日本冠疾患学会, 日本胸部外科学会ほか. 心血管疾患におけるリハビリテーションに関するガイドライン（2012年改訂版）.
   http://www.j-circ.or.jp/guideline/pdf/JCS2012_nohara_h.pdf
2) Bartels M. Cardiac rehabilitation. In：Frontera WR, editor. DeLisa's physical medicine and rehabilitation：principles and practice, 5th ed. Philadelphia：Lippincott Williams & Wilkins；2010. p.1075-95.
3) 上月正博. 心臓リハビリテーションの現状と最新の動向. MB Med Reha 2013；165：1-9.

〈長岡　正範，会田　記章，山下　晴世〉

索　引

和　文

あ

アスピリン 132
アセトアミノフェン 331
アテローム性動脈硬化 247
アドレナリン 207
アトロピン 206
アフタードロップ現象 85
アプロチニン 228, 268
アミオダロン 131, 212
アメリカ心臓協会による冠動
　脈のセグメント分類 26
アルガトロバン 232
アンギオテンシンⅡ受容体拮
　抗薬 130
アンギオテンシン変換酵素阻
　害薬 130
安静時痛 330
アンチトロンビン 226, 267

い

異型狭心症 23
異常線溶 222
イソフルラン 133
イソプロテレノール 207
一酸化窒素 194
因子含有プロトロンビン複合
　体製剤 218
咽頭温 85
インフレート 276

う

植え込み型左室補助人工心臓
　.. 281
植え込み型除細動器 ...204, 301,
　302
植え込み型補助人工心臓 282
ウェットラング 297
右室補助人工心臓 208
右心不全 178, 189, 190
運動耐久性訓練 344
運動負荷試験判定基準 339
運動療法 335

え

腋窩動脈 71
エスモロール 211
エポプロステノール 194
遠位側大動脈灌流 255
嚥下障害 337
塩酸モルヒネ 134

お

黄色ブドウ球菌 60
オートセンシング機能 309
オーバードライブペーシング
　.. 208
オピオイド 156, 170, 331
オフポンプ冠動脈バイパス術
　.....................................70, 99
オフポンプ冠動脈バイパス術
　................................. 136, 250
オルプリノン 146

か

外殻温 85
ガイドワイヤ 108
解離性大動脈瘤 41, 58
カオリン 90
架橋構造形成 96
核心温 85
覚醒 154
拡張期ランブル 8, 13
拡張能 138
拡張末期容量 80
カクテル療法 256
下肢虚血 277
ガスフラッシュ 297
活性化凝固時間 90, 226
活性酸素種 170
活動センサ 307
合併症 72, 74
カテコールアミン誘発性多形
　性心室頻拍 205
カニューレ 108, 291
過粘稠度症候群 34
カプノメータ 84
カルシウム拮抗薬 130, 171
カルチノイド 14
冠灌流圧 17, 164
冠血管抵抗 17
冠血流予備能 21
間欠冷却灌流 242
肝腫大 14
冠循環 163
冠静脈洞カニューレ 106
感染 73, 277
　──性心内膜炎 104

完全大血管転位 148
完全房室ブロック 301
冠動脈CT検査 24
冠動脈口 101
冠動脈疾患 342
冠動脈造影 25
冠動脈の血管外圧縮力 21
冠動脈の自己調節能 20
冠動脈バイパス術...99, 104, 112
冠動脈優位 25
肝拍動 14
貫壁性梗塞 56
灌流圧 144, 265
灌流傷害 102
灌流量 265

き

奇異性頻脈 201
機械弁 113
偽腔開存型 42
　――解離 45
偽腔内血流型 42
偽腔閉鎖型 42
偽腔閉塞型大動脈解離 41
起始異常 101
希釈式限外濾過 242
気絶心筋 165
機能性MR 9
機能的残気量 37
機能的僧帽弁逆流 179
揮発性麻酔薬 170
逆行性心筋保護 106
急性冠症候群 23
急性呼吸窮迫症候群...158, 299
急性心筋梗塞 273
急性腎障害 234
急性心タンポナーデの3徴候
　.................................... 63
急性僧帽弁逆流 62
急性大動脈解離...46, 59, 102
　――診断・治療 44
急性肺水腫 62
吸入麻酔薬 121

胸帯 341
胸郭インピーダンス機能 311
胸腔破裂 43
狭窄 104
共振現象 68
強心薬 180
胸水 14
　――貯留 45
胸腹部大動脈瘤 50
　――手術 118, 121, 123
胸部大動脈瘤 49
　――の診断 52
虚血再灌流傷害 164
虚血性MR 9
虚血耐性 169
禁忌 77
緊急手術 98
筋弛緩薬 121
筋腎代謝症候群 241
筋性調節 19
近赤外線脳酸素モニター 118
近赤外線分光法 118

く

空気塞栓 110
駆動タイミング 276
グラフトトラブル 114
クリーブランドクリニック・
　ARFスコア 235, 237
グルコース・インスリン療法
　.................................. 243
クレアチニンキナーゼ 167
クロピドグレル 132

け

経カテーテル大動脈弁留置術
　.................................. 251
経胸壁心エコー図検査... 11, 114
経食道心エコー法...98, 167, 283
経皮的心肺補助...103, 108, 182,
　208, 286
　――の適応基準 288

経皮的大動脈内バルーンパン
　ピング 136
経弁逆流 112
痙攣 224
血圧の意義 73
血液希釈 219
血液凝固異常 89
血液弾性粘稠度検査 93
血液ポンプ 291
血液量係数 118
血管収縮薬投与 140
血管造影 45
血管内皮依存性調節因子 20
血小板凝集 329
　――試験 231
血小板第4因子 230
血糖管理 250
血餅退縮 96
血流調節 19
限外濾過透析 243
腱索断裂 11
減衰 68

こ

交感神経 327
　――系 326
抗凝固療法 200, 217, 297
抗菌薬治療 61
抗血栓療法 217
抗線溶療法 224
酵素免疫測定法 231
後天性AT欠乏 228
高度心不全症例 279
高度のブロック 199
抗トロンビン薬 268
高肺血流性肺高血圧 195
抗頻拍ペーシング 309
抗プラスミン薬 268
高リスク経皮的冠動脈イン
　ターベンション 273
呼気終末閉塞試験 74
呼吸管理 294
呼吸器合併症 337

呼吸不全 157	自己調節鎮痛法 331	上腕動脈 71
鼓膜温 85	四肢急性動脈閉塞 44	徐脈 199
固有周波数 68	シスタチンC 235	――性心房細動 301
混合静脈血酸素飽和度 ...78, 81, 83, 159	自然歴 35	――性不整脈 206
コンプライアンス 138	持続的血液濾過 243	ジルチアゼム 171
	――透析 243	心陰影拡大 45
さ	持続的中心静脈血酸素飽和度 143	心エコー図検査 38
細菌性心内膜炎 60	ジソピラミド 208, 210, 214	心機能評価 294
再循環 295	自動閾値計測機能 308	心筋虚血 111, 163, 327
――率 295	シバリング 156, 320	心筋梗塞 43, 166
再挿管率 155	シベンゾリン 140, 214	心筋酸素供給 16
最大血流速度 58	尺骨動脈 73	心筋酸素需給バランス 163
細胞内 Ca^{2+} 過負荷 165	縦隔破裂 43	心筋酸素需要 17
鎖骨下動脈盗血 99	収縮期圧変動 74	心筋傷害マーカー 167
左室 17 セグメント分類 27	収縮期駆出雑音 5	心筋代謝 22
左室拡張不全 31	収縮期前方運動 112	心筋トロポニン I 168
左室機能障害 177	収縮期ドーミング 5	心筋トロポニン T 168
左室心尖部 110	重症呼吸不全 287, 289, 298	心筋保護 111
左室の拡張末期圧 80	重症心不全 287	――液 169
左室破裂 113	重症大動脈弁狭窄 58	心係数 159
左室肥大 5	重炭酸 238	心原性ショック 273
左室ベント 106	手術の評価 112	人工心肺 232, 263
左室補助人工心臓 208, 278	出血 277	――関連腎障害 239
――における血行動態 284	術後呼吸機能 157	――中の灌流圧 249
左室流出路狭窄 4, 113, 180	術後鎮痛法 331	――の代替 250
左心耳内血栓 104	術後痛 326, 327	――離脱 175
左房圧 186	術後対麻痺 121	人工肺 289
左房内 110	術後低心拍出量症候群 273	人工弁心内膜炎 61
左房粘液腫 62	術後認知機能障害 119	心室細動 309
酸素化障害 111	術中解離 104	心室自己脈優先機能 308
酸素含有量 82	受動的下肢挙上試験 74	心室中隔欠損 30, 145
酸素供給量 82	主要分枝の閉塞 42, 43	心室中隔穿孔 56
酸素消費量 328	循環管理 294	心室補助 182
酸素摂取量 83	循環血液量減少 47	滲出破裂型 55
酸素ヘモグロビン 118	消化器の虚血 43	新鮮凍結血漿 15, 229
	上気道感染症 36	心臓型脂肪酸結合タンパク 167
し	上気道の評価 37	心臓カテーテル検査 37
色素沈着性腎障害 239	硝酸イソソルビド 131	心臓外科術後の脳梗塞のリスク因子 246
ジギタリス製剤 129	硝酸薬 171	心臓再同期療法...205, 301, 302, 310
ジギタリス中毒 129	静脈血酸素飽和度 82	
止血限界濃度 220	静脈怒張 14	
ジゴキシン 200	静脈麻酔薬 122	心臓リハビリテーション 334

349

索引

心大血管疾患リハビリテーション料 334
心タンポナーデ 47, 62, 183
心停止 287
心的外傷後ストレス障害 ... 329
心電図 45, 166
——トリガ 274
腎動脈上大動脈遮断 241
心内遺残空気 110
心内膜症欠損 147
心嚢液 62
心肺運動負荷試験 335
心拍出量 78, 80
心拍数 164
深部温 85, 269
腎不全 43
心不全合併例 342
心房細動 183, 199
心房中隔欠損 31, 145
心房内血栓 200
心房裂開術 149

す

吸い込み血流 7
スタチン製剤 252
ステップアップ基準 335
ステロイド 144, 252
ステントポスト 101
スペル 147
スワン・ガンツカテーテル ... 77, 191

せ

成人先天性心疾患 196
脊髄灌流圧 122, 256
脊髄虚血 122
脊髄損傷 254
脊髄の解剖生理 253
脊髄保護 253
脊髄モニタリング 123
接触活性化薬 91
セボフルラン 133, 200
セライト 90

セリンプロテアーゼ阻害薬 ... 92
ゼロ点 69
穿孔破裂型 55
先天性 3
——AT 欠乏 228
——心疾患 35
——心疾患患児 29
——心疾患の分類 29
前負荷低下 178, 183
全ヘモグロビン 118
せん妄 317
線溶亢進 97
線溶制御因子 97
——活性 221
線溶評価 94

そ

造影剤腎症 238
臓器虚血 51
早期抜管 145, 155
送血 291
——管 104
送脱血カニューレ 293
総動脈管症 32
総肺静脈還流異常症 32
創部痛 330
僧帽弁逸脱 31
——症候群 10
僧帽弁開放音 8
僧帽弁逆流 56, 58
僧帽弁形成術 100, 112
僧帽弁早期閉鎖 6
僧帽弁閉鎖不全症 57
足背動脈 71
側副血行路 21
組織型プラスミノゲンアクチベータ 221
組織酸素指標 118

た

第 Xa 因子 226
体温 85, 122, 269
——管理 249

体外循環離脱困難 111, 273
体外設置型左室補助人工心臓 279
体外設置型補助人工心臓 280
体外ペーシング 313
大血管疾患 40
体血管抵抗 186
代謝性調節 19
大前根動脈 122
大腿動脈 71
大動脈解離 6, 40, 44, 58, 114
大動脈内バルーンパンピング
 .... 56, 103, 108, 182, 272
大動脈破裂 51
大動脈弁下狭窄 4
大動脈弁逆流 103
大動脈弁狭窄 3
大動脈弁口面積 58
大動脈弁上狭窄 4
大動脈弁置換術 100
大動脈弁閉鎖不全 42, 43, 48
大動脈弁輪拡張症 6
大動脈瘤・大動脈解離診療ガイドライン 46
体表温 85
大量フェンタニル麻酔 154
多形性心室頻拍 309
脱血 291
——管 105
——不良 105
脱酸素ヘモグロビン 118
ダビガトラン 132
単形性心室頻拍 309
単純 X 線写真 45
単心室症候群 150

ち

チアノーゼ 33, 34
——型心疾患 29
遅延整流 K チャネル 211
チオペンタール 251
チクロピジン 132
遅脈 5

中心静脈 106
　——圧 74
　——カテーテル 74
　——血酸素飽和度 84
中心動脈圧 70
中枢温 269
超音波 45
直腸温 85
貯留型の空気 110
鎮静 317, 318
鎮痛 326

て

低カリウム血症 129
低酸素血症 34
低酸素性肺血管収縮 192
低酸素療法 143
低体温 117, 256
低分子ヘパリン 227
適応 74
デキサメタゾン 252
デクスメデトミジン ... 145, 156, 318, 320, 331
デコンディショニング 335
デスフルラン 133
デスモゾーム 204
鉄沈着腎障害 239
デフレート 276
デルタ波 200
電気的除細動 204, 207, 212, 309
電磁波障害 312

と

洞結節動脈 25
撓骨動脈 70
洞性徐脈 206
洞不全症候群 199, 206, 301
動脈圧トリガ 274
動脈圧波形 72
動脈カテーテル 70
動脈管開存 30, 149
動脈血二酸化炭素分圧 120

冬眠心筋 166
ドパミン 180, 207
ドブタミン 180
トラネキサム酸 224, 268
トランスデューサ 67, 69
トリガ（同期）方式 275
トリガ値 224
トレーナー 345
ドレーン 114
　——出血量 159
トロンビン 226

な

内胸動脈グラフト 330
ナトリウム 328

に

ニカルジピン 171
肉腫 62
ニコランジル 131, 172
ニトログリセリン 131, 137, 146, 171, 194
ニフェカラント ... 201, 207, 212
入口部の石灰化 101
乳酸値 86
乳頭筋断裂 9, 57

ね

粘液腫 62
粘液変性 13

の

ノイズモード 313
ノイズリバージョン機能 312
ノイズレスポンス機能 312
脳灌流圧 120
脳局所酸素飽和度 118, 143
脳梗塞 43, 104, 245
脳脊髄ドレナージ 256
脳波変化 117
脳保護 245
　——・脊髄保護 257
ノルアドレナリン 182, 193

は

肺血管抵抗 142, 186, 192
肺血流減少型疾患 29, 33
　——の術前評価 35
肺血流増加型疾患 29, 30
　——の術前評価 33
肺高血圧 144, 186
　——クライシス 31
　——クリーゼ 195
肺高血圧症 32
　——例 29
肺静脈圧 186
肺体血流比 37, 142, 195
肺動脈圧 146, 186
肺動脈カテーテル ... 77, 159, 191
肺動脈性肺高血圧症 187, 188
肺動脈楔入圧 78
肺毛細血管楔入圧 78
バソプレシン 193, 327
バルーンの構造 274
バルーンリーク 277
破裂 42, 43, 102

ひ

微小塞栓源対策 248
微小無気肺 157
非侵襲的人工呼吸 317, 324
非心臓手術のための周術期心血管系評価・管理のガイドライン 199
ヒスチジン-トリプトファン-ケトグルタル酸含有灌流液 242
左胸腔への大量出血 48
左鎖骨下動脈 104
　——の狭窄 99
左上大静脈遺残 107
非チアノーゼ型心疾患 29
ヒト白血球ゲラチナーゼ関連リポカリン 235
ピルジカイニド 210

索引

ふ

不安定狭心症 23
フェニレフリン 138, 140
フェノバルビタール 256
フェンタニル 133, 154
不穏 317
　　――・せん妄管理 318
腹腔破裂 43
副腎髄質 326, 327
腹水 14
腹部大動脈瘤 50
　　――の診断 52
腹部分枝灌流傷害 277
浮腫 14
不整脈 179
　　――原性右室心筋症／異形成症 204
　　――の非薬物治療ガイドライン 301, 302, 303, 311
　　――の非薬物治療ガイドライン（2011年改訂版）.... 310
部分活性化トロンボプラスチン時間 222
部分肺静脈還流異常症 32
プラーク 247, 248
ブラジキニン 135
プラスミン 97, 221
ブラッドアクセス 276
フレカイニド 210
プレコンディショニング ... 169, 173
プロカインアミド 201, 210
プロスタサイクリン 135, 193
プロタミン 222, 266
プロトロンビン時間 222
　　―― ‐国際標準比 232
プロポフォール ... 118, 200, 251, 318, 319, 322
　　――注入症候群 319
分時換気量センサ 307
分類 234

へ

平均肺動脈圧 186
平均弁圧較差 58
ペーシング 139
ペースメーカ 301, 302
壁応力 18
壁構造分類 48
壁内外の圧差 76
壁内血腫 41
壁内出血 41
ヘパリン 135, 226, 266
　　――起因性血小板減少症 226, 268
　　――コーティング 291
　　――コーティング回路 92
　　――抵抗性 226, 267
　　――補因子 226
ベラパミル 171, 200
弁周囲逆流 112
ベンゾジアゼピン 134
弁置換術 112
弁膜症 342
弁輪径 100
弁輪石灰化 102

ほ

膀胱 86
　　――温 85
房室結節動脈 26
房室接合部性頻拍 148
房室中隔欠損 147
房室ブロック 199, 206, 301
ホスホジエステラーゼⅢ阻害薬 145, 194
ボルベン® 240
ポンプ駆動原理 280

ま

マイクロパーティクル法 231
膜型人工肺 289
膜構造 291
慢性腎臓病 234

マンニトール 256

み

右上肺静脈 110
ミダゾラム ... 134, 318, 319, 322
ミトコンドリア膜遷移孔 170
ミノサイクリン 252
未分画ヘパリン 227
脈圧 73
　　――変動 74

む

無酸素発作 34, 147
無症候性心筋虚血 24

め

メチルプレドニゾロン 256

も

モードスイッチ機能 308

ゆ

有効逆流弁口面積 11
有酸素運動療法 344
誘発電位 121
輸液負荷試験 74

ら

ランジオロール ... 139, 148, 211

り

リード 302, 304
リウマチ 13
　　――性 8, 11, 13
　　――性心疾患 3
離床開始基準 335
リズムコントロール 199
離脱困難 176
離脱方法 295
リドカイン 210, 252
リモデリング 10
硫酸プロタミン 136

索 引

両室ペーシング機能付き植え込み型除細動器 205, 301, 302
両心室不全 62
両方向性 Glenn 手術 150
臨界 D$_{O_2}$ 86

る
ループ利尿薬 131

れ
レートコントロール 199
レートレスポンス機能 305, 307
レニン・アンギオテンシン・アルドステロン系 327
レニン・アンギオテンシン系 131
レボシメンダン 241
レミフェンタニル 133, 155, 156

ろ
労作時呼吸困難 8
労作性狭心症 23
ロクロニウム 133
肋間動脈再建 255

わ
ワルファリン 132, 232

英 文

A
AAI 305
ACE 阻害薬 130
ACT 228
activated partial thromboplastin time 222
acute kidney injury 234
acute respiratory distress syndrome 299
Adamkiewicz 動脈 122, 253
Adamns-Stokes 発作 301
AKI 234
AKIN 分類 235
angiotensin converting enzyme 130
angiotensin II receptor blocker 130
anoxic spell 34, 35, 147
anti-tachycardia pacing 309
AOO 307
APTT 222, 233
APTT：活性化部分トロンボプラスチン時間 233
ARB 130
ARDS 158, 299
ASD 31, 145
AT III 267
ATP 200
——感受性 K (KATP) チャネル 170
atrial septal defect 31, 145
atrioventricular septal defect 147
AV delay 310
AVSD 147

B
BAS 149
BCIS-1 試験 278
BDG 150
bidirectional Glenn 150
BIS モニター 116
Bispectral Index 116
Blalock-Taussig シャント 30
Borg 指数 341
bridge to bridge 279
bridge to candidacy 279
bridge to decision 279
bridge to recovery 279
bridge to transplantation 279
Brugada 症候群 201, 203
BVI 118

C
Ca チャネル遮断薬 212
CABG 104, 112
Ca$_{O_2}$ 82
cardiac ECMO 286
cardiac resynchronization therapy 205
cardiopulmonary exercise testing 335
cardiovarsion 309
CAST 213
central venous oxygen saturation 143
CFT 95
cHb 118
CHDF 243
CHF 243
chronic kidney disease 234
—— -mineral bone disorder 238
CIN 238
CKD 234
——分類 237
—— -MBD 238
contrast induced nephropathy 238
coved 型 202

353

CPX 335
Crawford 分類....................... 50
CRT 205, 301, 302, 310
　　―-D 205
CT 94
　　―検査ｓ.............................. 45
CVP 74

D

DDD 306
DDI 307
DeBakey 分類...... 41, 42, 58, 60
deconditioning 335
defibrillation 309
destination therapy.............. 279
DEX 318, 322, 323
diastolic augmentation........ 274, 275
distal aortic perfusion.......... 255
D_{O_2} 82
DOO 307
DUF 242
dyssynchrony 310

E

Ebstein 奇形........................... 13
ECD 147
ECMO 286, 289
ECPR 286, 298
ECUM 243
ELISA 231
Eisenmenger 症候群...31, 32, 195
ELSO 298
　　―ガイドライン............. 289
EMI 312
endocardial cushion defect ...147
extracorporeal cardiopulmonary resuscitation............ 286
extracorporeal membrane oxygenation...................... 286

F

Fallot 四徴症............33, 34, 147

fast track cardiac anesthesia
 ....155, 317
FFP 229
Fontan 手術...................150, 152
Frank–Starling 曲線.............. 74

G

goal directed hemodynamic
 therapy（GDHT）............. 240
goal directed therapy（GDT）
 240

H

Hb 値補正 220
HHb 118
high-flow PH................195, 196
HIT 229, 268
HIT 抗体............................... 229
HPV 192
hypoxic pulmonary
 vasoconstriction 192

I

IABP..... 56, 103, 108, 182, 272
IABP–SHOCK Ⅱ試験 278
ICD 205, 308, 309
ICHD（Inter-Society
 Commission for Heart
 Disease Resource）........... 305
　　―コード 306
intra-aortic balloon pumping
 272

J

Jatene 手術........................... 149
JET 148
JPAD ガイドライン ...318, 320, 322, 324

K

K 95
Karvonen の式..................... 342
Kent 束................................. 200

kidney injury
 molecule（KIM）-1............ 235

L

LAP 18, 187
Laplace の法則....................... 18
left atrial pressure............... 186
left ventricular assist device
 278
LVAD 278

M

MA 95
Marfan 症候群.........................6
MCF 95
mean pulmonary artery
 pressure............................ 186
MEP 121
mitral regurgitation.............. 62
mixing zone......................... 294
MNMS 241
modified controlled limb
 reperfusion 241
mPAP 186, 187
MRI 45
multidetector-row computed
 tomography 59
myonephropathic metabolic
 syndrome.......................... 241

N

Na チャネル遮断薬............... 208
NAC 238
$Na^+–Ca^{2+}$交換機構............... 165
$Na^+–H^+$交換機構................. 165
natural frequency................. 68
near-infrared spectroscopy ...118
Nice 分類.............................. 188
NIRS 118
NIV 158
NO 193, 194, 196
　　―療法 143
N-アセチルシステイン 238

O

O₂Hb 118
OPCAB 70, 99

P

PA インデックス 37
pacemaker mediated
　tachycardia 306
PAD 322
　──ガイドライン 318, 320
PAH 187, 188
PAP 146, 186
patent ductus arteriosus 149
PAWP 78, 80
PCPS 10, 108, 182, 286
　──研究会 298
　──システム 288
　──の開始手順 292
　──の禁忌事項 288
PCWP 78, 80
PDA 149
PDE 145, 194
　──Ⅲ阻害薬 180
PEEP 158
percutaneous cardiopulmonary
　support 286
PF4 230
PGI₂ 193, 194, 196
PH 144, 186
　── crisis 33, 195, 196
　──クライシス 146
　──クリーゼ 146
pH-stat 法 270
platelet factor 4 230
PLSVC 107
POCD 119
POC モニター 89
point-of-care モニター ... 89, 223
POISE study 130
postoperative cognitive
　dysfunction 119
PPV 74

prostaglandin I₂ 193
prosthetic valve endocarditis ...61
protective lung ventilation ...158
prothrombin time 222
PT 222
　──-INR 232
pulmonary arterial
　hypertension 187, 188
pulmonary artery index 37
pulmonary artery pressure...146,
　186
pulmonary flow/systemic
　flow 195
pulmonary hypertension 144,
　186
　── crisis 31, 146
pulmonary vascular resistance
　.. 186
pulmonary venous pressure ...186
PVP 186, 187
PVR 37, 142, 186, 187, 192,
　193

Q

Q10 85
Qp/Qs 37, 142, 195
QT 延長症候群 201
QT 時間 201

R

R 94
RASS 321
regional saturation of oxygen
　.. 143
REMATCH 278
respiratory ECMO 286
Richmond Agitation-Sedation
　Scale 321
RIFLE 234
　──分類 235
ROTEM® 93, 223
rSO₂ 118, 119, 143

S

SAS 321
Scv_{O₂} 82, 84, 143
Sedation-Agitation Scale ... 321
serotonin release assay 230
shear ストレス 32
short LMT 101
SPV 74
SRA 230
ST junction 径 101
Stanford 分類 41, 58, 60
stroke volume variation 74
Sv_{O₂} 78, 81, 82, 83, 159
SVR 37, 186
SVV 74
systemic vascular resistance
　.. 186
systolic unloading 274, 275

T

Tdp 201, 211
TEE 11, 98
TEG® 223
tetralogy of Fallot 33, 147
TGA 148
thromboelastogram 223
thromboelastometry 223
TOF 147
TOI 119
torsade de pointes 201
total cavopulmonary
　connection 152
TPG 151
transmural pressure 76
transposition of the great
　arteries 148
transpulmonary pressure
　gradient 151
Trendelenburg 体位 137
trial 278
TTE 11

U

ultra fast track cardiac anesthesia 155

V

VAD 182
Vaghan-Williams 分類 208
Valsalva 洞動脈瘤破裂 6
VDD 307
vena contracta 7
veno-arterial ECMO 286
ventricular interdependence ... 189
ventricular septal defect 30, 145
$\dot{V}_{O_2}$ 83
volume therapy 240
VOO 307
VSD 30, 145
VSR・BiV トリガ 311
VV delay 311
V-A ECMO 286, 295
VVI 306
V-V ECMO 295, 296

W

WHO 肺高血圧症機能分類 ... 190
Wolff-Parkinson-White（WPW）症候群 ... 200

数　字

1 回拍出量の呼吸性変動 74
二枝および三枝ブロック 301
4 つの T（4T's）スコアリング方式 230
6％ヒドロキシエチルデンプン 130000 240
^{14}C-セロトニン放出試験 230

ギリシャ文字

α 95
α_1 遮断薬 130
α_2 プラスミンインヒビター ... 220
α-stat 法 270
β 遮断薬 140, 172, 210
ε 波 204

For Professional Anesthesiologists
心臓手術周術期管理
＜検印省略＞

2015年6月1日　第1版第1刷発行

定価（本体9,200円＋税）

編集者　稲　田　英　一
発行者　今　井　　　良
発行所　克誠堂出版株式会社
〒113-0033　東京都文京区本郷3-23-5-202
電話（03）3811-0995　振替00180-0-196804
URL　http://www.kokuseido.co.jp

ISBN978-4-7719-0445-3　C3047　¥9200E　　印刷　株式会社双文社印刷
Printed in Japan ©Eiichi INADA, 2015

- 本書の複製権・翻訳権・上映権・譲渡権・公衆送信権（送信可能化権を含む）は克誠堂出版株式会社が保有します。
- 本書を無断で複製する行為（複写，スキャン，デジタルデータ化など）は，「私的使用のための複製」など著作権法上の限られた例外を除き禁じられています。大学，病院，診療所，企業などにおいて，業務上使用する目的（診療，研究活動を含む）で上記の行為を行うことは，その使用範囲が内部的であっても，私的使用には該当せず，違法です。また私的使用に該当する場合であっても，代行業者等の第三者に依頼して上記の行為を行うことは違法となります。
- JCOPY ＜（社）出版者著作権管理機構　委託出版物＞
本書の無断複写は著作権法上での例外を除き禁じられています。複写される場合は，そのつど事前に（社）出版者著作権管理機構（電話03-3513-6969，Fax 03-3513-6979，e-mail：info@jcopy.or.jp）の許諾を得てください。